Die chronischen Krankheiten

ihre eigentümliche Natur und homöopathische Heilung

Von Dr. med. Samuel Hahnemann

Unveränderter Nachdruck der Ausgabe letzter Hand
mit einer Einführung von Dr. med. Will Klunker

Band 4

5. Nachdruck

Karl F. Haug Verlag · Heidelberg

CIP-Titelaufnahme der Deutschen Bibliothek

Hahnemann, Samuel:

Die chronischen Krankheiten: ihre eigentümliche Natur und homöopathische Heilung / von Samuel Hahnemann. – Unveränd. Nachdr. der Ausg. letzter Hand / mit einer Einf. von Will Klunker. – Heidelberg: Haug.
 ISBN 3-7760-1198-X kart.
 ISBN 3-7760-1199-8 Gb.
Unveränd. Nachdr. der Ausg. letzter Hand / mit einer Einf. von Will Klunker
Bd. 4. – 5. Nachdr. der Ausg. Düsseldorf, Schaub, 1838. – 1991

© 1979 Karl F. Haug Verlag GmbH & Co., Heidelberg
Alle Rechte, insbesondere die der Übersetzung in fremde Sprachen, vorbehalten. Kein Teil dieses Buches darf ohne schriftliche Genehmigung des Verlages in irgendeiner Form – durch Photokopie, Mikrofilm oder irgendein anderes Verfahren – reproduziert oder in eine von Maschinen, insbesondere von Datenverarbeitungsmaschinen, verwendbare Sprache übertragen oder übersetzt werden.
All rights reserved (including those of translation into foreign languages). No part of this book may be reproduced in any form – by photoprint, microfilm, or any other means – nor transmitted or translated into a machine language without written permission from the publishers.
1. Nachdruck 1956
2. Nachdruck 1979
3. Nachdruck 1983
4. Nachdruck 1988
5. Nachdruck 1991
Titel-Nr. 2198   ISBN 3-7760-1198-X
Herstellung: Weihert-Druck GmbH, Darmstadt

Die
chronischen Krankheiten,

ihre eigenthümliche Natur

und

homöopathische Heilung.

Von

Dr. *Samuel Hahnemann*.

Vierter Theil.

Antipsorische Arzneien.

Zweite, viel vermehrte und verbesserte Auflage.

Düsseldorf,
Verlag von J. E. Schaub.
1838.

Inhalt.

Seite.

Kali (carbonicum), Gewächs-Laugensalz. 1

Lycopodii pollen, Bärlapp-Staub. 69

Magnesia (carbonica), Bittersalzerde. 135

Magnesia muriatica, kochsalzsaure Bittersalzerde. 178

Manganum, Braunstein. 214

Mezereum, Kellerhals. 240

Muriaticum acidum, Kochsalzsäure. 270

Natrum carbonicum, mineralisches Laugensalz. 297

Natrum muriaticum, Kochsalz. 347

Nitri acidum, Salpetersäure. 406

Nitrum, Salpeter. 462

Petroleum, Bergöl 498

Vorwort.

Blick auf die Art, wie homöopathisches Heilen zugehe.

Den Vorgang des Lebens im Innern des Menschen können wir nicht mit unsern Sinnen erreichen, nicht wesentlich erkennen, und es ist uns nur zuweilen vergönnt, aus dem Geschehenden muthmasslich zurück auf die Art zu schliessen, wie es wohl möge zugegangen und zu Stande gekommen seyn, ohne dass wir jedoch aus den im Reiche des Unorganischen wahrzunehmenden Veränderungen treffende Belege zu diesen unsern Erklärungen darzulegen im Stande wären, weil das Lebendige mit letztern in seinen Veränderungen gar nichts gemein hat, vielmehr beide durch himmelweit von einander abweichende Prozesse entstehen.

Es war daher ganz natürlich, dass ich im Vortrage der homöopathischen Heillehre nicht wagte, zu erklären, wie die Heilung der Krankheiten durch unser Einwirken auf den kranken Menschen mit Substanzen wohl zugehen möge, welche die Kraft besitzen, sehr ähnliche Krankheits Zustände im Gesunden zu erzeugen. Zweifelhaft gab ich meine Vermuthung darüber an, ohne es eine Erklärung, eine bestimmte Erklärung nennen zu wollen, die auch gar nicht durchaus nöthig war, da uns nur obliegt, nach dem erkannten und sich immerdar bestätigenden Natur-Gesetze durch Aehnliches richtig und mit gutem Erfolge zu heilen, nicht aber mit abstrakten Erklärungen zu prahlen und den Kranken dabei ungeheilt zu lassen, worin bisher das Thun der sogenannten Aerzte bestand.

Diese letztern machten daher eine Menge Einwendungen dagegen und hätten lieber gar die ganze homöopathische (einzig mögliche) Heilkunst aus dem Grunde verworfen, weil ihnen dieser mein Erklärungs-Versuch über die Art des Vorgangs beim homöopathischen Heilen im verborgenen Innern nicht genügte.

Nicht um diese zufrieden zu stellen, sondern um mir selbst und meinen Nachfolgern, ächt pracktischen Homöopathen einen noch wahrscheinlichern Erklärungs-Versuch dieser Art vorzulegen — weil der menschliche Geist doch nun einmal, unaufhaltsam den unschuldigen und löblichen Trieb fühlt, sich einige Rechenschaft zu geben, auf welche Weise es zugehen möge, was er mit seinem Thun Gutes bewirkt — nur desshalb habe ich diese Zeilen niedergeschrieben.

Unleugbar ist es, dass unsere Lebenskraft ohne Zuthun wahrer Heilmittel menschlicher Kunst, selbst nicht die kleinen, schnell verlaufenden Krankheiten (wenn sie ihnen nicht gar unterliegt) besiegen und eine Art Gesundheit wieder herstellen kann, ohne einen Theil (oft einen grossen Theil) der flüssigen und festen Theile des Organismus durch sogenannte Crisis aufzuopfern, wie ich anderswo gezeigt habe. Wie sie diess eigentlich bewirkt, wird uns ewig unbekannt bleiben; so viel ist jedoch sicher, dass sie selbst diese nicht direkt, selbst diese nicht ohne solche Aufopferungen besiegen kann. — Die chronischen, aus Miasmen entsprungenen vermag sie auch nicht einmal mit solchen Verlusten allein zu heilen und wahre Gesundheit herzustellen. Aber eben so sicher ist es, dass wenn sie auch durch wahre (homöopathische) Heilkunst vom menschlichen Verstande geleitet in Stand gesetzt wird, sowohl die sie befallenen, schnell verlaufenden, als die chronischen, durch Miasmen entstandenen Krankheiten direkt und ohne solche Aufopferungen, ohne Verlust an Leib und Leben zu überwältigen und zu übermannen (zu heilen), es doch immer sie, es doch immer die Lebenskraft ist, welche obsiegt, wie die Landes-Armee doch die Siegerin zu nennen ist, welche den Feind aus dem Lande treibt, obgleich nicht ohne Unterstützung ausländischer Hülfs-Truppen. Die organische Lebenskraft unsers Körpers ist es, welche natürliche Krankheiten aller Art, selbst direkt und ohne solche Aufopferungen heilt, sobald sie durch die richtigen (homöopathischen) Arzneien in den Stand gesetzt wird, zu obsiegen, was sie freilich ohne die Hülfs-Macht, ohne diese Unterstützung nie vermochte; denn diese unsre organische Lebenskraft ist, allein genommen, nur hinreichend, das Leben in gutem Gange zu erhalten, solange der Mensch nicht durch die feindliche Einwirkung krankmachender Potenzen krankhaft umgestimmt wird.

Diesen letztern ist sie allein nicht gewachsen; diesen tritt sie kaum mit gleicher Kraft, als die feindliche Einwirkung auf sie ausübt, entgegen und zwar mit mancherlei Zeichen des Selbstleidens (die wir Krankheits-Symptome nennen), würde aber nie durch eigne Kraft den chronischen Krankheits-Feind überwältigen, wie selbst kurz verlaufende Krankheiten ohne ansehnlichen Verlust an Theilen des Organismus besiegen können, wenn sie ohne Hülfe von aussen durch ächte Heil-Unterstützung bliebe, wozu der Erhalter des Menschen-Lebens dem ärztlichen Verstande den Auftrag gegeben hat.

Kaum mit gleichen Widerstande, sage ich, tritt die Lebenskraft dem Krankheits-Feinde entgegen, und doch kann kein Feind überwältigt werden, als durch Uebermacht.

Nur die homöopathische Arznei kann diese Uebermacht dem kranken Lebens-Prinzip verleihen.

Für sich selbst setzt diess uns belebende Princip, als nur organische, bloss zur Erhaltung ungestörter Gesundheit bestimmte Lebenskraft dem anrückenden Krankheits-Feinde nur einen schwachen, dann dem wachsenden, sich verstärkenden Uebel einen grössern, aber dem feindlichen Eindringen immer (im besten Falle) nur gleichen, bei schwächlichen Kranken nicht einmal gleichen, oft nur schwächern Widerstand entgegen; — zu überwiegender, unschädlicher Gegenwehr ist sie nicht fähig, nicht berufen, nicht geschaffen.

Können wir Aerzte aber dieser instinktartigen Lebenskraft ihren Krankheits-Feind, durch Einwirkung homöopathischer Arzneien auf sie, gleichsam vergrössert — selbst nur um etwas jedesmal vergrössert vorhalten und entgegenstellen — und vergrössern wir auf diese Art für das Gefühl des Lebens-Prinzips, das Bild des Kranheits-Feindes durch täuschend ähnlich die ursprüngliche Krankheit nachbildende homöopathische Arzneien, so veranlassen und zwingen wir nach und nach diese instinktartige Lebens-Kraft, allmälig ihre Energie zu erhöhen und immer mehr und so weit zu erhöhen, dass sie endlich weit stärker, als die ursprüngliche Krankheit war, dass sie wieder Selbstherrscherin in ihrem Organism werden, selbst wieder die Zügel der Gesundheits-Führung halten und fernerhin leiten kann, indess die Schein-Vergrösserung der Krankheit, durch die homöopathischen Arzneien erzeugt, von selbst verschwindet, sobald wir, beim Erblicken der hergestellten Uebermacht der Lebenskraft, das ist, der hergestellten Gesundheit, aufhören, diese Mittel anzuwenden.

Unglaublich gross ist der Grund-Bestand (Fonds) des geistartigen, uns Menschen vom unendlich gütigen Schöpfer zugetheilten Lebens-Prinzips, wenn wir Aerzte es nur in gesunden Tagen durch verordnete gesunde Lebensart aufrecht zu erhalten und in Krankheiten durch rein homöopathische Behandlung hervorzurufen und heraufzustimmen verstehn.

Kali (carbonicum), Gewächs-Laugensalz.

(Man drückt ein Loth mit etlichen Tropfen Wasser befeuchteten, gereinigten Weinstein in Form einer kleinen Kugel zusammen, die man in ein Stückchen Papier wickelt und trocknen lässt, dann aber über und zwischen glühenden Kohlen eines Rostes (oder eines Zug-Ofens) allmälig bis zum Glühen bringt, sie nun heraus nimmt, in eine Untertasse von Porcellän legt, und, mit Leinwand bedeckt, im Keller die Feuchtigkeit der Luft anziehen lässt, wovon das Laugensalz zum Theil zerfliesst, und wenn es ein paar Wochen da stehen kann, auch die letzte Spur Kalkerde absetzt. Ein klarer Tropfen hievon) wird nach der obigen Anleitung (im zweiten Theile dieses Buchs) mit dreimal 100 Granen Milchzucker binnen 3 Stunden zur millionfachen Pulver-Verdünnung (*Kali* 1) gerieben, ein Gran von letzterer aber durch 30 Verdünnungs-Gläschen bis zur decillionfachen Kraft-Entwickelung (*Kali* $\overline{x}$) erhoben.)

Am hülfreichsten erwies sich das so zubereitete Kali, wo folgende Krankheits-Zustände vorherrscheten oder doch mit zugegen waren.

---

*) So wird es zu unsrer Absicht ein hinreichend reines Gewächs-Laugensalz seyn. Ich bin, um diess einmal für allemal zu erinnern, beflissen gewesen, das arzneiliche Material zu homöopathischem Behufe, wo es sich nur irgend thun liess, auf dem einfachsten, ungekünsteltsten Wege zu erlangen und dazu die Vorschrift zu geben, damit jeder Arzt, an jedem Orte, gleichen Stoff sich verschaffen könne. Aus dieser Rücksicht, die mir die höchste war (und nicht bloss um allem Scheine von Ostentation und puristischer Pedanterei zu entgehn, die ohnehin hier übel angebracht gewesen wäre) musste ich Vorschriften zu mühsamen, chemischen Arbeiten, mittels kostbarer Apparate, zur Erzwingung einer absoluten chemischen Reinheit der Arznei-Substanzen, möglichst vermeiden.

Aergerlichkeit; Schreckhaftigkeit; Gedächtniss-Mangel; Düseligkeit; Dämisch im Kopfe; Schwindel, wie aus dem Magen; Kopfweh beim Fahren; Kopfweh beim Niesen und Husten; Früh-Kopfschmerz; Kopfweh mit Uebelkeit; Druckschmerz im Hinterhaupte; Blutdrang nach dem Kopfe; Sausen im Kopfe; Grosse Verkältlichkeit des äusseren Kopfes; Schorfiger Kopf-Ausschlag; Dürre des Kopfhaares; Haar-Ausfallen; Früh-Schweiss an der Stirne; Geschwulst des Auges; Zuschwären der Augen, früh; Thränen der Augen; Schwebende Flecke vor dem Gesichte; Blenden der Augen vom Lichte; Stiche im Ohre; Stechen zu den Ohren heraus; Gehör-Schwäche, stumpfes Gehör; Geschwürigkeit der innern Nase; Stumpfheit des Geruches; Gesichts-Hitze; Fliegende Gesichts-Hitze; Gesichts-Gelbe; Gedunsenheit des Gesichtes; Zieh-Schmerz im Gesichte; Zahnweh bloss beim Essen; Stechendes Zahnweh; Verschleimter Gaumen; Schleim-Rachsen; Saurer Mund-Geschmack; Verdorbner Geschmack; Bitter-Geschmack im Munde; Heisshunger; grosse Neigung zu Zucker; Häufiges Aufstossen; Saures Aufstossen; Uebelkeit; Brecherliche Aengstlichkeit; Uebelkeit beim Essen; Magen-Vollheit nach Essen; Spannung über den Magen herüber; Kneipen im Magen; Drücken in der Leber; Verstauchungs-Schmerz der Leber beim Bücken; Druck im Unterbauche beim Bücken; Schwere und Unruhe im Bauche; Unthätigkeit und Kälte im Unterleibe; Wehenartige Kolik; Viele Blähungs-Erzeugung; Blähungs-Versetzung; Mangel an Blähungs-Abgang; Steter Blähungs-Abgang; Unthätigkeit des Mastdarmes; Schwieriger Abgang des allzudick geformten Stuhles; Leib-Verstopfung; Verstopfter Leib, einen Tag um den andern; Hartleibigkeit und schwieriger Abgang des Stuhles; Schleim beim Stuhle; Aengstlichkeit vor dem Stuhlgange; After-Blutknoten; Jücken am After; Druck-Schmerz im Mastdarme vor Blähungs-Abgang; Harndrängen; Oftes Pissen, Tag und Nacht; Schlafender Geschlechtstrieb; Mangel an Geschlechtstrieb; (Allzureger Geschlechtstrieb;) Mangel an Erektionen; Mangel an Pollutionen; (Allzuviel Pollutionen;) Anschwellung des Hodens; Nach Beischlaf Schwäche des Körpers, vorzüglich der Augen; (Unterdrückte Regel bei Haut- und Bauch-Wassersucht;) Allzuschwache Regel; Allzuzeitige Regel; Bei der Regel, juckender Ausschlag und Wundheit zwischen den Beinen; Schärfe, Jücken und Fressen an und in den Geburtstheilen; Scheide-Fluss.

Nasen-Trockenheit; Verstopfte Nasenlöcher; Stock-

Schnupfen; Heiserkeit; Husten; Nacht-Husten; Eiter-Auswurf; Eiter-Auswurf beim Husten; Brust-Krampf beim Husten; Schwieriger Athem; Pfeifen auf der Brust; Früh-Engbrüstigkeit; Engbrüstigkeit bei etwas schnellerem Gehen; Krampfhafte Engbrüstigkeit; Brust-Krampf; Herzklopfen; Herzklopfen und Blutwallung früh, beim Erwachen; Kreuzschmerz; Kreuzschmerz von einem Falle; Zieh-Schmerz vom Kreuze bis in die Mitte des Rückens; Zieh-Schmerz im Rücken; Steifheit zwischen den Schulterblättern; Genick-Steifigkeit; Schwäche der Nacken-Muskeln; Kropf; Druck auf den Schultern; Einschlafen der Arme; Eingeschlafenheit der Oberarme; Kraftlosigkeit in den Armen; Mattigkeit der Arme, früh im Bette, Steifheit des Ellbogen Gelenkes; Zittern der Hände beim Schreiben; Lähmiger Schmerz im Hand-Gelenke; Zusammenzucken der Finger beim Nähen. — Reissendes Drücken im Ober- und Unterschenkel; Nächtliches Reissen in den Beinen; Kriebelnder Schauder an den Schienbeinen; Kälte der Füsse, Abends im Bette; Steifheit des Fuss-Gelenkes; Geschwulst der Unterschenkel; Brenn-Schmerz in den Beinen und Füssen; Kalte Füsse; Stinkender Fuss-Schweiss; Stechen und Brennen im Ballen der grossen Zehe; Bei Berührung schmerzende Hühneraugen; Zieh-Schmerz in den Gliedern; Krumm Ziehen der Finger und Zehen; Eingeschlafenheit der Glieder; Leicht Verheben; Zittrige Mattigkeit; Schwäche-Zustand nach der Niederkunft; Verkältlichkeit; Mangel an Ausdünstung und Unfähigkeit zu schwitzen; Haut- und Bauch-Wassersucht; Rothe, jückend brennende Flecken am Körper; Flechten; Alte Warzen im Gesichte; Tages-Schläfrigkeit; Zeitige Abend-Schläfrigkeit; Schwärmerischer Schlaf; Aengstlicher, traumvoller Schlaf; Fürchterliche Träume; Zucken im Schlafe; Neigung zu Schauder, am Tage; Hitze, früh im Bette; Grosse Neigung zu Schweiss beim Gehen; Nacht-Schweiss.

Selten wird ein Kranker mit geschwüriger Lungensucht ohne dieses Antipsoricum genesen. Oft ist nach Kali die Salpeter-Säure homöopathisch angezeigt.

Die Beiträge *Gff.*, sind vom Herrn Regierungsrath Freiherrn von *Gersdorff*, vom Herrn *Dr. Goullon* in Weimar *Gll.*, vom Herrn *Dr. Hartlaub (Htb.)*; von einem Ungenannten *Ng*. in Hartlaub und Trinks r. A. M. L., und vom Herrn *Dr. Rummel Rl.*

Kali.

Grosse Niedergeschlagenheit, ohne Aengstlichkeit.
Niedergeschlagenheit. (d. 1. T.)
Sehr schlaffe Stimmung.
Trübe, weinerliche Stimmung, nach körperlicher Ermüdung im Freien. *(Gff.)*
5 Traurig, einsam; sie sucht Gesellschaft, um sich zu erheitern. *(Ng.)*
Grosse Traurigkeit, sie muss ohne Ursache weinen, Abends. *(Htb.)*
Weinerliche Stimmung; sie hätte beständig in Thränen zerfliessen können. (n. 20. T.)
Sehr verstimmt, musste sie viel weinen, weil es ihr immer im Sinne lag, dass sie sterben müsse.
Beängstigung, die in Thränen ausbrach. (d. 1. T.) *(Htb.)*
10 Bangigkeit und grosse Traurigkeit. *(Ng.)*
Bänglichkeit und Abneigung vor Gesellschaft.
Aengstlichkeit alle Tage.
Befürchtung voll.
Er befürchtet, nicht genesen zu können.
15 Befürchtend und ängstlich über ihre Krankheit.
Aengstliche Vorstellungen befallen ihn Abends.
Trübe Vorstellungen von der Zukunft.
Unruhe im Gemüthe.
Uebereiltes Denken und Handeln.
20 Unentschlossenheit.
Verzagt und kleinmüthig in hohem Grade.
Furchtsamkeit, Abends im Bette.
Furchtsam, allein zu seyn.
Grosse Schreckhaftigkeit.
25 Leicht schreckhaft, vorzüglich bei leiser Berührung des Körpers.
Vor einer eingebildeten Erscheinung (z. B. als flöge ein Vo-

gel nach dem Fenster) erschrickt sie mit einem lauten Schrei.

Missmüthig, sehr, Abends beim Einschlafen und früh beim Erwachen.

Verdriesslich, ohne Ursache. (d. 5. T.)

Ungewöhnliche Verstimmtheit, die man ihm an der Miene ansieht, noch ehe er es selbst merkt. *(Gff.)*

30 Verdriessliche Stimmung, als könne sie sich selbst Nichts recht machen. *(Ng.)*

Sie ist immer mit sich selbst im Widerspruche, weiss nicht, was sie will und fühlt sich höchst unglücklich.

Widerwärtige Stimmung; er ist eigensinnig und weiss oft selbst nicht, was er will.

Widerwärtiges Gemüth; sie verlangt mit Ungestüm, ist mit Nichts zufrieden, wird ausser sich und wüthig böse, wenn nicht Alles nach ihren Wünschen geht, und weiss oft selbst nicht, was sie eigentlich haben will.

Ungeduldig über seine Kinder.

35 Sehr reizbar, wie nach Aergerniss.

Empfindlich reizbar.

Gereiztes Gemüth.

Reizbar ärgerliches Gemüth.

Aergerlich, sehr leicht.

40 Höchst ärgerliche Stimmung (d. ersten 11 T.)

Sehr ärgerlich, hat sie an Nichts Freude.

Er ärgert sich über Alles und ist immer verdriesslich.

Aergerliche, mürrische Stimmung; jede Kleinigkeit ärgert und jedes Geräusch ist unangenehm; Mittags und Abends am schlimmsten. *(Gff.)*

Aergerliche, zornige Gedanken, früh nach dem Erwachen, so dass er mit den Zähnen knirrscht. (n. 4 T.)

45 Leicht zum Zorn erregt. *(Gff.)*

Sie wird leicht sehr heftig.

Unaufgelegt zu Allem und gleichgültig.

Arbeits-Scheu. *(Gff.)*

Wechselnde Stimmung, bald gut und beruhigt, bald aufbrausend und über Kleinigkeiten in Zorn; oft hoffnungsvoll, oft verzagt.

50 Zerstreutheit, es wird ihm schwer, seine Aufmerksamkeit auf einen bestimmten Gegenstand zu richten. *(Gff.)*

Mangel an Geistes-Gegenwart; er kann sich in seinem Geschäfte nicht gleich zurecht finden. (n. 15 St.)

Er findet oft das gehörige Wort und den rechten Ausdruck
nicht und verspricht sich oft. *(Gff.)*

Delirieen, Tag und Nacht.

Unbesinnlichkeit, wie im Hinterhaupte, bei vielem Sprechen,
die durch Zudrücken der Augen vergeht.

55 Bewusstlosigkeit ein Paar Minuten lang, so arg, dass ihm
alle Sinne schwanden und er hingefallen wäre, wenn er
sich nicht angehalten hätte. (n. 18 T.)

Gefühl, als schwänden ihr die Gedanken auf Augenblicke.

Gefühl zuweilen, als wären die Gedanken und das Gedächtniss weg, mit Schwirren im Kopfe.

Wüste und dumm im Kopfe, Abends. *(Rl.)*

Wie berauscht. (n. 4 T.)

60 **Eingenommenheit des Kopfes**, öfters.

Eingenommenheit des Kopfes, wie nach Rausch und als wären
die Ohren verstopft, mit Uebelkeit, fast bis zum Erbrechen. (n. 8 T.) *(Rl.)*

Eingenommenheit, öfters, früh, und Schwere im Kopfe, in
der Gegend der Augenbrauen.

Eingenommenheit des ganzen Kopfes, wie eingeschraubt, mit
Stechen im Gehirn, in öfteren Pausen. *(Ng.)*

Düster im Kopfe, wie nicht ausgeschlafen, früh nach dem
Aufstehen, und wie benebelt, mit Unheiterkeit. *(Ng.)*

65 Schwäche im Kopfe.

Schwäche im Kopfe, gleich über den Augen, nach geschwind
Gehen. (d. 17. T.)

Schwindel, wie trunken, im Gehen, dass er von einer Seite
zur andern torkelt. *(Ng.)*

Schwindel, wie Taumel, beim Stehen und Gehen; im Freien
besser.

Schwindel, besonders nach dem Essen.

70 Schwindel, gleich beim Aufstehen, als sei ihr der Kopf zu
leicht; sie musste sich anhalten.

Schwindel-Anflug, so oft er vom Stuhle aufsteht und sich
umdreht.

Schwindel, als sei es hinter ihm tief und er wolle hinunter
fallen, beim **Umdrehen** nach Sehen in den Spiegel und
nach Lesen.

Schwindel beim Umdrehen. *(Rl.)*

**Schwindel beim schnellen Wenden des Körpers und
Kopfes.**

75 Schwindlicht im Kopfe, am meisten früh und Abends. *(Rl.)*

Sehr schwindelicht, auch im Sitzen. (n. 30 St.) *(Rl.)*

Schwindel im Sitzen, wie ein hin und her Schwanken (vor dem Essen).

Schwindel im Sitzen, dass er sich aus Furcht zu fallen nicht aufzustehen traut. *(Ng.)*

Schwindel beim Schreiben und im Freien, es geht Alles mit ihm herum. *(Ng.)*

80 Kopfschmerz, durch Sitzen im Bette erleichtert, durch Liegen verschlimmert.

Kopfschmerz, früh, beim Erwachen, eine Viertelstunde lang, mehrere Morgen.

Kopfschmerz im Wirbel, beim Drücken auf den Kopf.

Grausamer Kopfschmerz durch die Augen.

Halbseitige Kopfweh-Anfälle, rechts und links, mit Mattigkeit und Abspannung fast bis zur Uebelkeit, Abends. *(Gff.)*

85 Heftiger Schmerz im ganzen Kopfe, bei Klopfen und Stechen in den Knieen, was durch Bewegung vergeht: Abends. *(Ng.)*

Drückender Kopfschmerz.

Drückendes Kopfweh in der Stirne. Nachmittags beim Spatzieren, mit Aergerlichkeit. (d. 13. 19. 20. T.) *(Gff.)*

Druck in der Stirn, mit Lichtscheu. *(Gff.)*

Heftiger Druck über den ganzen Schädel, den Nacken herab.

Klopfen im Kopfe und ganzen Körper; der Schmerz verträgt nicht die leiseste Berührung, steigert sich ruckweise unter heftiger Uebelkeit und Gall-Erbrechen. *(Gll.)*

90 Drückend pressender Stirn-Schmerz, mit Erbrechen von Schleim und Säure. *(Gll.)*

Drücken und Pressen in der rechten Schläfe. (d. 11. 19. 20. T.) *(Gff.)*

Drücken in der rechten Schläfe, von früh bis Mittag (n. 11 T.) *(Rl.)*

Drückender Kopfschmerz in der linken Schläfe. (d. 6. T.) *(Gff.)*

Druck-Schmerz in der Stirn, wie Eingenommenheit. *(Ng.)*

95 Drücken in der Stirn, Abends, bei Schlafengehen, mit wabblichter Uebelkeit, als hätte er sich den Magen verdorben; von Ruhe erleichtert, beim Gehen verschlimmert.

Drüken über den Augen mit starkem Schmerz im ganzen Vorderhaupte.

Druck-Schmerz im Hinterhaupte, nach dem Nacken zu, der im Freien vergeht.

Heftiger Druck-Schmerz im ganzen Kopfe, mit Frost-Schauder über den ganzen Körper, vorzüglich Vormittags. *(Htb.)*

Arges Drücken im Hinterhaupte mit Wallung im Kopfe und Schwere-Gefühl, im Stehen. *(Ng.)*

100 Drücken und ziehendes Reissen im Vorderhaupte, bis in die Augen und die Nasenwurzel. (d. 14. 17. 18. 21. T.) *(Gff.)*

Arges Drücken und Ziehen in der Stirne, Abends. *(Rl.)*

Drücken und Brennen tief im Hinterhaupte, mit Schwere des Kopfes zum vorwärts Fallen. *(Ng.)*

Pressender Kopfschmerz von beiden Schläfen nach der Mitte zu.

Pressen oben auf dem Kopfe, Abends. *(Rl.)*

105 Hineindrücken in die Hirnschale der rechten Seite, nach Aufrichten vom Bücken. *(Ng.)*

Ein stechendes Hineindrücken in die linke Schläfe. *(Ng.)*

Ein bohrendes Hineindrücken über dem linken Auge. *(Ng.)*

Heraus drückender Schmerz in der rechten Schläfe. *(Ng.)*

Arges Herausdrücken in der ganzen Stirn-Gegend beim Schreiben. *(Ng)*

110 Arges Herausdrücken über dem linken Auge, als wolle das Gehirn vordringen. *(Ng.)*

Gefühl in der Stirn, als wolle es ihr den Vorderkopf zersprengen, in öfteren kurzen Anfällen. *(Ng.)*

Vollheits-Gefühl im Kopfe, als wenn das Gehirn hart am Schädel anläge. *(Ng.)*

Schwere im Hinterhaupte, als wäre er mit Blei ausgegossen, der Kopf fällt immer rückwärts; dabei Steifheit im Genicke bis zwischen die Schulterblätter.

Schwere im Hinterhaupte, wie Eingenommenheit. *(Ng.)*

115 Schwere und Schmerzhaftigkeit des Vorderkopfes. *(Ng.)*

Arges Schwere-Gefühl in der linken Kopfhälfte. *(Ng.)*

Klemmender Schmerz im ganzen Oberkopfe, besonders links. *(Gff.)*

Klemmender Schmerz in der linken Schläfe, in Absätzen; auch Reissen. *(Gff.)*

Ziehen in der Stirne, Vormittags und Mitternacht. (d. 2. 30. T.) *(Gff.)*

120 Ziehen und Reissen auf dem Wirbel des Kopfes. (d. 33. 34. T.) *(Gff.)*

Ein reissendes Ziehen in der linken Kopfhälfte, über, vor und in der Schläfe. (d. 12. 19. 25. T.)

Ziehen im Hinterhaupte und Nacken, besonders rechts, mit Steifheit. *(Gff.)*

Reissen im linken Stirnhügel. (d. 25. T.) *(Gff.)*

Reissen von der linken Schläfe bis ins Kiefer-Gelenk, Abends. *(Gff.)*

125 Reissen in der linken und rechten Schläfe, auch im linken Seitenwandbeine. *(Ng.)*

Reissen, bald auf der rechten, bald auf der linken Seite des Hinterkopfes, bald in der Stirne. (d. 1. T.) *(Ng.)*

Ein klopfendes Reissen rechts am Hinterkopfe, dicht am Nacken. (d. 16. T.) *(Gff.)*

Ein zuckend reissender Schmerz im Kopfe.

Zucken in der linken Schläfe.

130 Zuckender Kopfschmerz den ganzen Tag.

Stechen in den Schläfen.

Stechen in den Schläfen, zum Erschrecken und Schreien, in der rechten mit Reissen. *(Ng.)*

Stich über der linken Schläfe und gleich darauf einen in der Mitte der Stirne heraus. *(Ng.)*

Stechen in der Stirn, wie mit Nadeln. *(Ng.)*

135 Stechen im Vorderkopfe.

Heftiges Stechen in der Stirn, den ganzen Tag über, und zuweilen auch in der linken Kopf-Seite; dabei heftige Brustschmerzen mit Eiskälte der Glieder.

Stiche in der Stirn, früh.

Stiche oben an der Stirn und über den Schläfen, bei Bewegung des Unterkiefers.

Stiche vom Genicke in den Hinterkopf herauf.

140 Stiche im Hinterhaupte, beim Auftreten und beim Bücken, wie auf der Oberfläche des Gehirns.

Stich durch die rechte Kopfseite, von hinten nach vorn. *(Gll.)*

Stiche durch den ganzen Kopf.

Stumpfes Stechen im Kopfe. (d. 1. T.)

Klopfen und Schlagen in der Stirn und besonders in den Kopf-Seiten öfters aussetzend; auch nach dem Mittagessen im Gehen und Stehen. *(Ng.)*

145 Klopfender Schmerz im Vorderkopfe.

Schmerzhaftes Klopfen im Kopfe, wenn sie schreiben will.

Schlagender (klopfender) Schmerz oben in der linken Kopf-seite; durch Daraufdrücken wird der Schmerz heftiger und stechend; mehr äusserlich. *(Ng.)*

Ein wühlendes Klopfen im Stirnbeine, über dem linken Auge. *(Ng.)*

Geschwür-Schmerz im Kopfe, nach dem Mittag-Essen; sie musste sich legen, wodurch es besser ward. *(Ng.)*

150 Blutdrang nach dem Kopfe, und Berauschtheit davon.

Warmes Aufsteigen des Blutes nach dem Kopfe, mit Blutwallung im Körper, und einige Stunden darauf leiser Kopfschmerz. (sogleich.)

Grosse Wärme im Kopfe, besonders auf der rechten Gesichts-Seite, öfters. (d. 5. T.) *(Ng.)*

Aufsteigende Hitze im Kopfe, Abends, vor dem Niederlegen; im Bette vergehend. *(Ng.)*

Brennendes, schmerzhaftes Hitz-Gefühl im Kopfe.

155 Gefühl in der Stirn, als wenn ein heisser Körper vorgefallen wäre, beim Bücken und Schreiben öfters wiederholt, beim Aufrichten vergehend. *(Ng.)*

Gefühl, beim Bücken, als wenn sich Etwas vom Hinterhaupte nach der Stirn zu senkte.

Schmerzhaftes Gefühl, wie von Etwas Beweglichem im Kopfe, schlimmer bei Bewegung des Kopfes.

Stetes Gefühl im Kopfe, als wenn Etwas darin los wäre, und sich nach der Stirn zu drehe und winde.

Schmerzhaftes Drehen und Winden im Kopfe.

160 Schütternder Kopfschmerz.

Wubberndes Dröhnen in der rechten Schläfe.

Kriechender Schmerz über der Stirne.

Aeusserlich an der Schläfe, ein scharfer Druck-Schmerz.

Stich-Schmerz äusserlich am Kopfe und im Genicke, mit stechender Backen-Geschwulst und Stechen in den Zähnen.

165 Einzelne reissende Stiche in der linken Schläfe bis ins Jochbein.

Feine Stiche äusserlich an verschiedenen Kopf-Stellen. *(Ng.)*

Schmerzloses, glucksendes Muskel-Zucken in der rechten Schläfe. *(Gff.)*

Es rückte ihm den Kopf einige Male auf die linke Seite, ohne Unbesinnlichkeit, worauf der Nacken wie steif ward.

Frost am Kopfe.

170 Verkältlichkeit des Kopfes und davon Kopf- und Zahnschmerzen.

Jücken auf dem Haarkopfe.

Kali.

Oefteres Jücken am Kopfe, besonders am Hinterhaupte. *(Ng.)*
Jücken der Kopfhaut, mit Wundheits-Schmerz beim Kratzen. *(Rl.)*
Blüthen auf dem Haarkopfe.
175 Grosse, rothe, beim Berühren schmerzhafte Blüthe auf dem linken Stirnhügel, welche später Eiter fasst. (n. 32 T.) *(Gff.)*
Schmerzhafte Beule an der rechten Kopf-Seite, als wolle sich ein Blutschwär bilden. (n. 6 T.) *(Rl.)*
Ein grosser, gelber, schuppiger Fleck oben an der Stirne.
Trockenheit der Kopfhaare.
Haar-Ausfallen.
180 Ausfallen der Kopfhaare. *(Htb.)*
Die Augen schmerzen bei Bewegung.
Schmerz des linken Auges, wenn es sich nach oben richtet.
Drücken in den Augen.
Druck auf den Augenlidern.
185 Druck auf den Augen und in den Augenhöhlen, mit Schläfrigkeit, Mittags. (d. 36. T.) *(Gff.)*
Drücken in den Augen und trockener Eiter in den Wimpern.
Schmerz, als würden die Augen eingedrückt.
Die Augen schmerzen beim Lesen, wie eingedrückt.
Kneipen in den Augen.
190 Reissen im linken Auge, Abends vor Schlafengehen. *(Gff.)*
Scharfes Reissen in der rechten Augenhöhle und im Auge, Nachts. (d. 30. 31. T.) *(Gff.)*
Ein drückendes Reissen im Innern des rechten Auges. (d. 12. 26. T.) *(Gff.)*
Ein drückendes Reissen in der Gegend der rechten Augenbraue. (d. 26. T.)
Zerren oder Reissen im Augenlide und über dem rechten Auge.
195 Stiche in der Mitte des Auges.
Stiche im Augapfel.
Stiche im rechten Auge. (n. 21. T.) *(Htb.)*
Stiche im rechten äussern Augenwinkel. *(Ng.)*
Bohrender Schmerz in den Augen.
200 Schmerz, als wolle ein Schwär entstehen, in der linken Augenbraune, Abends, im Bette. (d. 8. 13. T.) *(Gff.)*
Jücken der Augen.
Jücken am Lid-Rande des rechten Auges.
Schründender Schmerz im Auge. (n. 4. T.) *(Rl.)*

Wundheits-Gefühl in den Augenlidern, bald nach Mitternacht, beim Erwachen. (d. 25. T.) *(Gff.)*
205 Beissende und flüchtig stechende Augenschmerzen. *(Gff.)*
Der Knabe klagt über Kälte in den Augenlidern.
Beide Augen sind sehr heiss anzufühlen.
Brennen in den Augen.
Brennen in den Augenlidern.
210 Brennen in beiden Augen. *(Ng.)*
Brennen und Beissen in beiden Augen. *(Ng.)*
Brennen und Beissen in den Augen.
Röthe des Augenweisses und viele Aederchen darin.
Röthe und Hitze in den Augen. *(Htb.)*
215 Entzündung beider Augen im Weissen, mit Brenn-Schmerz. (n. 5. T.)
Entzündung der Lider des rechten Auges, mit Schmerz der Augen und Unmöglichkeit, bei Lichte zu lesen.
Geschwulst des rechten Auges.
Starke Geschwulst des obern Augenlides gegen die Nase zu.
Geschwulst zwischen den Augenbrauen und Lidern, wie ein Säckchen.
220 Geschwulst der Glabelle zwischen den Augenbrauen. (d. 21. T.)
Eine Ausschlags-Blüthe in der linken Augenbraue. *(Rl.)*
Wundheit des linken äusseren Augenwinkels, öfters.
Wundheit des äussern Augenwinkels mit brennendem Schmerze.
Schwären der Augen in den Winkeln.
225 Zugeschworenheit der Augen, früh. (n. 16 St.)
Verklebtheit der Augen, früh, von Schleim. *(Ng.)*
Wässern der Augen. *(Ng.)*
Thränen der Augen. (d. 2. T.) *(Htb.)*
Thränen der Augen, besonders des rechten, mit Beissen in einem Winkel. (d. 27. T.) *(Gff.)*
230 Oefteres Thränen des Auges, und Abends Strahlen um das Kerzenlicht.
Trockenheit und Brennen der Augen, ärger noch im Freien, als im Zimmer. *(Ng.)*
Trockenheits-Gefühl der Augen. (n. 2. T.)
Trockenheits-Gefühl, wie von Sand, und arger Schlaf in den Augen.
Es zieht ihr die Augenlider mit Gewalt zu.
235 Schweres Oeffnen der Augenlider, früh, beim Erwachen.
Fippern und Zucken in der rechten Augenbraue.

Starrsehen; sie kann die Augen nur mit Mühe von einem Gegenstande abbringen und muss sie fast wider Willen darauf heften. *(Ng.)*

Vergehen der Augen beim Schreiben, mit weissen Sternchen davor; dabei dünkt ihm die untere Zeile über der vorigen zu seyn, so dass er stets in diese hineinschreibt. *(Ng.)*

Schmerz und schwach Werden vor den Augen.

240 Schwachsichtigkeit. *(Ng.)*

Verdunkelung des rechten Auges, früh, etliche Minuten lang.

Nach Arbeit im Wasser (Waschen) Gesichts-Verminderung; sie sah nur einen kleinen Theil von den Gegenständen und drauf Stiche im Kopfe über den Augen, mit Brecherlichkeit.

Schwarze Punkte und Ringel vor den Augen, beim Lesen.

Flecke, Gewebe und Punkte vor den Augen, beim Lesen und Sehen ins Freie. (n. 24 St.)

245 Ein schwarzes Kügelchen schwebt vor dem Gesichte.

Weisse Tropfen scheinen vor dem Gesichte herabzufallen, wenn er auf Schnee sieht.

Bunte Farben vor den Augen.

Blaue und grüne Flecke vor den Augen. *(Gll.)*

Gelber, glänzender, zitternder Nebel vor den Augen. *(Ng.)*

250 Gelb und weiss strahlende Räder vor den Augen, beim Schreiben auf dem Papier und in freier Luft; sie drehen sich im Kreise und werden immer grösser. *(Ng.)*

Licht-Funken vor den Augen.

Beim Husten fahren Funken aus den Augen. *(Rl.)*

Lichtscheu: Schmerzhafte Empfindlichkeit der Augen gegen das Tages-Licht; das Zimmer muss verdunkelt werden.

Ohrenzwang.

255 Zwängen im rechten Ohre. *(Gff.)*

Zwängen und Stechen in den Ohren. (d. 3. T.) *(Gff.)*

Klemmendes Gefühl im linken äussern Ohre. *(Gff.)*

Zieh-Schmerz in dem einen, dann in dem andern Ohre. (n. 4 T.) *(Rl.)*

Reissen im Ohre,

260 Reissen in den Ohren. *(Htb.)*

Reissen tief im rechten Ohre, öfters erneuert. (d. 1. T.) *(Ng.)*

Reissen, bald in dem einen, bald in dem andern Ohre.

Reissen im Innern des rechten Ohres. *(Gff.)*

Reissen in der rechten Ohrmuschel. (d. 24. T.) *(Gff.)*

265 Flüchtiges Reissen im linken Ohre und um dasselbe, wie im Knochen. *(Gff.)*
Reissen im vordern Rande des rechten Ohres, öfters. (d. 1. T.) *(Ng.)*
Schmerzhafte Risse vom Innern des linken Ohres in den äussern Knorpel, und zugleich im Knochen über und unter der rechten Kniescheibe. *(Ng.)*
Starkes Reissen in und hinter dem Ohre.
Zerren hinter dem rechten Ohre.
270 Zucken hinten über dem Ohre.
Stiche in beiden Ohren, Abends im Bette.
Scharfer Stich-Schmerz hinten über beiden Ohren.
Scharfe Stiche in das linke Ohr hinein, dass sie erschrak, früh. *(Ng.)*
Feine Stiche aus dem linken Ohre heraus, öfters wiederholt. (d. 13. T.) *(Ng.)*
275 Ein anhaltender stumpfer Stich im linken Ohre, der durch Schütteln des Kopfes vergeht. *(Ng.)*
Stechen und Kriechen im Innern des Ohres, mit einem ähnlichen Gefühle im Magen und der Speiseröhre zusammenhängend. (d. 30. T.) *(Gff.)*
Bohren und Druck-Schmerz in den Ohren. (d. 1. T.)
Nagen im Innern und äussern linken Ohre. *(Ng.)*
Geschwür-Schmerz im äussern rechten Ohre, der lange anhält, vor Mitternacht. (d. 3. T.) *(Ng.)*
280 Klopfen im rechten Ohre, Nachts, nur beim Daraufliegen. (n. 2. T.) *(Ng.)*
Hämmern im rechten Ohre, öfters und sehr unangenehm, das Gehör hindernd.
Fippern am linken Ohre. (n. 10 T.)
Fippern und Zittern im rechten Ohre, beim Aufrichten vom Bücken. *(Ng.)*
Jücken am Ohrläppchen.
285 Heftiges Jücken in den Ohren. (n. 4 T.)
Kitzel in den Ohren. *(Gll.)*
Kälte der Ohren im heissen Zimmer. (n. 2 T.)
Hitze in den Ohrläppchen. *(Rl.)*
Gefühl, als wenn Wärme aus dem linken Ohre strömte. *(Ng.)*
290 Röthe, Hitze und arges Jücken der äussern Ohren.
Entzündung und Geschwulst des innern Ohres, mit Schmerz rings herum. (n. 3 T.)
Wundheit und Eitern hinter den Ohren, vier Wochen lang. (n. 21 T.)

Ausschlags-Blüthen an den Ohren.
Auslaufen gelben, flüssigen Ohrschmalzes oder Eiters aus dem Ohre, nach vorgängigem Reissen darin.
295 Uebelriechende Feuchtigkeits-Absonderung im innern Ohre.
Im Ohre geht ein Geschwür auf. (n. 5 T.) *(Rl.)*
Harte Geschwulst der Ohr-Drüse am Kiefer-Gelenke, mit Schmerz beim Befühlen.
Verstopftheits-Gefühl der Ohren. *(Rl.)*
Es fällt ihm jähling vor das eine Ohr. (n. 3 T.) *(Rl.)*
300 Das rechte Ohr fiel ihm (Abends beim Sitzen) plötzlich zu, und das linke fing an klingend zu rauschen, so dass ihm der Kopf etwas wackelte.
Das Gehör ist wie abgestumpft, Abends. (n. 15 T.)
Verminderung des Gehörs in beiden Ohren, langsam zu- und abnehmend. (14 Tage lang) *(Ng.)*
Klingen beider Ohren. *(Ng.)*
Starkes Klingen in dem einen Ohre und Sumsen in dem andern.
305 Singen in den Ohren. *(Gll.)*
Sausen in den Ohren.
Starkes Brausen in den Ohren.
Lauten in den Ohren. *(Ng.)*
Knallen und Toben in den Ohren, öfters des Tages. *(Ng.)*
310 Knacken im Ohre, öfters.
Knacken im Ohre, beim stark Ausathmen.
Gluckern im rechten Ohre, und Absonderung vielen weichen Ohrschmalzes.
In der Nase und Nasenwurzel, besonders rechter Seite, ein Klemmen. (d. 23. T.) *(Gff.)*
Jücken in der Nase.
315 Oefteres Jücken in der rechten Nasenhöhle. *(Ng.)*
Geschwür-Schmerz in der rechten Nasenhöhle. *(Ng.)*
Starkes Brennen in der Nase.
Brennen im linken Nasenloche.
Brennen und Beissen, oben in der linken Nasen-Hälfte, bis an das Siebbein. (d. 23. T.) *(Gff.)*
320 Rothe, dicke Nase, vorzüglich Nachmittags dicker und röther.
Starke Geschwulst der Nase an der Spitze.
Rothe, heisse, mit vielen weissen Blüthchen besetzte Nase.
Ausschlags-Blüthen auf der Nase.

Ein flaches, kleines Geschwür über den linken Nasenflügel, mit Schmerz bei Berührung. *(Gff.)*
325 Ein Blüthchen im linken Nasenloche. (n. 5 T.) *(Rl.)*
Wunde, schorfige Nasenlöcher, lange Zeit hindurch.
Geschwürigkeit beider Nasenlöcher.
Grindige Nasenlöcher. *(Htb.)*
Sie schnaubt Etwas stinkendes aus der rechten Nasenhöhle.
330 Blutiges rechtes Nasenloch, alle Morgen.
Bluten der Nase, sehr oft.
Nasenbluten, früh.
Empfindlicher Geruch.
Gesichts-Blässe und Mattigkeit.
335 Elende Gesichts-Farbe, mit bleichen Lippen. *(Htb.)*
Blaue Ränder um die Augen.
Blasses, hohläugiges Gesicht, besonders in freier Luft, wo das Kind wie erfroren aussieht.
Blasses Gesicht mit matten Augen, ohne Leben.
Hitze und Röthe im Gesichte, früh im Bette.
340 Langdauernde Hitze und Röthe des Gesichtes bei eiskalten Füssen.
Brennend rothe Backen, Abends, anderthalb Stunden lang; darauf grosse Gesichts-Blässe.
Brennendes Jücken im Gesichte.
Jücken in der Gesichts-Haut nach vorgängigem Fippern; er musste reiben, worauf es wie Feuer brannte.
Starke Backen-Geschwulst, die in ein Zahnfleisch-Geschwür überging, ohne Zahnweh vorher.
345 Geschwulst am rechten Backen, unterwärts, mit Stichen und Schmerz bei Berührung.
Dicker Backen mit Reissen und Stechen.
Dicker, rother Backen, mit kleinen Ausschlags-Blüthen, auch an der Nase.
Ausschlags-Blüthen im Gesichte.
Blüthchen entstehen und vergehen im Gesichte.
350 Blüthen im Gesichte, immerwährend. *(Htb.)*
Blüthen im Gesichte mit Eiter in ihrer Spitze.
Blüthen auf den Jochbeinen, brennenden Schmerzes.
Ein Haut-Knoten, ohne Schmerz, vorn am Backen, unterhalb des Ohres. *(Gff.)*
Kleine rothe Pustel, mitten auf der Stirn, die den andern Morgen wieder vergeht. *(Ng.)*
355 Sommersprossen im Gesichte. *(Htb.)*

Dürre, spröde Haut des ganzen Gesichtes.
Drückendes Ziehen in den Backen-Muskeln, nahe am Unterkiefer. *(Gff.)*
Reissen im linken Jochbeine und darauf im innern Backen. *(Gff.)*
Reissen im linken Jochbeine, durch darauf Drücken nur erleichtert, mit Gefühl, als wäre der Backen geschwollen, Abends und die Nacht hindurch, bis zum andern Morgen, so dass sie weinte und nicht schlafen konnte. *(Ng.)*

360 Reissen im Unterkiefer und vor dem rechten Ohre. *(Ng.)*
Ein klemmendes Reissen im rechten Jochbeine, bis in den Gaumen. *(Gff.)*
Brennen im Gesichte, unter dem rechten Auge. *(Ng.)*
Fippern in der linken Wange mit feinen brennenden Stichen; dabei Reissen in der linken Schläfe hinauf, Abends. *(Ng.)*
In den Lippen eine krampfhafte Empfindung.

365 Reissen in der linken Oberlippe und im Zahnfleische, durch darauf Drücken vergehend. *(Ng.)*
Ein Stich an der Oberlippe. *(Ng.)*
Brennen der Lippen. *(Htb.)*
Brennen der Unterlippe. *(Ng.)*
Jücken um die Lippen-Ränder.

370 Schründender Wundheits-Schmerz rings um den Mund, an den Kanten des Rothen der Lippen, sehr empfindlich bei Berührung.
Wundheit des Rothen der Lippen; sie sind früh beim Erwachen verklebt, wie zugeschworen.
Geschwulst der Oberlippe, sie springt in Schrunden auf, ist bei Berührung empfindlich und blutet leicht.
Dicke, geschwürige Unterlippe.
Schorfe auf der Oberlippe.

375 Bläschen auf dem Rothen der Unterlippe, welche bei Berührung schmerzen und jücken.
Bläschen an den Lippen. *(Ng.)*
Kleine spitzige, jückende und nässende Blüthen auf beiden Lippen und um den ganzen Mund.
Blüthen an den Lippen, beissenden Jückens.
Schmerzhafte Blüthe über der Oberlippe, bei Berührung, neben dem linken Nasenloche. (d. 36. T.) *(Gff.)*

380 Abschälen der Unterlippe. (d. 34. T.) *(Gff.)*
Aufgesprungne, sich schälende Lippen. *(Htb.)*
Abschälen, rissig und schülfrig Werden der Unterlippe. *(Ng.)*

An der Kinnlade rechter Seite, Klemm-Schmerz, unweit des Kiefer-Gelenkes. *(Gff.)*

Unleidlicher Krampf (Klamm?) in den Kinnladen, der gleichsam hinten die Kehle (den Schlund?) mit zuzog.

385 Jücken am Kinne.

Die Unterkiefer-Drüse schmerzt beim Befühlen. *(Rl.)*

Geschwulst des Unterkiefers und der Drüsen daran, mit Lockerheit der Zähne.

Die Zähne sind schmerzhaft empfindlich. (d. 4. T.)

Zahnweh mit Gesichtsschmerz: dieser oder jener Zahn ward locker und empfindlich, oder eine Knochen-Stelle im Gesichte schmerzhaft, und schien, wie der Zahn, ganz Empfindung zu seyn; dann zuckte oder riss es auf einem Punkte, in Anfällen.

390 Schmerz der Zähne, täglich früh, beim Erwachen. *(Htb.)*

Schmerz der Zähne auf der linken Seite, früh, im Bette und den ganzen Vormittag. (d. 2. T.) *(Ng.)*

Schmerz in den Zahnwurzeln linker Seite, mehrere Morgen nach dem Erwachen, durch Essen vermehrt. (d. 3. T.) *(Ng.)*

Zahnweh nach dem Essen, nach dem Backenknochen und Ohre hin, wo es zusammenpackte und stach.

Zahnweh beim Genusse irgend einer Speise, ausserdem nicht.

395 Zahnweh nur beim Essen, ein Klopfen in allen Zähnen.

Schmerz der Zähne, wenn sie Wasser in den Mund bringt. *(Htb.)*

Schmerz der Zähne, wenn er Warmes oder Kaltes darauf bringt.

Oeftere Anfälle von Zahnschmerz, sobald nur etwas kalte Luft in den Mund geht; durch Wärme gebessert. *(Ng.)*

Zahnweh mit nachfolgender Geschwulst des Zahnfleisches. *(Ng.)*

400 Zahnweh, wie ein stets aufliegender Schmerz, als wäre Etwas in den hohlen Zahn gekommen, durch kaltes Wasser nur kurz gemindert; dabei Ziehen hinter dem Ohre und auf dem Kopfe, endlich Zucken im Zahne und Verschwinden des Schmerzes.

Zahnweh, nur beim Essen, Mittags und Abends, oft schon beim ersten Bissen, als wäre Etwas in den hohlen Zahn gekommen, mit unerträglichem Ziehen bis ins Auge und Ohr, nur in Anfällen, welche eine halbe Stunde aussetzen.

Drückendes Zahnweh in der Wurzel eines hintersten hohlen Backzahnes, Abends. *(Gff.)*

Ziehende Zahnschmerzen, **sobald** sie Abends ins Bette kommt, am Tage nicht.

Ziehen in den Zahnwurzeln der Vorderzähne und in den linken Backzähnen, meist Abends. *(Gff.)*

405 Zusammenziehendes Zahnweh in der obern und untern Zahnreihe.

Zucken und Ziehen im Zahne, als würde er angefressen, gewöhnlich nach Tische und Nachts, längere Zeit hindurch. *(Htb.)*

Reissendes Zahnweh bei oder bald nach dem Essen. *(Ng.)*

Reissen und Greifen in einem Backzahne und dem Jochbeine der linken Seite, durch Kaltes vermehrt und erregt, durch fest Binden erleichtert. *(Ng.)*

Reissen in den Zähnen und dem Unterkiefer der rechten Seite.

410 Fressender, jückender heftiger Schmerz in verschiedenen Zähnen und dem Zahnfleische, wogegen Stören mit dem Zahnstocher nicht hilft.

Jücken in den Zähnen, nach dem Abend-Essen. *(Ng.)*

Jücken und Graben in einem obern linken Backzahne, nach dem Mittag-Essen; durch darauf Drücken gemindert. *(Ng.)*

Wühlender Zahnschmerz in der linken untern Reihe, durch Stochern veranlasst. *(Ng.)*

Arges Wühlen in einem obern linken Backzahne, nach dem Mittag-Essen. *(Ng.)*

415 Ein bohrend drückender Zahnschmerz immer nach dem Mittag-Essen, als sey Etwas in den Zahn gekommen.

Klopfen oder Picken in einem rechten obern Schneidezahne, nach dem Mittag-Essen. *(Ng.)*

Klopfen und Pucken in den Zähnen, bei Bewegung, ausserdem, Brenn-Schmerz.

Brennend stechender Zahnschmerz, vorzüglich Nachts, als würde mit einem heissen Eisen hineingestochen.

Brennender Stich-Schmerz im Zahne, vorzüglich Nachts, bei innerem Froste, und bei Geschwulst des Unterkiefers und des Zahnfleisches. (n. 32 T.)

420 Stechen in den Zähnen und dem Zahnfleische, dann Backen-Geschwulst stechenden Schmerzes. (n. 14. T.)

Arge Stiche in den Zähnen.

Einzelne Stiche hie und da in den Vorderzähnen, Abends. *(Gff.)*

Einzelne Stiche in den Zähnen und öfteres Niesen, früh, beim Erwachen. *(Htb.)*

Stich-Schmerz in den Vorderzähnen, mit Gefühl von Stumpfheit, beim Abend-Essen. (d. 32. T.) *(Gff.)*

425 Ein Zahn ist hervorstehend und schmerzt sehr beim Kauen.

Lockerheits-Gefühl an einem obern linken Backzahne. *(Ng.)*

Lockerheit aller Zähne. *(Ng.)*

Uebler Geruch aus den Zähnen.

Das Zahnfleisch dicht über den vordersten Schneidezähnen schmerzt reissend. *(Gff.)*

430 Kitzeln im Zahnfleische und Bluten desselben nach Saugen mit der Zunge. *(Ng.)*

Rötheres Zahnfleisch.

Schmerzhafte Entzündung des vorderen Zahnfleisches.

Starke Geschwulst des Zahnfleisches über den oberen Backzähnen, mit Geschwulst der linken Mandel und der Halsdrüsen. (d. 9. T.)

Geschwür am Zahnfleische.

435 Geschwür am Zahnfleische unten auf der rechten äusseren Seite. *(Ng.)*

Wundheit des innern Zahnfleisches der Vorderzähne.

Mund-Gestank, wie alter Käse, alle Morgen.

Angefressenheit des inneren Mundes, und der Zunge, wie von Etwas scharfem.

Wundheit des innern Mundes.

440 Dürre des Mundes weckt ihn früh aus dem Schlafe. (d. 7. T.)

Taubheit im Munde, wie verbrannt, früh, nach dem Erwachen. *(Ng.)*

Heftiges Brennen im Munde, früh, und Durst.

Trockenheit im Munde, früh, nach dem Aufstehen. *(Ng.)*

Trockenheit im Munde, ohne Durst, Abends. *(Ng.)*

445 Trockne, klebrige Empfindung im Munde.

Trockenheits-Gefühl und Speichel-Zusammenlaufen im Munde; er muss viel spucken.

Wasser-Zusammenlaufen im Munde. *(Rl.)*

Wasser-Ansammlung im Munde, immerwährend. *(Ng.)*

Viel Speichel im Munde, immerwährend.

450 Es läuft ihm, auch am Tage, viel Speichel aus dem Munde.

Schmerzhafte Blasen an allen Theilen des innern Mundes, mit Brenn-Schmerz.

Zunge, früh, beim Erwachen, öfters ganz ausgetrocknet und fast fühllos. *(Htb.)*
Weisse, trockne Zunge, wie von Etwas Herbem, früh.
Brennen der Zunge und Unterlippe. *(Ng.)*
455 Brennen an der Zungen-Spitze, als wenn sie roh, oder voll Bläschen wäre. *(Ng.)*
Geschwulst der Zunge und viele kleine schmerzhafte Bläschen darauf.
Schmerzhafte Bläschen auf der Zunge und am Zahnfleische.
Ein schmerzhaftes Blüthchen an der Zungen-Spitze.
Wundheit am Zungen-Bändchen.
460 Wundheit an der Spitze der Zunge.

Am Gaumen, Jücken, (d. 10. T.) *(Htb.)*
Stechen und Beissen hinten am Gaumen, wie von allzu grosser Trockenheit vor Schnupfen-Ausbruch, beim Schlingen vermehrt, früh und Abends. (d. 8. 9. 29. 30. 41. T.) *(Gff.)*
Halsweh mit erschwertem Schlucken und schwierigem Oeffnen des Mundes.
Verhinderung des Schlingens im Schlunde.
465 Leichtes Verschlückern beim Essen.
Während des Schlingens Drücken im Rückgrate.
Schwieriges Schlingen, die Speisen rutschen in der Speiseröhre sehr langsam hinab.
Empfindlichkeit der Speiseröhre; warme Speisen brennen darin; nur laue kann sie geniessen.
Die Speisen wollen nicht hinunter; trockne und kalte Sachen kann sie gar nicht schlingen.
470 Drücken und Reissen im Schlunde. (d. 9. T.) *(Gff.)*
Ein ängstliches Drücken im Halse.
Gefühl eines Knäutels im Halse.
Böser Hals auf der linken Seite; er fühlt da einen Knäutel, und beim leer Schlingen stichts. *(Rl.)*
Stich-Schmerz im Schlunde, als hätte er eine Fisch-Gräte darin, wenn er kalt wird.
475 Verlängerung des Zäpfchens, mit Nacken-Steifheit. *(Gll.)*
Wundheits-Schmerz im Halse.
Wundheits-Schmerz im Halse, oben am Gaumen, beim leer Schlucken, und stärker beim Speise-Schlucken; nicht aber ausser dem Schlingen.
Schründendes Halsweh beim Schlucken.
Kratzig und scharrig im Halse. (n. 8 T.)

480 Trockenheit, ganz hinten im Halse. *(Rl.)*
Viel Schleim öfters im Halse. (d. ersten 3 Tage.)
Viel Schleim im Halse, besonders früh. *(Htb.)*
Viel Schleim hinten im Halse, der erst nach langem Räuspern sich löst. *(Ng.)*
Vermehrtes Schleim-Rachsen. (d. 19. T.) *(Gff.)*
485 Zäher Schleim hinten im Schlunde, früh, der sich weder gut hinunter schlucken, noch ausräuspern lässt, mit stetem Gefühle, als stecke ein Schleim-Pflock im Halse. (d. 16. T.)
Geschmacks-Verlust, früh, beim Erwachen, doch nur auf kurze Zeit. (d. 2. T.) *(Ng.)*
Uebler Geschmack im Munde. *(Htb.)*
Uebler Geschmack und sehr verschleimt im Munde.
Widerlicher Wasser-Geschmack im Munde.
490 Latschiger, klebriger Speichel im Munde.
Bitter im Munde, mit Uebelkeit. (d. 1. T.) *(Ng.)*
Bitterkeit im Munde.
Bitterkeit im Halse.
Bitter-Geschmack, früh.
495 Bitter saurer Mund-Geschmack, nach dem Frühstücke.
Saurer Geschmack im Munde, alle Tage.
Faulichter Geschmack im Munde.
Süsslicher Geschmack im Munde.
Blut-Geschmack im Munde, früh, nach dem Erwachen, 3 Stunden lang. *(Ng.)*
500 Appetit gering. *(Gff.)*
Wenig Appetit bei Lätschigkeit im Munde, doch schmeckt das Essen.
Starker Hunger.
Arger Durst, Vormittags.
Durst, Abends, vor dem Niederlegen. *(Ng.)*
505 Durst, Nachts. *(Ng.)*
Das Essen schmeckt nicht, er isst ohne Hunger.
Das Essen, besonders das Fleisch, widersteht ihm; zwar schmeckt es, wenn er isst; doch kann er nicht viel geniessen. *(Gff.)*
Abscheu vor schwarzem Brode.
Ekel vor Allem.
510 Milch bekommt ihr nicht.
Brod allein drückt im Magen, nach dem Essen.
Grosses Verlangen auf Saures.
Vor und nach dem Mittag-Essen, Gesichts-Blässe, Uebelkeit,

Schwindel, mit Aufstossen, Mattigkeit der Beine, und Kälte der Hände und Füsse; doch nicht ohne Appetit. *(Gff.)*
Beim Essen (von gebratenem Fisch), Uebelkeit zum Erbrechen.
515 Beim Essen, Anwandlung von Schlaf. (n. 2, 4 T.)
Nach dem Essen, sehr abgespannt und schläfrig. *(Htb.)*
Nach dem Essen grosse Schläfrigkeit, mit Frost und Gähnen.
Nach dem Essen, Müdigkeit, mit Klopfen in der Herzgrube und Kopfweh.
Beim Mittag-Essen, verdriessliche, ärgerliche Stimmung, mit Zieh-Schmerz im Kopfe. (d. 30. T.) *(Gff.)*
520 Nach dem Mittag-Essen, Zusammenschnüren im Kopfe, wie ein Reif darum.
Nach Tische, Gesichts-Blässe.
Nach Genuss der Suppe, Mittags und Abends, so wie nach Genuss warmen Kuchens, früh, Kneipen und Unruhe im Bauche. *(Gff.)*
Nach dem Essen, besonders nach dem Frühstücke, Druck im Magen, wie eine Schwere darin.
Nach dem Essen, Bauch-Aufgetriebenheit.
525 Nach wenigem Essen, gleich Vollheit und starke Aufgetriebenheit des Unterleibes. *(Gff.)*
Nach dem Frühstücke, drückendes Blähungs-Bauchweh, durch Winde-Abgang nur kurz beseitigt. (d. 14. T.) *(Gff.)*
Nach dem Mittag-Essen, stumpfes Stechen rechts im Oberbauche. *(Gff.)*
Nach dem Essen, Kitzel zum Husten. (n. 6 T.)
Nach dem Essen, Frost.
530 Nach Genuss von blähenden Speisen (Gemüsen), Brennen vom Magen herauf bis in den Schlund, wie Sood.
Nach dem Abend-Essen, Soodbrennen, 3 Stunden lang.
Nach dem Essen, saures Aufstossen.
Aufstossen, öfters, besonders früh.
Vergeblicher Reiz zum Aufstossen und dann krampfhaftes Zusammenziehen im Magen, früh und Nachmittags. *(Ng.)*
535 Lautes Aufstossen, mit Wasser-Ansammlung im Munde. *(Ng.)*
Aufstossen nach dem Geschmacke des Genossenen.
Aufstossen wie von bitter-saurem Wasser. *(Ng.)*
Saures Aufstossen, früh. (d. 10. T.)
Viel säuerliches Aufstossen, Nachmittags, mit **Brecherlichkeit**.

540 Säure steigt aus dem Magen bis in den Mund hinauf.

Saures Aufschwulken.

Aufschwulken von Speise und Säure, nach arger Unruhe von der Herzgrube aus. *(Gll.)*

Wasser-Aufschwulken aus dem Magen, wovon sie viel ausspie, Nachts, nach 12 Uhr. *(Ng.)*

Es will beständig Etwas aus dem Magen in den Mund aufsteigen. (bald.) *(Ng.)*

545 Soodbrennen.

Schlucksen, Mittags. *(Ng.)*

Stetes Schlucken, vor Mitternacht. *(Ng.)*

Wabblichkeit den ganzen Tag und gleich früh viel Aufstossen. *(Rl.)*

Wabblichkeit, als sollte er ohnmächtig werden.

550 Uebelkeit, wie zur Ohnmacht, die sich nur im Liegen gab. Vormittags.

Uebelkeit, als sollte ihr ohnmächtig werden. *(Htb.)*

Uebelkeit, Vormittags, eine Stunde lang.

Arge Uebelkeit im Magen, mit Zittern an Händen und Füssen. *(Ng.)*

Uebelkeit wie von verdorbenem oder leerem Magen, die durch Essen nicht vergeht, mit öfterem Würmerbeseigen. *(Ng.)*

555 Uebelkeit mit Wabblichkeit, Speichel-Zusammenfluss im Munde (und Durchfall.) *(Rl.)*

Würmerbeseigen.

Ekel, anhaltend, als sollte er brechen. (bald.) *(Ng.)*

Brech-Uebelkeit im Magen, Nachts im Bette; durch Aufstehen nach und nach vergehend. *(Ng.)*

Brecherlichkeit, sehr leicht, besonders nach Tische.

560 Brecherlichkeit bei jeder inneren Bewegung, jedem Aerger und jeder Freude, und zu jeder Tages-Zeit, doch, wenn sie nüchtern ist, nur Würgen.

Brech-Würgen, mehrere Abende.

Würgen im Halse, das eine Zeitlang zunimmt und dann wieder nachlässt, mit kurzem Athem. *(Ng.)*

Erbrechen, öfters, ohne Ueberladung und Verderbniss des Magens; den Tag darauf matt und ohne Appetit. (n. 13 T.)

Erbrechen mit ohnmachtartigem Sinken der Kräfte. *(Gll.)*

565 Erbrechen von Speisen und Säure, mit Uebelkeit. *(Gll.)*

Das Kind wird früh glühend roth im Gesichte, bricht sein Frühstück weg, wird dann leichenblass, nach mehrmaligem

Erbrechen wieder wohl, bleibt aber zwei Tage lang sehr matt.

Magenschmerz öfters, doch selten **Nachmittags**, dem immer Schwappern im Bauche vorangeht, durch Aufstossen und Winde-Abgang erleichtert. *(Ng.)*

Drücken im Magen, mit Umkollern, Leerheits-Gefühl und Aufstossen. *(Ng.)*

Drücken, öfters, im Magen, früh, beim Erwachen.

570 Drücken im Magen, wie von einem Steine, früh im Bette, durch Rachsen erleichtert. *(Ng.)*

Anfall von Drücken im Magen bis in die Brust herauf, mit Athem-Mangel bis zum Ersticken, Uebelkeit und grosser Hinfälligkeit; sie musste sich legen, bekam Zittern an Händen und Füssen und brach dann mit Erleichterung bitteres Wasser aus. *(Ng.)*

Druck über den Magen herüber, und unter den Hypochondern, Abends im Bette, eine halbe Stunde lang.

Drücken in der Herzgrube. (n. 21 T.) *(Htb.)*

Drücken in der Herzgrube und unteren Brust-Gegend, mit erschwertem Athem und Hitz-Aufsteigen nach dem Kopfe, nach einstündiger Dauer durch Aufstossen vergehend. *(Ng.)*

575 Drücken unter der Herzgrube, früh und Nachmittags, durch zurück Biegen des Rumpfes und nach Essen gelindert.

Pressender Schmerz in der Herzgrube, welcher zum Liegen nöthigt.

Schwere im Magen.

Vollheit und Drücken in der Magengegend.

Vollheit in der Herzgrube.

580 Geschwulst-Gefühl um die ganze Magen-Gegend. *(Ng.)*

Stetes Gefühl im Magen, als wenn er voll Wasser wäre. *(Ng.)*

Krampfhafte Magenschmerzen, mit Drücken in der Herzgrube.

Arger Krampf-Schmerz im Magen, fast, wie Drücken und Schneiden. (bald.) *(Ng.)*

Heftige, doch aussetzende Krampf-Schmerzen im Magen, durch Gehen erleichtert, früh. *(Ng.)*

585 Krampfhaftes Zusammenziehen in der Herzgrube und quer über die Brust weg.

Heftige Zusammenzieh-Schmerzen im Magen, auch Nachts 1 Uhr, die bis in die Brust und unter die Achsel gehen, wo sie stechend werden, mit Würgen im Halse und Athem-Beklemmung; darauf Aengstlichkeit, kurzer Schweiss und

Aufstossen, welches erleichterte; bis früh in öftern Anfällen wiederkehrend. *(Ng.)*

Schmerzhaftes Zusammenziehen von beiden Seiten des Magens, mit Vollheits-Gefühl, das durch Erbrechen hellen Wassers erleichtert wird. *(Ng.)*

Zusammenschraubende Magenschmerzen, vorzüglich Nachts bis in die Brust und die Därme, als wolle es den Magen sprengen, mit Verhinderung des Athems und Sprechens: in Anfällen. *(Ng.)*

Zusammenschnürender Schmerz im Magen und nach dem Schlunde zu.

590 Die zusammenschnürenden krampfhaften Magenschmerzen erneuern sich durch den mindesten Genuss von (besonders kalten) Speisen und Getränken. *(Ng.)*

Den zusammenschnürenden krampfhaften Magenschmerz-Anfällen folgt häufig erleichterndes Aufstossen, oder Frost und Schauder mit Schütteln, doch meist nur der Hände, des Rückens und des Kopfes, und gewöhnlicher Stuhl. *(Ng.)*

Ziehen und Schneiden quer durch den Magen, früh, nach dem Aufstehen.

Schneidende Magenschmerzen, gegen Abend. *(Ng.)*

Wie zerschnitten im Magen, mit grosser Empfindlichkeit der äusseren Magen-Gegend, früh. *(Ng.)*

595 Schmerzhaftes Schneiden in der Herzgrube, bei und nach dem Frühstücke. *(Ng.)*

Wühlen im Magen, mit schmerzhaftem Zusammenziehen und Gefühl, als wenn sich Alles darin umkehren wolle, mit Wasser-Aufsteigen in den Mund; durch das Mittag-Essen vergehend, nach demselben aber wiederkehrend, mit Brennen bis in den Hals herauf. *(Ng.)*

Wühlen und Graben im Magen, als wolle es ihn durchbohren. *(Ng.)*

Wühlen in der Herzgrube, Nachmittags; dann öfteres Aufstossen bitterlichen Wassers, fast wie Würmerbeseigen.

Stich-Schmerz im Magen, mit Gefühl, als wolle sich Alles darin umkehren, nach dem Mittag-Essen wiederkehrend. *(Ng.)*

600 Stechen im Magen, das gegen die linke Achselgrube herauf und später in das Kreuz zieht. *(Ng.)*

Wundheits-Schmerz in der Herzgrube beim Aus- und Einathmen.

Ein plötzlicher Stoss im Magen, der in Luft-Aufstossen oder Schlucksen übergeht.
Zucken rechts neben der Herzgrube. (n. etl. St.)
Pochen in der Magengegend, welche bei Berührung schmerzt.
605 Klopfen in der Herzgrube, wie arges Herzklopfen, wobei sich die Herzgrube sichtbar hebt; meist früh, eine Viertelstunde lang.
Klopfen links neben der Herzgrube.
Hitz-Aufwallen vom Bauche in den Magen, Vormittags. (Ng.)
Brennen im Magen.
Brennen im Magen, Vormittags, nach Aufstossen.
610 Brennen, sauer, aus dem Magen herauf, mit etwas krampfhaftem Zusammenschnüren.
Gefühl im Magen, wie von Blähungen.
Knurren, Kollern und Umgehen im Magen, wie von Blähungen oder wie zum Durchfalle. (Ng.)
Grosse Empfindlichkeit der äussern Magengegend bei Berührung, Essen, Reden u. s. w. (Ng.)
Jücken äusserlich auf der Herzgrube, durch Kratzen nicht zu tilgen. (Ng.)
615 In den Hypochondern, einfacher Schmerz, mit Knurren daselbst.
Stiche in den Hypochondern und der Herzgrube, die den Athem benehmen.
Brennendes Stechen in beiden Ribben-Gegenden, öfters erneuert, Nachmittags. (d. 12. T.) (Ng.)
Leberschmerz, beim Gehen, mehrere Tage nach einander.
Schmerz, wie wund gedrückt, in der Leber.
620 Druck nach der Leber zu, wie von der rechten Brust aus, mit Klopfen in der Magen-Gegend, die bei Berührung schmerzt.
Verwandelt den Druck der Leber in Schwere derselben.
Zieh-Schmerz in der Leber.
Schneidender Schmerz in der rechten Unterribben-Gegend, mit Drücken in der Herzgrube. (Ng.)
Stechendes Reissen in der rechten Unterribben-Seite. (Gff.)
625 Stechen in der Leber-Gegend, was wie Milz-Stechen gefühlt wird.
Stechen unter der letzten rechten Ribbe beim Athemholen. (d. 1. T.)
Stechen unter der letzten rechten Ribbe, ohne Bezug auf Athmen, 4 Tage lang.

Stechen zwischen den mittlern Ribben der rechten Seite, im Sitzen. (d. 1. T.) *(Ng.)*

Stumpfer Stich in der rechten Seite unter den Ribben, früh. *(Gff.)*

630 Stumpfe Stiche in der Leber- und rechten Leisten-Gegend. *(Gff.)*

Scharfe Stiche in der Lebergegend. *(Gff.)*

Stumpfes Stechen, öfters, auf einer kleinen Stelle der Leber-Gegend, mit Wundheits-Schmerz beim Befühlen. (d.18. T.) *(Gff.)*

Ein klemmendes Stechen in der Leber-Gegend. *(Gff.)*

Stechendes Klopfen auf einer Ribbe der rechten Seite, der Herzgrube gegenüber. *(Ng.)*

635 Hitz-Gefühl in der Leber-Gegend.

Brenn-Schmerz in der Leber-Gegend. (d. ersten Tage.)

In der linken Ribben-Gegend, reissendes, Athem versetzendes Stechen. *(Ng.)*

Schneidender Schmerz in der linken Oberbauch-Seite, aus dem untern Theile der linken Brust hinziehend, wo es zugleich sticht. *(Gff.)*

Bauchweh argen Schmerzes, der sich zuweilen bis gegen die Hüfte zog, bis spät in die Nacht. (d. 1. T.) *(Htb.)*

640 Bauchweh mit vielem Aufstossen.

Bauchweh mit viel Aufstossen und Speichel-Spucken.

Drücken im Unterleibe.

Drückender Schmerz im Oberbauche, bis unter die Herzgrube, Abends. (d. 35. T.) *(Gff.)*

Drücken im Unterbauche. (d. 26. T.) *(Gff.)*

645 Starkes Drücken in der linken Bauch-Seite, von Bücken. (d. 9. T.)

Druck-Schmerz auf einer kleinen Stelle im linken Unterbauche, Abends. (d. 39. T.) *(Gff.)*

Druck-Schmerz im Unterbauche, über dem Schambeine, in öfteren Anfällen, durch Winde-Abgang vergehend. (d. 1. T.) *(Ng.)*

Drücken und Wühlen im Bauche, unter dem Nabel, wie von versetzten Blähungen; er muss dabei vorgebückt sitzen, und beim Gehen im Freien wird es schlimmer. (n. 19 T.)

Auftreibung des Unterleibes mit Druck-Schmerz, Vollheits-Gefühl, Mattigkeit und Unlust zu jeder Bewegung und geistigen Beschäftigung. *(Gff.)*

650 Auftreibungs-Gefühl im Unterbauche, unter dem Nabel, durch Bewegung vergehend. *(Ng.)*
Sehr aufgetriebner Leib.
Sehr aufgetriebner, angespannter Leib, nach Verschwinden des Hustens von Kali.
Aufgetriebener Bauch. *(Gff.)*
Harte Bauch-Aufgetriebenheit, mit Schmerzhaftigkeit der Nabel-Gegend bei Berührung.
655 Auftreibung, Auseinander-Drängen und Kneipen im Bauche, worauf weicher Stuhl erfolgt. *(Ng.)*
Dickheit des Unterbauches.
Wie gespannt im Unterbauche, und wie schwer darin, im Sitzen und Gehen.
Gefühl einer schweren Last im Unt... drückenden, als kneipenden Schmerzes, und beim Gehen am unerträglichsten. (n. 3 St.)
Krampfähnlicher Leibschmerz. (n. 25 T.) *(Htb.)*
660 Krampfhaftes und kältendes Zusammenziehen des Unterleibes.
Zusammenziehender Leibschmerz.
Schmerzhaftes Einziehen der Nabel-Gegend im Sitzen, das durch Bewegung vergeht. *(Ng.)*
Herausdrängen des Unterbauches, mehrere Male. (n. 10 T.)
Klemmendes Leibweh im Oberbauche, früh. (d. 11. T.) *(Gff.)*
665 Klemmendes Leibweh im Unterbauche. (d. 30. T.) *(Gff.)*
Zuckungen im Unterleibe.
Kneipen unter dem Nabel während des Mittag-Essens, und nach Aufstehen vom Sitze, Brennen in der rechten Leisten-Gegend, mit grosser innerer und äusserer Empfindlichkeit derselben und Gefühl, beim Bücken, als wenn Etwas herausfallen wollte, in der Ruhe nach und nach vergehend. *(Ng.)*
Kneipender Druck links im Oberbauche, wie von einer versetzten Blähung. (d. 11. T.) *(Gff.)*
Kneipen im Oberbauche, gegen Mittag. (d. 25. T.) *(Gff.)*
670 Kneipen im Bauche und Auftreibung desselben.
Kneipen im Bauche, früh im Bette, nach vorgängigem Froste, mit Drang zu weichem Stuhle.
Schneiden in den Gedärmen, argen Schmerzes; er muss, um sich zu erleichtern, vorgebückt sitzen und mit beiden Händen aufdrücken, oder sich weit zurück lehnen; grade sitzen darf er nicht.

Schneiden im Oberbauche, wie von herumziehenden Blähungen, mit Winde-Abgang, beim Spatzieren. *(Gff.)*
Schneiden links im Oberbauche. *(Gff.)*
675 Oefteres Schneiden im Bauche, wie zum Durchfalle.
Leichtes Schneiden um den Nabel, öfters. *(Ng.)*
Schneiden im Leibe, als sollte Alles zerreissen, erst tief im Unterbauche, dann höher herauf. (d. 1. T.)
Schneiden und Ziehen im Bauche, wie falsche Wehen. (d. 12. T.)
Reissen, zuweilen zuckend, in der rechten Bauch-Seite oder Weiche, Abends. (d. 16. 17. T.) *(Gff.)*
680 Absetzendes Reissen oder stumpfe Stiche in der linken Unterbauch-Seite, nahe an der Hüfte. (d. 11. T.) *(Gff.)*
Stiche im Unterleibe, Vormittags und Abends wieder.
Stechen zuweilen über dem Nabel, wie von Blähungen.
Stechen in der rechten Bauch-Seite, wie nach Verhaltung des Urins im Schlafe, durch Winde-Abgang erleichtert.
Stechen in der rechten Bauch-Seite beim Lachen.
685 Stechen, wie feines Zucken, in der rechten Bauch-Seite.
Stechen in der linken Bauch-Seite, unter den Ribben. *(Gff.)*
Scharfe Stiche und stechendes Reissen in der linken Bauch-Seite unter den kurzen Ribben. (d. 8. 9. 17. 24. T.) *(Gff.)*
Einige heftige Stiche im Unterbauche. (n. 6 St.)
Stumpfes Stechen, rechts neben dem Nabel. (d. 19. T.) *(Gff.)*
690 Stumpfe Stiche und Drücken in der linken Oberbauch-Seite. (d. 10. 20. T.) *(Gff.)*
Stumpfe Stiche in der linken Nieren-Gegend, erst beim Ausathmen, dann nacheinander, durch Reiben vergehend. *(Ng.)*
Ein zwickend schneidendes Stechen tief im linken Unterbauche, wie von versetzten Blähungen, bis in den After und das Mittelfleisch, durch Einziehen des Bauches peinlich erhöht und durch Winde-Abgang wenig erleichtert. (d. 19. T.) *(Gff.)*
Wundheits-Schmerz im Bauche, mit Pressen gegen die Geburtstheile, wie zum Monatlichen; und Kreuzschmerz.
Schmerz, wie gestossen, in beiden Nieren-Gegenden, lang anhaltend, Nachmittags, im Sitzen. (d. 1. T.) *(Ng.)*
695 Klopfen im Unterleibe.
Brennen und Ziehen im Unterleibe.
Brennen um den Nabel, mit Kneipen im Bauche, während des Mittag-Essens. *(Ng.)*

Kälte-Gefühl im Bauche, als wenn eine kalte Flüssigkeit durch die Gedärme ginge, (während der Regel.) *(Ng.)*
Frost und Schwappern im Bauche, als wäre er voll Wasser, doch meist nur auf der rechten Seite, Abends. *(Ng.)*
700 Die Bauch-Muskeln schmerzen beim Befühlen.
Jücken am Unterbauche, mehrere Tage. (n. 10 T.)
Jücken um den Nabel. *(Gll.)*
Im rechten Schoosse, Schmerz, als sey da Etwas geschwollen. *(Rl.)*
Schmerz in der rechten Leisten-Gegend, beim Einziehen des Bauches. (d. 29. T.) *(Gff.)*
705 Drücken in den Weichen, wie von einem Bruche.
Drängen in den Schössen, mit Empfindlichkeit bei Berührung, (nach Winde-Abgang vergehend.) *(Ng.)*
Schmerzhafte Aufblähung in beiden Schössen, nach dem Mittag-Essen, im Sitzen. *(Ng.)*
Kneipen in beiden Schössen, dann Stechen im After, wie mit Nadeln, im Sitzen; nach Aufstehn noch ärger, entsteht zuletzt im herum Gehen und wird im Sitzen verschlimmert; dabei Stuhldrang. *(Ng.)*
Ziehendes Stechen und heraus Drängen in der Leisten-Gegend, als wollte die alte Narbe einer Bruch-Operation wieder aufbrechen. *(Ng.)*
710 Stiche in den Schössen und Weichen, bei Bewegung oder Ausstrecken. *(Ng.)*
Plötzlicher Stich-Schmerz in der linken Leisten-Gegend, beim Stuhlgange, bei Geschwulst der Drüsen.
Absetzendes glukerndes Herausdrücken in der rechten Leisten-Gegend. (d. 27. T.) *(Gff.)*
Von Blähungen viel Belästigung. (d. 1. 2. 3. T.)
Von Blähungen, Leibweh.
715 Blähungs-Kolik, nach Aufstossen und Winde-Abgang vergehend.
Blähungs-Versetzung (auch n. 20 T.)
Blähungs-Versetzung mit Bauchweh.
Winde-Abgang beschwerlich und gehemmt, mit ungenüglichem Stuhle.
Die Blähungen setzen sich schmerzhaft auf die Blase. (n. 2 T.)
720 Umgehen im Bauche, mit Stuhldrang, durch Winde-Abgang vergehend. *(Ng.)*
Umgehen im Bauche, dann Schneiden im Magen, mit Drücken bis in den Hals, bei Ruhe und Bewegung. *(Ng.)*

Stetes Knurren im Bauche, mit öfterem Aufstossen und Gähnen. *(Ng.)*
Gurren im Oberbauche (vor dem Mittag-Essen), wie zum Durchfalle und leises Bauchweh. (d. 1. T.) *(Gff.)*
Gluckern im linken Unterbauche, beim Aufdrücken.
725 Blähungs-Versetzung, Anfangs, dann ungemein viel Winde-Abgang.
Drängender Blähungs-Abgang, er kann die Winde kaum zurück halten.
Blähungen gehen von oben und unten mit Erleichterung ab. *(Ng.)*
Abgang stinkender Winde. *(Gll.)*
Häufiger Abgang stinkender Winde, Nachts. *(Ng.)*
730 Viel Abgang von Blähungen. (n. 14 T.)
Vergeblicher Drang zum Stuhle, mit Gefühl, als sey der Mastdarm zu schwach, sich auszuleeren.
Oefteres heftiges Drängen zum Stuhle, in Anfällen, wobei aber nur wenig ordentlicher Stuhl, oder nur einige Winde abgehen. *(Ng.)*
Oefterer Stuhldrang, Nachts, der durch Blähungs-Abgang vergeht. (n. 3 T.) *(Ng.)*
Viel Drang zum Stuhle, es geht immer Etwas ab.
735 Oft Noth zum Stuhle, es geht aber nur wenig fort.
Oefterer Stuhldrang; es ist, als könne er auf ein Mal nicht Alles los werden. (n. 24 St.)
Ungenüglicher Abgang des Stuhles; der meiste bleibt zurück.
Ungenüglicher Stuhl, nach vielem Pressen. *(Gff.)*
Ungenügender, weicher Stuhl. *(Rl.)*
740 Zäher Stuhl, als könne er ihn nicht los werden. *(Rl.)*
Zähe, weichliche, dunkelfarbige Ausleerung. *(Gff.)*
Hartleibigkeit. (n. 3 T.)
Hartleibigkeit mit schmerzlichem Ziehen im Bauche.
Sehr harter Stuhl und Unruhe im Bauche.
745 Harter, verspäteter Stuhl, zuweilen mit starkem Drängen, oder mit Zwang darnach. *(Ng.)*
Harter, geringer Stuhl, früh, darauf Vormittags noch einmal weicher Stuhl. (d. 2. T.) *(Ng.)*
Sehr harter Stuhl und nur einen Tag um den andern.
Schaflorbeerartiger Stuhl, der nur mit Schmerz und Anstrengung abgeht.
Dreimaliger geringer, doch sonst natürlicher Stuhl. (d. 1. T.) *(Ng.)*

750 Reichliche, braune Stühle. *(Gll.)*
Mehr weicher, als harter Stuhl, mehrere Tage. (n. 4 T.) *(Ng.)*
Weiche Stühle mit Leibschneiden zuvor. (d. 1. T.) *(Ng.)*
Weicher Stuhl, mit Brennen im After darnach. (n. $\frac{1}{2}$ St.) *(Ng.)*
Dünner Stuhl, bei Kneipen und Unruhe im Bauche.
755 Halbflüssige Stühle, (gering), mit Bauchschmerz und nachfolgendem Zwange. *(Ng.)*
Halbflüssiger Stuhl, früh, mit Bauchschmerzen vorher. *(Ng.)*
Eiliger Stuhldrang, wie beim Durchfalle, obgleich der Stuhl hart war, mit Bauchweh. (Bald nach einer neuen Gabe. *(Ng.)*
Durchfall, Nachts, mit unerträglichem Bauchschmerze, der auch noch den folgenden Tag anhielt. *(Htb.)*
Durchfall, Abends. *(Htb.)*
760 Starker Durchfall, Tag und Nacht. (n. 22 T.) *(Htb.)*
Starker Durchfall mit grosser Müdigkeit. (n. 27 T.) *(Htb.)*
Durchfall mit Kneipen tief im Bauche, vorher und nachher. *(Gll.)*
Durchfall-Stuhl, mit Kneipen im Bauche vorher und Brennen im Mastdarme darnach.
Arger Durchfall mit vielem Leibschneiden. (n. 4 T.)
765 Durchfall-Stuhl mit beissenden Schmerzen im After. (n. 8 T.)
Durchfall ohne Schmerz, mit Poltern im Bauche. *(Gll.)*
Durchfall, die ersten 14 Tage, mit grosser Mattigkeit, Niederliegen, Appetitlosigkeit und täglichem Bauchweh; Koth hellfarbig und grau.
Zwei flüssige Stühle nach vorgängigem Kollern im Bauche. *(Ng.)*
Sehr stinkender Stuhl.
770 Unvermerkter Abgang dünnen Stuhles, bei Abgang einer Blähung.
Blut beim Stuhle, mehrere Tage. (n. 4 T.)
Mit Blut gefärbte Stühle, und darauf Aengstlichkeit und Schweräthmigkeit.
Weisser Schleim fliesst vor und bei dem Stuhle aus dem After.
Ein Spulwurm geht mit dem Stuhle ab. *(Ng.)*
775 Stücken Bandwurm gehen mit dem festen Stuhle ab. *(Ng.)*
Beim ordentlichen Stuhle, schmerzhaftes Drängen nach dem Schoosse. *(Ng.)*
Beim Anfange des Stuhles, arger Anfall von **Magenkrampf**, dass sie gleich niedersitzen musste; sie liess Urin, und
IV. 3

im Sitzen nahm der Schmerz so zu, dass sie sich krümmte und nicht reden konnte; dabei Uebelkeit, mit Aufschwulken und Erbrechen von Wasser, unter Würgen; vor dem Erbrechen, Schauder, bei demselben, Taumel mit Schütteln an Händen und Füssen, und darnach Aengstlichkeit und Hitze im ganzen Körper; Erleichterung des Schmerzes und Todten-Blässe des Gesichtes, und zuletzt ordentlicher Stuhl. (n. ¼ St.) *(Ng.)*

Bei ordentlichem Stuhle, Bauchkneipen und darnach steter Stuhldrang, bis Nachmittags noch einmal flüssiger Stuhl erfolgt. (d. 4. T.) *(Ng.)*

Nach dem gewöhnlichen Stuhle, Erneuerung der Schmerzen, früh. (d. 2. T.) *(Ng.)*

780 Nach dem gewöhnlichen Stuhle, Zwang im After. (d. 1. u. 4. T.) *(Ng.)*

Nach dem Stuhle, anhaltendes Brennen im After. *(Ng.)*

Nach dem Stuhlgange, Schauder um den After, ½ Stunde lang.

Nach schwerem, geringem Stuhle, Drücken im Bauche. *(Gff.)*

Afterschmerz, nach dem Erbrechen, als wollte es denselben zersprengen, kaum auszuhalten. *(Ng.)*

785 Zwängen im After. *(Gff.)*

Zwang im Mastdarme und After.

Stechendes Reissen und Schneiden im After. (mehrere Tage wiederholt.) *(Gff.)*

Stechen im Mastdarme.

Stechen am After, wie von Nadeln.

790 Stechen im After, ausser dem Stuhle, öfters wiederholt. *(Ng.)*

Jücken im After. *(Gff.)*

Heftiges Jücken am After und Hodensacke.

Jücken am After, nach dem Abend-Essen.

Kriebeln am After. (auch nach 6 T.) *(Rl.)*

795 Heftiges Jücken und Kriebeln am After, Abends, lang anhaltend. (d. 1. T.) *((Ng.)*

Kriebeln und Stechen am After, Abends. *(Gff.)*

Ein stichlichtes Kriebeln im After, vor jedem Stuhle.

Brennen im After, ohne Drang.

Brennen im After, bei und nach dem trocknen Stuhle. *(Gff.)*

800 Brennen im After, dass er davor nicht schlafen konnte. (n. 21 T.)

Brennen im Mastdarme, nach dem Stuhle.

Kali.

Brennen und Zusammenziehen im After.
Brennen und Kneipen im After.
Brennen und Kneipen im Mastdarme, öfters. (d. ersten Tage.)
805 Brennendes Schneiden im After. *(Gff.)*
Schründen im After, Abends. *(Gff.)*
Beissendes Wundheits-Gefühl an und über dem After, nach dem (Früh-) Stuhle. *(Gff.)*
Wundheit im After. (d. 5. T.)
Blüthchen am After.
810 Geschworne Blüthchen am After, mit Stechen.
Die Aderknoten des Mastdarms schwellen an und treten heraus, bei hartem Stuhle.
Hervortreten von Blut-Knoten, beim Durchfall-Stuhle, mit Nadelstechen und Brennen darin, viele Stunden lang.
Grosse schmerzhafte After-Aderknoten.
Die Afterknoten treten beim Harnen stark hervor, und geben Anfangs Blut, die folgenden Tage aber weissen Schleim von sich.
815 **Hoch aufgeschwollne Aderknoten am After** und starker Blut-Abgang aus demselben, beim Harnen.
Viel Blut-Abgang aus den geschwollnen After-Aderknoten, bei gutem Stuhle.
Starker Blut-Abgang aus dem Mastdarme, drauf Unruhe im Blute und Pulsiren im ganzen Körper.
Brennen der After, Blut-Knoten, mit argem Schmerze beim Gehen.
Entzündung der After-Blutknoten. (n. 24 St.)
820 Wundheits-Schmerz in den After-Aderknoten.
Stiche in den After-Aderknoten.
Kriebeln in den After-Aderknoten, wie von Würmern.
Zum Harnen viel Drang.
Drang zum Harnen, es dauerte aber lange, ehe er ihn los werden konnte; er floss sehr langsam.
825 Er muss oft harnen, es drückt aber oft lange auf die Blase, bis der Harn kommt; auch Nachts muss er dazu aufstehen, mehre Male, obgleich er nur wenig trinkt.
Sie muss Nachts zum Harnen aufstehen.
Er muss Nachts öfters zum Harnen aufstehen. (d. 3. 4. T.) *(Ng.)*
Sie muss oft Harnen, jedes Mal nur wenig, aber allemal mit nachfolgendem erneutem Drange dazu, der fast schmerzhaft ist. (n. 48 St.)

Sie muss drücken, ehe der Urin beim Harnen kommt.
830 Wenig bleicher Harn. (d. 1. u. 2. T.) mehr (d. 3. T.) *(Ng.)*
Vermehrter Harn, **wenigstens muss sie öfters Urin lassen.** *(Ng.)*
Ungemein viel Harn-Absonderung. (d. ersten Tage.)
Bei einer eifrigen Beschäftigung muss sie schnell einige Tropfen Urin lassen.
Nach dem Harnen kommen noch einige Tropfen nach.
835 Abgang noch einiger Tropfen Urin, zwei, drei Minuten nach dem Harnen.
Trüber Harn. *(Gff.)*
Grünlich bleicher Harn, mit Brennen bei und nach dem Lassen. (d. 8. T.) *(Ng.)*
Dunkelgelber Harn mit einer Wolke, eine Stunde darauf mehr blasser Urin. (n. 1 St.) *(Ng.)*
Feuriger, verminderter Harn. (d. erste Zeit.) *(Ng.)*
840 Harn, wie Lehmwasser, mit starkem Satze im Stehen. *(Ng.)*
Unterbrochner Harnstrahl, ohne Schmerz, Nachmittags. (d. 1. T.) *(Ng.)*
Nach dem Harnen, Abgang einer milchfarbigen, geruchlosen, flockigen Flüssigkeit, (Vorsteherdrüsen-Saft?)
In der Blasen-Gegend Schneiden.
Schneidendes Reissen im Blasenhalse, beim Harnen, erhöht beim Drücken auf den Urin. (d. 36. T.) *(Gff.)*
845 Reissen im Blasenhalse, ausser dem Harnen. (d. 37. T.) *(Gff.)*
In der Harnröhre, absetzendes Schneiden, ausser dem Harnen, was in der Eichel und besonders in der Mündung derselben, reissend wird. (d. 7. T.) *(Gff.)*
Oefteres Ziehen und scharfes Reissen im vordern Theile der Harnröhre. (d. 18. 19. T.) *(Gff.)*
Reissender Schmerz in der Harnröhre.
Kneipende Risse in der Harnröhre. (n. 12 T.)
850 Brennen in der Harnröhre beim Harnen.
Brennen in der Harnröhre beim Harnen. *(Ng.)*
Brennen in der Harnröhre nach dem Harnen. (n. 5 T.)
Brennendbeissender Schmerz in der Harnröhre bei und nach dem Harnen.
Brennen und Beissen in der Harnröhr-Mündung und dem obern Theile der innern Vorhaut, früh, im Bette, bald nach dem Harnen. (d. 20. 21. T.) *(Gff.)*

855 Am Schamberge und neben den Geschlechtstheilen, an den Oberschenkeln, starkes Jücken, mit feinen, rothen Ausschlags-Blüthen.
An der Ruthe, Strammen. (n. 24 T.)
Scharfe Zieh-Schmerzen durch die Ruthe. (n. 12 T.) *(Rl.)*
Reissendes Ziehen in der Ruthe. (d. 24. T.) *(Gff.)*
In der Eichel, Glucksen. (n. 2 T.) *(Rl.)*
860 Reissen in der Eichel. (n. 20 T.) *(Gff.)*
Stechendes Jücken an der Eichel.
Im Hoden linker Seite, Strammen.
Kneipen im linken Hoden und im Schambeine.
Geschwulst der Hoden und des Samenstranges mit äusserlich fühlbarer Hitze.
865 Hodensack schmerzhaft, wie gequetscht.
Jücken am Hodensacke. *(Rl.)*
Wundheit am Hodensacke. (n. 17 T.) *(Rl.)*
Geschlechtstrieb sehr rege. *(Gff.)*
Arger Geschlechtstrieb. (n. 3 T.)
870 Erregter Geschlechtstrieb. (n. 24 St.)
Erregt die Geschlechtstheile, mit Brenn-Gefühl.
Starker Samen-Geruch der männlichen Zeugungstheile.
Mangel an Geschlechtstrieb, bei unverminderten Früh-Erektionen.
Erektionen, Nachts, ohne Phantasie-Reiz. (n. 7 T.)
875 Oeftere Erektionen. (n. 13 T.) *(Ng.)*
Ungestüme Erektionen. (n. 24 St.)
Viele, selbst schmerzhafte Erektionen, mit krampfhaftem Zusammenziehen in den Samensträngen.
Gar keine Erektionen, die ersten 18 Tage.
Pollution zwei Nächte nach einander. (d. 1. 2. Nacht.)
880 Pollutionen mit wohllüstigen Träumen. (d. ersten Tage.) *(Ng.)*
Starke Pollution mit nachfolgender Mattigkeit. (n. 23 T.) *(Ng.)*
Pollutionen mit grosser Mattigkeit darauf. (d. 3. 4. 7. N.) *(Gff.)*
Die sonst häufigen Pollutionen kommen seltener. (n. 14 T.)
Die ehemaligen Pollutionen bleiben 42 Tage aus.
885 Beischlaf ohne Samen-Erguss. (n. 10 T.)
Nach Beischlaf, geile Träume, Nachts und Pollution. *(Rl.)*
Weibliche Abneigung vor Beischlaf. (d. ersten Tage.)
Sie ist leicht zum Beischlafe zu reizen. (n. 29 T.)
Während des Beischlafes, Kneipen in der Scheide.
890 Während des Beischlafes, Wundheits-Shmerz in der Scheide.

An den Schamtheilen, auf der linken Seite, Reissen durch den Unterleib bis in die Brust heran.
Kneipender Schmerz in den Schamlippen.
Stiche quer durch die Scham.
Brennendes Stechen an der Scham.
895 Brennen und Jücken in der Scham.
Brennend beissende Blüthen an der Scham.
Regel zu früh, um 2 Tage, gleich nach einer neuen Gabe. (d. 8. T.) (*Ng.*)
Regel um 4 Tage zu früh. (n. 24 St.)
Regel um 5 Tage zu früh, und stärker und länger, als gewöhnlich. (*Ng.*)
900 Regel um 6 Tage zu früh. (*Htb.*)
Regel um 6 Tage zu früh, den ersten Tag gering, den zweiten stärker, als gewöhnlich, den dritten wieder gering, den vierten ganz aufhörend. (*Ng.*)
Regel um 10 Tage zu früh, und 6 Tage lang, die ersten Tage schwach, die letzten stärker; dabei Mattigkeit und Schläfrigkeit, mit Bauch und Zahnschmerzen. (*Htb.*)
Die 87 Tage ausgebliebene Regel kömmt wieder, ohne weitere Beschwerde, als dass es ihr den Tag zuvor in allen Gliedern lag. (d. 3. T.)
Die unterdrückte Regel kömmt, besser gefärbt, wieder. (d. 5. T.) *)
905 Regel um einen Tag zu spät, mit Schmerzen im Unterbauche. (*Ng.*)
Verzögert die Regel (in der Nachwirkung) um 13 Tage.
Das Blut des Monatlichen ist sehr scharf, von üblem, scharfen Geruche, und sie wird beim Abgange desselben ganz wund an den Dickbeinen und voll Ausschlag.
Vor, bei und nach der Regel, sehr wund um die Schamtheile.
Vor Eintritt der Regel, früh, aus dem Schlafe erwacht, wohllüstige Gefühle, wie beim Beischlafe.
910 Vor der Regel, viel Hitze, grosser Durst und unruhige Nächte.
Eine Woche vor Eintritt der Regel, Unruhe, als sollte schon wieder das Monatliche kommen. (n. 16 T.)
Vor der Regel, viel Frösteln, Zittern der Glieder, krampfhafte Empfindung im Unterleibe.

---

*) Kali bringt die Regel wieder, wenn Natrum muriaticum es nicht vermochte.

Bei der Regel, früh, Kopfweh mit grosser Schwere. *(Ng.)*
Bei der Regel, sehr voll und übel, nach Tische, und bald darauf Erbrechen.
915 Zur Zeit, da die (verzögerte) Regel hätte kommen sollen, und nicht erschien, bekam sie saures Aufstossen, Backen-Geschwulst mit Stichen, doch ohne Hitze, und Geschwulst des Zahnfleisches.
Bei der Regel, Leibschmerz, fauler Mund-Geschmack, Kollern im Bauche, grosse Mattigkeit und Schläfrigkeit. *(Htb.)*
Bei der Regel, am zweiten Tage, starkes Kopfweh, von früh bis Abend. *(Htb.)*
Bei der Regel, viel Blähungen, übler Mund-Geschmack, und öfteres Aufstossen nach Galle.
Bei der Regel, Schneiden im Bauche. *(Ng.)*
920 Bei der Regel, arges Pressen im Kreuze und vorn im Unterbauche, als wollte Alles zu den Geburtstheilen heraus.
Bei der Regel, Leib-Verstopfung.
Bei der Regel, Kreuzschmerzen, wie Schwere. *(Ng.)*
Bei der Regel, am zweiten Tage, Schnupfen, Bauchweh, Zahnschmerzen, Rückenschmerz, Ohren-Stechen und unruhiger Schlaf. *(Htb.)*
Bei der Regel, sehr unruhiger Schlaf mit ängstlichen Träumen.
925 Bei der Regel schläft sie nach dem Früh-Erwachen wieder ein, geräth aber in einen höcht unangenehmen Zustand zwischen Schlaf und Wachen; peinlich hört sie da Dinge, die sie ängstigen, ob sie gleich weiss, dass sie nur träumt, sie ist aber nicht im Stande, die Augen zu öffnen, und nur mit Mühe gelingt es ihr, sich aus diesem Halbschlafe herauszureissen.
Bei der Regel, heftiges Jücken am ganzen Körper.
Nach der Regel, Abends, Kälte im Rücken, und Erwachen nach Mitternacht mit Magen-Krampf und Kälte im Magen, was bis gegen Mittag anhielt. (n. 19 T.)
Eine im fünften Monat Schwangere bekommt (nach einiger Aergerniss) Nachts starken Blut Abgang aus der Scheide mit Stücken geronnenen Blutes, bei dumpfem Kopfschmerze und gelber Gesichts-Farbe, doch ohne Fehl-Geburt.
Weiss-Fluss. (d. 3. T.) *(Ng.)*
930 Scheide-Fluss. (d. ersten 5 Tage.)
Scheide-Fluss, wie Schleim.
Gelblicher Scheide-Fluss, mit Jücken und Brennen an der Scham.

Stockschnupfen. (n. 26 T.) *(Htb.)*
Stockschnupfen, der sich Nachmittags beim Spazieren löst. (n. 3 T.) *(Ng.)*
935 Stockschnupfen mit Jücken in der Nase; sie kann nur mit Mühe Luft genug bekommen, mehrere Tage. (n. 4 T.) *(Ng.)*
Stockschnupfen, häufig, auch Abends, im Bette, mit Kriebeln im Halse. (n. 11 T.) *(Gff.)*
Arger Stockschnupfen, dass er fast keinen Athem kriegen konnte.
Stockschnupfen mit vielem gelbgrünen Nasen-Schleime.
Nasen-Verstopfung.
940 Ausschnauben einer Eiter-Materie aus dem rechten Nasenloche; es verstopft sich darauf und beim Schnauben entsteht stechender Zusammenzieh-Schmerz bis in den Hinterkopf. *(Gll.)*
Fliess-Schnupfen mit ungeheurem Niesen, wohl 30 Mal in einem Tage.
Fliess-Schnupfen, fast den ganzen Tag, vorzüglich aber Abends.
Starker Fliess-Schnupfen, alle Abende, mit häufigem Niesen.
Starker Fliess-Schnupfen.
945 Arger Fliess-Schnupfen, mit vielem Niesen, Rücken- und Kopf-Schmerz. (n. 10 T.)
Ungeheurer Fliess-Schnupfen. (n. 29 T.)
Schnupfen mit blutigem Nasen-Schleime. (n. 8 T.) *(Htb.)*
Am Kehlkopfe oft Zieh-Schmerz, mit roher Empfindung.
Leicht Verschlückern beim Essen, indem Etwas von der Speise in den Luftröhrkopf geräth.
950 Rauhe Stimme.
Sehr rauh im Halse, mit vielem Niesen.
Rauher Hals, mit Husten.
Rauheit der Kehle, bei Entblössung des Körpers.
Sehr rauh und heiser im Halse, mehrere Tage lang. *(Htb.)*
955 Völlige Häuserkeit und Stimmlosigkeit. (n. 24 St.)
Heiserkeit erst, dann ungeheurer Fliess-Schnupfen.
Heiserkeit, als wenn Etwas im Halse stäke, mit Reiz zum Räuspern.
Es steckt Etwas, wie ein Flock in der Kehle; durch Husten löst es sich ab und die Kehle wird frei.
Kratzig auf der Brust, vom Winde.

960 Knurren und Schnärcheln in der Luftröhre, beim Athmen, ehe der Husten kommt.
Kitzel im Kehlkopfe, zum Husten, mit starker Heiserkeit (*Rl.*)
Kriebeln im Halse, was zum Räuspern und Husten reizt, mit Gefühl von festsitzendem Schleime, früh und Abends. (d. 12. 22. 29. T.) (*Gff.*)
Husten von Kitzel im Halse. (d. 20. T.) (*Gff.*)
Husten von Kitzel im Halse, ohne Auswurf. (*Gll.*)
965 Scharriger, kratziger Husten.
Husten, der die Brust angreift, von Kitzel im Halse.
Kitzel-Husten.
Husten beim Violin-Spielen.
Früh, nüchtern, starker Husten, der sich nach dem Frühstücke gab.
970 Früh, Räuspern mit Auswurf.
Früh, schon um 3 Uhr, fängt sie an zu husten, was sich alle halbe Stunden wiederholt.
Früh, viel Husten, mit Auswurf, doch am meisten Abends.
Abend-Husten, im Bette.
Alle Abende starker Husten, wenn sie einige Zeit im Bette gelegen hat, mehrere Wochen lang.
975 Abends, angreifender Husten.
Von Abends, 9 Uhr, musste sie bis früh, alle 5 Minuten husten.
Nacht-Husten.
Nachts wird er vom Husten aufgeweckt.
Oefteres Husten vor Mitternacht, am Tage aber nicht.
980 Kächziger Husten mit einigem Auswurfe, meist nur die Nacht und früh, mit Schnupfen dabei.
Oefteres Hüsteln, Nachmittags und den folgenden Vormittag. (n. 6 T.) (*Ng.*)
Krampf- und Reiz-Husten, in einzelnen starken Anfällen, bis zum Würgen, mit wundartigem Schmerze im Oberkopfe und grosser Ermattung darnach.
Stick- und Würge-Husten, früh, 5 Uhr, wie von Trockenheit im Kehlkopfe; sie konnte vor Brust-Krampf nicht sprechen, bei Röthe im Gesichte und Schweiss am ganzen Körper.
Husten, welcher sie leicht zum Erbrechen bringt.
985 Husten, bis zum Erbrechen heftig, früh,
Anstrengender Husten, so arg, dass ihr die Sinne vergehen.

Trockner Husten, schnell kommend und schnell vergehend.
Trockner Husten, fast bloss die Nacht, mit Stechen in der Kehle.
Trockner Husten, Nachts, aus dem Schlafe weckend, mit empfindlichen Schmerzen auf der Brust beim Husten; bei Tage wenig Husten. (d. 1. T.) *(Ng.)*
990 Husten mit vielem Auswurfe.
Auswurf kleiner runder Klümpchen aus dem Halse. *(Gll.)*
Husten-Auswurf säuerlichen Geschmackes.
Husten, mit dreimaligem Blut-Auswurfe im Schleime. (d. 17. T.)
Sie hustet Schleim los, der aber nicht in den Mund herauf kommt und daher nicht ausgeworfen werden kann.
995 Beim Husten, rauher Schmerz im Kehlkopfe.
Vom Husten, Stechen in der Kehle, bei Fliess-Schnupfen.
Beim Husten, zuweilen Stechen in der linken Brust.
Beim Husten, reissendes Kratzen auf der Brust.
Beim Husten fahren Funken aus den Augen.
1000 Beim Husten, Uebelkeit.
Beim Husten, Schmerz in den After-Blutknoten.
Beim Husten, Schmerz im Bauche, wie Erschütterung.
Athem früh sehr kurz.
Früh, Kurzäthmigkeit.
1005 Neigung zum tief Athmen.
Beengung des Athems.
Engbrüstigkeit, wie von belegter Brust.
Engbrüstigkeit mit kurzem Athem, während des Schreibens. (d. 3. T.) *(Ng.)*
Beklemmung der Brust, mit stöhnendem, tiefem Athmen.
1010 Beklemmung der Brust, mit erschwertem, mühsamen Athmen, 2, 3 Mal. (n. 30 T.) *(Ng.)*
Beklemmung der Brust mit aufgespanntem Bauche.
Gefühl, als wenn die Kehle zugeschnürt würde, in der freien Luft.
Athem-Versetzung weckt ihn Nachts aus dem Schlafe.
Schnärcheln auf der Brust, Nachts, beim Liegen auf dem Rücken.
1015 Beängstigung in der Brust, gegen Abend.
Die Brust thut sehr weh, vorzüglich beim Sprechen.
Drücken in der Brust, beim Athemhohlen.
Drücken, in Absätzen, vorn in der Brust, besonders rechts, durch Einathmen vermehrt, durch Aufstossen vermindert. *(Gff.)*

Kali.

Druck im Schwertknorpel beim Husten und auch beim stark Einathmen. (n. 16 St.)
1020 Drücken, öfters, in der linken Brust und der Herz-Gegend. (d. 8. T.) *(Gff.)*
Druck in der ganzen linken Brust. *(Gll.)*
Druck-Schmerz, früh, beim Aufstehen, an der rechten Kante des Brustbeins, wo es auch beim Befühlen schmerzt.
Drücken und Gefühl von hinab Ziehen in der Mitte der Brust. *(Ng.)*
Scharf drückender Schmerz hinterm Brustbeine, beim Athmen, so wie beim Schlingen flüssiger Speisen und beim Aufstossen, mehrere Tage.
1025 Ein stechender Druck in der linken Brust, beim tief Athmen.
Ein stechendes Drücken in der rechten Brust, zuweilen, mehrere Tage.
Ein klemmendes Drücken in der rechten Brust. (d. 26. T.) *(Gff.)*
Spannen über die Brust, beim Ausathmen, im Gehen.
Krampfhafter Schmerz auf der Brust, der durch Aufstossen vergeht. *(Ng.)*
1030 Kneipen in den Brustmuskeln, einige Male.
Kneipendes, stumpfes Stechen in der rechten Brust. *(Gff.)*
Schneidendes Gefühl unten in der Brust, besonders in der linken, das sich in den Oberbauch zieht, in der linken Brust aber ein Stechen zurück lässt. (d. 20. T.) *(Gff.)*
Schneidender Brust-Schmerz, früh, besonders um die Herzgrube herum, wie von da sich stämmenden Blähungen. *(Gff.)*
Schneidender Brustschmerz, Abends, nach dem Niederlegen; sie wusste nicht, wie sie sich legen sollte, am ärgsten beim Liegen auf der rechten Seite. *(Ng.)*
1035 Stiche im Brustbeine, vor der rechten Brust, auch beim Einathmen; Abends. (d. 1. T.) *(Ng.)*
Stiche unter der linken (weiblichen) Brust, und zuweilen tief in die Brust hinauf; auch Abends. *(Ng.)*
Stiche in der rechten Brust, beim Athemholen.
Zuweilen ein Stich an der rechten Brust.
Ein Stich in der linken Brust.
1040 Stiche in der linken Brust. *(Gll.)*
Stechen in den Seiten, beim Athemholen.
Stiche in der Herz-Gegend.
Heftiger Stich unter beiden Brüsten, nach Heben einer

schweren Last; später Grimmen in beiden Oberbauch-Seiten, nach vorn zu; Nachmittags. *(Ng.)*

Einzelne schneidende Stiche unterhalb des rechten Schlüsselbeines, mit Schmerz, als wenn ein Dorn darin stäke. *(Ng.)*

1045 Dumpfes Stechen, plötzlich, im Brustbeine, beim Aufstossen und Schlucken flüssiger Dinge.

Stumpfes Stechen, tief in der linken Brust, unter den kurzen Ribben. *(Gff.)*

Stumpfe, schmerzhafte Stiche in die Brust hinein, unterhalb des linken Schlüsselbeins, durch Daraufdrücken nur kurz vergehend; Abends. *(Ng.)*

Stumpfes Stechen, Drücken und Reissen unterhalb der Achselgrube. *(Gff.)*

Ein brennendes Stechen in der rechten Brust, beim Aufrichten vom Bücken. (n. 1 St.) *(Ng.)*

1050 Ein brennendes Stechen in der linken Brust-Seite, im Sitzen; nach Aufstehen vergehend. (d. 7. T.) *(Ng.)*

Bohren tief in die linke Brust hinein. (d. 9. T.) *(Ng.)*

Zieh-Schmerz über die Brust. (n. 4 T.)

Reissen im Brust-Knochen, links über der Herzgrube, Abends. *(Gff.)*

Reissen in der linken Brust-Seite, auf den untersten kurzen Ribben. *(Gff.)*

1055 Reissender Schmerz in der rechten Brust. (d. 9. T.) *(Gff.)*

Reissen in der linken Brust. (d. 17. T.) *(Gff.)*

Ein wunder, aber doch reissender Schmerz, etwas unter der linken Achselgrube, durch starkes Athmen erhöht und erregt. *(Gff.)*

Wundheits-Schmerz, oben an der Brust, beim Athemholen, beim Betasten und wenn sie Schweres hob.

Zerschlagenheits-Schmerz der Brust.

1060 Kitzeln in der rechten Brust. (n. 16 T.)

Gluckern, wie Muskel-Hüpfen, oben in der rechten Brust. (d. 22. T.) *(Gff.)*

Zittern oder Fippern vorn in der Brust. *(Ng.)*

Angegriffenheit der Brust von lautem Sprechen.

Schwäche der Brust.

1065 Schwäche und Mattigkeit in der Brust, von geschwind Gehen.

Schmerzhaftes Klopfen in Schlüsselbein, Schultern, Bauchseite u. s. w. *(Ng.)*

Herzklopfen, öfters und stark, mit Beängstigung.
Herzklopfen, wenn er hungrig ist. (n. 10 T.)
Heftiges Herzklopfen Vormittags, mit Eingenommenheit des
 Kopfes und Uebelkeit. (n. 24 St.)
1070 Oefteres Aussetzen der Herzschläge.
Im oder am Herzen, klemmender Schmerz, als hinge das
 Herz an fest zusammengezogenen Bändern; am bemerkbar-
 sten bei starkem Einathmen oder Aufhusten, nicht aber
 bei Körper-Bewegung. (n. etl. St.)
Brennen in der Herz-Gegend. (n. 2 T.)
Aeusserlich zuckender Schmerz an der untersten linken Ribbe.
In den Brüsten, reissendes Stechen.
1075 Jücken an der rechten Fleisch-Brust, mit feinem Aus-
 schlage, der nur beim Reiben sich zeigt.
Beissen auf der Brust, bald hier, bald da, in Absätzen. (Ng.)
Im Steissbeine, heftiges Nagen, bei Ruhe und Bewegung.
 (Ng.)
Kreuzschmerz, nach einigem Stehen oder Gehen.
Schmerz im Kreuze, bloss beim Zurückbiegen, nicht in der
 Ruhe.
1080 Oefters Schmerz gleich über dem Kreuze, beim Sitzen.
 (Gff.)
Arge Kreuzschmerzen, mit wehenartigem Bauchweh und Ab-
 gang von Scheide-Fluss.
Schmerz im Kreuze, wie Schwere. (Ng.)
Aufblähungs-Schmerz im Kreuze, früh, im Bette, mit Ge-
 fühl als wenn in der Kreuz-Gegend grosse Blasen sich
 anstämmten, und mit Stuhldrang, was Alles nach Winde-
 Abgang vergeht. (Ng.)
Gefühl, früh, als wenn das Kreuz von beiden Seiten hinein-
 gedrückt würde. (Ng.)
1085 Steifheit im Kreuze.
Zuckender Schmerz im Kreuze, beim Bücken, dass er sich
 lange nicht aufrichten konnte.
Zieh-Schmerz im Kreuze.
Starkes stetes Ziehen im Kreuze, mit Pulsiren darin ab-
 wechselnd, bloss im Liegen gemindert.
Klopfen im Kreuze.
1090 Arge Zerschlagenheit im Kreuze, besonders früh, beim
 Aufstehen.
Heftiger Schmerz im Kreuze, wie zerbrochen, bei Bewegung.
 (Ng.)

Jücken unten am Kreuze.

Kitzelnder Müdigkeits-Schmerz über dem Kreuzbeine.

Ein Stich zuweilen, vom Kreuze her, durch die linke Bauch-Seite, nach der Brust zu.

1095 Rückenweh argen Schmerzes.

Drücken im Rücken, über der rechten Nieren-Gegend, früh. (d. 20. T.) *(Gff.)*

Drücken in beiden Nieren-Gegenden. (d. 7. 8. 15. 19. T.) *(Gff.)*

Drücken im linken Schulterblatte.

Ein scharfer Druck oben auf dem Rücken. (d. 34. T.) *(Gff.)*

1100 Ein ziehendes Drücken in den Schulterblättern.

Ein ziehendes Drücken im Rücken.

Ein spannendes Drücken, wie heftige Ermüdung, vom rechten Schulterblatte, an der Rücken-Seite hinein bis in das Kreuz, für sich, auch früh, im Bette, besonders aber beim Fahren. *(Gff.)*

Ein brennendes Drücken im Rücken, schlimmer beim Gehen im Freien. (n. 19 T.)

Ein wundschmerzendes Drücken in der rechten Nieren-Gegend. (d. 6. T.) *(Gff.)*

1105 Steif im Rücken; sie kann sich nicht bücken.

Steifigkeit und Lähmung im Rücken und Kreuze.

Spann-Schmerz unter dem linken Schulterblatte, beim Athmen.

Einige scharfe, beissende Kniepe, auf den hintern Ribben zu beiden Seiten des Rückens.

Zusammenzieh-Schmerz im Rücken, in der Ruhe, nach Körper-Arbeit.

1110 Reissen in der rechten Nieren-Gegend. (d. 13. T.) *(Gff.)*

Ein Riss in den Lendenmuskeln, der den Athem hemmt.

Ein stechendes und drückendes Reissen im Rücken, nahe beim rechten Schulterblatte. (d. 10. 38. T.) *(Gff.)*

Reissen im rechten Schulterblatte, früh. (d. 4. T.) *(Gff.)*

Ein brennendes Reissen, rechts neben dem Rückgrate, über dem Kreuze. (d. 18. T.) *(Gff.)*

1115 Stiche in beiden Nieren-Gegenden. (d. 11. 29. T.) *(Gff.)*

Stiche rechts im Rücken bis durch die Brust. (d. 25. T.) *(Gff.)*

Stiche im rechten Schulterblatte, beim Athemholen.

Stich-Schmerz zwischen den Schulterblättern, mit Beklemmung und Angst auf der Brust, fast bloss beim Sitzen, so dass sie aufstehen und umhergehen muss.

Ein Stich von der Spitze des linken Schulterblattes, bis in die Herzgrube, bei starker Arbeit. (n. 7 T.) (*Gff.*)
1120 Ein stumpfes Stechen im linken Schulterblatte. (*Gff.*)
Ein klemmendes Stechen in beiden Schulterblättern. (*Gff.*)
Ein scharfer, reissender Stich unter dem rechten Schulterblatte. (*Gff.*)
Erst zwischen den Schulterblättern ein Druck, darauf von da ein Brennen bis zum Becken-Kamme, in Ruhe und Bewegung gleich; das Brennen fühlt man auch bei Auflegung der Hand.
Pulsirendes Klopfen am obern Rande des linken Schulterblattes. (*Ng.*)
1125 Schmerz, als wenn das Fleisch abgeprellt wäre, in den Lenden, beim Gehen, besonders aber beim Befühlen.
Zerschlagenheits-Schmerz des Rückens, in der Ruhe, nicht bei Bewegung.
Zerschlagenheits-Schmerz zwischen den Schultern und an der linken Schulter, der durch Bewegung vergeht. (*Ng.*)
Ein stechender Zerschlagenheits-Schmerz im rechten Schulterblatte, bei Bewegung; bis in die Brust fühlbar.
Verhebungs-Schmerz im Rücken.
1130 Verrenkungs-Schmerz im linken Schulterblatte.
Heftig stechender Verrenkungs-Schmerz im linken Schulterblatte, bis in die Brust.
Jücken am Rücken, das nach Kratzen zum Schmerze wird.
Genick-Schmerz beim zurück Biegen des Kopfes.
Heftiges Spannen im Genicke, das bei Bewegung des Kopfes noch schmerzhafter wird. (*Ng.*)
1135 Steifheit im Nacken, mit Verlängerung des Zäpfchens im Schlunde. (*Gll.*)
Steifheit im Nacken, früh, im Bette, (auch n. 3 T.)
Steifheit im Nacken, früh, die sich am Tage verliert; einige Wochen lang.
Zieh-Schmerz im Nacken. (n. 2 St.) (*Ng.*)
Reissen im Genicke, zuweilen nur flüchtig. (*Ng.*)
1140 Reissen, rechts im Genicke, früh.
Jückende Blüthchen im Nacken, Abends, die nach 24 Stunden vergehn. (*Ng.*)
Die Halsmuskeln schmerzen beim Bewegen.
Zuckender Schmerz in der linken Hals-Seite. (n. 2 T.) (*Rl.*)
Ein drückendes Ziehen an der rechten Hals-Seite.
1145 Reissen unten in der rechten Hals-Seite. (n. 24 T.) (*Gff.*)

Blutdrang nach dem Halse; der Hals erscheint dicker und das Halstuch zu eng.

Die Drüsen am Halse schmerzen, wie nach Verkältung. (d. 3. T.)

Stechen in den Halsdrüsen.

Geschwulst der Hals-Drüsen. (n. 5 u. 14 T.)

1150 Geschwulst einer Hals-Drüse unter dem Kinne, die nach Erkältung schmerzt.

Geschwulst der Hals-Drüsen auf beiden Seiten, mit Schmerz beim Wenden des Kopfes.

Harte Geschwulst der Hals-Drüse am Winkel des Unterkiefers.

In der Halsdrüsen-Geschwulst; ein Kitzel; sie musste mit der kalten Hand darauf drücken, es zu erleichtern.

Achselgruben-Schweiss.

1155 Die Achsel-Drüse schwillt und schmerzt bei Berührung wie unterschworen. (d. 2. T.)

Geschwulst der Achsel-Drüse.

Stumpfes Schneiden und Reissen in der rechten Achselgrube. (d. 24. T.) *(Gff.)*

Reissen in der linken Achselgrube, in der Ruhe. (d. 10. T.) *(Ng.)*

Reissendes Stechen in der rechten Achselgrube, beim Aufheben des Armes, früh, während des Schreibens. (d. 7. T.) *(Ng.)*

1160 Heftiges Stechen in der linken Achselgrube. *(Ng.)*

Empfindlichkeit und Brennen in der rechten Achselgrube. (d. 15. T.) *(Gff.)*

Jücken in der Achselgrube.

Die Achsel linker Seite schmerzt bei heftiger Bewegung des linken Armes und von starkem Drücken damit.

Klemmender Druck im rechten Achsel-Gelenke, schmerzlicher beim Athemholen. *(Gff.)*

1165 Arger-Spann-Schmerz in der linken Achsel, früh, dass er den Arm nicht aufheben konnte.

Spannen und drückendes Ziehen in der rechten Achsel, mit Lähmigkeits-Gefühl im rechten Arme. *(Gff.)*

Zieh-Schmerz in der rechten Achsel. (d. 17. T.) *(Gff.)*

Reissen in der linken Achsel, bei Ruhe und Bewegung. *(Ng.)*

Reissen in der rechten Achsel, beim Stricken; nach Bewegung vergehend. *(Ng.)*

1170 Reissen im linken Achsel-Gelenke. (*Gff.*)
Ein klemmendes Reissen in der rechten Achsel. (*Gff.*)
Feines Stechen in der linken Schulter und darauf in den Flechsen der linken Hals-Seite. (*Ng.*)
Feine Stiche auf den Achseln, in Ruhe und Bewegung. (*Ng.*)
Zerschlagenheits-Schmerz unter dem rechten Achsel-Gelenke, vorzüglich beim Bewegen und Befühlen.
1175 Knacken im Achsel-Gelenke, bei Bewegung und hoch Halten des Armes. (*Ng.*)
Blüthen auf der Achsel mit heftigem Jücken und Brennen nach Kratzen. (*Ng.*)
Im Arme, arger Spann-Schmerz, 8 Tage lang, dass er denselben vor Schmerz nicht gerade in die Höhe heben konnte; wohl konnte er ihn rückwärts auf den Rücken bringen, darauf liegen und das Gelenk anfassen, ohne Schmerz.
Lähmiges Spannen und Ziehen im linken Arme, von der Achsel bis in den Unterarm, mit Neigung desselben zum Einschlafen, früh beim Erwachen. (d. 34. T.) (*Gff.*)
Zieh-Schmerz im linken Arme. (n. 21 St.)
1180 Zucken im Arme, Abends, beim Einschlafen. (*Ng.*)
Oefteres Zucken des linken Armes.
Reissen im linken Arme, von oben bis in das Hand-Gelenk.
Heftiges Reissen im ganzen linken Arme. (d. 7. T.) (*Ng.*)
An kalter Luft verlieren die Arme ihre Wärme, werden stumpf fühlig und fast wie eingeschlafen.
1185 Einschlafen und starr Werden beider Arme in der Kälte; auch nach starker Bewegung schlafen sie ein.
Einschlafen des Armes, auf dem er liegt, Nachts.
Einschlafen der Arme, früh im Bette; sie sind, mit Gefühl inneren Pressens, wie erstarrt und gelähmt, und die Hände, eine halbe Stunde lang, gefühllos.
Wie gelähmt in beiden Armen. (d. ersten Tage.)
Leicht Ermüden der Arme beim Schreiben. (n. 3 T.)
1190 Schwäche und Kraftlosigkeit in beiden Armen.
Schwäche des Armes, mit Geschwulst der Oberarme und Hände.
Jücken an den Armen, mit weissen Blüthchen nach Kratzen, wie Hirsekörner. (*Htb.*)
Am Oberarme linker Seite, Fippern im Fleische. (*Ng.*)
Ein brennendes Spannen am rechten Oberarme, gleich über dem Ellbogen. (*Ng.*)

1195 Reissen im rechten Oberarme, über der Ellbogen-Beuge, Abends. *(Ng.)*
Reissen im linken Oberarme, zuweilen bis in die Achsel. (d. 11. 16. 20. T.) *(Gff.)*
Reissen im obern Theile des rechten Oberarmes und im Ellbogen. (d. 12. 22. T.) *(Gff.)*
Ein stechendes Reissen im linken Oberarme.
Stechen im rechten Oberarme.
1200 Pulsirender Schmerz im linken Oberarme, in Pausen.
Muskel-Hüpfen am linken Oberarme. (d. 18. 19. 25. T.) *(Gff.)*
Eine Ausschlags-Blüthe hoch oben am Oberarme, welche jückt und schmerzt. *(Gff.)*
Zerschlagenheits-Schmerz im rechten Oberarme, besonders beim Aufheben des Armes. *(Rl.)*
Lähmiger Schmerz in beiden Oberarmen, am meisten bei Bewegung.
1205 Im Ellbogen, Schmerz, als wäre er steif, beim Ausstrecken des rechten Armes, nachdem er gebogen gewesen.
Ziehen und Reissen in beiden Ellbogen, zuweilen mit Wärme-Gefühl darin, öfters wiederholt. *(Gff.)*
Reissen in beiden Ellbogen-Beugen. (d. 3. 6. 22. T.) *(Gff.)*
Reissende Stiche in der linken Ellbogen-Beuge. *(Gff.)*
Starke Stiche in beiden Ellbogen-Beugen, früh, im Bette; nach dem Aufstehen vergehend.
1210 Am Unterarme, Spann-Schmerz. *(Gff.)*
Zieh-Schmerz im Unterarme.
Heftiges, kurzes Ziehen aus dem Arme in die Hand. (n. 2 T.) *(Rl.)*
Lähmiges, dumpf schmerzendes Ziehen aus dem linken Unterarme in die Hand, Abends. *(Rl.)*
Reissen im obern Theile beider Unterarme. *(Gff.)*
1215 Reissen in der Mitte beider Unterarme. *(Gff.)*
Reissen in beiden Unterarmen, gegen das Hand-Gelenk hin. *(Gff.)*
Die Hände schmerzen in den Mittelhandknochen, beim Zugreifen.
Stumpfer Druck-Schmerz auf dem linken Handrücken. *(Ng.)*
Ziehen auf der innern Fläche des linken Hand-Gelenkes, durch Bewegung verschlimmert. *(Ng.)*

Kali.

1220 Reissen in den Hand-Gelenken. (d. 11. 20. T.) *(Gff.)*
Reissen im äussern Knöchel des Hand-Gelenkes. (d. 29. T.) *(Gff.)*
Feines Reissen im linken Hand-Gelenke, nach dem Ringfinger vor, öfters wiederholt. (d. 4. T.) *(Ng.)*
Reissen im rechten Hand-Gelenke, beim Stricken, öfters wiederholt. *(Ng.)*
Stumpfes, drückendes Reissen in beiden Händen, zwischen Daumen und Zeigefinger. (d. 16. 12. 21. T.) *(Gff.)*
1225 Heftiges Reissen vom linken Handrücken in die Finger. *(Gff.)*
Heftiges Reissen im linken Handrücken, wie im Marke der Knochen, kaum auszuhalten. *(Ng.)*
Stechen im linken Hand-Gelenke, beim Bewegen, dann auch in der Ruhe einige scharfe Stiche. *(Gff.)*
Kalte Hände.
Brennen auf der linken Hand, wie von glühenden Kohlen. *(Rl.)*
1230 Einschlafen der Hände, früh, beim Erwachen, bei dumpfem Kopfschmerze, der nach dem Aufstehen zunimmt, mit öfterem leerem Aufstossen, bis gegen Mittag. *(Htb.)*
Kraftlosigkeit in den Händen.
Zittern der Hände, beim Schreiben, früh.
Jücken an der Handwurzel. *(Rl.)*
Starkes Jücken in den Handtellern, Abends, nahe an den Fingern. (d. 1. T.) *(Gff.)*
1235 Jücken über dem rechten Hand-Gelenke, durch Kratzen vergehend. *(Ng.)*
Jückende Bläschen im Handteller.
Rother, erhabener, linsenförmiger Fleck über der Handwurzel. *(Ng.)*
Rauhe, rissige Haut der Hände. *(Htb.)*
In den Fingern, Zieh-Schmerz, in den hintersten Gelenken.
1240 Reissen im Mittelgelenke des Zeigefingers. *(Gff.)*
Reissen unter dem Nagel der Daumen. *(Gff.)*
Reissen in den Gliedern und Gelenken mehrerer Finger. *(Gff.)*
Reissen unter den Finger-Nägeln. (d. 34. T.) *(Gff.)*
Flüchtiges Reissen in den Fingern und zugleich in den Zehen. *(Gff.)*
1245 Reissen im linken Daumen. *(Ng.)*
Reissen im Gelenke des linken Mittelfingers. *(Ng.)*

Reissen im linken kleinen Finger, nach der Spitze zu, das durch Bewegung vergeht, aber öfters wiederkommt. *(Ng.)*
Heftiges Reissen hinter dem rechten Zeigefinger, bis gegen die Spitze zu. *(Ng.)*
Stumpfes Reissen im Daumen-Ballen. (d. 9. T.) *(Gff.)*
1250 Etliche feine Risse im linken kleinen Finger. *(Ng.)*
Ein stechendes Reissen unter dem Nagel und in der Spitze des Zeigefingers. *(Gff.)*
Ein ziehendes Reissen in der Spitze des kleinen Fingers. *(Gff.)*
Ein brennendes Reissen in der Spitze des Zeigefingers. (d. 10. T.) *(Gff.)*
Stechen in den Fingern der rechten Hand.
1255 Feines schmerzhaftes Stechen unter dem Nagel des linken Mittelfingers. *(Ng.)*
Feines, absetzendes Stechen im Mittelgelenke des rechten Zeigefingers. *(Ng.)*
Peinliches Stechen im rechten Zeigefinger, als zöge man mit Nadel und Faden von hinten nach der Spitze zu; durch Einbiegen des Fingers erleichtert, durch Ausstrecken erneuert. *(Ng.)*
Feines, empfindliches Stechen, wie geschwürig, in den Spitzen der vier letzten Finger der rechten Hand. *(Ng.)*
Geschwür-Schmerz im hintern Gelenke des linken Daumens, Abends. *(Ng.)*
1260 Brenn-Schmerz, wie von einer glühenden Kohle an zwei Fingern der linken Hand. *(Rl.)*
Brennen in der Spitze des kleinen Fingers. *(Gff.)*
Wundheits-Schmerz, früh, im vordersten Gliede des Mittelfingers, besonders unter dem Nagel, durch Berührung nicht vermehrt. *(Gff.)*
Kriebeln in der Spitze des rechten Mittelfingers. *(Gff.)*
Ruckweises Auf- und Zuziehen der Finger, früh, im Bette, darauf Taubheit, Schwerbeweglichkeit und Frostigkeit der Finger.
1265 Taubheit und Gefühllosigkeit des rechten Daumen, einige Wochen lang.
Einschlafen des Daumens, gegen Morgen, im Bette.
Einschlafen der Fingerspitzen, meist früh. *(Htb.)*
Lähmigkeit der Daumen, vom Stricken.
Steifigkeit und lähmige Schwäche des rechten Daumen und Zeigefingers, beim Schreiben. *(Gll.)*

1270 Jückendes Blüthchen hinter dem linken Daumen, das nach Kratzen noch fort jückt. *(Ng.)*
Eine Blase auf dem kleinen Finger.
Eine Fress-Blase am linken Zeigefinger, die, mehrere Tage geöffnet, eine wässrichte, nicht eiterige Feuchtigkeit ergoss.
An der Nagel-Einfassung am Mittelfinger, Brenn-Schmerz. *(Gff.)*
Entzündung an der Nagel-Einfassung des Zeigefingers, wie ein Nagel-Geschwür; beim Aufdrücken dringt dünner Eiter heraus, sieben Tage lang. *(Gff.)*
1275 In der Lenden-Gegend linker Seite, Reissen hin und her, im Sitzen, durch Bewegung vergehend. *(Ng.)*
In den Hinterbacken, Muskel-Zucken.
Stumpfer Schmerz im Hinterbacken. *(Gff.)*
Reissen am und im Hinterbacken, unweit des Hüft-Gelenkes. *(Gff.)*
Anfälle klemmenden Reissens im Hinterbacken. *(Gff.)*
1280 Schmerz, wie unterschworen in den Hinterbacken und Oberschenkeln, vom Sitzen.
Jücken zwischen den Hinterbacken.
Wundheit zwischen den Beinen.
Im Hüft-Gelenke, klemmendes Reissen. *(Gff.)*
Reissender Schmerz in der linken Hüfte, von Zeit zu Zeit.
1285 Reissen in den Hüften und Knieen, auch im Sitzen.
Reissen, zuweilen kriebelndes, in den Hüften, oder in den Bedeckungen derselben. (d. 19. 21. 30. T.) *(Gff.)*
Zuckender Schmerz im linken Hüft-Gelenke, beim Drehen des Schenkels. *(Gll.)*
Stechen, fein, aber sehr empfindlich, im linken Hüft-Gelenke, im Stehen; nach Niedersetzen sticht es reissend im ganzen Schenkel hinunter, wie im Marke, was nach Aufstehen vom Sitze vergeht. *(Ng.)*
Schmerz, wie von Stoss, oben im linken Hüft-Knochen, beim Gehen und Befühlen. *(Gff.)*
1290 Zerschlagenheits-Schmerz des Hüft-Gelenkes; mit Schmerz bei Bewegung und beim Niesen.
In den Beinen, Drücken, wie in den Knochen, bald hier, bald da.
Reissen im linken Oberschenkel und im Schienbeine (während der Regel.) *(Ng.)*

Brenn-Schmerz in beiden Beinen, auch wohl mit empfindlichen Stichen.
Unruhe in den Beinen, Abends, sie musste herumgehen.
1295 Unruhe in den Beinen, Abends; er musste sie oft ausstrecken.
Grosse Schwere, plötzlich, des linken Schenkels, so dass er ihn nur mit Mühe bewegen konnte, wie gelähmt, Nachts, im Bette und den folgenden Tag im Sitzen. *(Ng.)*
Schwere der Beine.
Taubheits-Gefühl im ganzen rechten Schenkel, als wolle derselbe einschlafen, mit grosser nachbleibender Schwere darin, früh, nach dem Erwachen. *(Ng.)*
Taubheits-Gefühl und grosse Neigung einzuschlafen im ganzen rechten Beine, besonders im Unterschenkel. *(Gff.)*
1300 Oefteres Einschlafen der Beine.
Einschlafen des Beines im Liegen.
Eingeschlafenheit und Kriebeln im rechten Beine.
Im Sitzen will bald das eine, bald das andere Bein einschlafen.
Kraftlosigkeit in den Beinen; sie knicken.
1305 Steifheit des Beines. (n. 10 T.)
In den Oberschenkeln, Muskel-Zucken. *(Gff.)*
Zieh-Schmerz im Oberschenkel. (n. 11 T.) *(Rl.)*
Zieh-Schmerz im linken Oberschenkel, bis zum Knie herab.
Zieh-Schmerz im Oberschenkel, beim Steigen, als wolle derselbe zerbrechen.
1310 Lähmiges Ziehen im ganzen Oberschenkel, oft zum Reissen erhöht, schlimmer beim Stehen und in der Bettwärme, oft nur Abends und Nachts. *(Gff.)*
Reissen am obern, innern Theile des Oberschenkels. *(Gff.)*
Reissen am hintern Theile des Oberschenkels, dicht am Hinterbacken, nach den Geschlechtstheilen zu. *(Gff.)*
Wundheits-Schmerz einer Stelle in der Mitte des Oberschenkels, bei Berührung.
So lass in den Oberschenkeln, als hätte er sich durch Gehen angegriffen, viele Tage, meist Nachmittags.
1315 Abgeschlagenheits-Gefühl beider Schenkel, über den Knieen, Abends. *(Ng.)*
Arger Zerschlagenheits-Schmerz, eine Hand breit über dem rechten Knie, als sollte der Oberschenkel abfallen, im

Stehen; im Sitzen noch ärger, und darauf in Ruhe und Bewegung anhaltend. *(Ng.)*

Fippern im rechten Oberschenkel, an der vordern Fläche. *(Ng.)*

Lähmigkeit des ganzen Oberschenkels, mit Gefühl, als wolle er einschlafen. *(Gff.)*

Zwei Blüthchen am linken Oberschenkel.

1320 Eine jückende Stelle am Oberschenkel, nahe bei der Hüfte, die nach Kratzen zum Geschwüre wird.

Ein Knoten über dem Knie, drückend reissenden Schmerzes.

Am Knie, stumpfer Schmerz, an der Seite, beim Gehen und besonders beim Ausstrecken des Beines. *(Gff.)*

Spannungs-Schmerz im rechten Knie und dann Kriebeln darin; nur im Gehen, im Sitzen vergehend. *(Ng.)*

Steifheit in den Knieen. (n. 2 T.)

1325 Steifheit, Spannung und Schwäche im rechten Knie, wie fest zusammengebunden.

Zieh-Schmerz im Knie, beim Gehen, bis in den Oberschenkel heran.

Reissen öfters in den Knieen. *(Gff.)*

Reissen in beiden Knieen. (d. 1. T.) *(Ng.)*

Reissen in der Kniekehle. *(Gff.)*

1330 Reissen im Knie und Knie-Gelenke, Abends, mit Wärme darin. *(Gff.)*

Ritzender Schmerz in den Knieen, beim Gehen und Sitzen.

Klopfen und Schlagen im linken Knie, öfters des Tages. *(Ng.)*

Fippern im linken Knie. (d. 2. T.) *(Ng.)*

Verrenkungs-Schmerz im Knie, beim Aufstehen vom Sitze, einige Minuten lang.

1335 Schmerzhafte Eingeschlafenheit der Kniee, bei starkem Gehen, er konnte sie nicht wohl biegen.

Lähmiges Gefühl im Knie, beim Sitzen. *(Gff.)*

Lähmiger Schmerz im rechten Knie, beim Gehen. (d. 6. T.) *(Gff.)*

Jücken am Knie.

Ausschlag in der Kniekehle.

1340 Im Unterschenkel rechter Seite, Zieh-Schmerz bis zum Fusse, mehrere Tage.

Lähmiges Ziehen in den Unterschenkeln.

Ziehen und Reissen in den Unterschenkel-Knochen. *(Gff.)*

Reissen im obern Theile des Schienbeines, unter dem Kniee. *(Gff.)*

Reissen in beiden Schienbeinen, mit Schmerz der
   Beinhaut beim Befühlen und Spannen derselben
   beim Gehen. *(Gff.)*
1345 Reissen im linken Schienbeine. *(Ng.)*
Reissen im obern Theile der Wade. (d. 20. T.) *(Gff.)*
Reissen in der rechten Wade, durch Drücken und Reiben tie-
   fer nach innen gehend, und dann verschwindend. *(Ng.)*
Strammen in der linken Wade, als wären die Flechsen zu
   kurz, im Stehen, nicht im Sitzen. *(Ng.)*
Strammen der Waden, wie zu kurz, bei Aufstehen vom Sitze,
   am Tage.
1350 Klamm in der rechten Wade. (n. 20 St.)
Stechen in der Schienbeinröhre.
Fippern an der vordern Fläche des linken Unterschenkels, im
   Stehen. *(Ng.)*
Jücken am Schienbeine. *(Rl.)*
Heftiges Jücken an den Unterschenkeln, Abends. *(Rl.)*
1355 Ein jückender Knoten und drei Bläschen mit entzündetem
   Hofe, auf dem Schienbeine. *(Ng.)*
Eine Flechte am Schenkel. *(Htb.)*
In den Füssen, Spannen, fast ohne Geschwulst.
Druck-Schmerz in der Ferse.
Drückender Schmerz in der Fusssohle, beim Auftreten und
   Gehen.
1360 Klemmendes Ziehen im Fusse, wie von grosser Müdigkeit.
   (Gff.)
Krampfhaftes Reissen am Fussknöchel, dabei Pulsiren um den
   Theil, die Schienbeinröhre herauf, bis ans Knie.
Reissen um die Fussknöchel, bei kalten Füssen, was beim
   Warmwerden derselben aufhört.
Reissen in den Fuss-Gelenken, öfters. *(Gff.)*
Reissen dicht über dem Fussknöchel. (d. 20. T.) *(Gff.)*
1365 Reissen in der Inseite des Fusses und der Sohle.
   (Gff.)
Reissen im Fussrücken, bis in die Zehen. *(Gff.)*
Reissen von innern Fussknöchel quer nach der Achill-Senne.
   (Ng.)
Ein ziehendes Reissen im Fusse, bis in die Zehen. *(Gff.)*
Stechen im linken Fusse, nach innen.
1370 Stechen auf dem Fussrücken.
Stiche unter dem Fussknöchel.
Wie ein Stich schoss es ihr beim Gehen in den einen Fuss-

knöchel, als sollte der Fuss brechen; sie musste stehen bleiben.

Arges Ziehen und Stechen, früh, einige Stunden nach dem Aufstehen, im linken Fuss-Gelenke beim Auftreten, am ärgsten Abends schmerzend, mit Pucken darin und Stechen in der Ferse; sie darf den Fuss nicht rühren, muss ihn stets in der Schwebe halten, er ist wie zu schwer, an der Stelle geschwollen und heiss anzufühlen.

Stechen unter der Ferse, wie von Nadeln.

1375 Stechen in den Füssen. *(Htb.)*

Heftiges Stechen in den Flechsen hinter dem rechten äussern Fussknöchel, beim Laufen; in der Ruhe vergehend. *(Ng.)*

Stechen und Brennen in den Füssen, nach einem Spaziergange. *(Htb.)*

Sichtbares Fippern auf dem linken Fussrücken, Abends. *(Ng.)*

Kriebeln in den Fusssohlen nach den Zehen zu.

1380 Kriebelndes Brennen in den Fusssohlen und schmerzhafte Empfindlichkeit derselben.

Schwere und Steifheit der Füsse.

Einschlafen der Füsse, nach Tische. *(Htb.)*

Eingeschlafenheit des linken Fusses, beim Mittag-Essen. *(Ng.)*

Kalte Füsse, im Bette.

1385 Kalte Füsse, bei Hitze im Gesichte.

Schweiss der Fusssohlen.

Starker Schweiss an den Füssen, viele Tage lang. *(Htb.)*

Geschwulst der Füsse.

Starke Geschwulst der Füsse, bis zu den Knöcheln.

1390 Geschwulst und Röthe der Fusssohlen, mit Brennen darin, selbst im Liegen, doch weit mehr beim Auftreten.

Arges Jücken um das Fuss-Gelenk, früh, im Bette.

Starkes Jücken und Hitze an den Füssen, Abends, als wären sie erfroren gewesen.

Die Zehenspitzen schmerzen sehr beim Gehen.

Krampf in der linken grossen Zehe, dass er sie nicht ausstrecken konnte, im Sitzen, Abends. *(Ng.)*

1395 Reissen in den Zehen. (d.4.7.11.20.T.) *(Gff.)*

Reissen im hintern Gliede der grossen Zehen. (d. 11. 16. 19. 34. T.) *(Gff.)*

Reissen in den Spitzen der grossen Zehen. (d. 17. 11. 36. T.) *(Gff.)*

Nagen am äussern Rande der rechten grossen Zehe. *(Ng.)*

Stechen, wie mit Nadeln, im Ballen der grossen Zehe. *(Gff.)*

1400 Ein kitzelndes Stechen in den Spitzen der Zehen. *(Gff.)*
Feine Stiche, mit Jücken, in der Spitze des grossen Zehes.
Verrenkungs-Schmerz im hintern Gelenke der grossen Zehen, doch am empfindlichsten beim Aufrichten derselben. (d. 11. 33. T.) *(Gff.)*
Kitzelndes Kriebeln in der Zehe und Sohle. *(Gff.)*
Jücken an der untern Fläche der Zehen. *(Gff.)*
1405 Heftiges Jücken an der grossen Zehe, unterhalb des Nagels, mit Schmerz bei Berührung. *(Gff.)*
Entzündete, rothe (Frost-) Beulen, an den Zehen, drückenden Schmerzes.
Frost-Beule am Ballen des grossen Zehes, stechend schneidenden Schmerzes, roth und dick.
Blauröthliche Frost-Beulen am Ballen der grossen Zehe, entzündet, mit Schnitt-Schmerz darin und Nadelstechen, besonders in Schuhen und Stiefeln.
Die Hühneraugen sind schmerzhaft empfindlich.
1410 Stiche im Hühnerauge. *(Htb.)*
Der Nagel der grossen Zehe schmerzt an der Seite, als wolle er ins Fleisch wachsen. (d. 14. T.) *(Gff.)*
Die Glieder schmerzen, wo er sie auflegt. (n. 4 T.) *(Rl.)*
Sehr empfindlich am ganzen Körper, wo sie sich anfühlte oder bewegte, that es ihr weh. (d. 3. 4. T.) *(Ng.)*
Druck-Schmerz in den Gelenken der Knie, der Füsse und der Hände, bloss in der Ruhe.
1415 Druck-Schmerz in den Gelenken und Zieh-Schmerz in den Röhrknochen.
Eine Art Spannung im Innern des Körpers, die sich bis in den Kopf und die Augen erstreckt.
Kneipen und stark zusammenziehende Empfindung im After, in der Magen-Gegend und nach dem Schlunde zu.
Kriebeln in den Gliedern, besonders in den Beinen, im Sitzen, mit Ziehen in den Unterschenkeln, was ihn unruhig macht. *(Gff.)*
Zieh-Schmerz im ganzen Körper, bald da, bald dort, im Genick, den Schulterblättern, den Händen und Knieen. (n. 10 T.)
1420 Zieh-Schmerz in allen Gliedern, mit dem Gefühle, als wäre er lange krank gewesen, bei grosser Gesichts-Blässe und Abmagerung.
Arges Ziehen im Bauche, in den Armen und Beinen, mit

Zerschlagenheits-Schmerz der Oberarme; am schlimmsten in der Ruhe. (d. ersten Tage.)

Stechen in den Gelenken und Flechsen.

Stiche sind die vorherrschenden Schmerzen von Kali. *(Gll.)*

Schmerz, wie unterschworen, beim Drücken auf irgend eine Stelle des Körpers.

1425 Zerschlagenheits-Schmerz aller Muskeln am Körper.

Eingeschlafenheit des Theiles (Armes und Beines), worauf sie liegt.

Die Schmerzen kommen früh, um 2, 3 Uhr, so dass er nicht davor liegen bleiben kann, und sind da stärker, als am Tage bei Bewegung.

Nach Aufhören der Schmerzen, sogleich Frost. *(Ng.)*

Im Freien scheint ihr besser zu seyn, als im Zimmer. *(Ng.)*

1430 Aufenthalt im Freien erhöht die Beschwerden, besonders den Fieber-Zustand.

Beim Gehen im Freien, schläfrig mit Gähnen.

Beim Gehen im Freien, heftiges Reissen, äusserlich an der einen Kopf-Seite.

Vom Gehen im Freien, heftige Kopfschmerzen, einige Stunden lang.

Vor freier Luft grosse Scheu.

1435 Beim Gehen im Freien, leicht Verkälten, davon Schweiss die Nacht und Unruhe und eine Schwere im Nacken, wie von einer Last. (d. 4. T.)

Leicht Verkälten. (d. 3. T.)

Sehr verkältlich.

Sehr leicht Verkältung nach erhitzender Bewegung; er wird appetitlos, bekommt Fieber-Schauder, Durchfall mit Leibkneipen, unruhigen Schlaf u. s. w.

Nach Erkältung, rechtseitiges Kopfweh und Hitze in den Augen.

1440 Erkältungs-Beschwerden von jedem Luftzuge.

Nach Erkältung durch Luftzug, wird ihr im Zimmer auf einen Augenblick heiss, hierauf Schwere in den Gliedern, Reissen im ganzen Körper, und am Kopfe, mit Sausen vor den Ohren, und allgemeiner Kälte, drauf die Nacht durch sauer riechender Schweiss. (n. 31 T.)

Nach Erkältung bekommt er Abends Fieber, gegen Morgen Schweiss mit heftigem Kopfschmerze und nach dem Aufstehen Wüstheit im Kopfe.

Jücken hie und da am Körper, besonders an den Unterschenkeln; beim Kratzen wird's leicht blutrünstig. *(Rl.)*

Arges Jücken am Bauche und an den Oberschenkeln.

1445 Jücken am ganzen Körper, bald hie, bald da, mit kleinen Knöthchen nach Kratzen. *(Ng.)*

Jücken am ganzen Körper, Abends vor Schlafengehen, was sich im Bette verlor.

Heftiges Jücken am ganzen Körper, früh und Abends, besonders auf dem Rücken, wo sich kleine Blüthchen zeigen. (n. 3 T.) *(Gff.)*

Arges, fast stechendes Jücken am ganzen Körper, Nachts im Bette. *(Ng.)*

Jückende Stiche, hie und da am Körper.

1450 Stechen und Fressen in der Haut des ganzen Körpers.

Brennendes Jücken im Gesichte, am Rücken und auf dem Kopfe.

Brennendes Jücken im Kreuzbeine und unter der rechten Kniescheibe. *(Ng.)*

Brennendes Jücken am ganzen Körper, im Gesichte, an den Händen, auf dem Schienbeine, u. s. w. bald hier, bald da.

Brennen an vielen Stellen der Haut, selbst unter den Achselgruben, wie von einem Zugpflaster. *(Gff.)*

1455 Ausschlags-Knöthchen, hie und da am Körper, auch im Gesichte. *(Rl.)*

Nessel-Friesel, 14 Tage lang.

Nessel-Friesel, mit so heftigem Jücken, dass sie sich nicht zu lassen wusste, 15 Tage lang.

Gelbe, schuppige, arg jückende Flecken am ganzen Bauche, auch um die Brustwarzen, mit Nässen nach Kratzen.

Flechte (am Schenkel). *(Htb.)*

1460 Das Geschwür blutet sehr, fast ohne alle Veranlassung.

In der Narbe eines Fontanells, ein Riss.

An der Stelle eines ehemaligen Geschwüres (am Unterschenkel), Drücken und Spannen.

Eine alte Warze (im Gesichte), fängt an zu jücken.

Wallung im Blute und Hitze im Kopfe.

1465 Wallung im Blute, Abends, vor Schlafengehn, mit Beklommenheit und Beengung.

Er fühlt den Puls im ganzen Körper, bis in die Zeh-Spitzen.

Fühlbares Klopfen aller Adern. *(Gll.)*

Leerheits-Gefühl im ganzen Körper, wie hohl.

Schwer und abgeschlagen im ganzen Körper, wie gerädert. *(Ng.)*

1470 So schwer in den Gliedern, dass sie keinen Fuss fortsetzen konnte.

Schwere des Körpers, früh, im Bette, was nach dem Aufstehen vergeht.

Schwere, besonders in den Füssen; das Gehen wird ihm sauer.

Trägheit. (n. 2 T.)

Abspannung öfters und Müdigkeit. (d. 1. T.)

1475 Abspannung und Mattigkeit, Abends, fast bis zur Uebelkeit. *(Gff.)*

Lassheit, Mattigkeit und Uebelkeit, nach dem Nachmittags-Schlafe. *(Rl.)*

Grosse Mattigkeit Abends. *(Ng.)*

Grosse Müdigkeit, früh, beim Erwachen, die nach dem Aufstehen nachlässt, Nachmittags aber vermehrt wiederkehrt. *(Htb.)*

Schlaffheit und Mattigkeit in den Gliedern.

1480 Kitzelnde Mattigkeit in allen Gliedern.

Das (vierjährige) Kind will immer getragen seyn.

Das Steigen einiger Tritte ist sehr beschwerlich; das Gehen auf dem Ebenen nicht.

Viel Sprechen greift sie an.

Matt, müde und zerschlagen in den Hüften und Beinen, und vorzüglich in den Waden, wenn sie geht. (d. 13. T.)

1485 Schwäche-Gefühl, alle Morgen, als sollte er ohnmächtig werden, oder in Schwindel verfallen. (die ersten 6 T.)

Ohnmachts-Anwandlung, so bald er sich nur irgend bewegte.

Schwäche-Anfall bei der Rückkehr von einem mässigen Spaziergange, so arg, dass sie mit Mühe ihre Wohnung erreichen kann, wobei es ihr in der Magen-Gegend warm wird, ihr (im Winter) die Schweisstropfen auf der Stirne stehen und die Beine zittern; nach kurzem Ausruhen ist alle Schwäche vorüber.

Anfall von Abspannung im ganzen Körper, vorzüglich im Kreuze, die Halsmuskeln wie erschlafft, Arme und Beine erschlafft, als sollte er zusammen sinken, dabei matt um's Herz, wie ohnmächtig. (n. etl. St.)

Anfall plötzlicher Schwäche, Abends, beim Niederlegen, mit Weh-Gefühl, Uebelkeit, Wärme und Mattigkeit in der Herzgrube, und Schwindel und Gedanken-Vergehen im

Kopfe; ebenso früh zwei dergleichen Anfälle, welche grosse Mattigkeit hinterliessen.

1490 Anfall von Uebelkeit, schon früh, mit heftigem Gähnen, Aufstossen, Winden um den Magen, arger Hitze und Angst. (d. 3. T.)

Anfall von Uebelkeit und Erbrechen mit Zerschlagenheits-Schmerz des Bauches, schlimmer beim Aufdrücken; dabei grosse Hinfälligkeit, Kopf-Eingenommenheit, Schläfrigkeit und einige wässrichte Stühle mit nachfolgender Leib-Verstopfung.

Anfall zusammenziehenden Rückenschmerzes, in der Ruhe, nach Körper-Arbeit; er muss sich legen; darauf starker Schweiss, die Nacht hindurch, und früh Stuhlgang mit Blut und Schleim, doch ohne Schmerzen.

Krampfartiger Anfall; es kam ihm zwischen die Schultern, wie Reissen, drauf ward ihm das Genick wie steif, und da er den Kopf bewegen wollte, ruckte es ihm denselben mehrmahls rückwärts.

Nach dem Krampf-Anfalle, erleichterndes Aufstossen und äusserste Abgeschlagenheit, Mattigkeit und Unbehaglichkeit; sie konnte nur ganz leise sprechen. (*Ng.*)

1495 Zücken in den Gliedern. (d. 8. T.)

Fippern in den Muskeln, hie und da, mehrere Tage. (*Rl.*)

Zitterigkeit, plötzlich. (*Rl.*)

Starkes Zittern.

Zitterig in Händen und Beinen und leicht ermüdet von Spazieren.

1500 Zitterige Ermüdung beim Spazieren, erst in den Knieen, dann Zittern in den Bauch-Muskeln und den Armen.

Häufiges Gähnen.

Unausgeschlafen früh.

Sehr verschlafen, früh und spät erwachend.

Zu langer Schlaf, und darauf Wüstheit im Kopfe, grosse Lassheit, Schnupfen-Gefühl und drücken in den Augen.

1505 Früh, nach gutem Schlafe, muss er sich bald wieder legen, und ist nach dreistündigem Schlafe wieder wohl.

Grosse Tages-Schläfrigkeit; sie schläft im Sitzen gleich ein.

Sehr schläfrig, mit Gähnen, Vormittags bis Mittag. (*Ng.*)

Schläfrigkeit nach dem Mittag-Essen, die im Freien vergeht. (*Ng.*)

Im Schlafe zuckt er mehrmals und bebet.
1565 Im Schlafe zuckt er mit den Gliedern und schnarcht.
Zwei Nächte nach einander bewegte sich im Schlafe der ganze Körper, wie zur Epilepsie, mit Zucken in den Armen und Strampeln in den Beinen, doch ohne Röcheln: nach dem Erwachen wusste er Nichts davon.
Abends, nach dem Einschlafen und wieder Erwachen, war sie wie verwirrt im Kopfe, hatte keine Gedanken, wusste nicht, wo sie war, und bekam darauf eine fürchterliche Angst, worauf sie dann wieder vernünftig war.
Nachts, beim Liegen im Bette, Blutdrang nach dem Kopfe, zuweilen so, als wollten ihm die Sinne vergehen.
Mehrere Nächte, drückender Kopfschmerz, der vom Einwickeln des Kopfes vergeht.
1570 Nachts, Zähneknirschen im Schlafe.
Nachts, Säure im Munde.
Nachts, Aufschwulken der Mittags genossenen Speisen.
Nachts, verhindert Trockenheit im Munde den Schlaf.
Nachts, eine Stunde nach dem Einschlafen, heftiger, ruckweiser Magenkrampf, mit Angst, Stöhnen, Kälte der Nasenspitze, Hände und Füsse, drauf Erbrechen von Speise und Säure mit vielen Luft Aufstossen; die folgende Nacht wieder, doch gelinder. *(Gll.)*
1575 Nachts, Drücken und Brennen im Magen. *(Gff.)*
Nachts, Drücken unter der Herzgrube, mit Husten.
Nachts muss sie viel Schleim ausspucken, oft halbe Stunden lang.
Nachts, Leibschneiden, 2 Stunden lang, ohne Stuhlgang darauf, dann, früh, Kreuz- und Brust-Schmerz, und Nachmittags alle Glieder wie zerschlagen.
Nachts, Kneipen im Bauche, in Absätzen, mit Uebelkeit und stetem Aufstossen.
1580 Nachts, Leibweh, von der mindesten Bewegung im Bette, nicht in der Ruhe, ein stumpfes Stechen und Drücken, wie von einer innern Verhärtung.
Drei Nächte nach einander von Blähungen gequält.
Nachts, viel Winde-Abgang.
Nachts, Bauchweh und Durchfall.
Alle Nächte von 3 bis 4 Uhr Durchfall. (d. erste Woche.)
1585 Nachts kann er vor Brennen am After nicht einschlafen.
Nachts, brennendes Jücken am Mittelfleische.
Nachts, Schweiss am Mittelfleische.

Nachts, im Bette, dreistündiges Phantasiren in wachenden Zustande, bei Hitze im Gehirne, und äusserlicher Hitze über den ganzen Körper, drauf etwas Schweiss, Kälte der Glieder und Schauder, bei grosser Schreckhaftigkeit.

Nachts richtet sie sich schlafend im Bette auf, spricht allerlei Ungereimtes zu ihrem Manne, kann sich lange nicht besinnen, wusste aber, dass sie mit dem Manne spreche.

1535 Schwärmerischer Schlaf, mit Sprechen darin.

Sprechen im Schlafe.

Lautes Sprechen im Schlafe. *(Ng.)*

Weinen, heftig, im nächtlichen Traume.

Das Kind wirft sich Nachts unruhig herum und weint.

1540 Traumvoller, unruhiger Schlaf. *(Gff.)*

Viele Träume mit Unruhe und Umherwerfen im Schlafe.

Er fällt Nachts aus einem Traume in den andern.

Er schläft gleich ein, fängt aber auch gleich an zu träumen.

Träume Nachts, mit unruhigem Schlafe und öfterem Erwachen.

1545 Traumvoller Schlaf und öfters Erwachen. (n. 10 T.) *(Rl.)*

Der ganze Schlaf ist voll lebhafter Träume von Tages-Geschäften.

Oft wohllüstige Träume. (die ersten 14 T.)

Aengstlicher Traum, sie schreit nach Hülfe.

Träume von Räubern. (n. 11 T.) *(Rl.)*

1550 Träume von kranken Theilen am Körper. *(Rl.)*

Traum, man kündige ihm seinen nahen Tod an. *(Ng.)*

Aengstlicher Traum, der Vater wolle ihn schlagen.

Traum, sie stürze von einem hohen Berge herab.

Grausige Träume stören den Schlaf.

1555 Aengstliche Träume von gefährlichen an ihr vorbeiziehenden Gestalten, deren einige sich auf sie legen wollen.

Allerlei schreckliche Figuren vor den Augen, im Schlafe.

Träume von Schlangen, Krankheit und Verstorbenen. *(Ng.)*

Träume von Verstorbenen, als lebten sie, und Zank mit ihnen.

Träume von Masken, Gespenstern und Teufeln. *(Ng.)*

1560 Erschrecken im Schlafe.

Erschrecken beim Einschlafen.

Abends, beim Einschlafen, ein Ruck durch den ganzen Körper, dass er zusammenfuhr.

Abends, nach dem Niederlegen, fuhr er, wachend im Bette, mit Schauder am ganzen Körper, zusammen.

Im Schlafe zuckt er mehrmals und bebet.
1565 Im Schlafe zuckt er mit den Gliedern und schnarcht.
Zwei Nächte nach einander bewegte sich im Schlafe der ganze Körper, wie zur Epilepsie, mit Zucken in den Armen und Strampeln in den Beinen, doch ohne Röcheln; nach dem Erwachen wusste er Nichts davon.
Abends, nach dem Einschlafen und wieder Erwachen, war sie wie verwirrt im Kopfe, hatte keine Gedanken, wusste nicht, wo sie war, und bekam darauf eine fürchterliche Angst, worauf sie dann wieder vernünftig war.
Nachts, beim Liegen im Bette, Blutdrang nach dem Kopfe, zuweilen so, als wollten ihm die Sinne vergehen.
Mehrere Nächte, drückender Kopfschmerz, der vom Einwickeln des Kopfes vergeht.
1570 Nachts, Zähneknirschen im Schlafe.
Nachts, Säure im Munde.
Nachts, Aufschwulken der Mittags genossenen Speisen.
Nachts, verhindert Trockenheit im Munde den Schlaf.
Nachts, eine Stunde nach dem Einschlafen, heftiger, ruckweiser Magenkrampf, mit Angst, Stöhnen, Kälte der Nasenspitze, Hände und Füsse, drauf Erbrechen von Speise und Säure mit vielen Luft Aufstossen; die folgende Nacht wieder, doch gelinder. *(Gll.)*
1575 Nachts, Drücken und Brennen im Magen. *(Gff.)*
Nachts, Drücken unter der Herzgrube, mit Husten.
Nachts muss sie viel Schleim ausspucken, oft halbe Stunden lang.
Nachts, Leibschneiden, 2 Stunden lang, ohne Stuhlgang darauf, dann, früh, Kreuz- und Brust-Schmerz, und Nachmittags alle Glieder wie zerschlagen.
Nachts, Kneipen im Bauche, in Absätzen, mit Uebelkeit und stetem Aufstossen.
1580 Nachts, Leibweh, von der mindesten Bewegung im Bette, nicht in der Ruhe, ein stumpfes Stechen und Drücken, wie von einer innern Verhärtung.
Drei Nächte nach einander von Blähungen gequält.
Nachts, viel Winde-Abgang.
Nachts, Bauchweh und Durchfall.
Alle Nächte von 3 bis 4 Uhr Durchfall. (d. erste Woche.)
1585 Nachts kann er vor Brennen am After nicht einschlafen.
Nachts, brennendes Jücken am Mittelfleische.
Nachts, Schweiss am Mittelfleische.

Nachts kann er vor Jücken am Hodensacke nicht einschlafen.
Nachts, im unruhigen, traumvollen Schlafe, viele Erektionen. *(Gff.)*
1590 Nach Mitternacht, heftige Erektionen, welche im Schlafe stören, ermatten, und mit einer Pollution drohen, die jedoch nicht erfolgt. *(Gff.)*
Abends, beim Einschlafen, Zuschnüren der Kehle, dass sie mit Schreck erwacht; drauf stichlichte Trockenheit im Halse. (n. 12 T.)
Nachts weckt ihn Athem-Versetzung aus dem Schlafe.
Nachts Alpdrücken, mit Traum, als wenn ein Stein auf ihm läge, und ihm zugleich die Kehle allmälig zugezogen würde, unter vergeblichem Bemühen zu erwachen. *(Gff.)*
Nachts gegen 2 Uhr erwacht sie mit Beängstigung ums Herz und kann dann nicht wieder einschlafen.
1595 Nachts, wenn sie auf der rechten Seite liegt, bekommt sie Beklemmung und Angst, und muss sich im Bette aufsetzen, bis Aufstossen kömmt.
Nachts ist das Kind unruhig und ängstlich, weint viel und langt nach Diesem und Jenem, ohne Etwas anzunehmen.
Nachts, Spannen in der rechten oder linken Seite.
Nachts, Stechen in der rechten oder linken Seite.
Nach Mitternacht, heftiges Stechen in der linken Brust, der Herz-Gegend und zuweilen bis in den Rücken, erträglich bloss beim Liegen auf der rechten Seite; unerträglich bei jedem Versuche, sich auf die linke zu legen; Die zweite Nacht sehr zeitiges Erwachen mit heftigstem Brust-Stechen, und Kurzäthmigkeit, auf der linken Seite liegend, unerträglich in höchster Ruhe nur, und vergehend beim Legen auf die rechte Seite; die dritte Nacht wiederholt, bei Liegen auf dem Rücken. *(Rl.)*
1600 Nachts, Steifheit des Genickes.
Nachts weckt ihn ein klopfender Schmerz im Oberarme auf.
Nachts, Unruhe in den Händen.
Nachts, im Bette, Brenn-Schmerz an den Beinen.
Nachts, beim Erwachen Reissen und Ziehen mit Gefühl grosser Ermüdung in den Unterschenkeln, besonders in den Fuss-Gelenken.
1605 Nachts, zweimal erwacht, von Klamm im rechten Oberschenkel und der Wade.
Nachts im Bette, beim heranziehen des Unterschenkels, Klamm in der Wade und Sohle.

Nachts schläft ihm das linke Bein und der rechte Arm ein.
Nachts unruhiger Schlaf, wegen drückenden Schmerzes auf der Körper-Seite, auf der er lag.
Nachts ungeheurer Schmerz im ganzen Körper, wie Hammerschläge.
1610 Abends im Bette solche Unruhe in den Gliedern, dass sie keine Stelle finden kann, wo sichs gut liegt.
Nachts, starkes Bluten des Geschwüres.
Nacht-Schlaf von Hitze am ganzen Körper, besonders an den Händen, und durch allzu lebhafte Träume unterbrochen.
Abends im Bette sehr heisse Hände, mit augenblicklichen Schaudern und lang verhindertem Einschlafen. *(Htb.)*
Schauder, öfters, im Zimmer, ohne nachfolgende Hitze. *(Ng.)*
1615 Schauder öfters mit Gähnen, durch Ofenwärme zu tilgen, Vormittags. (d 1. T.) *(Ng.)*
Schauder im Rücken, früh im Bette.
Sehr frostig, besonders nach Tische und gegen Abend.
Frost, Vormittags; Abends, heisse Hände.
Frostig und schauderig, Abends vor dem Niederlegen. *(Ng.)*
1620 Frost, bei jeder Bewegung, auch im Bette. (d. erst. Tage.) *(Ng.)*
Frost, Abends, 9 Uhr, der sich nach dem Niederlegen verliert, ohne Hitze oder Durst darauf. (d. 1. T.) *(Ng.)*
Frost, Abends, am Wirbel des Kopfes und am ganzen Körper. (n. 12 T.)
Starker Frost, Abends, wie Fieber, ohne Durst; mehrere Abende.
Frostigkeit wie bei eintretendem Schnupfen.
1625 Zweistündiger Frost, ohne Durst, mit Kopf-Eingenommenheit; bei Fahren auf steinigtem Wege.
Steter innerer Frost, vier Tage lang, ohne Hitze und ohne Durst, bei eiskalten Füssen, Eingenommenheit des Kopfes, Angegriffenheit bis zur Ohnmacht; dabei Geschwulst des Unterkiefers und Zahnfleisches und brennender Zahnschmerz mit Stichen. (n. 32 T.)
Heftiger Fieber-Frost, gegen Abend, etliche Minuten lang; er muss sich legen; drauf Uebelkeit und Erbrechen und krampfhafter Brust-Schmerz die ganze Nacht hindurch, mit kurzem Athem, unter vieler innerer Beängstigung und vielem Schweisse am Kopfe. (n. 6 T.)
Innerer Frost, Mittags, mit Hitze der Hände und nachher Hitze im ganzen Körper, doch Alles ohne Durst.

Frost und Kälte-Empfindung, früh, im Bette; drauf nach einer Viertelstunde, Hitze; nach einigen Stunden wieder Frost, doch ohne Hitze darauf.

1630 Täglich Abends, 6 Uhr, erst einstündiger Fieber-Frost, mit Durste; dann, mit argem Fliess-Schnupfen, Hitze ohne Durst; drauf gelinder Schweiss-Duft bei gutem Schlafe; hernach früh, scharrig im Halse, übler Mund-Geschmack, Appetitlosigkeit und Zugeschworenheit des linken Auges.

Steter Frost mit argem Durste und innerer Hitze, bei heissen Händen und Ekel vor allen Genüssen. (n. 14 T.)

Erst Frostigkeit, dann Gesichts-Hitze. (n. 2 T.) *(Rl.)*

Fieber, nach Erhitzung bis zu starkem Schweisse und Verkältung darauf im kalten Bette, mit brennendem Kopfschmerze, Hitze im Gesichte und argem, kaum auszuhaltendem Schauder am ganzen Körper; drauf, unter dreitägigem Schweisse, so arger Stock-Schnupfen, dass er fast keinen Athem schöpfen kann. (n. 38 T.)

Hitze erst, Nachmittags, und Brennen der Augen, wie Fieber (bei offnen Fenstern), und gleich darauf, im Freien, Frost.

1635 Trockne Hitze an Wangen und Händen, mit kurzem Athem.

Vermehrte Wärme, Nachts, bei heftigen Schmerzen des Jochbeins. *(Ng.)*

Aeussere und innere Hitze, gegen Morgen, ohne Durst. (d. 2. T.) *(Ng.)*

Hitze, Abends im Bette, ohne Schweiss drauf. *(Ng.)*

Trockne Hitze, Abends, über den ganzen Körper. *(Ng.)*

1640 Fieber-Hitze, alle Vormittage um 9 und Nachmittags um 5 Uhr, eine halbe bis ganze Stunde lang, mit tiefem Gähnen, argem Durste, Kopfschmerzen und Pulsiren im Bauche.

Abends, Frost und Hitze wechselnd und die Nacht drauf Schweiss. (d. 3. T.)

Schweiss, sehr leicht am Tage.

Starker Schweiss beim Gehen.

Starker Schweiss bei jeder Geistes-Anstrengung, beim Lesen, Schreiben u. s. w.

1645 Nacht-Schweiss. (d. erst. 3 Nächte, n. 2 St. u. 6 T.)

Nacht-Schweiss, (d. 4. T.) *(Htb.)*

Früh-Schweiss, im Bette.

Früh im Bette, Duften über den ganzen Körper. (d. 6. T.)

Während des Schlafes, Schweiss am Kopfe, Halse und Oberleibe.

1650 Puls langsamer, als gewöhnlich. (d. 29. T.) *(Gff.)*

Lycopodii pollen, Bärlapp-Staub.

(Dieses gilbliche, glatt anzufühlende, staubähnliche Pulver (Stiebe- oder Streu-Pulver, oder Hexen-Mehl genannt) wird in Russlands Wäldern und in Finland aus den Kolben-Aehren des Bärlapp-Kolbenmooses (*Lycopodium clavatum*), nach Dörren und Ausklopfen der Kolben desselben, zu Ende des Sommers gewonnen.

Ausser dass es, in eine Lichtflamme gestreut, ein Blitzfeuer erzeugt, diente es bisher zum Bestreuen leicht an einander klebender Pillen und faltiger, wunder Stellen des Körpers, um das schmerzhafte aneinander Reiben derselben zu verhindern. Es schwimmt auf den Flüssigkeiten, ohne sich darin aufzulösen, ist ohne Geschmack und Geruch und in gewöhnlichem rohen Zustande fast ohne arzneiliche Wirkung auf das menschliche Befinden, wenigstens ist das von den Alten davon Erzählte von den Neuern nicht bestätigt, vielmehr bezweifelt worden.

Wenn aber dieser Bärlapp-Staub auf die Art, wie die homöopathische Kunst die rohen Naturstoffe aufschliesst, nach obiger Anleitung zur Bereitung der antipsorischen Arzneien, behandelt wird, so entsteht eine wundervoll kräftige Arznei in ihren dreissig verschiedenen Dynamisations-Graden.)

In diesen Zubereitungen ist das Lycopodium eins der unentbehrlichsten antipsorischen Heilmittel, vorzüglich in den Fällen chronischer Krankheiten, wobei auch folgende Symptome beschwerlich sind:

Melancholie; Gram; Aengstlichkeit mit Wehmuth und Weinerlichkeit; Furcht vor Alleinseyn; Angegriffenheit; Reizbarkeit; Eigensinn; Empfindlichkeit; Aergerlichkeit; Aergerliche unangenehme Gedanken; Gehinderte Geistes-Thätigkeit; Beschwerden von Kopf-Arbeit; Schwindel, besonders beim Bücken; Kopfschmerz von Aergerniss; Drückend spannender

Lycopodium.

Kopfschmerz; Mit Niederliegen verbundene Anfälle von Reissen oben auf dem Kopfe, in der Stirne, den Schläfen, den Augen und der Nase, bis zu einem Zahne: Reissen in der Stirn hin und her, alle Nachmittage; Nächtlicher äusserer Kopfschmerz, Reissen, Bohren und Schaben: Schwere des Kopfes: Blutdrang nach dem Kopfe: Blutdrang nach dem Kopfe, früh, beim Aufrichten im Bette, mit Kopfschmerz darauf: Kahlköpfigkeit: Drücken in den Augen; Schründen der Augen: Beissender Brenn-Schmerz in den Augen, Abends; Jückendes Brennen im obern Augenlide: Stechen in den Augen, Abends, bei Licht: Entzündung der Augen, mit nächtlichem Zuschwären und Thränen am Tage: Thränen der Augen im Freien; Klebrige Feuchtigkeit im Auge, die das Sehen hindert: Zuschwären der Augen: Kurzsichtigkeit: Weitsichtigkeit: Trübsichtigkeit, wie Federn vor den Augen: Flimmern und Schwarzwerden vor den Augen: Feuerfunken vor den Augen: Gereiztheit der Augen vom Kerzenlichte; Ueberempfindlichkeit des Gehöres; Angegriffenheit von Musik, Schall, Orgel: Schwerhörigkeit; Ohrenklingen: Ohren-Brausen: Schorfe in der Nase; Nächtliches Zuschwären des Nasenloches; Geschwürige Nasenlöcher: Nasenbluten: Geschwulst und Spannung im Gesichte: Oeftere Anfälle von Gesichts-Hitze; Jückender Ausschlag im Gesichte: Sommersprossen im Gesichte; Zahnschmerzen mit Backen Geschwulst: Muckendes Zahnweh nach dem Essen; Trockenheit am und im Munde, so dass diese Theile spannen und die Zunge schwer beweglich, die Sprache undeutlich wird, mit Durstlosigkeit: Belegte, unreine Zunge; Langwieriges Halsweh; Rachen-Geschwüre von Quecksilber-Missbrauche; Trockenheit im Schlunde: Brennen im Schlunde, mit Nacht-Durst; Schleim-Rachsen; Schleim-Geschmack, früh; Empfindung, wie von fauligem Mund-Geruche: Geschmacks-Verlust; Mund-Bitterkeit, früh, mit Uebelkeit; Uebermässiger Hunger; Heisshunger: Appetitlosigkeit; Vergehen des Appetits beim ersten Bissen: Abneigung vor gekochten, warmen Speisen; Abneigung vor schwarzem Brode oder vor Fleisch; Allzu grosse Neigung zu Süssem; Milch erregt Durchfall: Unverdaulichkeit schwerer Speisen; Bei der Verdauung, Herzklopfen; Arges Aufstossen, Nachmittags; Fettiges Aufstossen: Saures Aufstossen; Soodbrennen: Uebelkeit beim Fahren im Wagen; Oeftere, stete Uebelkeit; Aufsteigen wie einer harten Kugel von der Herzgrube bis in den Schlund (*globulus hystericus*); Weichlichkeit im Magen, früh; Würmerbeseigen; Magen-Drücken, auch nach dem Essen; Herzgruben-Geschwulst und Schmerz beim Anfühlen; Vollheit im Magen und Unterleibe; Spannung um die Hypochondern, wie von einem Reife; Leberschmerzen, nach satt Essen; Schmerz über dem Nabel, beim Befühlen; Beschwerliche Bauch-Aufgetriebenheit; Verhärtungen im Unterleibe; Greifender und kneipendraffender Schmerz im Unterbauche, mit Athem-Versetzung; Stechend kneipender Schmerz im Unterbauche, wie auf der Blase; bis in die Harnröhre, Abends im Bette; Kneipen im Bauche; Kneipen in der rechten Bauch-Seite; Leibschneiden; Leibschneiden im Oberbauche; Reissen in beiden Unterbauch-Seiten und Leisten-Fugen, bis in die Oberschenkel; Brennen im Unterleibe; Blähungs-Verstopfung; Mangel an Winde-Abgang; Kollern in der linken Bauch-Seite; Kulkern im Bauche; Vergeblicher Stuhldrang und sehr harter Stuhl; Schwierig, nur mit viel Anstrengung heraus zu pressender Stuhl; Leib-Verstopfung zu mehreren Tagen; Hartleibigkeit; Spulwürmer; After-Schmerzen nach Essen und Stuhlgang; Jücken im After; Spannen im After; Schneiden im Mastdarme und der Harnblase; Drängen zum Harnen; Allzuhäufiges Harnen, mit Drang; Nieren-Gries; Blutfluss aus der Harnröhre; Jücken in der Harnröhre, bei und nach dem Harnen; Schwache Steifheit der Ruthe; Mangel an Erektionen; Mangel an Pollutionen; Alte Hoden-Geschwulst; Uebermässige Pollutionen; Mangel an Geschlechtstrieb; Mehrjährige Impotenz; Abneigung vom Beischlafe; Allzuleichter Reiz zur Begattung, schon durch Gedanken daran; Unbändiger Trieb zur Begattung, alle Nächte; Zu schnelles Fortgehen des Samens; Zu lange und allzu starke Regel; Von Schreck lang zu unterdrückende Regel; Traurigkeit und Melancholie vor der Regel; Jücken, Brennen und Fressen an der Scham; Herauspressen über der Scham, bis in die Scheide, beim Bücken; Stich-Schmerz in den Schamlefzen beim Niederlegen; Winde-Abgang aus der Scheide; Weissfluss; Weissfluss-Abgang, mit Schneiden im Unterbauche zuvor.

Schnupfen aller Art; Fliess-Schnupfen; Schnupfen und Husten; Stock-Schnupfen; Verstopfung beider Nasenlöcher; Husten nach Trinken; Trockner Husten, Tag und Nacht; Langjähriger trockner Früh-Husten; Schweres Aufhusten; Husten mit Erschütterung der Brust; Husten mit Auswurf; Husten mit Eiter-Auswurfe; Geschwürige Lungensucht; Kurzäthmigkeit bei Kindern; Stete Brustbeklemmung, mit

Athem-Verkürzung bei jeder Arbeit; Steter Druck an der linken untersten Rippe; Stiche in der linken Brust; Zerschlagenheits-Schmerz der Brust; Brennen in der Brust heran, wie Sood; Aengstliches Herzklopfen; Stechen im Kreuze beim Aufrichten vom Bücken; Nächtlicher Rückenschmerz; Reissen in den Schultern; Ziehen und Zusammenraffen im Nacken, bis in den Hinterkopf, Tag und Nacht; Genicksteifigkeit; Steifheit der einen Hals-Seite; Harte Geschwulst an der einen Hals-Seite; Unter dem Unterkiefer Drüsen-Geschwülste; **Zieh-Schmerz in den Armen**; Zucken der Arme im Nachmittags-Schlafe; Nächtlicher Knochen-Schmerz im Arme; Einschlafen der Arme, schon beim Aufheben derselben; Nächtliches krampfiges Einschlafen der Arme; **Kraftlosigkeit der Arme**; Nächtlicher Knochen-Schmerz im Ellbogen; Gichtsteifes Hand-Gelenk; Taubheit der Hände; Trockenheit der Haut der Hände; Reissen in den Finger-Gelenken; Röthe, Geschwulst und gichtisches Reissen der Finger-Gelenke; Von Gicht-Knoten steife Finger; Verstarren der Finger bei der Arbeit; Einschlafen des kleinen Fingers; Nächtliches Reissen in den Beinen; Reissen im Knie; Abendliches Reissen in der Kniekehle; Reissen in den Knieen bis über die Schienbeine und Fussrücken; **Steifheit des Kniees**; Knie-Geschwulst; Brennen an den Unterschenkeln; Brennend beissendes Jücken in den Kniekehlen; **Zusammenzieh-Schmerz in den Waden**, beim Gehen; Alte Unterschenkel-Geschwüre, mit nächtlichem Reissen, Jücken und Brennen; Geschwulst des Fussknöchels; Kalte Füsse; Klamm in den Füssen, Kalte, schweissige Füsse; Starker Fuss-Schweiss; Geschwulst der Fusssohlen; Schmerz der Fusssohlen beim Gehen; Umknicken der Zehen beim Gehen; Klamm in den Zehen; Hühneraugen; Schmerz der Hühneraugen; **Trockenheit der Haut**; Die Haut springt hie und da auf und bekommt Risse; Jücken am Tage, bei Erhitzung; Jücken, Abends vor dem Niederlegen; Schmerzhafter Ausschlag am Halse und auf der Brust; Jücken und Fressen an Armen und Beinen; **Blutschwäre**; Klamm in den Fingern und Waden; Krampfhaftes Krummziehen der Finger und Zehen; Reissen in Armen und Beinen; Reissen in den Knieen, Füssen und Fingern; Knochenschmerzen von Quecksilber-Missbrauche; Zieh-Schmerz in den Gliedern; Abendliche Unruhe in den Füssen; Eingeschlafenheit der Glieder, Arme, Hände, Beine, bei Tag und Nacht; Gefühllosigkeit des Armes und Fusses; Aderkröpfe, **Wehadern der Schwangern, Leicht Verheben und davon schmerzhafte**

Genick-Steifheit; Rucken und Zucken einzelner Glieder oder des ganzen Körpers im Schlafen und Wachen; Beschwertes Liegen auf der linken Seite, wegen Herzklopfen und Stichen; Verkältlichkeit: nach wenigem Spazieren, Müdigkeit der Füsse und Brennen der Sohlen; **Innere Kraftlosigkeit**; Mattigkeit in den Gliedern; Müdigkeit beim Erwachen; Oefteres Gähnen und Schläfrigkeit; Tages-Schläfrigkeit; Unruhiger Nacht-Schlaf, mit öfterem Erwachen; Traumvoller Schlaf; Schwärmerischer Schlaf; Fürchterliche, ängstliche Träume; Spätes Einschlafen; Er kann vor Gedanken nicht einschlafen; Nachts, Zucken und Unruhe in den Füssen; Nächtliche Kopfschmerzen; Aufschrecken im Schlafe; Mangel an Körper-Wärme; Ueberlaufende Hitze; Dreitägiges Fieber mit saurem Erbrechen nach dem Froste, und Gedunsenheit des Gesichtes und der Hände; Fieberhafter Tages-Schweiss; Tages-Schweiss, bei mässiger Arbeit, oder bei geringer Bewegung, besonders im Gesichte.

Gewöhnlich mässigt Kampfer die allzuheftige Wirkung von Lycopodium, die fieberhaften Zustände aber, die es gewöhnlich in hohem Grade erregt, lassen sich vorzüglich durch Pulsatilla dämpfen, so wie die üble Laune, Uebelnehmigkeit, Misstrauen, Vorwürfe-Machen u. s. w. durch Causticum hinweg genommen wird. Kaffeetrank verhindert und löscht die Wirkung des Lycopodiums aus.

Eine mässige Gabe wirkt an 40, 50 Tage und länger. Es lässt sich nach Zwischen-Gebrauch anderer antipsorischer Mittel wohl wiederholen, doch mit weit weniger Vortheil.

Vorzüglich wirkt es heilbringend, wenn es nach verflossner Wirkung der Kalkerde homöopathisch angezeigt ist.

Die Namens-Verkürzungen sind: *Gff.*, *Dr. Freiherr v. Gersdorff*; *Gll.*, *Dr. Goullon*; *Htb.*, *Dr. Hartlaub*; *Rl.*, *Dr. Rummel*; *Sr.*, *Dr. Schréter*; *Whl.*, *Wahle*; *Th. Rkt.*, *Theodor Rückert*.

Lycopodium.

Hypochondrische, quälende Stimmung; er fühlt sich unglücklich. (d. ersten 2 T.)
Höchst melancholisch, niedergeschlagen, freudelos.
Traurig hypochondrische, (ärgerliche) Stimmung.
Gedrücktes Gemüth. (n. 17 T.)
5 Das Kind verliert seine Munterkeit, wird still und muthlos. *(Htb.)*
Streben nach Einsamkeit.
Leute-Scheu. (d. 1. T.)
Wenn ihr Menschen zu nahe kommen, fällt es ihr gleich, wie Angst auf die Herzgrube.
Sie flieht ihre eigenen Kinder.
10 Schwermüthig, Abends.
Schwermuth, Unlust, traurige Gedanken.
Traurige Stimmung, sie musste den ganzen Tag weinen und konnte sich nicht zufrieden geben, ohne Veranlassung.
Traurig, verzweifelnd, zuletzt weinerlich.
Verzweiflung, Weinen.
15 Trauriges Gemüth.
Aeusserst traurig und missmüthig.
Weinerlichkeit bei Frostigkeit.
Er weint und heult erst über die Vergangenheit und dann über die zukünftigen Uebel.
Grosse Bangigkeit in der Herzgrube, von Aergerniss.
20 Grosse Aengstlichkeit, wie in der Herzgrube, ohne besondere Gedanken. (n. 24 St.)
Innere Angst, Vormittags, und innerlicher Frost, wie ein inneres Zittern.
Aengstlichkeit, Abends, wobei es ihr vor den Augen wie halb verwirrt ist.
Aengstlich, furchtsam, zaghaft.

Lycopodium.

Grosse Furchtsamkeit. (d. 10. T.)
25 Grosse Furcht vor Schreckbildern, Abends, die sich ihrer Phantasie aufdrängten, und am Tage, weinerlich.
Abends, im Dunkeln, kömmt ihm Furcht an, als eine Thür, die er öffnen will, schwer aufgeht.
Es kömmt ihm, Abends, beim Eintritt ins Zimmer die Furcht an, als sehe er da Jemand; auch am Tage glaubt er zuweilen, Jemand im Zimmer zu hören.
Sie fürchtet sich, allein zu seyn.
Innere Unruhe. (n. 24 St.)
30 Ungeduld.
Sehr muthlos und matt.
Mangel an Vertrauen auf seine Kräfte.
Kleinmüthig, traurig, schwärmerisch.
Misstrauisch, verdachtsam, übelnehmend.
35 Höchste Verdachtsamkeit und Misstrauen.
Verzweifelt und trostlos.
Höchst empfindlich am Gemüthe; sie weint über Dank. (n. 20 St.)
Aeusserst reizbar, schreckhaft und ärgerlich.
Grosse Schreckhaftigkeit.
40 Sehr schreckhaft den ganzen Tag.
Sie erschrickt sehr leicht und fährt zusammen.
Jedes Geräusch thut ihr weh.
Unzufriedenheit. (n. 72 St.)
Sehr reizbar und zum Trübsinn geneigt.
45 Aergerlichkeit. *(Gll.)*
Aergerlich niedergeschlagen. (d. 15. T.)
Es fallen ihr eine Menge unangenehmer Begebenheiten aus vorigen Zeiten ein, über die sie sich ärgern muss, selbst Nachts, beim Erwachen.
Er hat Mühe, einen innern Eigensinn und Aerger zu bergen.
Ueberreiztheit mit Bangigkeit.
50 Er lächelt ohne froh zu seyn, launig.
Das Kind wird unfolgsam, obgleich nicht übel gelaunt.
Trotzig, eigenmächtig, halsstarrig, auffahrend, zornig.
Sehr heftig und reizbar.
Heftiges Gemüth, ohne Verdriesslichkeit. (n. etl. St.)
55 Sie kann nicht die mindeste Widerrede vertragen, und kommt gleich ausser sich vor Aergerlichkeit.
Zornige Wuth, theils gegen sich, theils gegen Andere.

Lycopodium.

Leichte Erregbarkeit zu Aerger und Zorn.
Er streitet im Geiste mit abwesenden Personen.
Wahnsinn und Wuth, in Neid, Vorwürfen, Anmassungen und Befehlshaberei sich auslassend. (n. 12 T.)
60 Wie wahnsinnig, sucht sie Händel, macht ungegründete Vorwürfe, schimpft auf das Heftigste und schlägt den so Beleidigten. (n. 2 St.)
Lange Weile. (n. 2 T.)
Unempfindlichkeit des Geistes für äussere Eindrücke.
Gleichgültig gegen äussere Eindrücke, bei gereizter Stimmung.
Gleichgültig im höchsten Grade.
65 Gleichgültigkeit. *(Gll.)*
Rede-Unlust. *(Gll.)*
Zum Weinen und Lachen zugleich geneigt.
Nach Aengstlichkeit, grosse Neigung, über Kleinigkeiten zu lachen, etliche Stunden lang, und darauf ein halbstündiges Weinen ohne Ursache.
Ueberlustig, bei drehender Schwindeligkeit.
70 Uebermüthig und ausgelassen lustig.
Wenn man sie, Etwas ernstes erzählend, ansieht, muss sie lachen.
Unwillkührliches Pfeifen und Dudeln.
Nach Uebermunterkeit, als wenn er die Muskeln des Gesichts verziehen müsste, Unaufgelegtheit und Ungeduld.
Gedächtniss-Schwäche. (n. 3 T.) *(Rl.)*
75 Zerstreutes Handeln. *(Gll.)*
Eine Art ausser sich Leben, wie beim Anfange eines Fiebers.
Im Denken ist ihm der Kopf wie leer, er kann keinen Gedanken festhalten.
Er kann nichts thun, nichts denken; er bringt seine Zeit mit unbedeutenden Dingen hin, ohne sich entschliessen zu können zu dem, was er zu thun hat.
Er kann den Gedanken nicht festhalten; es wird ihm schwer, sich auszudrücken und die passenden Worte zu finden, vorzüglich Abends.
80 Sie kann keinen Gedanken fassen, vor Eingenommenheit des Kopfes mit innerer Spannung.
Die Gedanken sind ihm wie still stehend, der Geist unbehülflich und wie erstarrt, wie eine Eingenommenheit ohne Verdüsterung.
Er kann über höhere, selbst abstrakte Dinge, ordentlich

Lycopodium.

sprechen, verwirrt sich aber in den alltäglichen; so nennt er z. B. Pflaumen, wenn er Birnen sagen sollte.

Versprechen mit Worten und Sylben. *(Goull.)*

Wählen falscher Worte. *(Gll.)*

85 Er kann nicht lesen, weil er die Buchstaben verkennt und verwechselt; er sieht sie und kann sie nachmalen, sich aber auf ihre Bedeutung nicht besinnen; er weiss, z. B. dass Z der letzte Buchstabe im Alphabete ist, hat aber vergessen, wie derselbe heisst; er kann schreiben, was er will, schreibt die gehörigen Buchstaben, kann aber sein Geschriebenes selbst nicht lesen.

Eingenommenheit des Kopfes, wie unbesinnlich.

Eingenommenheit des Kopfes, wie von verdorbenem Magen.

Starke Eingenommenheit des Kopfes.

Drückende Eingenommenheit des Kopfes besonders über und in den Augen, Abends.

90 Verdüsterung des Kopfes, mit dumpfem Drucke im Vorderkopfe, wie bei zurückgetretnem Schnupfen, mit Trockenheit der Lippen und des Mundes und mit Durste.

Düselig, früh, wie betrunken, mehrere Morgen.

Düseligkeit, dass sie nicht wusste, wo sie war.

Düselig im Kopfe, träg und schlaff in den Gliedern, den ganzen zweiten Tag. *(Htb.)*

Betäubung, gegen Abend, mit Hitze an den Schläfen und an den Ohren.

95 Es war, als wollte Alles vor ihr vergehen. (d. 3. T.)

Taumelig früh, und wie Schwere in den Augen.

Sobald sie Etwas sich herumdrehen sieht, bekommt sie, eine Stunde lang, das Gefühl, als drehe es sich auch in ihrem Körper herum.

Schwindelähnliche Eingenommenheit des Kopfes, Vormittags, mit Gefühl, als lägen die Augen tief, wobei auch das Denken und Begreifen schwer fällt. *(Gff.)*

Schwindel, Vormittags; es drehte sich Alles mit ihr herum, bei arger Brecherlichkeit.

100 Schwindel beim Aufstehn vom Sitze.

Schwindel beim Trinken.

Schwindel in einer heissen Stube. (n. 23 T.)

Schwindel, früh, bei und nach Aufstehn aus dem Bette, dass er hin und her taumelte. (n. 30 T.)

Kopfweh einfachen Schmerzes, mehrere Tage anhaltend, stärker in der Ruhe, weniger beim Gehen im Freien.

Lycopodium.

105 Kopfweh, besonders beim Schütteln und Drehen desselben.

Heftiger Kopfschmerz, wie von unrechter Lage, die Nacht.

Kopfschmerz auf der linken Seite, wie äusserlich, welcher auch ins Ohr und die Zähne kommt, vorzüglich Abends heftig, und von Schreiben und Lesen, sowie vom mindesten Drucke an den Schläfen, z. B. der Brille unerträglich erhöht.

Kopfschmerz über den Augen, gleich nach dem Frühstücke. (d. ersten 2 Tage.)

Kopfschmerz zchwischen beiden Augen.

110 Schmerz in beiden Schläfen, bei jedem Tritte, in der Ruhe nicht.

Sie fühlt jeden Tritt im Kopfe und bei jeder Bewegung Schüttern im Gehirne.

Stumpfer Schmerz in der Stirn, als würde der Kopf von beiden Seiten zusammengedrückt.

Druck, wie von einem Nagel, grade in der Mitte über dem behaarten Theil der Stirn. *(Gll.)*

Druck in der Stirn und die Nase herab, früh.

115 Druck, bald in der rechten, bald in der linken Schläfe. *(Gff.)*

Drücken in der rechten Hälfte des Hinterhaupts nach dem Ohre zu. *(Gff.)*

Drücken im Genicke auf einer kleinen Stelle. *(Gff.)*

Heftiges Drücken im Genicke, viele Tage lang.

Ein lähmig drückender Schmerz an der Schläfe.

120 Druckschmerz im Oberkopfe, wie zum Schnupfen. (n. 12 St.)

Druck-Schmerz im ganzen Kopfe, Nachmittags, besonders beim Bücken.

Mehr Druck- als Zusammenzieh-Schmerz im Kopfe, früh. beim Aufstehen.

Der drückende Kopfschmerz nimmt beim Liegen zu.

Kopfweh, als sollte der Kopf auseinander getrieben werden, und als schwankte das Gehirn hin und her, besonders bei Gehen, Treppensteigen und Aufrichten vom Bücken. *(Htb.)*

125 Auseinander Pressen in der Stirn und über den Augen bis in den Oberkopf, mit Uebelkeit, als sollte sie Alles ausbrechen und Zittern der Glieder. (n. 1 St.)

Schwere im Kopfe.

Schwere des Hinterkopfes.

Dumpfes Schwerheits-Gefühl im Hinterkopfe, mit wüstem Schmerze an der Stirn, durch Bewegung vermehrt. *(Htb.)*

Lycopodium.

Herumziehender Schmerz im Kopfe, Nachts, welcher den Kopf schwer macht; sie wusste nicht, wo sie denselben vor Schmerz hinlegen sollte, die ganze Nacht. (n. 9 T.)
130 Kneipender Schmerz am Kopfe, hinter dem Ohre. (n. 48 St.)
Reissen im Hinterkopfe. *(Gff.)*
Reissen im (am) Kopfe, 48 Stunden lang, nach Entstehung einer unschmerzhaften Backen-Geschwulst aufhörend.
Reissendes Kopfweh, Abends, oben und auf beiden Seiten des Kopfes. *(Gff.)*
Reissen, hie und da im (am?) Kopfe, und drauf in andern Theilen des Körpers. *(Gff.)*
135 Reissen im Kopfe. (d. 4. T.) *(Htb.)*
Risse durch die linke Kopf-Seite bis ins Ohr. *(Gll.)*
Scharfes, strahlendes Reissen in und über dem linken Stirnhügel, nach der linken Seite hin. *(Gff.)*
Ruckweises, strahlendes Reissen in der rechten Kopfhälfte, von der Schläfe aus. *(Gff.)*
Ruckweises, drückendes Reissen in der rechten Stirn-Hälfte, bis dicht an die Nasenwurzel und die rechte Augenbraue, wie im Knochen. *(Gff.)*
140 Ein drückendes Reissen im (am?) linken Hinterhaupte auf einer kleinen Stelle nahe am Genick. *(Gff.)*
Drückend reissender Kopfschmerz, früh, dicht über den Augen und bis in diese. *(Gll.)* (d. 3. T.)
Reissender und stechender Kopfschmerz, Nachts, über dem rechten Auge, in der Schläfe und am Hinterkopfe.
Stechender Kopfschmerz in der Gegend des Auges.
Stechender Schmerz im Hinterkopfe.
145 Stechen zur Stirn heraus, täglich öfters, ruckweise.
Heftiger Stich-Schmerz in der linken Stirne.
Reissender Kopfschmerz von Nachmittag bis Abend: die Nacht drauf Zahnschmerzen.
Eizelne erschreckende Stiche im Kopfe, Abends am schlimmsten.
Stechen und Drücken im Kopfe. (n. etl. St.)
150 Stechen und Drücken im Kopf-Wirbel, Nachts. (n. 7 T.)
Stechendes Kopfweh, mit Pressen und Drücken in den Augen, bei heftigem Fliess-Schnupfen.
Wundheits-Schmerz in der Stirn, fast täglich, beim Bücken verschlimmert.
Ein heftiger Stoss vom Rücken aus nach dem Scheitel, dass er den Kopf halten musste, beim Sitzen (nach satt Essen).

Lycopodium.

Wuchten und Rucken im Kopfe.
155 Zuckender Kopfschmerz, wie in den Schädelknochen.
Klopfender Schmerz neben den Augenhöhlen, nach aussen. *(Gll.)*
Klopfen im Kopfe, Abends nach dem Niederlegen.
Klopfendes Kopfweh, nach jedem Husten-Anfalle.
Pochen im Gehirn, beim zurück Lehnen des Kopfes, am Tage.
160 Arges Pochen im Kopfe, wie Hacken (mit saurem Aufstossen.
Heftiges Klopfen im Vorderkopfe, Abends, was sich dann spannend über den Hinterkopf bis in den Nacken zog. (n. 4 T.)
Klopfen oben im Kopfe.
Steter pochender Kopfschmerz mitten in der Stirn, von früh 3 Uhr, bis Abend.
Pochen und Drücken im Hinterkopfe.
165 Pulsiren und Druck im Kopfe, beim Lesen, im Sitzen.
Pochen im Gehirne, mit Hitze am Kopfe.
Blutdrang nach dem Kopfe, früh, beim Erwachen.
Blut-Fülle im Hinterhaupte, nach Bücken.
Kopfweh, wie ein Klang durch den Kopf, wie vom Springen einer Klavier-Saite.
170 Dröhnen im Kopfe, beim hart Auftreten.
Sausen innerlich im Kopfe, mit Hitz-Gefühl.
Der Kopf ist äusserlich sehr empfindlich.
Aeussere Schmerzhaftigkeit des Vorderkopfes beim Berühren.
Oberflächlicher Kopfschmerz über der Stirne, auf dem Scheitel, an den Backen-Knochen, dem Ohre, den Kinnladen: Nachmittags aussetzend, Abends wiederkehrend.
175 Aeusseres flüchtiges Reissen am Kopfe, beim Gehen im Freien.
Reissen im Haarkopfe, oberhalb der rechten Stirn-Hälfte. *(Gff.)*
Feines, brennendes, stechendes Reissen in der Haut der rechten Schläfe, nach Jücken und Reiben, und darauf klemmendes Kopfweh. *(Gff.)*
Zieh-Schmerz an der rechten Kopf-Seite, bis zum Nacken herunter.
Gefühl links auf dem Haarkopfe, oben, wie Ziehen an einem einzelnen Haare. *(Gff.)*
180 Zusammenziehende Empfindung auf dem Haarkopfe, mit Gefühl, als würden die Haare ausgerauft.

Lycopodium.

Krampfhaftes Zusammenziehen der Kopfhaut.
Aufziehn der Haut des Vorderkopfes, mit Erweiterung der Augenlider, und darnach herunterziehen dieser Haut, mit Verschliessung der Augen.
Schneidendes Weh quer über den Haarkopf, zwischen Stirn und Wirbel. *(Gff.)*
Die Knochen des Kopfes schmerzen.
185 Brenn-Schmerz auf beiden Hinterhaupts-Hökern.
Die Haare auf dem Kopfe gehen ungeheuer aus.
Ausfallen der Haare beim Kämmen.
Die Kopf-Haare fallen in Menge aus, während an andern Stellen des Körpers sich Haare erzeugen.
Sie bekommt viel graue Haare.
190 Grosse Verkältlichkeit am Kopfe; ein kaltes Lüftchen macht Schneiden auf der Kopfhaut.
Jücken auf dem Haarkopfe.
Fressen auf der Kopfhaut; er muss kratzen.
Kopf-Ausschlag mit geschwollenen Halsdrüsen, am Hinterkopfe eine grosse Eiterbeule, und über den ganzen Haarkopf ein Schorf, den das Kind Nachts aufkratzt, und welcher dann blutet.
Ein breiter Knoten unter der Stirnhaut, ohne Veränderung der Haut-Farbe daselbst. *(Htb.)*
195 Eine Beule am Hinterkopfe, wie eine Wallnuss. (d. 7. T.)
Stark eiternde Kopf-Ausschläge.
Es drehet ihm den Kopf unwillkürlich nach der linken Seite herum.
Die Augen schmerzen Abends, dass sie sie kaum aufmachen kann.
Die Augenlider schmerzen bei Berührung.
200 Schmerz des Auges, wie blaugeschlagen.
Drücken in den innern Augenwinkeln.
Drückender Schmerz in den Augen, als wäre Staub darin.
Druck auf den Augen, mit Schläfrigkeit, Vormittags. *(Gff.)*
Druck auf dem rechten obern Augenlide. *(Gff.)*
205 Drücken im rechten Auge, als wenn Etwas hineingefallen wäre. *(Gff.)*
Zerschlagenheits-Schmerz der Augen, und als wollten sie herausfallen, dass er vor Schmerz nicht scharf auf Etwas sehen konnte; von Nachmittag 1 Uhr an, am meisten aber Abends.

IV. 6

Lycopodium.

Er kann die Augen nicht aufheben; die Lider sind zu schwer.

Schwere der Augenlider, auch am Tage, besonders bei Helligkeit.

Schwere und Müdigkeit der Augen, wie schläfrig von Ansehn.

210 Spann-Schmerz im linken Auge.

Zusammenpressen der Augen, bei gespannter Haut über die Backenknochen.

Reissen um die Augen, bis in die Stirn und die Backen.

Reissen im rechten Augapfel. (*Gff.*)

Stiche im linken Auge.

215 Stechen in beiden Augen. (n. 12 T.)

Stechen in den Augen ohne Röthe derselben, den ganzen Tag, doch vorzüglich früh. (n. 34 T.)

Brickeln, bald in diesem, bald in jenem Augapfel (*Rl.*)

Jücken in den Augen. (n. 30 T.)

Jücken in den Augenwinkeln. (auch *Gff.*)

220 Beissen im rechten Auge, wie von Rauch, mit Zuziehn der Augenlider. (*Htb.*)

Beissen in den äussern Augenwinkeln mit Thränen wie von Rauch, jedesmal Abends in der Dämmerung.

Jücken um das Auge.

Kälte-Gefühl in den Augen, Abends.

Brennen in den Augen.

225 Brennen in den Augen, wenn er sie schliessen wollte.

Starkes Brennen und Jücken im Auge. (*Gll.*)

Röthe der Augen und Drücken darin.

Röthe des Augenweisses, mit Schmerz.

Rothe, entzündete Augen, mit Stich-Schmerz darin von Nachmittags 5 bis Abends 10 Uhr.

230 Entzündung des Weissen im Auge.

Entzündung der Augenlider mit Druck-Schmerz und nächtlichem Zuschwären in den äussern Winkeln.

Entzündung der Augen, mit Röthe und Trübheit des Weissen, Röthe und Geschwulst der Lider, Brennen, Drücken und Schleim-Absonderung im Auge. (*Htb.*)

Entzündung der Augen mit Röthe des Weissen und Geschwulst der Lider, Stechen, Lichtscheu, vielem Thränen und nächtlichem Zuschwären. (*Htb.*)

Entzündung der Augen mit Jücken in beiden Winkeln, Röthe und Geschwulst der Lider des rechten; storrendem Schmerze, wenn sie trocken geworden, und nächtlichem Zuschwären.

Lycopodium.

235 Geschwulst und Schmerzhaftigkeit der Augenlider, mit nächtlichem Zuschwären in den Winkeln.

Viel Eiterblüthchen in den Augenlidern.

Gerstenkörner an den Augenlidern, nach dem innern Winkel zu.

Geschwürigkeit und Röthe der Augenlider; das ausdringende Wasser beisst und schründet auf dem Backen.

Eiterndes Gerstenkorn am Augenlide. *(Htb.)*

240 Rothe Blüthchen am obern rechten Augenlide, die sich in einen Schorf zusammenziehen. *(Htb.)*

Zuschwären der Augen, vorzüglich Nachts und besonders in den äussern Winkeln.

Früh sind die Augenlider wie zusammengeklebt.

Viel Eiter-Schleim (Butter) in den Augen, mit schründendem Schmerze. (n. 32 T.)

Augenbutter im innern Winkel, früh.

245 Beissende Feuchtigkeit fliesst aus dem Auge, bei starker Röthe des Weissen darin.

Schleim in den Augen; er muss sie auswischen, um heller zu sehen.

Thränen der Augen, und viel Butter darin, mit Drücken und bleichem Gesichte.

Starkes Thränen des rechten Auges, Nachmittags.

Bei rauhem Winde läuft ihm das Wasser aus den Augen.

250 Trockenheit der Augen, Abends.

Trockenheit der Augen; er muss die Lider schliessen.

Trockenheit unter den Augenlidern, wie von Staube, früh, beim Erwachen.

Trübe heisse Augen.

Mattigkeit der Augen, Abends, bei Lichte, mit Schmerz beim Drehen derselben.

255 Matte, trübe Augen.

Krampfhaftes Zucken des untern Augenlides. (n. 90 T.)

Krampfhaftes Zucken des untern linken Augenlides, nach dem innern Winkel zu. (n. 35 T.)

Fippern der linken Augenlider.

Schwäche der Augen; sie kann nicht lange lesen oder nähen; sie muss die Augen vor Schmerz zu drücken, und früh schwären dieselben etwas zu.

260 Beim Schreiben werden die Buchstaben undeutlich.

Die Buchstaben laufen beim Lesen in einander.

Unsicherheit im Sehen und öfters Flimmern vor den Augen.

Trübsichtig schon auf kurze Entfernung; es ist, als sähe er durch ein feines Gitter.

Trübsichtigkeit, wie von einer klebrichten Feuchtigkeit im Auge, die sich nicht wegwischen liess, in Anfällen bald mehr, bald weniger.

265 Weitsichtigkeit; beim Lesen und Schreiben erscheint ihr Alles undeutlich, wie durch Flor; in der Ferne aber sieht sie Alles klar und deutlich.

Halbsichtigkeit; er sieht nur die Hälfte der Dinge, links, die rechte Hälfte fehlt oder ist verdüstert; mit dem einen Auge sieht er ebenso, wie mit beiden, nur ist der Fehler auf dem rechten stärker.

Trübheit des Gesichtes; er muss die Schrift bald näher, bald ferner halten, um lesen zu können.

Fliegende schwarze Flecke vor den Augen in kurzer Weite. (in 41 St.)

Flor und Flimmern vor den Augen, nach dem Nachmittags-Schlafe. (n. 16 T.)

270 Flimmern vor den Augen, bei Schlafengehn.

Fippern und Schwittern vor den Augen, wie die Luft bei grosser Sommerhitze.

Zittern der Gegenstände, auf die sie aufmerksam sieht, Abends, bei Licht, und das Licht, beim Anschauen, am meisten.

Feuerfunken vor den Augen, im Dunkeln. (n. 5 St.)

Das Abend-Licht blendet ihn sehr, er kann dann Nichts auf dem Tische sehen.

275 Ohren-Zwang in freier Luft.

Gefühl von Drängen nach den Ohren.

Wie eingezwängt im innern Ohre.

Drücken, hinten, an der rechten Ohrmuschel.

Reissen im rechten und linken Gehörgange. *(Gff.)*

280 Reissen hinter dem linken Ohre. *(Gff.)*

Reissen in der linken Ohrmuschel. *(Gff.)*

Reissen am rechten Ohre. (d. 14. T.)

Zucken im innern Ohre.

Stechen im Ohre, beim Schnauben, mit erschwertem Sprechen.

285 Beissen und Wundheits-Gefühl hinter dem rechten Ohre und an der Seite desselben.

Stiche im Ohre. *(Gll.)*

Aneinanderhangende, reissende, zwickende Stiche im Ohre, das wie zu eng deuchtet und als wollte es platzen.

Lycopodium.

Klopfen und Spannen in den Ohren, mit krampfhaftem Spannen der Haut hinter den Ohren, schief nach den Nacken-Muskeln zu.

Blutdrang nach den Ohren.

290 Gefühl von Drang heissen Blutes in die Ohren.

Jücken im Ohre.

Schwären und Auslaufen der Ohren.

Schmerz hinter beiden Ohren, der ihn nöthigte, gebückt zu gehen.

Empfindlichkeit gegen Geräusch, beim Spazieren.

295 Gehör vermindert. (n. 24 St.)

Die Töne der Sprache deuchten ihm dumpf, obgleich ebenso stark.

Es fiel ihm vor die Ohren, mit Sausen darin und Schwerhörigkeit. (n. 10 T.)

Es trat ihr vor das Ohr mit Wuwwern.

Sie hört Abends die Musik vor den Ohren, die man ihr am Tage vorgespielt hatte.

300 Laufen vor den Ohren.

Brausen und Brummen vor und in den Ohren.

Brummen vor dem rechten Ohre.

Brummen und Sumsen in den Ohren.

Starkes Sausen in den Ohren.

305 Sieden im Ohre, (d. 2. T.)

Pfeifen im Ohre, beim Schnauben.

Piepen vor den Ohren, mehrere Abende.

Pochen vor den Ohren, früh und Abends.

Glucksen vor den Ohren, am Tage.

310 Es gluckert in den Ohren, wie Luftblasen.

Nasen-Muskeln erst wie ausgedehnt, dann wieder zusammengezogen und verkürzt, wie aufgestülpt.

Beissendfressende Schmerzen im rechten Nasenloche.

Fressendätzende Schmerzen im linken Nasenloche, bei Bewegung der Nase und Einbringen des Fingers.

Jücken in den Nasenlöchern.

315 Jücken der Nase. (n. 5 T.)

Druck am Nasenbeine, dicht neben dem rechten Auge. *(Gff.)*

Drückendes Ziehen an der rechten Nasen-Seite. *(Gff.)*

Reissen von der rechten Nasen-Seite zum Augenwinkel heraus. *(Htb.)*

Schneidendes Wundheits-Gefühl an der innern Scheidewand der rechten Nasenhälfte, hoch oben; Abends, im Bette. *(Gff.)*

320 Geschwulst der Nasenspitze, mit Schmerz bei Berührung.
Hitze in der Nase und Brennen der Augen.
Geruch äusserst empfindlich, schon Hyacinthen-Geruch macht Uebelkeit.
Erhöhter Geruchs Sinn.
Gänzlicher Mangel an Geruch. (n. 2 T.)
325 Krebs-Geruch vor der Nase, beim Ausspucken.
Ausschnauben blutigen Schleimes. (n. 6 T.)
Ausschnauben geronnenen Blutes. (n. 11 T.)
Starkes Bluten aus einer kleinen Wunde in der Nase, Abends, beim Spazieren. (n. 32 T.)
Nasenbluten, drei Tage nach einander, Nachmittags 2 Uhr.
330 Zweimaliges Nasenbluten an einem Tage. (n. 26 T.)
Starkes Nasenbluten, und drauf oft Blutschnauben. (n. 20 T.)
Gesichts-Blässe, bei Tagesschläfrigkeit und Verdrossenheit.
Das blasse Aussehen des Gesichtes nimmt gegen Abend zu. (n. 8 T.)
Sehr blasses, eingefallnes Gesicht, früh.
335 Blasse, elende Gesichts-Farbe.
Blässeres, schmales Gesicht.
Verändertes Ansehen des Gesichtes und eingefalle Augen.
Sehr eingefallen um die Augen. (n. 7 T.)
Blaurandige Augen. (n. 12 T.)
340 Gelbheit des Gesichtes.
Gelbgraue Gesichts-Farbe. *(Whl.)*
Das ganze Gesicht zog sich erst in die Länge, dann in die Breite.
Hitze im Gesichte, den Augen und Handtellern.
Hitze des Gesichtes mit hypochondrischer Stimmung.
345 Fliegende Hitze im Gesichte, früh, bald nach dem Aufstehen.
Oeftere fliegende Gesichts-Hitze. (d. erst. Tage.)
Arge Hitze im Gesichte, ohne Röthe.
Auffallende Röthe im Gesichte, früh.
Brennen im Gesichte. (n. 26 T.)
350 Rothes, gedunsenes Gesicht, voll dunkelrother Flecke mit Eiterblüthen besetzt.
Geschwulst der Backen.
Ausschlag im Gesichte. (n. 12 T.)
Einzelne Blüthen im Gesichte.
Jücken im Gesichte, am Kopfe und in der Nase.
355 Jücken im ganzen Gesichte und Blüthen mit Eiter in der

Lycopodium.

Spitze, auf den Backen, an der Stirn, und vorzüglich an den Schläfen. (n. 12 T.)

Viel Blüthen und Sommersprossen über das ganze Gesicht.

Mehr Sommersprossen auf der linken Gesichts-Seite und über der Nase.

Unreine Haut im Gesichte, wie von feinem Ausschlage. *(Rl.)*

Jückende Flechte an der Seite der Nase, neben dem Auge.

360 Jückende, schuppige Schwinden im Gesichte und an den Mundwinkeln, mit Bluten. *(Gll.)*

Einfacher Schmerz in der linken Gesichts-Seite, bei Berührung.

Zusammenzieh-Schmerz in den Stirn- und Gesichts-Muskeln. (n. 4 T.)

Geschwulst-Gefühl an der Stirne.

Reissen im Backen.

365 Reissen im Backen-Knochen unter dem linken Auge. *(Gff.)*

Reissen im Oberkiefer. (d. 2. T.)

Reissen im rechten Oberkiefer.

Krampfhaftes Zucken in den Backen-Muskeln.

Die Lippen- und Backen-Muskeln zogen sich zusammen und spitzten den Mund, worauf dann eine breite Ausdehnung des Mundes erfolgte.

370 Erst zog sich der linke Mundwinkel aufwärts, drauf ward der rechte verzerrt.

Blässe der Lippen.

Geschwulst der rechten Unterlippen-Hälfte. *(Htb.)*

Geschwulst der Lippen, früh.

Geschwulst der Oberlippe, mehrere Tage steigend, zuletzt mit Abend-Fieber, erst Frost, dann Hitze im Gesichte, an Händen und Füssen, unruhiger Schlaf und Nacht-Schweiss.

375 Eine wunde Stelle an der Unterlippe.

Wundheit der Mundwinkel. *(Gll.)*

Die Mundwinkel schmerzen, wie geschwürig.

Ausschlag um den Mund.

Feiner Ausschlag am Munde. (n. 11 T.)

380 Jückende Blüthe auf der Oberlippe. (n. 14 T.)

Ausschlag am Rande des Rothen der Lippe, schneidenden Schmerzes bei Bewegung der Lippen und beim Anfühlen. (n. 12 T.)

Lycopodium.

Weisse Blatter an der Inseite der Oberlippe, mit Brenn-Schmerz in der Ruhe, nicht beim Essen. (n. 30 St.)
Ein (grosses) Geschwür am Rothen der Unterlippe.
Am Kinne, vorn, heftiges Jücken, zwei Abende nach einander. (*Gff.*)
385 Jückende Ausschlags-Blüthen um das Kinn.
Am Unterkiefer rechter Seite, Drücken, nach hinten. (*Gff.*)
Zieh-Schmerz im rechten Unterkiefer, und in den Drüsen darunter Schwerheit, wie von Geschwulst, und Klopfen darin, mehr nach Spazieren und nach dem Essen.
Ziehen in den Kinnladen.
Zuckender Schmerz im Unterkiefer, Abends.
390 Reissen, bald in der rechten, bald in der linken Kinnlade, ruckweise.
Die Unterkiefer schiebt sich unwillkührlich bald vor, bald zurück.
Harte Geschwulst am Winkel des Unterkiefers, mit Hitz-Gefühl im Kopfe.
Bohrender Schmerz in den geschwollnen Unterkiefer-Drüsen. (n. 4 T.)
Zahnweh widriger Empfindung, dass sie die Zähne immer zusammen beissen möchte.
395 Dumpfer Zahnschmerz oben und unten, bei Geschwulst des Zahnfleisches (doch nicht puckender, stechender oder ziehender Art) (n. 15 T.)
Die Zähne thun nur beim Kauen weh.
Die Zähne schmerzen beim Berühren und Kauen höchst empfindlich, wie unterschworen.
Zahnschmerz beim Kauen, wie unterschworen. (*Gll.*)
Zahnschmerzen, bloss die Nacht, und wenn dieselben früh aufhörten, grosse Aufgeregtheit und Unruhe, dass sie auch dann nicht mehr schlafen konnte.
400 Zahnschmerz bei der mindesten Berührung des Zahnes und beim Husten.
Krampfhafter Schmerz in den Zähnen.
Ziehender Krampf-Schmerz in den Zähnen, von warmen Geträncken nachlassend.
Ziehendes Zahnweh in den rechten untern Backzähnen. (*Gff.*)
Reissend ziehendes Zahnweh in den linken untern Backzähnen. (*Gff.*)
405 Reissen im hohlen Zahne.

Lycopodium.

Stechen und Ziehen in unbestimmten Zähnen, bald oben, bald unten, wovor sie Abends nicht einschlafen konnte. (n. 9 T.)

Einzelne, heftige, langsam nach einander folgende Stiche im hohlen Zahne, nach Warmwerden im Bette aufhörend.

Oefteres Stechen in einem rechten obern Backzahne.

Stechen, Glucksen und Bohren im hohlen Zahne. (n. 12 St.)

410 Bohrender Schmerz in der Krone des Zahnes.

Einzelne Rucke in den rechten obern Backzähnen.

Wühlender Zahnschmerz, mit Stichen, in einem obern Backzahne; nach dem Essen.

Puckender und klemmender Zahnschmerz.

Puckende Zahnschmerzen. (d. ersten 6 Nächte.)

415 Klopfender Zahnschmerz nach dem Essen.

Pochen im Zahne mit Geschwulst des Zahnfleisches.

Schmerz, wie zertrümmert, in einem hohlen Zahne bis in die Schläfe (d. 3. T.) *(Gll.)*

Schmerz, wie zertrümmert in einem untern Backzahne, beim Beissen sehr empfindlich. (d. 7. T.)

Ein guter Zahn schmerzt beim Essen, wie zu lang.

420 Alle Zähne thun weh, wie zu stumpf.

Lockerheit einiger Schneidezähne.

Grosse Lockerheit der Zähne.

Gelbwerden der Zähne.

Im Zahnfleische, Hitze und Schmerz.

425 Reissen im Zahnfleische, und an den Wurzeln der linken untern Schneide-Zähne. *(Gff.)*

Zuckender Schmerz im Zahnfleische der untern Zahnreihe, Nachmittags. (n. 10 T.)

Brickelnde und stechende Schmerzen im linken Zahnfleische und dem Backen.

Geschwulst des Zahnfleisches über den Vorderzähnen, mit Geschwulst der Oberlippe.

Geschwulst des Zahnfleisches hindert das Oeffnen des Mundes.

430 Geschwulst zwischen dem obern Zahnfleische und dem Jochbeine, mit einiger Backen-Geschwulst und brickelnd stechenden Schmerzen.

Zahnfistel in einer alten Zahnlücke, in der noch ein Stift steckt, mit Geschwulst des Zahnfleisches.

Zahn- (Zahnfleisch-)Geschwür.

Starkes Bluten des Zahnfleisches beim Putzen der Zähne.

Lycopodium.

Unwillkührliches Zusammenstossen und Knirschen der Zähne.
435 Im Munde hie und da, kleine Geschwülste.
Taubheit des innern Mundes und der Zunge.
Unwillkührliches Schnalzen der Zunge, wovon der Ton mit A und O wechselte.
Die Zunge ist wie geschwollen.
Stellenweise geschwollene, schmerzhafte Zunge, dass es sie am Sprechen hinderte.
440 Die Zunge schlägt sich unwillkührlich bald zwischen die Oberlippe und Oberzähne, bald zwischen die Unterlippe und Unterzähne.
Die Zunge fährt unwillkührlich zum Munde heraus und zwischen den Lippen hin und her.
Nasen-Sprache. *(Whl.)*
Erschlaffung im Munde und Schwere der Zunge.
Wundheit der Zunge.
445 **Viel Bläschen auf der Zungenspitze, welche wie roh und verbrannt schmerzt.**
Bläschen auf der Zungenspitze. *(Gll.)*
Knoten auf der Zunge,
Ein Geschwür unter der Zunge, was beim Sprechen und Essen lästig wird.
Geschwulst und Verlängerung des Zäpfchens. (n. 6 T.)
450 Im Halse oft Schmerz beim Schlingen, es ist ihr, als schluckte sie zu viel auf einmal. (n. 9 T.)
Halsweh wie wund schmerzend.
Weh im Halse, beim Schlingen und Husten.
Halsweh, wie Geschwulst bloss beim leer Schlucken.
Unthätigkeit des Schlundes beim Schlucken, die Speise will nicht hinunter.
455 Wie zusammengezogen im Schlunde, es geht Nichts hinunter.
Wie zu eng im Halse, beim Schlingen; die Speisen und Getränke kommen wieder zur Nase heraus. *(Whl.)*
Wenn er die Suppe recht warm isst, kann er nicht schlingen.
Halsweh wie innerlich geschwollen, doch beim Sprechen und Schlingen nicht bemerkbar.
Innere und äussere Drüsen-Geschwulst im Halse, mit Stich-Schmerz beim Schlucken darin und im Ohre.
460 Es steigt ihr von unten herauf bis in den Schlund wie eine Kugel.

Lycopodium

Gefühl im Halse, als ob ein Stein von aussen hineindrückte, und den Hals zupresste, beim Schlingen etwas schmerzhaft, beim Athmen nicht hinderlich.
Reissende Schmerzen im Schlunde herauf.
Reissen in der linken Hals-Seite. (*Gff.*)
Reissen links am Schlunde und im Halse. (*Gff.*)
465 Kriebelnd drückendes Reissen hinten, oben am Gaumen. (*Gff.*)
Stechen und Trockenheit im Halse. (n. 5 T.)
Immerwährendes Stacheln im Halse. (*Whl.*)
Entzündung des Halses mit Heiserkeit und Stichen, vor denen sie weder Festes noch Flüssiges hinterschlingen kann, neun Tage lang. (n. 12 T.)
Entzündung des ganzen Rachens, mit drückend stechenden Schmerzen. (*Whl.*)
470 Eiterung der Drüsen zwischen dem Gaumensegel, mit stechenden Schmerzen beim Schlucken. (*Whl.*)
Schanker ähnliche Geschwüre in den Tonsillen. (*Whl.*)
Verschwärung der Tonsillen. (*Whl.*)
Rauh im Schlund-Kopfe, mit Geschwulst-Gefühl beim Schlingen.
Trockenheit im Munde und Halse.
475 Grosse Trockenheit im Munde, früh. (n. 3 T.) (*Rl.*)
Wundschmerzendes Trockenheits-Gefühl im Schlunde, beim Schlucken, früh.
Trockenheits-Gefühl im Munde, bei vielem Speichel.
Am Gaumen und an den Lippen trocknet der Speichel zu zähem Schleime an.
Trockenheits-Gefühl im Halse und Munde, ohne Durst, bloss Abends, gleich nach dem Niederlegen, und die Nächte hindurch.
480 Stete Trockenheit im Halse. (*Whl.*)
Lästige Hals-Trockenheit; sie möchte trinken, kann aber vor Schmerz Nichts hinterbringen. (*Whl.*)
Früh ist der Hals immer ganz ausgetrocknet. (*Whl.*)
Trockenheit im Halse, mit vielem Durste.
Trocken im Munde und bitterlich.
485 Trocken im Munde und säuerlich.
Drang zum Ausspucken säuerlicher, wässrichter, zuweilen blutiger Feuchtigkeit.
Stetes Wasserzusammenlaufen im Munde und Schleimspucken. (*Whl.*)

Speichelfluss, salzigen Geschmackes. (*Whl.*)
Der innere Mund ist hinten mit zähem Schleime überzogen.
490 Ausrachsen blutigen Schleimes, beim (täglich gewohnten) Reiten.
Belegte Zunge.
Scharrig im Munde.
Uebler Mund-Geruch.
Mund-Gestank, früh, beim Erwachen, den er selbst spürt.
495 Bitter-Geschmack im Munde, früh.
Es kommt ihr früh bitter in den Mund, wie von Säure im Magen.
Arger Bitter-Geschmack im Munde, Nachts, dass sie aufstehen und sich den Mund ausspülen muss.
Steter Bitter-Geschmack im Munde, doch nicht der Speisen.
Bitter-Geschmack aller Speisen.
500 Bittersaurer Mund-Geschmack, vor und nach dem Frühstücke.
Saurer Geschmack im Munde, vorzüglich früh, beim Erwachen.
Saurer Geschmack aller Genüsse, selbst süsser.
Saurer Geschmack beim Cacao-Tranke.
Modriger Geschmack im Munde, von früh bis Mittag.
505 Käsiger Mund-Geschmack. (n. 13 T.)
Sehr süsslicher Mund-Geschmack. (n. 48 St.)
Ganz zuckersüsser Geschmack des Wassers, früh.
Kein Durst, Durstlosigkeit.
Steter Durst bei trocknen Lippen und trocknem Munde, wenn sie aber ein Schlückchen zu sich nahm, war es ihr zuwider und sie konnte es nicht hinunter bringen; dabei krank, matt und müde.
510 Arger Durst, mit fein schaumigem Speichel im Munde. (n. 1 St.)
Viel Durst, sie möchte immer trinken. (*Whl.*)
Grosse Essbegierde und hastiges Essen.
Hunger, gleich nach dem Essen wieder, obgleich Magen und Bauch voll und gespannt war.
Ungeheurer Hunger; je mehr er isst, desto mehr verlangt der Magen, und so lange er isst, befindet er sich wohl, doch hat er darnach stets einen säuerlichen Geschmack auf der Zunge, und auch der Speichel scheint sauer, wovon er jedoch während des Essens nichts spürt.

515 Heisshunger, Mittags, beim Essen, mit Gefühl, als könne sie sich nicht sättigen.

Steter Heisshunger, Nachmittags, mit Gefühl, als lägen schwere Stücke im Magen.

Wenn sie beim Heisshunger nicht isst, bekömmt sie Kopfschmerzen, die nach Essen vergehen.

Esslust, ohne eigentlichen Hunger.

Mangel an Appetit. (n. 3 T.)

520 Essen schmeckt nicht, er hat gar keinen Appetit.

Mangel an Appetit, aber viel Durst. (n. 30 T.)

Abneigung vor festen Speisen, vorzüglich vor Fleisch, aber Durst. (d. 1. T.)

Sie kann gar nicht essen, ist immer satt und ohne Appetit und wenn sie etwas isst, wird es ihr zuwider bis zum Erbrechen.

Fast Ekel gegen das Essen.

525 Es ekelt ihn zuweilen auf Augenblicke die beste Speise an, ehe er sie gekostet, dann aber kann er sich gar nicht satt essen daran.

Widerwille gegen Kaffeetrank und Tabakrauchen.

Brod widersteht ihm, dagegen liebt er mehr warme Speisen.

Nach Milchtrinken, Sauer-Geschmack.

Bald nach Tische, schlechter Geschmack im Munde.

530 Nach dem Abendessen, vorn im Munde wässerig, hinten aber, im Rachen, trocken.

Nach allem Essen und Trinken, saurer Geschmack im Munde und Gaumen, mit Neigung zu saurem Aufstossen.

Nach der Mahlzeit, Säure im Munde.

Nach dem Essen, widerlich bitterer Mund-Geschmack.

Beim Mittag-Essen, grosse Uebelkeit bis zur Ohnmacht, Schweiss vor der Stirn und völliger Appetit-Verlust.

535 Nach Tische, Uebelkeit im Schlunde und Magen, bis zum Erbrechen, mit Wasser-Zusammenlaufen im Munde.

Nach Tische, viel Durst.

Nach dem Abend-Essen, Schlucksen, eine halbe Stunde lang.

Nach dem Essen, öfteres Aufstossen.

Nach dem Essen, Würgen mit Heben zum Brechen, Aufsteigen von Wasser und Auslaufen desselben aus dem Munde. (Würmerbeseigen.)

540 Gefühl wie von Magen-Verderbniss.

Die Verdauung scheint nur langsam von Statten zu gehen.

Lycopodium.

Sie darf sich nicht satt essen, weil sie sich sonst in der Leber-Gegend unbequem und aufgetrieben fühlt.
Nach Essen bis zur Sättigung, gleich unbequem und aufgetrieben.
Gleich nach dem Essen, ist der Bauch immer voll, gedrungen und aufgespannt, bis Abends, beim Sitzen, Gehen und Liegen; er hat dann keine Lust zum Gehen und bleibt sitzen.
545 Nach dem Mittag-Essen, Aufgetriebenheit des Bauches und Spannen im Kopfe.
Nach dem Essen, Aufgedunsenheit des Bauches.
Nach dem Essen, voll und schwer.
Nach dem Mittag-Essen, Gefühl im Magen, wie grosse Nüchternheit, doch ohne Hunger.
Nach dem Mittag-Essen, Kolik.
550 Nach jedem Essen, Drücken im Magen.
Nach dem Essen, Kneipen im Bauche.
Nach dem Frühstücke, Bauchkneipen, wie nach einer Purganz.
Beim Essen, Drücken in der Stirne.
Beim Essen, anhaltendes Stechen in der Stirne und dann beim Bewegen, starke, einzelne Stiche. (n. 36 St.)
555 **Nach dem Essen Kopf-Hitze und ein rother Fleck auf der linken Wange.**
Nach Tische, schwarze Flecken vor den Augen, mit Schmerz, besonders des linken, durch Kopf-Schütteln vermehrt. *(Gll.)*
Besonders nach dem Abend-Essen verziehen sich seine Gesichts-Züge.
Nach Tische eine hohe, brennende Röthe über das ganze Gesicht.
Nach Tische, erst Röthe der Backen, dann schreckliche Blässe.
560 Nach dem Mittag-Essen, Harndrang, aber fast vergeblich.
Nach Tische, ein Beben durch den ganzen Körper.
Nach Tische, Klopfen durch den ganzen Körper. *(Gll.)*
Nach dem Essen immer angegriffner und müder, bei schnellerem Pulse, und sie ist müder. (n. 10 T.)
Nach Tische unüberwindlicher Schlaf. *(Gll.)*
565 Nach dem Mittag-Essen, unüberwindlicher Schlaf und darauf Abspannung.

Lycopodium.

Beim Essen, Schauder, wovon der ganze Körper schüttelt, doch ohne Frost.
Nach dem Essen, heisse Hände.
Beim Essen ist es, als kämen die Speisen an eine wunde Stelle, worauf Drücken daselbst erfolgt.
Aufstossen, viel, mit Gähnen wechselnd.
570 Häufiges, leeres Aufstossen. (d. ersten Tage.)
Leeres Aufstossen den ganzen Tag. (d. 16. T.)
Aufstossen nach dem Geschmacke des Genossenen. (d. 1. T.)
Stetes gallichtes Aufstossen, Nachmittags.
Saures Aufstossen, mit Bauchweh, (sogleich.)
575 Ein saures Aufstossen, wovon der Geschmack nicht im Munde bleibt, aber die Säure im Magen nagt.
Aufstossen saurer Flüssigkeit, mit saurem Mund-Geschmacke.
Viel säuerliches Aufstossen.
Saures Aufstossen nach jedem Essen, mit Aufschwulken verdauter Speisen, worauf eine Stunde lang stänkrichter Geschmack im Munde bleibt, bei Eingenommenheit des Kopfes. (n. 11 T.)
Aufschwulken der früh genossenen Milch, mit kratzigem, kralligem Geschmacke in der Kehle.
580 Unvollkommenes, brennendes Aufstossen, das nur bis zum Schlundkopfe kommt, wo es mehrere Stunden Brennen macht. (n. 4 St.)
Brennendes Aufstossen, wie eine Art Sood.
Soodbrennen aus dem Magen herauf, wobei Säure in den Mund kam.
Soodbrennen in der Brust heran, mit herauf Kommen von Säure in den Mund.
Soodbrennen, eine halbe Stunde nach jedem Essen, mit saurem Aufstossen und Brennen in der Herzgrube viele Stunden lang, was ihm fast den Athem benimmt und ihn sehr schwach macht.
585 Soodbrennen nach dem Essen (kalten Hammel-Bratens) mit einem Drucke auf der Brust, als läge ein Stein darauf. (n. 33 T.)
Soodbrennen, drei Stunden nach dem Essen, durch Tabackrauchen verstärkt.
Schlucksen. *(Gff.)*
Oft Schlucksen, drei Tage nach einander. (n. 4 T.)
Schlucksen nach jedem Essen. (n. 19 T.)
590 Uebelkeit, jeden Morgen, nüchtern.

Lycopodium.

Uebelkeit, Nachmittags, mit Aufsteigen säuerlichen Geschmackes.

Uebelkeit, mit Beklommenheit in der Brust und Herzgrube, und Mattigkeit in den Beinen, durch leeres Aufstossen kurz erleichtert, dann wiederkehrend, mit Kriebeln im Schlunde und der Herzgrube. *(Gff.)*

Uebelkeit steigt ihm in den Kopf, der wie gedrückt und eingenommen bis in den Nacken schmerzt; dabei Zittern der Hände; im Freien wirds besser.

Uebelkeit im Zimmer, die im Freien vergeht, und wiederum Uebelkeit im Freien, die im Zimmer nachlässt.

595 Uebelkeit, bei Hitze im Bauche und Eiskälte im Gesichte. (n. 2 T.)

Ekel, beim Anblicke der Speisen, bei Zusammenfluss von Speichel und fadem, schalem Geschmacke im Munde.

Würmerbeseigen, fast einen Tag um den andern, Greifen in der Herzgrube, Uebelkeit, sie muss den Mund aufsperren, aus welchem, wie aus dem Magen herauf, viel salziges Wasser läuft.

Wasser-Zusammenlaufen im Munde, wie bei Heisshunger, Vormittags, beim Schreiben. (n. 12 T.)

Wasser-Zusammenlaufen im Munde, mit Uebelkeit, sie musste viel ausspucken. (d. ersten 2 Morgen.)

600 Bitterliches Wasser kommt ihr jeden Morgen wie aus dem Magen in den Mund, das sie, zum Bette herausgebogen, ausspucken muss, wie Würmerbeseigen.

Uebel und wüst um den Magen, früh, nach dem Aufstehen und besonders beim heraus Gehen aus dem Zimmer, als wenn Schweiss ausbrechen wollte.

Brecherlichkeit, mit Auswürgen gäschigen Schaumes.

Erbrechen, Nachts, von Speise und Galle, nach vorgängiger Uebelkeit und Angst am Herzen. (n. 9 T.)

Nach dem Mittag-Schlafe erbrach das Kind fünfmal Schleim.

605 Erbrechen geronnenen Blutes und scharfer Säure.

Magenschmerz, durch gebückt Sitzen erhöht.

Empfindlicher Schmerz der Herzgrube bei äusserm Drucke.

Oedigkeit im Magen, vor dem Mittag-Essen, so dass er beständig gähnen musste.

Heftiger Magenschmerz nach Essen und geringer Verkältung, mit Frostigkeit, dass sie sich nicht erwärmen kann, und Absterben der Hände. (n. 23 T.)

610 Starke Schmerzen über dem Magen, dass sie sich nicht

Lycopodium.

schnüren und Nichts fest gebundenes um sich leiden kann. (n. 8 T.)
Früh, beim Erwachen, Klamm in der Herzgrube, ¾ Stunden lang, (n. 3 T.)
Schwere im Magen, zwei Stunden nach dem Frühstücke.
Drücken über dem Magen, am Magenmunde, Abends.
Heftiges Drücken im Magen und Bauche, den ganzen Vormittag, mit Schmerz beim Befühlen und Athmen.
615 Anhaltendes Drücken im Magen, mit Spannung im Bauche.
Drücken in der Herzgrube. (d. 1. T.)
Druck in der Herzgrube. *(Gll.)*
Drücken in der Herzgrube, vor dem Mittag-Essen. *(Gff.)*
Drücken in der Herzgrube und dem untern Theile der Brust, nach Heben von etwas Schwerem.
620 Drücken in der Herzgrube, besonders Nachmittags und nach Verheben, mit Schmerz derselben auch beim Befühlen.
Druck-Schmerz von der Herzgrube bis zum Nabel hin, mit Gurren im Oberbauche. *(Gff.)*
Magenkrampf vor dem Essen, mit versagendem Aufstossen. *(Gll.)*
Zerquetschender Magen-Schmerz, durch Aufstossen vergehend; auch beim Aufdrücken schmerzt der Magen sehr.
Zusammenziehen und Krampf des Magens, bis in die Brust, von früh bis Abend.
625 Wein erneuert den Magenkrampf. *(Gll.)*
Wirbeln in der Herzgrube, mit Aufsteigen trockner Gesichts-Hitze. *(Htb.)*
Reissen und Zieh-Schmerz im Magen, mit Uebelkeit und Bauchweh, wie von einer in die Eingeweide gestochenen Nadel.
Raffen und Nagen am Magen, und wie voll.
Stechendes Spannen um die Herzgrube, beim Athmen. *(Gff.)*
630 Klopfen in der Herzgrube, beim grade Richten des Oberkörpers.
Aengstliches Gefühl um die Herzgrube, wie bei schneller passiver Bewegung, z. B. beim Schaukeln.
Die Leber ist schmerzhaft beim Befühlen.
Starker Leber-Schmerz bei guter Leibes-Oeffnung. (n. 8 T.)
Druck in der Leber-Gegend.
635 Druck in der Leber-Gegend. *(Gll.)*
Druck-Schmerz in der Leber-Gegend beim Athmen. (n. 13 T.)

Druck in der rechten Bauch-Seite.
Herausdrücken in der Leber-Gegend. *(Gff.)*
Stumpfes Drücken in der Leber-Gegend. *(Gff.)*
640 Scharfer Druck unter der letzten rechten Ribbe, beim tief Athmen und beim seitwärts Biegen, auch bei Drücken auf den rechten Unterbauch.
Ein wundartiger Druck-Schmerz, wie von einem Stosse, in der rechten Hypochonder-Gegend, durch Befühlen vermehrt. *(Gff.)*
Spannen in der untern Leber-Gegend und Drücken. *(Gff.)*
Zusammengreifen, wie mit der Hand, in der Leber-Gegend, beim Husten und Drehen des Rumpfes.
Heftiger Klamm-Schmerz des Zwergfells in der Leber-Gegend, beim Bücken und andern geringen Veranlassungen, als sey die Leber verstaucht.
645 Kneipen in der Leber Gegend. (d. 11. T.)
Kneipen und Stechen in der Leber-Gegend.
Kneipender Stich, rechts im Oberbauche.
Stechen in der Leber, Abends, eine Stunde lang. (n. 6 T.)
Unschmerzhaftes Zucken an der Oberfläche der Leber, beim Husten.
650 Rohheits-Schmerz in der Leber.
Jücken im Innern der Leber.
Im linken Hypochonder, schmerzliche Spannung.
Bauchweh; früh, nach dem Aufstehen.
Drücken in der Mitte der linken Bauch-Seite. *(Gff.)*
655 Drücken im Bauche, neben den Hüften, bald rechts, bald links. *(Gff.)*
Drückendes Leibweh, früh. (d. 5. T.) *(Gll.)*
Druck-Schmerz im rechten Unterbauche, den ganzen Tag; er musste krumm gehen vor Schmerz, liegen, und war ganz kurzäthmig. (n. 6 T.)
Druck-Schmerz im Oberbauche, wie von Blähungen, beim Bauch-Einziehen erhöht, durch leeres Aufstossen gemindert. *(Gff.)*
Druck im Unterleibe, mit Zieh-Schmerz.
660 Drücken und Schneiden im Bauche, vor dem Mittag-Essen. *(Gff.)*
Scharfer Druck auf einer kleinen Stelle in der Mitte des Oberbauches. *(Gff.)*

Lycopodium.

Ein kneipendes heraus Drücken. öfters. rechts vom Nabel, gegen die Hüfte zu, und etwas tiefer. (*Gff.*)
Schwer liegt es ihm im Unterleibe.
Wie etwas Schweres liegt es ihm in der linken Bauch-Seite. worauf Athmen keinen Einfluss hat, was er aber, ununterbrochen beim Gehen. Sitzen und Liegen gleich stark fühlt. (n. 24 St.)
665 Voll im Bauche, mit Drängen nach dem Mastdarme.
Voller, aufgetriebner Bauch und kalte Füsse. (n. 6 T.)
Dicker Unterleib und täglich Bauchweh. (n. 2 T.)
Auftreibung des Bauches, besonders gleich vor der Regel.
Aufgetriebenheit des Bauches von Winden (n. 4 T.)
670 Aufgetriebenheit des Bauches gegen Abend und versetzte Blähungen.
Auftreibung des Bauches, mehrere Nachmittage. von 4 Uhr an.
Spannung im Unterleibe. (n. 6 St.)
Spannung im Unterleibe, mit vieler Blähungs-Anhäufung.
Spannung des Bauches mit Bähungs-Versetzung.
675 Spannen und Knurren im Bauche.
Angespannter Bauch und meist nur Abends Noththun zum Stuhle.
Krämpfe in den sehr angespannten Bauche.
Krämpfe im Unterleibe.
Krampfhaftes Zusammenziehen im Unterleibe.
680 Absetzendes drückendes Klemmen im linken Unterbauche. (*Gff.*)
Greifen und Kneipen um den Nabel, schon früh, im Bette.
Kneipen im Bauche, durch Winde-Abgang erleichtert. (n. 4 St.)
Kneipen im Bauche, Nachmittags (nach gutem Stuhle) von 3 bis 10 Uhr, mit brecherlicher Uebelkeit.
Schneidendes Bauchweh, vor dem Stuhle. (n. 17 T.)
685 Schneidendes Leibweh, Nachts, in kurzen Anfällen.
Schneiden im Bauche um Mitternacht, mit Erbrechen und Durchfall.
Schneiden im Unterbauche, nach dem Mittag-Essen, und darauf ein Stich bis in die Spitze der Eichel, zweimal nach einander. (*Gff.*)
Schneiden im Oberbauche, alle Vormittage und schon früh im Bette, ohne Durchfall, bis Nachmittag, durch Gehen vermehrt.
Flüchtiges Schneiden in den Eingeweiden, in die Seiten und Hüften hinein, gegen Abend. (n. 11 T.)

690 Glucksendes, absetzendes Reissen in einer kleinen Stelle der Mitte des Oberbauches, links hin. *(Gff.)*
Zieh-Schmerz im Unterleibe.
Zieh-Schmerz im Bauche, mit Druck.
Zieh-Schmerz im Bauche, bis in die Waden hinab.
Ziehendes Bauchweh.
695 Klemmendes Ziehn ganz tief im Unterbauche. *(Gff.)*
Stechen, unten im rechten Unterbauche, bis zum Becken, bei jedem Athmen und Drehen des Körpers, ärger Abends und Nachts. (n. 10 T.)
Brennende Stiche, rechts neben dem Nabel. *(Gff.)*
Rucke im Bauche. (n. 4 T.)
Pulsiren im Unterleibe, mit ängstlichem Gefühle, wie von Krampf.
700 Die Haut des Unterleibes ist schmerzhaft empfindlich.
Stechender Wundheits-Schmerz in der Haut des Unterbauches, beim Befühlen und selbst schon bei Berührung der Kleider.
In den Leisten, Schmerzen beim Gehen, und Rückenschmerz. (n. 6 T.)
Schmerzen in der Bruch-Stelle.
Drücken und stumpfes Stechen, öfters, in der rechten Leisten-Gegend, öfters. *(Gff.)*
705 Ein heraus Drücken in der rechten Leisten-Gegend. *(Gff.)*
Heraus Drücken in der linken Leisten-Gegend, darauf Glucksen im Bauchringe. *(Gff.)*
Ein pulsirendes, reissendes heraus Drücken in der rechten Dünnung, nahe am Oberschenkel. *(Gff.)*
Pulsiren, tief im rechten Bauchringe. *(Gff.)*
Stechen in beiden Schössen, Abends, spät. (d. 2. T.)
710 Empfindliche, bohrende Stiche links, gleich über dem Schoosse, im Gehen und in der Ruhe.
Reissende Stiche in der Bruch-Stelle. (n. 24 St.)
Rothe Geschwulst im rechten Schoosse, die bei Bewegung und Anfühlen wie unterköthig schmerzt. (n. 16 T.)
Kleine Drüsen-Geschwülste in den Schössen. (n. 21. T.)
Der Bruch wird (gleich nach der Regel) in der Leisten-Gegend herausgetrieben und schmerzt reissend.
715 Blähungs-Anhäufung, Abends, die nur zum Theil abgehen, dabei Drücken in der Gegend des Nabels.
Blähungen ängstigen ihn schon früh, nüchtern.
Blähungs-Verhaltung, nach zweistündigem Sitzen.

Lycopodium.

Blähungs-Verhaltung und daher schlechteres Befinden. (n. 6 T.)

Viele Blähungen scheinen bald da, bald dort, im Bauche, den Hypochondern, selbst im Rücken, der Ribben-Gegend und der Brust, Spannen und Glucksen zu erregen, welches stets durch leeres Aufstossen gemildert wird. (*Gff.*)

720 Die Erregung vieler Blähungen, welche sich hie und da festsetzen, scheint ein Haupt-Symptom des Bärlapp-Staubes zu seyn, auch ein grosser Theil der empfundenen Schmerzen dadurch hervorgebracht zu werden. (*Gff.*)

Arges Leibweh, Abends, wie Blähungs-Versetzung, drauf Kollern im Bauche und Winde-Abgang. (n. 10 T.)

Viel Blähungs-Bewegungen gegen Abend, und etwas Bauchweh davon, mit leisem Abgange geruchloser Winde, bei angespanntem Bauche. (*Gff.*)

Knurren und Spannen im Bauche.

Knurren und Gurksen im Bauche.

725 Gurren in der linken Oberbauch-Seite, hörbar und fühlbar. (*Gff.*)

Gluckern in der linken Bauch-Seite. (*Gff.*)

Starkes Poltern im Unterleibe. (n. 16 T.)

Winde-Abgang, nach vorgängigem Leibschneiden. (n. 4 T.)

Drang zum Stuhle, drauf krampfhafter Schmerz im Mastdarme, welcher den Koth nicht heraus lässt.

730 Gefühl, wie Noth zum Stuhle, was aber bloss bis an den Mastdarm ging. (n. etl. St.)

Sehr beschwerlicher Stuhl, von Verengerung des Mastdarms.

Schmerzhaft verschlossner After.

Stuhl nicht täglich, träge und kein Noththun.

Stuhl nur einen Tag um den andern. (*Gff.*)

735 Hält den Stuhl die ersten zwei, drei Tage zurück, dann aber erfolgt guter, reichlicher Abgang.

Keine Noth zum Stuhle, früh, statt dessen aber Abends, doch geht, obschon der Reiz ziemlich stark ist, nur wenig ab, was mit grosser Anstrengung herausgepresst werden muss. (*Gff.*)

Meist nur Abends Noththun bei angespanntem Bauche.

Wenig Stuhl, mit Gefühl, als wenn noch viel zurückbliebe, und drauf sogleich viel schmerzhafte Blähungs-Anhäufung im Bauche. (n. 24 St.)

Drang beim Stuhle, als wenn viel kommen wollte, doch kam nur das Nöthige.

740 Unthätigkeit des Mastdarms beim Stuhle.

Nur durch sehr starkes Drängen und unter Brenn-Schmerz im Mastdarme, ging der Stuhl täglich, doch nur in sehr geringer Menge fort.

Der erste Theil des Stuhles ist knollig, der zweite weich, viele Tage nach einander. (n. 16 T.)

Bröcklicher Stuhl, in kleinen Stücken.

Dünner Stuhl, mit harten Knoten untermengt.

745 Breiichter Stuhl, täglich ein, zwei Mal, vom fünften Tage an, mehrere Wochen über.

Weicher Stuhl, täglich etliche Mal, den er mit vieler Anstrengung herauspressen muss; die Blähungen gehen nicht ab.

Stuhlzwang, früh, Nachmittags Durchfall.

Durchfall-Stühle, mit Leibweh, meist ganz früh, (um 2, 3 Uhr.)

Sehr blassfarbiger Stuhl.

750 Sehr faulriechender Stuhl.

Starker Abgang dünnen Schleimes, aber geringer Stuhl, Mittags.

Beim Stuhlgange, Blut-Abfluss.

Blut-Abgang aus dem Mastdarme, selbst bei weichem Stuhle. (n. 14 T.)

Bei dünnem Stuhle, Beissen im After.

755 Beim guten Stuhle, Stechen im Mastdarme.

Bei knolligem Stuhle, feines Stechen im Mastdarme.

Beim Stuhlgange, Brennen im Mastdarme.

Bei den öfteren Stühlen, Brennen im After. (auch nach 48 St.)

Bei hartem Stuhle, Schmerz im Kreuze, als sollte es zerbrechen, mit Leibschneiden, als sollten die Därme platzen. (n. 40 T.)

760 Beim Stuhlgange, während mässigen Drückens, Schmerz im Oberkopfe und Sausen vor den Ohren.

Beim schwierigen Stuhle, ein Stoss in den Schläfen.

Nach gutem Stuhle, noch anhaltendes Notthun, doch ohne Erfolg.

Nach weichem Stuhle, brennendes Jücken im Mastdarme.

Nach nicht hartem Stuhle, Brennen im Mastdarme.

765 Nach reichlichem Stuhle, noch Vollheits-Gefühl im Mastdarme.

Nach spärlichem, hartem Stuhle, heftiger Zusammenzieh-Schmerz im Mittelfleische, viele Stunden lang.

Nach dem Stuhle, Unterleibs- und Gebärmutter-Krämpfe,

Lycopodium.

ganz unten, querüber im Unterbauche, am meisten nach weichem Stuhle.
Nach dem Stuhle, Blähungs-Auftreibung des ganzen Bauchs.
Nach dem Stuhle, viel Kollern im Bauche.
770 Nach dem Stuhle, Hitze und Pressen im Kopfe und Müdigkeit der Oberschenkel.
Nach dem Stuhle, grosse Müdigkeit.
Die Aderknoten des Mastdarms schwellen an.
Blutader-Knoten treten aus dem Mastdarme hervor.
Die Aderknoten am After schmerzen beim Sitzen.
775 Die Aderknoten am After schmerzen bei Berührung.
Mastdarm oft so beengt, dass er bei hartem Stuhle austritt.
Drücken im Mastdarme. Nachts. (n. 23 T.)
Druck-Schmerz auf den Mastdarm, mit Krampf-Schmerzen im Bauche, dass sie (die Schwangere) ihre Niederkunft (die doch erst in 16 Tagen erfolgte) für ganz nahe hielt.
Krämpfe auf den Mastdarm und im Kreuze, wie Wehen.
780 Klemmendes Schneiden im After und Mittelfleische. früh. *(Gff.)*
Zwicken und Stechen am Rande des Afters. *(Gff.)*
Stechen im Mastdarme. (n. 2 T.)
Ein Stich im Mastdarme, vom Kreuze her.
Stechen und Wundheits-Schmerz im Mastdarme.
785 Reissen im Mastdarme, Athem versetzend. (n. 40 St.)
Jücken im Mastdarme.
Jücken am After. *(Gff.)*
Starkes Jücken am After. (auch n. 28 T.)
Jücken um den After. (n. 12 T.)
790 Jücken am After und Schamberge. *(Htb.)*
Jückender Ausschlag am After, der bei Berührung schmerzt.
Harn-Abgang die ersten 8 Tage vermindert, nach 14 Tagen aber desto reichlicher. *(Gff.)*
Zu wenig Harn-Abgang.
Im Abgehen hört der Harn plötzlich auf, es kommen nur einige Tropfen trüb und schleimig, mit Schmerzen in der Harnröhre; drauf Druck-Schmerz in den Leisten.
795 Oftes, reichliches Harnen. (n. 24 T.)
Oefteres Harnen, die Nacht. (n. 9 T.)
Häufiger, schäumender Urin.
Urin gleich nach dem Lassen weisstrübe.
Urin mit gelbem Satze. (n. 6 T.)

800 Dunkler Harn, mit Brennen. *(Gll.)*
Viel dunkler Harn. (d. 11. T.) *(Gll.)*
Urin, rothbraun.
Dunkler Harn mit Satz. (n. 18 T.)
Dunkler Harn mit röthlichem Satze. (n. 32 T.)
805 Rother Sand im Urine.
Rother Sand in dem ziemlich hell bleibenden Urine.
Rothgelber Sand im Urine.
Etwas rother Satz im Harne.
Hellrother Satz im Harne. *(Gll.)*
810 Heftiger Geruch des Harns. (d. ersten Tage.)
Blutfluss aus der Harnröhre, ohne Schmerz. (n. 6 T.)
Beim Harnen, Brennen in der weiblichen Harnröhre.
Beim Harnen, Schründen. *(Gll.)*
Beim Harnen, Abends, Schründen in der weiblichen Harnröhre.
815 Beim Harnen, Klemmen im Mittelfleische, dicht am After, was anhält und auch ausser dem Harnen zuweilen wiederkehrt, *(Gff.)*
Nach dem Harnen, Abends bei Schlafengehn, ein kriebelndes Brennen in der Harnröhre. *(Gff.)*
In der Harnröhre, vorn, heftiger, doch kurzer Zieh-Schmerz. *(Gff.)*
Ruckweises Ziehen im hintern Theile der Harnröhre. *(Gff.)*
Reissen in der Mündung der Harnröhre, einige Zeit nach dem Harnlassen. *(Gff.)*
820 Flüchtiges Schneiden vorn in der Harnröhre.
Scharfes Schneiden vom hintern Ende der Harnröhre schief in den Bauch hinauf. *(Gff.)*
Ein heftig schneidender Stich quer durch die Ruthe, dicht am Bauche, Nachts, nach Abgang vieler Winde. *(Gff.)*
Stiche in der Blase. *(Gll.)*
Stechen im Blasenhalse und im After zugleich.
825 In den Geschlechtstheilen flüchtiges Schneiden vom Bauche her.
An der Ruthe heftig zuckender Schmerz. *(Rl.)*
Kitzeln durch die Geschlechtstheile.
Kitzelndes Ziehen in der Eichel-Spitze. *(Gff.)*
Stechen in der Eichel-Spitze.
830 Ziehen und Schneiden in der Eichel. *(Gff.)*
Drückendes Reissen in der Gegend der Eichelkrone. *(Gff.)*
Viel gilbliche Feuchtigkeit hinter der Eichelkrone, mit dun-

Lycopodium.

kelrothen, weichen Erhöhungen, beissenden Jückens, mehrere Tage anhaltend. *(Gff.)*
Viel Jücken der Vorhaut an der innern Fläche. (auch *Gff.*)
Jücken am Bändchen, unter der Vorhaut. *(Rl.)*
835 Jücken am Hodensacke. *(Rl.)*
Stichlichtes Jücken, vorzüglich am Hodensacke.
Stechen im Hodensacke.
Stechendes Reissen in der Seite des Hodensackes, Abends im Bette. *(Gff.)*
Zuckende Empfindung im linken Hoden. (n. 29 T.)
840 Grosse Schwäche in den Zeugungs- und nahen Theilen, mit Schmerzen im Mittelfleische beim Sitzen. (n. 3 T.)
Geschlechtstrieb vermindert, zehn Tage lang. (n. 7 T.)
Weniger Geschlechtstrieb, sieben Tage lang. (n. 8 T.)
Begattungs-Trieb erloschen, (in der Nachwirkung?) (n. 30 T.)
Vermindertes Geschlechts-Vermögen, auch wohllüstige Vorstellungen erregen keine Erektion, obgleich es an Neigung zum Beischlafe nicht fehlt. *(Gff.)*
845 Selten Erektionen. (d. ersten Tage.)
Männliche Ruthe klein, kalt und ohne Erektion. (d. erst. 14 T.)
Ausserordentlicher Geschlechtstrieb. (n 6 u. 14 T.)
Erektionen bei schlaffem Hodensacke. (n. 5 T.)
Erektionen mehrmals am Tage. (n. 7 Wochen.)
850 Pollution. (d. erst. Nacht.)
Schwächende Pollution. (d. 2. T.) *(Gll.)*
Ausfluss von Vorsteher-Drüsen-Saft, ohne Veranlassung.
Ausfluss von Vorsteher-Drüsen-Saft, ohne Erektion, bei grosser Geilheit.
Beim Beischlafe selbst, schlaffer Hodensack und später Samen Erguss. (n. 4 T.)
855 Bei der Begattung schläft er ein, ohne Samen-Erguss. (n. 12 T.)
Auf Beischlaf, Mattigkeit, den ganzen folgenden Tag. (n. 48 St.)
Nach einer Pollution, früh ermattet, mit Zittern.
In den Geburtstheilen, reissende Stiche.
Heftiges Brennen in der Scheide bei und nach dem Beischlafe.
860 Ziehen im Schoosse, als ob die Regeln eintreten wollten, bei einer bejahrten Person.
Drängen im Unterbauche, als wollte die Regel eintreten,

schon 16 Tage nach der vorigen. (d. 12. T.)

Die Regel, die schon zwei Tage beendigt war, erschien wieder. (n. 16 St.)

Drei Tage nach Aufhören der Regel eingegeben, brachte es nach 14 Tagen wieder Blut-Abgang hervor.

Regel zwei Tage zu früh und zu gering. (n. 41 T.)

865 Regel 4 Tage zu früh. (n. 12 T., auch nach 2 Tagen.)

Regel 7 Tage zu früh. (n. 4 T.)

Monatliches 7 Tage zu früh. (d. 3. T.)

Stellte die 5 Monate verlorne Regel bei einem Mädchen von 17 Jahren zum Neumonde, ohne die ehemaligen Beschwerden wieder her. (n. 16 T.)

Verzögert den Eintritt der Regel um 4 Tage (in der Nachwirkung?)

870 Verspätigt die Regel um 4 Tage. (n. 17 T.)

Die Regel verspätigt um 3 Tage.

Verzögert die sonst immer richtige Regel um 5 Tage.

Verspätigt die Regel um 3 Tage. (n. 10 T.)

Die Regel schleppt sich noch bis zum sechsten Tage hin, als sie schon aufgehört zu haben schien, und da sie doch sonst nur 4 Tage dauerte.

875 Vor Eintritt der Regel, Leib-Auftreibung.

Vor Eintritt der Regel, grosse Schwere der Beine.

Vor Ausbruch der Regel, kalte Füsse.

Den Tag vor Eintritt der Regel, starker Frost. (n. 13 T.)

Vor Eintritt der Regel, Uebelbehagen und Frost, den ganzen Tag.

880 Vor Eintritt der Regel, Mitternachts, erst Frost, drauf Hitze, besonders im Gesichte mit Unruhe.

Gleich vor der Regel, sehr missmüthig, verzagt und melancholisch.

Den Tag vor Eintritt der Regel und am ersten Tage bei derselben, Irrereden mit Weinen, als würde sie wahnsinnig werden. (n. 7 T.)

Einige Tage vor und bei der Regel, sehr erweiterte Pupillen.

Bei der Regel, so arges Jücken in der Scham, welche geschwollen schien, dass sie sich nicht zu lasen wusste. (n. 12 T.)

885 Bei der Regel, zusammenschraubendes Kopfweh in den Schläfen, als sollte die Stirn springen.

Lycopodium.

Bei der Regel, dumpfer Kopfschmerz, fast wie Reissen.
Bei der Regel, Säure im Munde, mit belegter Zunge.
Bei der Regel, Uebelkeiten.
Beim Monatlichen, arge Kreuzschmerzen, früh, beim Aufstehen aus dem Bette, dass sie sich nicht bewegen konnte.
890 Bei der Regel, Fuss-Geschwulst.
Bei der Regel, grosse Mattigkeit.
Während der Regel, beim Stehen (in der Kirche), eine Art Ohnmächtigkeit: sie hörte und sah nicht, unter Gefühl grosser Hitze im Innern, besonders im Kopfe, mit arger Gesichts-Blässe; sie musste sich gleich setzen, blieb den ganzen Abend wie betäubt und behielt auch den folgenden Tag Kopf-Eingenommenheit. (n. 3 T.)
Nach der Regel, Stiche im Kopfe, in kurzen Pausen wiederholt.
Ruckweise viel Weissfluss-Abgang. (n. 5 T.)
895 Milchartiger Weissfluss.
Mehrmaliger Abgang blutröthlichen Weissflusses, vor dem Vollmonde. (n. 7 T.)

Niesen, ohne Schnupfen. *(Gff.)*
Niesen, jeden Morgen, eine halbe Stunde lang.
Niesen, 15 Mal des Tags, ohne Schnupfen. (n. 5 T.)
900 Sie kann nicht niesen wegen stachlichten Schmerzes im Halse. *(Whl.)*
Arger Kitzel in der Nase, ohne niesen zu können.
Verstopfung der Nase, ganz oben.
Verstopfung der Nase, gegen Morgen.
Verstopfung der Nase, dass er nur mit offnem Munde athmen kann.
905 Gänzliche Verstopfung der Nase; des Kindes Athem stockte im Schlafe oft wohl 15 Sekunden lang, selbst bei offnem Munde.
Stock-Schnupfen. (n. 10 T.)
Stock-Schnupfen, dass er Nachts davor keine Luft bekommen kann.
Stock-Schnupfen mit Brennen in der Stirn und Kopf-Eingenommenheit, dass es ihr die Augen ganz zusammenzog, bei vielem Durste und Nacht-Hitze, wovor sie wenig schlafen konnte.

Lycopodium.

Trockenheit der Nase und Verstopftheit in der Nasenwurzel.
910 Trockenheits-Gefühl an den hintern Nasen-Oeffnungen.
Schnupfen, (bei einem dessen ganz Ungewohnten). (n. 21 T.)
Heftiger Schnupfen, mit Nasen-Geschwulst.
Arger Schnupfen, mit Katarrh-Kopfweh. (n. 10 T.)
Schnupfen mit scharfem Ausflusse aus der Nase, welcher die Oberlippe wund macht. (n. 28 T.)
915 Oefterer Schnupfen mit übelriechendem Ausflusse aus dem linken Nasenloche, welches inwendig geschwürig ward.
Laufen der Nase, wie Fliess-Schnupfen, schon nach einigen Stunden.
Sehr starker Fliess-Schnupfen. (n. 3 T.)
Starker Fliess-Schnupfen, mit Drücken auf der Brust.
Erneuter, starker Fliess-Schnupfen. (sogleich.)
920 Verhärteter Schleim in der Nase.
Im Kehlkopfe öfterer Druck-Schmerz beim Schlucken.
Heftiges kriebelndes Kratzen in der Luftröhre, unterhalb des Kehlkopfes, weckt ihn Nachts, 2 Uhr, aus dem tiefsten Schlafe. *(Gff.)*
Trockenheits-Gefühl am Kehlkopfe.
Heiserkeit. (n. 25, 48 T.)
925 Heiserkeit, und von Sprechen wird die Brust rauh und wund, besonders Nachmittags
Es liegt ihm sehr auf der Brust.
Wie verschleimt auf der Brust; es pfeift in der Luftröhre beim Athmen, am Tage. (n. 18 T.)
Gefühl, als sey die Brust verschleimt. (n. 13 T.)
Rasseln und Schnörcheln auf der Brust.
930 Reiz zum Räuspern, mit Rauhhigkeits-Gefühl im Halse, als wenn da Schleim fest hinge, mit Kitzeln im Halse, welches zu Husten reizt. *(Gff.)*
Reiz im Halse zu trocknem Husten. *(Gff.)*
Von Kitzel in der Kehle, Hüsteln.
Auf Kitzel im Kehlkopfe etliche Hustenstösse, die mit Niesen enden.
Unüberwindlich jückender Kitzel im Kehlkopfe, der zu gewaltsamen Husten zwingt. (n. ¼ St.)
935 Husten, sehr angreifend, Abends vor Schlafengehn, als wenn der Kehlkopf mit einer Feder gekitzelt würde, mit wenig Auswurfe. (n. 3. T.)
Kitzel-Husten mit grauem Auswurfe. *(Gll.)*

Lycopodium.

Kitzel-Husten im Halse, bis zum Brechwürgen. *(Gll.)*
Kitzel-Husten, wie von Schwefeldampf in der Kehle, mit grauem salzigem Auswurfe.
Husten-Reiz, wie von Schwefeldampf.
940 Husten-Reiz vom tief Athmen, vom Ausstrecken des Halses, und auch zuweilen beim leer Schlucken.
Schaf-Husten, mit Wundheits-Schmerz längs der Luftröhre. *(Gll.)*
Abends von 4 bis 8 Uhr muss sie viel husten und viel trinken.
Abends im Bette muss er kächzen, räuspern und kurz husten.
Nacht-Husten und Heiserkeit; wo der Auswurf gelöst wird, schmerzt es in der Brust, wie wund.
945 Nächtlicher, den Magen und das Zwergfell angreifender Husten, meist vor Sonnen-Aufgang. *(Sr.)*
Nächtlicher Husten, fast ohne Nachlass, und davon Schmerz im Kopfe und beiden Bauch-Seiten.
Nacht-Husten mit etwas Auswurf. (n. 6 T.)
Trockner Husten, mit Giemen, Pfeifen und Knistern im Halse. *(Gll.)*
Trockner, kurzer Husten, jeden Morgen, mit Heiserkeits-Empfindung in der Kehle, ohne dass dieselbe da ist.
950 Trockner, pfeifender Husten, wie bei Brantweintrinkern. *(Gll.)*
Trockner, rauher, meist die Nacht belästigender Husten.
Der Auswurf vom Husten schmeckt salzig.
Salziger Schleim-Auswurf, früh, Abends und Nachts. *(Gll.)*
Grauer salzig schmeckender Husten-Auswurf.
955 Schwärzlicher Schleim-Auswurf bei Husten Tag und Nacht.
Grüner Früh-Auswurf beim Husten, nach argem Brust-Schmerze.
Weissschleimiger Auswurf. *(Gll.)*
Erst dünner, dann dicker, eitriger Auswurf mit beschwerlichem Kitzelhusten. *(Gll.)*
Weissgilblicher, dicker Auswurf, bei starkem Husten.
960 Gelblicher Eiter-Auswurf mit Rohheits und Wundheits-Schmerz in der Brust, nach langwierigem trocknem Husten.
Eiter auswerfender Husten, acht Tage lang, fast ununterbrochen, mit Fieber und heftigen Nacht-Schweissen, wie in der letzten Zeit einer Lungen-Eiterung.
Blutiger Husten-Auswurf.
Blutsturz, bei einer Lungensüchtigen.) (n. 10 T.) *(Sr.)*

Lycopodium.

Vor Antritt des Hustens wird der Athem so kurz.
965 Beim Husten, Schründen auf der Brust, mit gelbgraulichem Auswurfe.
Beim Husten ist der Athem sehr kurz, ausserdem nicht.
Beim Husten, Erschütterung, wie ein Stoss, in den Schläfen und zugleich in der Brust.
Beim Husten schlägt es ihr sehr im Kopfe.
Beim Husten, Schmerz im Kopfe und in beiden Bauch-Seiten.
970 Beim Husten. ein drückend stichartiger Ruck im Kopfe.
Beim Husten, Stiche im Halse, ausserdem und beim Schlingen nicht.
Sie hat Bedrückung der Brust und Stechen im Halse, was sie zum Husten reizt, welcher scharrig ist. (d. 5. T.)
Vom Husten schmerzt ihr die Magen-Gegend.
Das Athmen ist mit heftiger Brust-Beklemmung verbunden.
975 Athem-Versetzung beim Treppen-Steigen.
Beengt, beklommen und voll auf der Brust, beim Aufenthalt im Freien.
Engheit auf der Brust, besonders bei Bewegung, mehrere Tage, mit Druck-Schmerz in der Herzgrube.
Beklemmung auf der Brust. (n. 24 St.)
Beklemmung der Brust, Abends.
980 Engbrüstigkeit, als wäre die Brust von Krampf zusammengezogen. (n. 8 T.)
Engbrüstigkeit und kurzer Athem, mit Blutdrang nach der Brust. (n. 20 T.)
Beim Athmen hie und da ein Stich in der Brust.
Beim Athmen, Stiche in und unter der Brust, zwei Stunden lang (nach dem Abend-Essen.)
Beim tief Athmen, Stiche im Brustbeine.
985 Beim Athmen, Zucken und Stechen in der linken Seite.
Empfindung als steige eine Menge Luft wellenförmig die Luftröhre empor und ströme zum Munde heraus.
Brustschmerz mit Husten beim tief Athmen. *(Gll.)*
Brust-Schmerz, die ersten sechs Tage, so arg, dass er durchaus nicht auf der linken Seite liegen konnte; dann Husten mit grünem Früh-Auswurfe.
Es fährt ihm von Zeit zu Zeit schmerzhaft in die Brust.
990 Spannen auf der Brust. (n. etl. St.)
Wie gespannt vorn auf der linken Brust.
Spannen in der Brust, besonders der rechten beim Einathmen. *(Gff.)*

Lycopodium.

Heftiges Spannen und Drücken in der rechten Brust. *(Gff.)*
Spannen und Drücken auf der Brust, das den Athem beengt, abwechselnd mit Bauch-Aufgetriebenheit, Abends. (n. 4 T.)
995 Drücken in der Brust. (n. 10 T.)
Drücken in der linken Brust. *(Gff.)*
Druck auf einer kleinen Stelle der wahren Ribben, unter der linken Achselhöhle. *(Gff.)*
Druck, wie von einem Knopfe, auf den rechten wahren Ribben. *(Gff.)*
Druck-Gefühl und Wundheits-Schmerz in der Brust. *(Gff.)*
1000 Stumpfer Druck in der linken Brust. *(Gff.)*
Drückendes, rheumatisches, beklemmendes Gefühl auf der Brust, das durch leeres Aufstossen erleichtert wird. *(Gff.)*
Druck und Beängstigung in der Gegend unter dem Herzen, was in starken Hang zur Traurigkeit übergeht; nach starker Körper-Bewegung, beim Ausdehnen des Rumpfes.
Druck in der Brust, sie ist wie voll und beklommen. (d. 7. T.)
Vollheit auf der Brust (und im Magen), nach dem Essen.
1005 Vollheit auf der Brust, Mittags, wie Beklommenheit.
Beklommenheit der Brust, wie zu voll. *(Htb.)*
Beklommenheit der Brust und wie roh innerlich.
Beängstigung auf der Brust.
Schwere auf der Brust.
1010 Schneidender Schmerz in der rechten Brust. *(Gff.)*
Stechen in der linken Brust, auch beim Athmen. (n. 7. T.)
Stiche in der linken Brust-Seite bis zum Rücken, wovor sie kaum athmen kann.
Viel Stechen in der linken Brust. *(Gll.)*
Reissender Stich, von Zeit zu Zeit, unten im Brustbeine, ohne Bezug auf Athmen, in der Ruhe.
1015 Pulsirendes Stechen in der linken Brust. *(Gff.)*
Pulsirendes Reissen unter der rechten Achselgrube. *(Gff.)*
Pulsirendes Reissen in der Herz-Gegend. *(Gff.)*
Reissen in der Gegend des linken Schlüsselbeins. *(Gff.)*
Verrenkungs-Schmerz in der linken Seite, mit Rucken zwischen durch.
1020 Pulsiren oder Glucksen, innerlich in der Herz-Gegend ausser dem Herzschlag. *(Gff.)*
Starkes Herzklopfen, früh, von 4 bis 5 Uhr. (n. 48 St.)
Plötzliches starkes Herzklopfen, nach Abspannung mit Gähnen.
Zitterndes Herzklopfen. *(Goull.)* (d. 3. T.)

Lycopodium.

Jücken auf der Brust. (n. 3 u. 7 T.)
1025 Stechen in der Brust-Warze.
Geschwulst der einen Brust, die beim Anfühlen schmerzte.
Ein harter Knoten, brennenden Schmerzes in der linken Brust und unter dem Arme.
Blut und klebriges Wasser dringt aus der einen Brustwarze, vorzüglich, wenn sie berührt wird.
Kreuzschmerz, so heftig, dass es ihm die Brust zusammenzog, bei Magen-Drücken und Zusammenschnüren des Bauches. (n. 3 T.)
1030 Kreuzschmerz, beim Liegen darauf, mit arger Mattigkeit. *(Gll.)* (d. 3. T.)
Kreuzschmerzen bis in die Füsse hinab.
Arger Kreuzschmerz; er darf sich beim Sitzen nicht grade richten, und muss krumm sitzen. (n. 5 T.)
Steifheit im Kreuze.
Druck-Schmerz im Kreuze. (n. 4 T.)
1035 Ziehender Schmerz im Kreuze, 17 Tage lang.
Reissen im Kreuze, querüber, beim gerade Sitzen.
Stiche im Kreuze.
Gluckern, etwas links vom Kreuze herüber. *(Gff.)*
Schmerz, als wäre das Fleisch los, unten im Kreuze.
1040 Frösteln im Kreuze.
Grosse, bei Bewegung des Körpers sehr schmerzhafte Geschwulst im Lenden-Muskel; (wogegen Silicea half.)
Rücken und Kreuz steif und unbiegsam, nach einiger Anstrengung beim Reiten, Gehen und Bücken; er kann sich dann nur langsam und mit vieler Mühe wieder aufrichten.
Steifheit von den Schulterblättern nach dem Rücken hinab. *(Rl.)*
Verkrümmung des Rückgrates bei einem zweijährigen Kinde, mehrere Wochen lang.
1045 Unwillkürliches, bald Zusammenzwängen der Schulterblätter nach hinten zu, bald Zusammenpressen der Brust-Muskeln nach vorn zu.
Schmerz im Rücken, nach den Schultern und ins Kreuz ziehend. *(Gll.)*
Drücken im Rücken, unter den Schulterblättern. (d. 5. T.)
Drücken in der linken Nieren-Gegend. *(Gff.)*
Drücken in der rechten Nieren-Gegend.
1050 Drücken im Rücken, über beiden Hüften. *(Gff.)*

Lycopodium.

Drückendes Spannen im linken Schulterblatte, wie von einem Zugpflaster. (*Gff.*)
Rheumatisches Spannen im Rücken und der rechten Brust-Seite, stärker beim Einathmen. (*Gff.*)
Kneipen im Rücken.
Kneipende-und drückende Schmerzen auf der rechten Rücken-Seite.
1055 Zieh - Schmerz im Rücken, mehrere Stunden. (d. 4. T.)
Zieh-Schmerz im Rücken beim Sitzen.
Ziehen im Rücken, zwischen den Schulterblättern. (n. 11 T.)
Ziehen zwischen den Schulterblättern, Abends.
Ziehen in und neben dem rechten Schulterblatte, Abends. (n. 10 T.)
1060 Rheumatischer Schmerz im linken Schulterblatte, dass er den Arm nicht nach dem Kopfe bringen konnte.
Reissen neben dem Rückgrate, unterhalb der Schulterblätter. (*Gff.*)
Reissen rechts neben dem Rückgrate. (*Gff.*)
Reissen in der rechten Nieren-Gegend. (*Gff.*)
Stechen im Rücken, nach dem Kreuze zu, im Sitzen.
1065 Stiche in der linken Nieren-Gegend. (*Gff.*)
Stich-Schmerz im Rücken, bis zum rechten Schulterblatte.
Stiche zwischen den Schulterblättern.
Feine Stiche in der Mitte des Rückens.
Wiederholte Stiche im Rücken über der rechten Nieren-Gegend. (*Gff.*)
1070 Stiche im linken Rücken, beim Athmen.
Krampfhafte Stiche, in Anfällen, in der Mitte des Rückens, welche die Bewegung einige Minuten unmöglich machen.
Verrenkungs-Schmerz in der linken Rückenseite, bis zum linken Hypochonder.
Gluckern unterhalb des linken Schulterblattes. (*Gff.*)
Anhaltendes Klopfen im Rücken.
1075 Frost im Rücken, mehrere Tage lang.
Brennen, wie von glühenden Kohlen, zwischen den Schulterblättern.
Brennen in der Haut unter der linken Achsel. (*Gff.*)
Erst Drücken, dann Brennen auf dem rechten Schulterblatte. (*Gff.*)
Brennen im Rücken.
1080 Jücken am Rücken. (n. 3 T.)

IV. 8

Starkes Jücken auf dem Rücken, nach dem Halse zu.
Heftiges Jücken am Rücken, Abends. (n. 15 T.)
Jücken oben am Rücken, mit Ausschlag. (n. 37 T.)
Grosse Ausschlags-Blüthen zwischen den Schulterblättern und im Nacken, brennender Empfindung.
1085 Schmerz im Nacken beim Zurückbiegen des Kopfs.
Im Nacken, beim Bücken, wie zu kurz.
Strammheit der Nacken-Muskeln.
Hals-Steifheit, mit Düsterheit im Kopfe. (n. 5 T.)
Steifheit des Halses.
1090 Schmerzhafte Steifheit der linken Hals-Seite. (*Htb.*)
Spannendes Drücken, hinten und zu beiden Seiten am Halse. (*Gff.*)
Zieh-Schmerz in den linken Halsmuskeln.
Ziehend klemmendes Kneipen an beiden Hals-Seiten herauf. (*Rl.*)
Zuckender Schmerz in den rechten Hals-Muskeln herauf. (*Rl.*)
1095 Zieh-Schmerz in den äussern Hals-Muskeln bis in die Achsel und den Ellbogen.
Reissen durch die rechte Hals-Seite vom Gesichte her und den Arm hinab, bis in die Finger. (*Htb.*)
Eine Art Lähmung der Hals-Muskeln, der Kopf sank immer vorwärts, als wolle er abfallen, mit Schwindel-Gefühl, sechs Stunden lang, doch ohne Neigung zu liegen.
Unwillkührliches Nicken des Kopfes, erst langsam, dann immer schneller.
Unwillkührliches Nicken des Kopfes, bald links, bald rechts.
1100 Unwillkührliches Schütteln des Kopfes, dass es ihm schwindlicht wird.
Unwillkührliches bald vor- bald rückwärts Strecken des Kopfes.
Unwillkührliches, bald Ausstrecken des Halses, bald Verkürzung der Hals-Muskeln.
Die Drüsen am Halse äusserlich und innerlich geschwollen.
Harte Geschwulst der Drüsen, zu beiden Seiten des Halses. (*Whl.*)
1105 Stichschmerz in den Halsdrüsen beim Schlucken, bis zu den Ohren. (*Whl.*)
Von kalten Füssen werden die Drüsen immer dicker und härter. (*Whl.*)
Geschwulst der Halsdrüsen.

Lycopodium.

Klopfen und Zucken im Kropfe. (n. etl. St.)
Grosse Knoten rother Ausschlags-Blüthen rings um den Hals, mit starkem Jücken. (n. 28 T.)
1110 Achsel-Drüsen-Geschwulst.
In der Achselgrube linker Seite, ein grosser Blutschwär.
In der Achsel, linker Seite, scharfer Druck, auf einer kleinen Stelle hinterwärts, dicht am Halse. (*Gff.*)
Rheumatisches Spannen im rechten Achsel-Gelenke. (*Gff.*)
Reissen in der rechten Achsel, vom Halse an, bloss Abends, nach dem Niederlegen, und Nachts.
1115 Reissen in den Achsel- und Ellbogen-Gelenken, in der Ruhe, nicht bei Bewegung.
Arges Reissen im Achsel-Gelenke, vom Halse an, am Tage in völliger Ruhe und Nachts beim Liegen, so dass sie nicht davor einschlafen kann; doch zu mildern durch Liegen auf der leidenden Seite; am Tage wird es schlimmer, wenn sie an dem Theile kalt wird, und vergeht durch Bewegung, selbst schon beim Stricken oder Nähen.
Stechen in der Achsel und Reissen im Arme. (n. 27 T.)
Stechen in den Achseln und dem linken Unterarme. (n. 8 T.)
Lähmiger Schmerz im Achsel-Gelenke, dass er den Arm nicht hoch heben konnte.
1120 Zerschlagenheit des rechten Achsel-Gelenkes, Schulterblattes und Oberarmes.
Unwillkührliches Aufzucken bald der einen, bald der andern Achsel.
Im Arme, welcher schwach ist, Nachts, unschmerzhafte Rucke.
Krampfhaftes Zucken der Arme.
Ziehen im linken Arme, wie im Nerven. (*Gll.*)
1125 Zieh-Schmerz in den Arm-Knochen, bis in die Finger.
Krümmung der Arme (des Kindes) in den Ellbogen, dass es sie vor Schmerz nicht ausstrecken, noch berühren darf.
Einschlafen des Armes, dessen Achseldrüsen geschwollen sind.
Schwäche und Kraftlosigkeit der Arme bei der Arbeit.
Abgeschlagenheit und Lähmigkeit der Arme, er muss sie hinsinken lassen in der Ruhe; bei der Arbeit und Bewegung sind sie kräftig.
1130 Jählinge Lähmung im rechten Arme, Abends, wie von Schlagfluss. (n. 5 T.)
Im Oberarme linker Seite, Fippern.

Muskel-Zucken an den Oberarmen. *(Gff.)*
Ziehen im linken Oberarme. *(Gff.)*
Reissen im rechten Oberarme. *(Gff.)*
1135 Jücken auf den Oberarmen. (d. 5. T.)
Im Ellbogen-Gelenke, Reissen, bloss bei Bewegung.
Reissen in der rechten Ellbogen-Spitze. *(Gff.)*
Reissen im linken Ellbogen, bis an die Handwurzel. *(Gff.)*
Drückendes Reissen am und um den rechten Ellbogen. *(Gff.)*
1140 Im Unterarme rechter Seite, rheumatisches Ziehen, früh. *(Gff.)*
Reissen in den Vorderarmen, bis in die Hände, von Waschen.
Reissen im linken Unterarme fast in der Ellbogen-Beuge. *(Gff.)*
Reissen im Ulnar-Nerv bis zur Hand. *(Gll.)*
Hitz-Empfindung unten am Vorderarm.
1145 Grosse, entzündete Geschwulst, wie Rose, am Vorderarme unter dem Ellbogen. die. wie ein Blutschwär, in Eiterung übergeht.
Beissend jückende Ausschlags-Blüthen an den Unterarmen, mit Eiter gefüllt.
In der Hand, Klamm, den ganzen Tag.
Reissen in der rechten Hand und den beiden Mittelfingern, bloss Nachts und nur unterm Federbette, beim heraus Legen hört der Schmerz auf. (n. 13 T.)
Reissen zwischen der rechten Handwurzel und dem Daumknöchel. *(Gff.)*
1150 Reissen in der rechten Hand, zwischen Daumen und Zeigefinger. *(Gff.)*
Reissen in den Händen, gegen die Finger zu. *(Gff.)*
Reissen an der Aussen-Seite der linken Hand und im Knöchel des kleinen Fingers, nach der Handwurzel zu. *(Gff.)*
Reissen im rechten Handteller, unter den mittlern Fingern. *(Gff.)*
Reissen im rechten Handteller, mit Brennen und Jücken in der Haut, dicht unter den Fingern. *(Gff.)*
1155 Stumpfes Reissen in den Hand-Gelenken.
Stechen auf dem Handrücken. (n. 21 T.)
Heftig zuckende Stiche in der rechten Hand.
Unwillkührliches Schütteln der Hände.
Verstauchungs-Schmerz im rechten Hand-Gelenke.
1160 Kalte Hände, immerwährend.
Eingeschlafenheit der Hände, früh, im Bette
Fingeschlafenheit der Hände, nach langem Sprechen.

Lycopodium.

Heisse Hände, immerwährend, was ihr sehr zuwider ist.
Geschwulst und Hitze der rechten Hand, Abends.
1165 Hitz-Gefühl in der linken Hand, mit Aengstlichkeit.
Rothe Geschwulst der rechten Hand, bis an die Finger-Gelenke, ohne Schmerz, mehrere Tage lang. *(Htb.)*
Schweissige Handteller.
Grosse Trockenheit der Haut an den Händen.
Jückende Blüthen auf den Händen. (n. 7 T.)
1170 Kleine Blutschwäre auf den Händen, mit Stich-Schmerz bei Berührung.
Warzen entstehen auf den Händen.
Die Finger spreizen sich bald unwillkührlich aus, bald ziehen sie sich zur Faust zusammen.
Krumm Ziehen des Mittelfingers nach der Seite, ohne Schmerz.
Unwillkührliches Zucken der Finger im Schlafe. *(Gff.)*
1175 Unwillkührliches Zucken des linken Zeigefingers.
Schmerz der Fingerknöchel beim Drucke, ohne Röthe oder Geschwulst. *(Htb.)*
Reissen im Daumen-Gelenke, dass er ihn nicht biegen kann.
Reissen im linken Daumen. *(Gff.)*
Reissen in der Spitze des rechten Daumens. *(Gff.)*
1180 Reissen im Ballen des linken Daumens. *(Gff.)*
Reissen in den Mittelfingern der rechten Hand. *(Gff.)*
Reissen im Gelenke des rechten Mittelfingers gegen die Spitze hin. *(Gff.)*
Reissen in der Spitze des rechten Mittelfingers. *(Gff.)*
Heftig stechendes Reissen in der Spitze und unter dem Nagel des linken Mittelfingers. *(Gff.)*
1185 Verrenkungs-Schmerz im hintersten Gelenke des vierten Fingers beim Zubiegen der Hand.
Eingeschlafenheit der zwei letzten Finger, früh, beim Erwachen.
Taubheit, Kälte und Abgestorbenheit der beiden kleinen Finger, früh, beim Erwachen; doch sind sie beweglich.
Absterben zweier Finger, früh, eine halbe Stunde lang, mit blauen Nägeln. (n. 31 T.)
Hitz-Gefühl in den äusserlich kalt scheinenden Fingern.
1190 **Röthe, Entzündung und Geschwulst aller Finger-Gelenke.**
Röthe, Entzündung und Geschwulst der mittlern Finger-Gelenke, mit einiger Geschwulst der Hände.
Entzündung einer geritzten Stelle am Finger.

Lycopodium.

Entzündung und Schmerz am rechten Mittelfinger, durch einen kleinen Neidnagel.
Jücken an den Fingern.
1195 Heftiges, fast schmerzliches Jücken an beiden vordersten Gliedern des rechten Zeigefingers, wie beim Schwären einer Wunde, mit etwas Röthe, und durch Reiben nicht zu tilgen. (*Gff.*)
Jücken und Stechen in einigen (erfrornen) Fingern.
Jücken in den ehemals erfrornen Fingern.
Brennen in Händen und Fingern, mit Röthe der Finger, wie nach Erfrierung.
Frostbeule am kleinen Finger, mit Röthe und argem Jücken.
1200 Ein Geschwür am linken Zeigefinger, das sich vergrössert, mit den heftigsten Schmerzen, wovor er Nachts nicht schlafen kann.
Auf dem rechten Daumen, eine Ausschlags-Blüthe.
Jückende Blüthen zwischen den Fingern.
Warzenähnliche Knöthchen am Zeigefinger, die bald vergingen.
Jücken mit heftigen Stichen am rechten Hinterbacken.
1205 Am Hinterbacken linker Seite, wundartiges Brennen. (*Gff.*)
Leise drückendes Reissen im linken Hinterbacken. (*Gff.*)
Reissen oben im Hinterbacken unter der rechten Hüfte. (*Gff.*)
Auf den Hüften, Druck, vom Kreuze aus.
Schmerz in den Muskeln um die Hüft-Gelenke, beim Drucke, Niedersetzen und Legen; nicht am Gehen hindernd. (*Htb.*)
1210 Pressen in der linken Hüft-Gegend. (*Gff.*)
Reissen im linken Hüft-Gelenke. (*Gff.*)
Rheumatisches Spannen in der linken Hüfte. (*Gff.*)
Spannen und Reissen in der linken Hüfte. (*Gff.*)
Lähmiger Schmerz im Hüft-Gelenke, hinterwärts beim Bücken und Aufstehn vom Stuhle, nach Sitzen.
1215 Verrenkungs-Schmerz in der Hüfte, nach dem Kreuze zu, früh, beim Aufstehen, so dass er lahm gehen musste, zwei Tage lang.
Blutschwär auf dem Hinterbacken.
Im Beine rechter Seite alle 4 Tage ein Schmerz vom Hüft-Gelenke bis in den Fuss, so dass er beim Gehen hinken musste.
Ziehen in den Beinen von oben bis unten, in der Ruhe, besser beim Bewegen.

Lycopodium.

Einschlafen der Beine, im Sitzen am Tage. (u. 6, 7 T.)
1220 Unruhe in den Ober- und Unterschenkeln, beim Liegen. (u. 9 T.)
Viel Unruhe in den Beinen, Abends; er musste sie oft bewegen.
Grosse Unruhe in den Beinen, Abends, vor Schlafengehn, weniger im Bette.
Zucken und zuckartiges Zittern in den Beinen.
Unwillkührliches heftiges Schütteln, erst des rechten, dann auch des linken Beines.
1225 Kalte schwere Beine.
Beim Gehen schienen die Beine gefühllos zu werden (obgleich sie warm waren), so dass er mit dem Oberkörper zu fallen in Gefahr war.
Müde und kraftlos in den Beinen, wie zerschlagen.
Wundheit oben zwischen den Beinen, dass sie kaum gehen kann.
Wie wund, an der Inseite des linken Oberschenkels, mit etwas beissendem Jücken bis an die Geschlechtstheile.
1230 Am Oberschenkel, linker Seite, Schmerz, wie verwundet, später brennend.
Anhaltendes Muskelzucken an der hintern Seite des rechten Oberschenkels. *(Gff.)*
Krampf im rechten Oberschenkel, bis zum Knie, dass er kaum die Treppe steigen kann.
Unwillkührliches auseinander Spreizen der Oberschenkel, und darauf ein Zusammendrücken derselben, mit Erektion darnach.
Spannen in den Knochen der Oberschenkel und Waden, am meisten beim Sitzen.
1235 Zieh-Schmerz an der Hinterseite des Oberschenkels.
Ziehen und Brennen im Oberschenkel. (d. 13. T.)
Ziehend drückender Schmerz am Vordertheile des linken Oberschenkels.
Reissen, ganz oben im linken Oberschenkel. *(Gff.)*
Reissen im linken Oberschenkel herab, meist im Sitzen, vorzüglich bei gebogenem Knie.
1240 Reissen in der Mitte des rechten Oberschenkels. *(Gff.)*
Ein schründendes Reissen im Oberschenkel, Abends; er muss das Bein aufziehen. (d. 9. T.)

Lycopodium.

Pulsirendes Reissen, mit Lähmigkeits-Gefühl, in den äussern Muskeln des linken Oberschenkels, beim Gehen. (d. 1. T)
Stechen im linken Oberschenkel, beim Auftreten.
Schmerz, wie von einem Stosse, am rechten Oberschenkel, gleich über dem Knie-Gelenke, durch Befühlen und bei Bewegung erhöht.
1245 Schmerz, wie vertreten im Gelenke des linken Oberschenkels, bei Bewegung.
Kaltes herab Rieseln am linken Oberschenkel, am Tage.
Die Haut der Oberschenkel schmerzt nach Gehen schründend und wie wundgerieben, ein Schmerz, der das Bein zu Zuckungen brachte, eine Stunde lang.
Ein grosser Blutschwär am Oberschenkel, über dem Knie.
Die Knie schmerzen, früh, beim Aufstehen aus dem Bette, als wollten sie brechen, und bei Bewegung.
1250 Früh, beim Aufstehn aus dem Bette, Steifheit in der Kniekehle, wie nach grosser Fuss-Strapatze.
Gekrümmtheit des linken Knies, das Kind kann es vor Schmerz nicht ausstrecken.
Spannung um die Knie, als wäre Alles zu kurz; sie konnte nicht auftreten.
Feines Zucken im Knie, mehrere Abende.
Ziehen in der linken Kniekehle. (n. 22 T.)
1255 Grosse Unruhe in beiden Knieen, Nachts, beim Liegen im Bette. (n. 8 T.)
Reissen in den Knieen und Fussknöcheln, mit Schmerz, auch beim Befühlen.
Ungewöhnliche Müdigkeit in den Knieen.
Wundheits-Schmerz an den Knieen und andern Theilen der Beine.
Verrenkungs-Schmerz im Knie-Gelenke. *(Gll.)*
1260 Geschwulst der Kniee.
Schweiss der Knie-Geschwulst.
Jücken in der rechten Kniekehle. (d. 6. T.)
Im Unterschenkel, an der Seite des Schienbeines, Knochen-Schmerz, bei Berührung. (n. 13 T.)
Gefühl im Unterschenkel, als sey er fest unterbunden.
1265 Klamm in der linken Wade, beim Sitzen.
Klamm in der Wade, zum Schreien, Nachts, auch am Tage, beim Sitzen mit gebogenen Knieen.
Oefters zuckender Schmerz im Unterschenkel, unter dem Knie.

Lycopodium.

Ziehen in den Unterschenkeln, Nachts.
Ziehen im Unterschenkel vom Fussknöchel bis ins Knie, Nachmittags um 5, 6 Uhr, zwei Stunden lang.
1270 Ziehen im rechten Unterschenkel, Abends, und Zusammenzucken zuweilen.
Ziehen und Reissen im linken Unterschenkel. (n. 90 T.)
Reissen im linken Schienbeine.
Reissen am linken Unterschenkel, unterhalb der Wade.
Arges Reissen, Vormitternacht, vom Knie durch die Wade, bis in die Füsse, dass sie sich aufsetzen musste und nicht schlafen konnte.
1275 Reissen in den Unterschenkeln und Fusszehen. *(Htb.)*
Rheumatisches Ziehen im linken Unterschenkel, Nachts, beim Erwachen. *(Gff.)*
Scharfes, zuckendes Reissen unten am linken Schienbeine, Abends im Bette. *(Gff.)*
Heftiges, ruckweise zuckendes Reissen im linken Unterschenkel. *(Gff.)*
Stechendes Reissen am Unterschenkel unterhalb des Kniees, das zugleich im Oberschenkel mit empfunden wird. *(Gff.)*
1280 Gefühl, als wären die Unterschenkel sehr geschwollen und schwer.
Grosse Schwere der Unterschenkel mit Unruhe drin.
Geschwulst der Unterschenkel bis über die Knie, mit grossen, rothen, heissen Flecken, welche brennend schmerzen vorzüglich am Knie und Fussknöchel, dass sie vor Schmerz und Stechen nicht auftreten kann; Nachmittags öfteres Schaudern dabei und Leibverstopfung. *(Sr.)*
Rothe Flecke an den Unterschenkeln, wie Mückenstiche, die vergehen und wieder kommen.
Starkes Jücken an den Waden bis zu den Knöcheln.
1285 Die Fussknöchel schmerzen Nachts. (n. 10 T.)
Schmerz im Ballen des rechten Fusses, beim Anfange des Gehens.
Schmerz, beim Auftreten, in der Ferse, wie von einem Steinchen darunter.
Strammen um die Fussknöchel. (n. etl. T.)
Ein brennendes Spannen auf dem Fussrücken, nahe am grossen Zeh. *(Gff.)*
1290 Ziehen im Fusse, unter dem Knöchel, mit Hitze daselbst.
Pressen im (krank gewesenen) Fusse, als wolle er (wieder) aufbrechen. (n. 9 T.)

Reissen unter der linken Ferse. *(Gff.)*
Reissen neben der Ferse. (d. 6. T.)
Reissen in den Fersen und im Ballen. (d. 12. T.)
1295 Stechen im Fussballen, wie mit Nadeln, beim Auftreten und darauf Drücken.
Stechen auf dem Fussrücken. (n. 20 T.)
Stechen in beiden Fersen, wie mit Nadeln.
Stechen in den Füssen, beim Gehen im Freien. *(Htb.)*
Heftig schneidendes Stechen an der linken Seite der Ferse. *(Gff.)*
1300 Verrenkungs-Schmerz im rechten Fuss-Gelenke.
Schmerz, wie versprungen, im äussern Fussknöchel, auch in der Ruhe.
Wie steif im linken Fuss-Gelenke. (n. 4 T.)
Schmerz, wie unterschworen, im rechten Fussballen.
Schmerz, wie unterschworen, in den Fusssohlen, beim Auftreten und im Sitzen, mit Brennen.
1305 Brennen in den Füssen. (n. 28 T.)
Brennen in den Fusssohlen, Nachts.
Grosse Schwere der Füsse. (n. 6 T.)
Geschwulst um die Fussknöchel. (n. 6 T.)
Geschwulst der Füsse, auch beim Monatlichen.
1310 Starke Geschwulst des rechten Fusses. (d. ersten T.)
Geschwulst des linken Fusses, mit Stechen in den Zehen beim Auftreten.
Geschwulst der Füsse, mit Stechen in den Knöcheln, am meisten beim Gehen.
Geschwulst der Fussrücken. (d. ersten Tage.)
Die Geschwulst der Füsse erhöht sich bis zur Bauch-Wassersucht, mit Geschwulst der Zeugungstheile, Athem-Beengung und sparsamen Harnen mit Pressen. (n. 10 T.)
1315 Taubheit und Eingeschlafenheit beider Füsse, bis zu den Waden, Nachts.
Eingeschlafenheits-Gefühl der linken Ferse.
Er friert leicht an den Füssen.
Kalte Füsse, stets.
Kälte erst des rechten und dann auch des linken Fusses, Abends im Bette, eine Stunde lang.
1320 Kälte des rechten Fusses, bei Hitze des linken. (n. 2 T.)
Kalte, schweissige Füsse.
Schweissige Füsse.
Starker Fuss-Schweiss, bis zum Wundwerden der Füsse.

Lycopodium.

Jücken um das Fuss-Gelenk.

1325 Beulen an der Fusskante, welche beim Gehen schmerzen.

Wundschmerzende Schwielen in der Ferse.

Eine Schrunde in der Ferse.

Die Zehen werden unwillkührlich ausgedehnt und dann wieder zusammen gezogen.

Druck am Ballen der grossen Zehe. (*Gll.*)

1330 Reissen in den drei ersten Zehen des rechten Fusses. (*Gff.*)

Reissen und Ziehen bei einem Hühnerauge an der kleinen Zehe, die auch bei Berührung schmerzt. (*Htb.*)

Stechen im rechten grossen Zeh, Abends.

Stechen in der grossen Zehe, und darnach in der Sohle. (*Htb.*)

Stechen, meist früh, im rechten kleinen Zeh, der roth und wie erfroren aussieht.

1335 Wundheits-Schmerz und wie aufgerieben am Ballen des grossen Zehes, beim Gehen.

Schründender Wundheits-Schmerz zwischen den Zehen. (n. 28 T.)

Brennendes Wundheits-Gefühl auf den Zehen, und als wäre Sand darauf.

Brennend stechendes Wundheits-Gefühl an den Zehen.

Entzündungs-Schmerz am Nagel der grossen Zehe. (*Gll.*)

1340 Hühneraugen entstehen nach 14 Tagen.

Stechen in den Hühneraugen. (n. 13 T.)

Stiche mit Wundheits-Gefühl in den Hühneraugen.

Alle Glieder schmerzen bei Berührung.

Alle weichen Theile des Körpers schmerzen beim Betasten und Andrücken.

1345 Alles ist ihr zu hart, wo sie sitzt oder liegt.

Schmerz, hie und da am Rumpfe, als wenn einzelne Muskeln krampfhaft zusammen gezogen und dann wieder ausgedehnt würden.

Absetzendes, klammartiges Ziehen an den Knieen, Vorderarmen, Händen und Fingern.

Drückendes Ziehen in allen Gelenken, besonders den Knieen.

Ziehen in der linken Hand und Fusswurzel, früh.

1350 Ziehen und Spannen in den Hand- und Fuss-Gelenken, früh im Bette. (*Gff.*)

Ziehen in den Gliedern, einen Nachmittag um den andern und auch über das Gesicht.

Ziehen, bald zwischen den Schulterblättern, bald im rechten Beine, bald an der Brust.

Lycopodium.

Flüchtiges Reissen hie und da. *(Gll.)*
Kneipende Schmerzen hie und da am Körper.
1355 Heftige Stiche in der Brusthöhle und in der Nabel-Gegend, den Athem versetzend. (d. 10. T.)
Steif in allen Gelenken.
Steifigkeit in den Gliedern und dem Kreuze; hörbares Knacken in den Gelenken bei Biegungen.
Steifheit der Arme und Beine mit Gefühllosigkeit und Taubheit, er kann nicht mehr gehen, ohne zu fallen, auch nicht mehr allein essen, da er die Hände nicht gebrauchen kann.
Steifheit aller Muskeln des Oberkörpers und ganzen Rumpfes, er kann sich vor Schmerz nicht rühren.
1360 Beim Uebermasse der Schmerzen muss sie herumgehen und weinen und kann dabei nicht ruhen.
Ihre Beschwerden vermehren sich Nachmittags, 4 Uhr, aber Abends, 8 Uhr, ist es ihr, ausser der Schwäche, wieder besser.
Im Freien ist ihm immer wohler, als im Zimmer, wo er es vor Hitze und Unruhe oft nicht aushalten kann.
Drang ins Freie zu gehen.
Widerwille gegen Aufenthalt im Zimmer.
1365 Gegen freie, kalte Luft sehr empfindlich; Kälte fiel ihr sehr auf.
Freie Luft ist ihm sehr zuwider.
Empfindlichkeit gegen kühle Luft, fast fieberartig. (n. 6 T.)
Fieberartige Scheu vor freier Luft, besonders nach Tische.
Beim Gehen im Freien, Bangigkeit und Schwindel-Anwandlung.
1370 Nach vielem Genusse der freien Luft, starke Kopf-Eingenommenheit.
Beim Gehen im Freien, Schwere der Beine.
Vom Gehen im Freien, zusammenschnürender Druck in der Mitte der Brust.
Nach Gehen im Freien vermehrt sich die Engheit auf der Brust sehr, mit laut pochendem Herzklopfen.
Nach Gehen im Freien, Hitze in den Augen und Handtellern.
1375 Bei geringem Gehen im Freien schwitzt er ungeheuer und wird dann schlaff.
Sehr zu Verkältung geneigt.
Haut des ganzen Körpers trocken und heiss; heisse Hände.
Jücken, früh, am Kopfe und am Rücken.
Jücken, wie von Flöhen, an verschiednen Hautstellen und in Flechten. *(Htb.)*

Lycopodium.

1380 Stichlichtes Jücken hie und da in der Haut.
Stechen hie und da am Körper.
Unleidlich kriebelnde Stiche unten im Kreuze und an andern Stellen.
Zuckendes Stechen vom Halse bis zum rechten Fusse. (n. 2 St.)
Sehr beissend brennendes Jücken über den ganzen Körper.
1385 Brennen hie u. da in der Haut, am Rücken, Arme u. s. w. *(Gff.)*
Arges Jücken an den Beinen, dem Rücken, den Hinterbacken, Abends im Bette, mit Quaddeln nach Kratzen, welche stets bald wieder vergehen.
Ausschlags-Knötchen, theils jückend, theils schmerzend, am Hinterhaupte, im Kreuze und an den Hinterbacken.
Grosse, rothe Flecke (an den Unterschenkeln), die weder schmerzen noch jücken.
Grosse, hellrothe Flecke am Oberbauche, um die Herzgrube, und auf dem Daumen-Gelenke, mit Jücken und Brennen. *(Gff.)*
1390 Jückende Leberflecke. *(Gll.)*
Kleine, flechtenartige, jückende Flecke an beiden Seiten des Halses und auf dem Rücken.
Eine Flechte am Schienbeine jückt heftig. *(Htb.)*
Ein grosser Blutschwär am linken Unterarme, wovon der ganze Arm starrt, und ein andrer am linken Hinterbacken. (u. etl. T.)
Die schmerzlosen Geschwüre bluten beim Verbinden und schmerzen dann stechend.
1395 Ein grosser Blutschwär mit Entzündung umher und brennendem Stechen, entsteht auf dem linken Schulterblatte, unter Wechsel von Frost und Hitze des Körpers.
Scheint die Erweichung und Verkrümmung der Knochen zu begünstigen.
Empfindung in den Knochen, als wenn kein Mark darin wäre.
Es liegt ihr in allen Gliedern.
Zerschlagenheit des ganzen Körpers, besonders Abends.
1400 Es liegt ihm in allen Gliedern, er ist unaufgelegt zu Geschäften und verdriesslich und es steigt ihm von Zeit zu Zeit viel Hitze in das Gesicht.
Ziehen und Dehnen in allen Gliedern.
Unbehaglichkeit im ganzen Körper.
Unwohl, früh, wie nach einer schlaflosen Nacht.
Drang zu Bewegung.
1405 Unangenehmes Gefühl von Unruhe im Körper, beim Sitzen,

die ihn nicht fortschreiten lässt; er muss aufspringen und tief Athmen; die Brust ist ihm beklommen. *(Rl.)*

Grosse Unruhe im Blute, Abends, bis zur Empfindung des Zitterns.

Starke Wallung im Blute, gegen Abend.

Wallung im Blute, dass ihr oft Alles in den Adern in Bewegung ist.

Unangenehmes Hitz-Gefühl über den ganzen Körper, alles ist ihm zu schwer und zu heiss; er muss oft tief athmen, es ist ihm beklommen; die Haare sträuben sich und scheinen in einem Büschel zusammen gezogen zu werden. (n. 24 St.) *(Rl.)*

1410 Innere Unruhe, als sollte sie mit Händen und Füssen um sich schlagen, und Ohnmachts-Gefühl (beim Kopfschmerze.)

Gefühl, als stünde der Blutlauf still.

Sehr peinliche Empfindung öfters, als werde es ihm innerlich ganz kalt, als höre das Blut nach und nach auf, warm zu seyn.

Anfall von Brust-Beschwerden mit Uebelkeit zum Erbrechen, worauf ihr die Sprache verging, so dass sie nur ganz leise reden konnte, was nach starkem Aufstossen sich gab.

Mehrere halbstündige Anfälle täglich, zuerst von Greifen und Zusammenpacken im Rücken, worauf es in die Seite kommt, wie Stechen; dabei wird ihr schwarz vor den Augen, und sie muss, wo sie auch ist, sich gleich niederlegen.

1415 Nach einem Verdrusse wird er ganz hinfällig mit Herzklopfen und Zittern, den ganzen Vormittag. (n. 14 T.)

Bei Aergerniss fährt es ihm plötzlich in die Herzgrube und dann folgt Blei-Schwere in den Beinen.

Unwillkührliches Zucken, bald hier, bald da, was sie sehr angriff.

Unwillkührliches Drehen und Wenden des ganzen Körpers, wovon er keucht und heiss und roth im Gesichte wird.

Unwillkührliches, bald Ausdehnen, bald Zusammenziehen der Muskeln an verschiednen Stellen, ohne Schmerz und bei völligem Bewusstseyn, in Anfällen, alle 7 Tage regelmässig, 8 Wochen lang. *(Th. Rkt.)*

1420 Krampfhaftes Zusammenziehen und Ausdehnen der Glieder, fast ohne Schmerz.

Epileptischer Anfall; unter Schreien und Schaum vor dem Munde schlug er bewusstlos mit Armen und Beinen, dann glaubte er sterben zu müssen und klagte grosse Herzens-Angst. (n. 39 T.)

Epileptischer Anfall; es bog ihm den linken Arm aufwärts und die Finger zur Faust zusammen, ein Paar Minuten lang, dann war er ohne Verstand, riss und schmiss um sich mit Armen und Beinen, schrie arg und bekam Schaum vor den Mund, eine Viertelstunde lang; dann lag er wie todt, ohne Bewegung; dann fing er an zu lallen.

Epileptischer Anfall; die Muskeln am ganzen rechten Beine zuckten sichtbar, es kam in die Herzgrube, er fing an zu schreien, ohne Bewusstseyn, schlug, unter Schaum vor dem Munde, mit Armen und Beinen um sich, eine Viertelstunde lang; dann lag er ohne Bewegung $\frac{1}{2}$ Stunde; und da man ihm kaltes Wasser in den Mund gab, bliess er es von sich und der Verstand war wieder da.

Ohnmachts-Anfälle im Liegen, mit Vergehn der Sinne und Schwarzwerden vor den Augen, ohne Drang, diesen Zustand durch Bewegung zu mindern. (d. 1. T.) *(Gll)*

1425 Gänzliche Abspannung, herunter Hangen des Unterkiefers, langsames Athmen durch den Mund, florige, halboffne Augen. *(Gll)*

Ohnmächtigkeit, zu gewissen Stunden, täglich, meist Abends.

Sie fiel jähling zur Erde, ohne Schwindel.

Jählinges Sinken der Kräfte, wie Ohnmacht; sie musste sich anhalten; zugleich Trübsichtigkeit $\frac{1}{2}$ Stunde lang.

Zittern der Glieder. (n. $\frac{1}{4}$ St.)

1430 Anfälle von Zittern, Abends im Bette.

Ziehendes Zittern in allen Gliedern.

Zittern, ohne Kälte-Empfindung, Nachmittags.

Er wird mager und blass.

Grosse Magerkeit (gegen welche Graphit dienlich ist.)

1435 Sie wird ganz elend (bei dem bösen Halse) und bekommt eine gelbgraue Gesichts-Farbe. *(Whl.)*

Das Gehen, so wie das anhaltende Sitzen beim Schreiben wird ihr sehr sauer und sie geräth da leicht in starken Schweiss.

Jählinge Schwäche im Sitzen.

Von wenig Anstrengung sehr müde und durch keine ruhende Stellung erquickt.

Sehr zur Ruhe geneigt, ohne Müdigkeit.

1440 Er möchte immer liegen und ruhen, und wenn er sich legt, schläft er gleich ein.

Müdigkeit; vorzüglich früh.

Erschlaffung mit Nerven-Reiz.

Mattigkeit, Nachmittags, und Zittern der Hände. *(Gll.)*

Plötzliche Müdigkeit zuweilen in allen Gliedern, mit Verdriesslichkeit.

1445 Oft Anfälle von Schwäche, dass sie die Hände sinken lassen muss.

Mattigkeit, dass er immer ruhen möchte, bei munterm Geiste.

Sonst sehr zur Arbeit gewöhnt, muss sie sich nun vor Mattigkeit mehrmals des Tages niederlegen. (n. 16 T.)

Entkräftung nach langsamem Spaziergange.

Grosse Mattigkeit, besonders der Beine.

1450 Müdigkeit der Beine, mit Trockenheit im Halse. *(Gll.)*

Müdigkeit der Beine, vorzüglich beim Steigen.

Besondere Kraftlosigkeit beim Treppensteigen, wobei die Knochen der Unterglieder schmerzen. (n. 11 T.)

In der Ruhe fühlt sie die Schwäche am meisten.

Die Schwäche vermehrt sich in der Ruhe.

1455 Beim Liegen im Bette (Abends vor Schlafen), eine den ganzen Körper niederdrückende Schwäche, als sollte er vergehen und immer tiefer sinken.

Viel Gähnen. (n. 7 T.)

Dem Kinde versagt das Gähnen: es weint, da es nicht ausgähnen kann.

Versagendes Gähnen; sie muss oft den Mund weit aufsperren und doch kann sie nicht ausgähnen.

Tages-Schläfrigkeit, beim Sitzen schläft er gleich ein.

1460 Selbst im Gehen kann sie sich des Schlafes nicht enthalten.

Schläfrigkeit, Vormittags, mit Druck auf den Augen, häufigem Gähnen und innerem Frösteln. *(Gff.)*

Unabwendbarer Mittags-Schlaf, und nach demselben Trägheit und Eingenommenheit des Kopfes. (n. 4 St.)

Schläfrig, Nachmittags.

Abends zeitig grosse Schläfrigkeit. *(Gff.)*

1465 Bei unüberwindlicher Abendschläfrigkeit, doch spätes Einschlafen. *(Gff.)*

Wenig müde, Abends im Bette, auch wacht er sehr früh wieder auf.

Lycopodium.

Er wacht alle Nächte bei Anbruch des Tages auf und schläft dann wieder ein.
Er liegt Abends lange, ohne einschlafen zu können.
Er konnte Abends im Bette nicht zur Ruhe kommen.
1470 Schlaflosigkeit bis Mitternacht. (n. 16 St.)
Schlechter Schlaf, mehrere Nächte, wegen grosser Aufgeregtheit.
Sie konnte die Nacht erst gar nicht einschlafen und schlief dann unruhig.
Unruhiger Schlaf, mehrmaliges Erwachen und um 4 Uhr schon ganz munter.
Unruhiger Schlaf, beim Liegen auf der linken Seite. (n. 24 T.)
1475 Nachts, im Schlafe, kommt er immer auf den Rücken zu liegen.
Nacht-Schlaf voll Träume.
Schlaf mit verworrenen Träumen.
Schlaf unruhig, mit verworrenen Träumen, worin er bald da, bald dort zu seyn glaubt, dabei erwacht er sehr oft und steht früh müder auf, als er sich Abends hingelegt.
Unruhiger, traumvoller Schlaf. *(Gll.)*
1480 Unruhiger, traumvoller Schlaf, ohne zu erwachen. (n. 16 St.)
Unfester Schlaf, Nachts, er wirft sich herum, wacht auf und schwärmt, als wäre er bald hier, bald dort.
Schwärmerischer Schlaf.
Viel Träumen und Schwärmen die Nacht.
Hässliche Bilder vor der Phantasie, im Mittags-Schlafe.
1485 Schwere Träume, Nachts.
Sie konnte die ganze Nacht nicht schlafen, weil ihr beim Schliessen der Augen gleich Alles lebhaft vor die Augen kam, was den Tag vorher begegnet war; sie musste aufstehen. (n. 10, 14 T.)
Lebhaftes Träumen, Nachts und Sprechen im Schlafe. (n. 4 T.)
Er schwatzt laut im Schlafe, ohne ängstliche Träume.
Oft lacht sie laut auf im Schlafe.
1490 Sie träumt Nachts und gegen Morgen so angenehm, dass sie nicht erwachen möchte. (n. 5 T.)
Geile Träume, Nachts. (d. 2. N.)
Wohllüstige Träume, Nachts. (d. 4. N.)
Träume, Nachts, als fühle sie den Reiz vom Beischlafe in den Schamtheilen.
Träume von Beischlaf, und doch keine Pollution.

1495 Er erwacht nach Mitternacht mit Gefühl von geübtem Beischlafe, doch ohne Samen-Erguss.

Sie erwacht aus lebhaftem Traume von Tages-Geschäften, deren Ausführung sie auch nach dem Erwachen noch nöthig glaubt.

Er erwacht die Nacht oft aus schreckhaften Träumen.

Aufschrecken beim Einschlafen.

Zusammenfahren beim Einschlafen, wie von den Füssen aus.

1500 Aufschrecken u. Zucken der Glieder mit unruhigem Schlafe.

Aengstliche Träume, Nachts.

Schreckhafte, verworrene Träume und unruhiger Schlaf.

Schreckhafter Traum und nach Erwachen, noch Furcht.

Fürchterliche Träume.

1505 Traurige Träume.

Grässliche Träume; man will ihn tödten.

Träume von Mord.

Aengstlicher Traum; bei Schlägerei versteckt er sich vor der Gefahr.

Unruhiger Schlaf mit öfterem Erwachen aus ängstlichen Träumen. (*Gff.*)

1510 Lebhafte ängstliche Träume, Nachts.

Nach lebhaften, angenehmen Träumen, Nachts, kann er sich früh nur schwer aus dem Schlafe finden, und träumt gleich wieder, sobald er die Augen schliesst.

Er erwacht oft Nachts, wälzt sich herum und schläft bloss früh sehr tief.

Sie erwacht Nachts oft, bleibt stundenlang wach und ist dann früh sehr verschlafen.

Früh, nach vielen lebhaften, ein sehr ängstlicher Traum, als wenn sich viele und immer neue junge Hunde an mehreren Theilen seines Körpers fest anklammerten. (*Gff.*)

1515 Aengstliches Erwachen, Nachts. (n. 11 T.)

Aufschreien im Schlafe, mit irrigen Worten.

Aengstliches Aufschreien im Schlafe, mehrmals. (n. 10 T.)

Unruhige Nächte, mit Wimmern im Schlafe.

Weinen, Nachts, im Schlafe.

1520 Das Kind schläft sehr unruhig und knurrt im Schlafe.

Beim Einschlafen, Aengstlichkeit.

Sie wacht Nachts oft auf, wie durch Angst geweckt.

Abends, Furcht, zu Bette zu gehen.

Sie erwacht mehrere Morgen mit Unruhe und Aengstlichkeit.

Lycopodium.

1525 Sie schreckt angstvoll aus dem Schlafe auf, will schreien und kann nicht, wie bei Alp.

Nachts, Alp-Drücken.

Nach Mitternacht, beim Erwachen, Angst-Anfall, dass sie keinen Athem kriegen konnte, zwei Stunden lang; zwei Nächte nach einander.

Nach tiefem Schlafe, früh, nach dem Erwachen, ängstliche Gedanken, als sollte sie eben sterben, wozu sie sich auch vorbereitete durch Denken auf Abschieds-Briefe. (n. 16 St.)

Nachts, beim Umwenden im Bette, ängstliches Herzklopfen.

1530 Fast jeden Abend im Bette, Herzklopfen.

Früh, beim Erwachen, Blutwallung.

Nachts wird ihm das Liegen unerträglich; er muss aufstehen.

Nachts war ihm keine Lage bequem, was ihn bis zum Weinen ärgerte.

Nachts fühlt er die Schmerzen im Schlafe und träumt davon.

1535 Nach Mitternacht sehr unterbrochner, unruhiger·Schlaf.

Nachts, Stechen und Pochen im Hinterkopfe.

Nachts, 3 Uhr, Erwachen mit düsterm Kopfe. (d. 3. N.)

Nachts, Trockenheit der Augen.

Nachts, im Schlafe, läuft ihm der Speichel aus dem Munde.

1540 Nachts, saures Aufschwulken.

Nachts erwacht sie mit Schwindel und Uebelkeit.

Nachts, beim Erwachen, Hunger.

Nacht-Durst; sie muss oft trinken und nur wenig auf einmal. (n. 16 T.)

Abends im Bette, lästiger Druck im Magen, durch Reiben gebessert. (d. ersten Tage.)

1545 Nachts, Schneiden in der Magen-Gegend, sie musste sich aufrichten.

Nachts, Leibschneiden im Unterbauche.

Nach Mitternacht, Leibkneipen unter dem Nabel, dass sie sich zusammenkrümmen musste.

Nachts, Zieh-Schmerz in der linken Bauch-Seite.

Nachts, stetes, fast vergebliches Drängen zum Stuhle. (d. 2. N.)

1550 Nächtlicher Klamm der Bauch-Muskeln; sie sind ganz hart und schmerzen zum laut Aufschreien.

Nachts Husten und Brustschmerz, die ihn erst spät nach Mitternacht einschlafen lassen.

Nachts (im Wochenbette) eine Art Brust-Krampf, der vom Kreuze den Rücken heran erst in die Magen-Gegend kam, dann in die Brust stieg, den Athem erschwerte und sie sehr beängstigte.

Nachts, Kreuzschmerzen und Stiche in beiden Hüften und der linken Brust. (n. 4 T.)

Nachts, Eingeschlafenheit der Hände.

1555 Nachts, Reissen im linken Beine.

Abends im Bette, starker Zieh-Schmerz in der Ferse.

Mehrere Nächte, Klamm in den Füssen.

Nachts sind die Glieder wie eingeschlafen. (n. 6 T.)

Früh, beim Erwachen aus schwerem, schwärmerischem Schlafe, ist ihr die ganze rechte Körper-Seite eingeschlafen, eine halbe Stunde lang.

1560 Nachts, Ziehen im Zahnfleische und auf der ganzen linken Körper-Seite, von welchen Schmerzen sie erwachte.

Nachts, schlaflos, vor Zittern und Gefühl, als schwinge sich Alles im Körper hin und her.

Im Schlummer, einzelne Zuckungen; die Beine werden vorwärts gestossen.

Früh, Blutwallung, beim Erwachen.

Früh, beim Erwachen, Erschlaffung und Abspannung der Glieder, die nach dem Aufstehen verschwand.

1565 Schlaf unerquickend, (n. 16 St.)

Schlaf unerquickend und düster.

Früh, beim Aufstehen, müde und schwer. (n. 48 St.)

Nachts wohl Schlaf, aber nicht erquickend, und früh ist er müde und lebenssatt.

Frost, Abends, beim Einschlafen. (n. 14 T.)

1570 Schauder nach Trinken.

Frösteln. (n. 14 T.)

Krampfhaftes Frost-Schütteln, wie von Gemüths-Erschütterung, mit Klopfen im Vorderhaupte, Abends. (n. 4 T.)

Innerlicher Frost, früh.

Früh immer heimliches Frösteln. (n. 2 T.)

1575 Immerwährender Frost, mit fühlbarer Kälte über und über, stärker gegen Abend,

Viele Tage, Frost auf der linken Seite des Körpers.

Vor Kälte sind Hände und Füsse ganz abgestorben.

Beim Frösteln ist es ihr, als sollte ein Stillstand im Innern erfolgen.

Arger Frost, Abends, der am Einschlafen hindert, mit Uebelkeit. *(Gll.)*

1580 Fieber, einen Abend um den andern, Frost von 7 Uhr an,

der ihn, wenn er sich ins Bett legte, hoch in die Höhe warf, ohne Hitze oder Schweiss darauf.

Frost im Rücken, Nachmittags 3 Uhr, noch schlimmer aber Abends, nach dem Niederlegen, eine Viertelstunde lang, mit kalten Füssen, ohne Hitze und ohne Schweiss darauf.

Fieber alle Nachmittage 3 Uhr bis Abends spät, ein immer höher steigender Frost, ohne Hitze oder Schweiss darauf.

Fieber, Abends 7 Uhr, Schüttelfrost und grosse Kälte, selbst im Bette, als läge sie im Eise, zwei Stunden lang, mit Ziehen in allen Gliedern, im Rücken und ganzen Körper, und beim Erwachen aus dem traumvollen Schlafe, Schweiss über und über, zwei Abende nach einander, mit argem Durste nach dem Schweisse. (n. 27 T.)

Kälte des Körpers, Abends, mit Hitze in der Stirn.

1585 Früh, 8 Uhr, halbstündiger arger Frost, und wenig Hitze darauf.

Früh erwacht sie mit Frost, bald darauf viel Hitze und Schmerz im Hinterkopfe; sie fühlt sich recht krank. (d. 7. T.)

Frost alle Tage.

Abend-Fieber, täglich, erst Frost, dann Hitze. *(Htb.)*

Abend-Fieber, wenig Frost, gleich stark anhaltende Hitze, Müdigkeit und Gliederschmerzen. *(Gll.)*

1590 Frost alle Abende im Bette, bis 12 Uhr; dann wieder warm und heiss; früh, sauer riechender Schweiss.

Abends, abwechselnd Frost und Hitze, mit drückendem Schmerze im ganzen Kopfe und Schnupfen. (n. 2 T.)

Abwechselnd Frost und Hitze, und grosse Röthe und Hitze auf den Wangen. (n. 10, 19 T.)

Nach Schreck, wechselnde Anfälle von Frost, Hitze und Schweiss, 24 Stunden lang.

Fieber, mit Niederlegen, Uebelkeit, viermaligem Erbrechen, Frost, und drauf (ohne vorgängige Hitze) Schweiss, es lag ihr in allen Gliedern, sie hatte Stiche im Kopfe, den folgenden Tag wieder Frost, nach Gesichts-Hitze. (n. 5 T.)

1595 Fieber mit grosser Mattigkeit, mehr Hitze, später erst Frost. *(Gll.)*

Fieber, alle Abende, brennende Hitze; sie trinkt sehr oft, aber wenig, dabei oft Stuhldrang, ohne Stuhl, und Nachts öfteres Lassen sehr wenigen braunen Urines.

Viel Hitze am Körper und zugleich heftiges Brennen und Stechen in den Augen. (n. 9 T.)

Brennende Hitze mit kurzem Athem, geringem Durste, Gesichts-Blässe und Aufschrecken im Schlafe. (n. 14 T.)
Er empfindet einen steten scharfschweissigen Geruch um sich her.
1600 Wie Zwiebel stinkende Körper-Ausdünstung.
Säuerlich riechender, starker Schweiss des Körpers, nur an den Unterschenkeln nicht.
Nacht-Schweiss, bloss am Rumpfe, nicht an den Beinen.
Alle Nächte Schweiss, nach Mitternacht, am meisten auf der Brust.
Nachts, starker Schweiss, bei Kälte der Stirn und am Halse.
1605 Früh-Schweiss, bloss in den Gelenken.
Früh-Schweiss, im Bette, sieben Morgen nach einander. (n. 7 T.)
Früh-Schweiss über den ganzen Körper, mit Blut-Geruch.
Früh-Schweiss, nach unruhiger Nacht. (n. 10 T.) (*Gll.*)

Magnesia (carbonica.) **Magnesie, Bittersalzerde.**

Sie wird aus einer Auflösung von Bittersalz (Sedlitzer Salz, Epsom-Salz) in hinreichend vielem Wasser mittels Zuträpfelns aufgelöseten, reinen milden Laugensalzes niedergeschlagen, mit gehörig vielem destillirtem Wasser, mehrmal wiederholt, durch ein Filtrum entsalzet und zuletzt auf Papier getrocknet.

Sie zeichnete sich vorzüglich hülfreich aus, wo folgende Zustände in chronischen Krankheiten mit zugegen waren:

Schwarze Flecke vor dem Gesichte; Augen-Zuschwären, früh, Schwerhörigkeit; Zahnweh der Schwangern; Pochendes Zahnweh mit einzelnen Stichen; Nächtliches Zahnweh, beim Anstossen an die Zähne wie geschwürig schmerzend; Oft plötzlich stockende Sprache; Zusammenzieh-Schmerz im Magen; Leistenbruch; Hartleibigkeit; Mangel an Geschlechtstrieb; Mangel an Erektionen; Zögernde Monatszeit; Weissfluss; — Nasen-Verstopfung; Stock-Schnupfen; Steifheit im Genicke; Anfälle von Reissen in der Achsel, auch Nachts, mit Kriebeln bis in die Finger und Unmöglichkeit, den Arm vor Schmerz zu bewegen; Verrenkungs-Schmerz im Achsel-Gelenke bei Bewegung; Aufspringen der Haut der Hände; Blutschwäre am Unterschenkel; Jücken; Oefteres plötzliches zu Boden Fallen, bei Bewusstseyn, stehend oder gehend; Epileptische Anfälle; Tages-Schläfrigkeit; Schlaflosigkeit von nächtlicher Beklemmung im Unterbauche; Träume, auch ängstliche, alle Nächte.

Die mit (*Htb.* u. *Tr.*) bezeichneten Symptome sind aus der reinen Arzneimittellehre der *DD. Hartlaub* und *Trs.*; aber mit keinem Buchstaben des Urhebers bezeichnet; sie tragen jedoch ganz das Gepräge an sich, als ob sie von der allezeit fertigen Symptomen-Fabrik des *Ng.* herrührten; *Sr.*, *Dr. Schréter*; *Whl.*, *Wahle.*

Magnesia carbonica.

Zitternde Angst und Furcht, als wenn Böses bevorstünde, Abends im Bette vergehend. *(Htb. u. Tr.)*
Aengstlich und warm im ganzen Körper, besonders im Kopfe, während des Warm-Essens. *(Htb. u. Tr.)*
Sehr ängstlich, mit Schweiss, den ganzen Tag, besonders bei Bewegung. *(Htb. u. Tr.)*
Aengstlich und abgeschlagen mit Stechen im ganzen Körper, nach dem Aufstehen aus dem Bette. *(Htb. u. Tr.)*
5 Bangigkeit und Unaufgelegtheit, Nachmittags, bei zusammenschraubendem Kopfweh; Abends gut gelaunt. *(Htb. u. Tr.)*
Innere Unruhe mit Zittern in den Händen, und solcher Zerstreutheit, dass er beim Schreiben eines Briefes öfters aufstehen und denselben dreimal umschreiben muss. (n. 3. W.) *(Htb. u. Tr.)*
Verdriesslich, dass sie nicht weiss, was anzufangen, mit Schweiss. (n. 6 T.) *(Htb. u. Tr.)*
Sehr verdriesslich, Abends. (n. 6 T.)
Sehr verdrossen, Abends, 7 Uhr; Alles ist ihr zuwider. *(Htb. u. Tr.)*
10 Verdriessliche, ärgerliche Laune. *(Htb. u. Tr.)*
Unaufgelegt, was sich mit der Zeit verstärkt. *(Htb. u. Tr.)*
Ueble Laune; Alles ärgert sie, was sie ansieht; Abends besser. *(Htb. u. Tr.)*
Misslaunig, und doch trällert sie, (bald vergehend.) (n. 2 St.) *(Htb. u. Tr.)*
Trübe Stimmung mit Rede-Unlust und Bänglichkeit. *(Htb. u. Tr.)*
15 Traurig und bänglich. (n. 2 St.) *(Htb. u. Tr.)*
Abspannung des Gemüthes, Geistes und Körpers. (n. 20 T.)
Sehr vergesslich und von übler Laune. (n. 18 T.) *(Htb. u. Tr.)*
Sehr gesprächig; Alles geht ihr gut von Statten. (d. 1. T.) *(Htb. u. Tr.)*

Bessere Laune Nachmittags, als Vormittags. *(Htb.* u. *Tr.)*
20 Befangenheit und Eingenommenheit des Kopfes von geistigen Arbeiten.
Taumlich im Kopfe, öfters wie bewusstlos. (d. 28. 29. T.) *(Htb.* u. *Tr.)*
Schwindel beim Knien, als sollte sie zusammenfallen. *(Htb.* u. *Tr.)*
Schwindel im Stehen, als gingen die Gegenstände herum, mit Trunkenheit und Schwere des Kopfes. *(Htb.* u. *Tr.)*
Schwindel, früh, nach dem Aufstehen, als ginge Alles mit ihr herum, mit Brecherlichkeit und viel Wasser-Zusammenlaufen im Munde. *(Htb.* u. *Tr.)*
25 Schwindel, als ginge Alles mit ihr herum und sollte sie vorwärts fallen. *(Htb.* u. *Tr.)*
Ohnmachts-Schwindel, Abends, nach dem Niederlegen, mit Kälte und darauf Brecherlichkeit $\frac{1}{2}$ Stunde lang; drauf Schlaf mit öfterm Erwachen unter heftiger Uebelkeit von der geringsten Bewegung; am Morgen, nach dem Aufstehen war es am ärgsten, dabei Geschmack und Aufstossen wie von faulen Eiern, bei bleichem Gesichte und Kälte. (d. 25. T.) *(Htb.* u. *Tr.)*
Schwindel zum Umsinken, Abends, im Sitzen (und Nähen), mit Uebelkeit; dann liegend wusste sie nichts von sich selbst. (n. 4 T.)
Schwere des Kopfes, beim Liegen, nach Erwachen aus dem Mittags-Schlafe, wobei der Speichel mit Blut gefärbt ist.
Schwere in der Stirn im Stehen. (n. 2 St.) *(Htb.* u. *Tr.)*
30 Schwer und düselig im Kopfe, früh, beim Aufstehen, was beim herum Gehen nach einer Stunde vergeht. *(Htb.* v. *Tr.)*
Schwer und düster im Kopfe, früh, beim Aufstehen, wie nicht ausgeschlafen, nach Waschen und Bewegung vergehend. (d. 7. T.) *(Htb.* u. *Tr.)*
Schwere des Kopfes, mit Gähnen und Uebelkeit. (d. 3. T.) *(Htb.* u. *Tr.)*
Grosse Schwere und Schmerzhaftigkeit des Kopfes. (d. 2. T.) *(Htb.* u. *Tr.)*
Schwere in der Stirn und Geschwür-Schmerz an der linken Seite des Hinterhauptes. *(Htb.* u. *Tr.)*
35 Kopfschmerz, wie von Nacken-Steifheit.

Heftiges Kopfweh, früh, im Bette, bis gegen Mittag. *(Htb.* u. *Tr.)*
Heftiger Kopfschmerz, Nachts, im Schlafe, doch stärker nach dem Erwachen: beim Aufrichten des Kopfes vergehend. *(Htb.* u. *Tr.)*
Kopfweh, Nachmittags, das sich gegen Abend verschlimmert, mit Geschwür-Schmerz des Kopfes bei äusserem Drucke. *(Htb.* u. *Tr.)*
Druck über den Kopf, bei geistigen Arbeiten.
40 Druck über den ganzen Kopf in einem Zimmer unter vielen Menschen. (n. 15 T.)
Drücken in der Stirn, täglich.
Starker Druck im Vorderkopfe, mit Augenschmerz.
Druck-Schmerz an der Stirne, früh, beim Erwachen, bis Nachmittags. (d. 20. T.) *(Htb.* u. *Tr.)*
Drücken in der Stirn, von früh bis Mittag. *(Htb.* u. *Tr.)*
45 Betäubender Druck-Schmerz in der linken Stirnseite und zuweilen auch in den Augen. (d. 14. T.) *(Htb.* u. *Tr.)*
Ein stechender Druck-Schmerz in der Stirn, öfters aussetzend. (d. 10. T.) *(Htb.* u. *Tr.)*
Zusammenschrauben im Kopfe von beiden Seiten, später auch im Hinterhaupte, lang anhaltend. *(Htb.* u. *Tr.)*
Spannen und Ziehen im Hinterhaupte, während und nach Schlingen, als wollte es den Kopf zurück ziehen, im Stehen verschlimmert, dass sie sich setzen muss, worauf es vergeht. (n. 2 St.) *(Htb.* u. *Tr.)*
Ziehender Schmerz im Kopfe. (n. 16 T.)
50 Zieh-Schmerz in der Stirn mit Uebelkeit. (d. 6. Morgen.) *(Htb.* u. *Tr.)*
Zieh-Schmerz in der Stirn von früh bis Mittag. (n. 10 T.) *(Htb.* u. *Tr.)*
Heftig zuckendes Kopfweh, nach Aerger, mit Schwere-Gefühl, von Nachmittag 1 Uhr immer zunehmend, bis es Abends im Bette vergeht. (d. 15. T.) *(Htb.* u. *Tr.)*
Reissen und Schwere in der Stirn und dem Oberkopfe, nach dem Mittag-Essen. *(Htb.* u. *Tr.)*
Reissen und Klopfen tief in der Stirn. *(Htb.* u. *Tr.)*
55 Reissen und Rückwärts Ziehen im Genicke, von Nachmittags bis Abends, wo es im Bette vergeht. *(Htb.* u. *Tr.)*
Reissen in der Stirn, mit Betäubung und Schwere im Gehirn. *(Htb.* u. *Tr.)*
Schmerzhaftes Stirn-Reissen, tief im Gehirn, und vor dem linken Ohre. *(Htb.* u. *Tr.)*

Reissen in der linken Schläfe, durch Aufdrücken vergehend; auch Abends, beim Niederlegen. (*Htb.* u. *Tr.*)

Heftiges Reissen in der linken Schläfe - Seite hinauf, bei Zahnweh in einem hintern Backzahne. (*Htb.* u. *Tr.*)

60 Schmerzhaftes Reissen in der rechten Schläfe, dass es ihr die Augen zusammenzog. (*Htb.* u. *Tr.*)

Heftig zuckendes Reissen, bald am Scheitel, bald am Hinterhaupte, den Oberarmen und Schenkeln. (d. 25. u. 26. T.) (*Htb.* u. *Tr.*)

Heftiges Reissen und Stechen im ganzen Kopfe, wie mit Messern, Abends, vor dem Niederlegen und die ganze Nacht, dass sie von Verstande zu kommen glaubte. (*Htb.* u. *Tr.*)

Reissen und hinein Stechen auf der rechten Kopfseite, nach dem Mittag-Essen, im Sitzen. (*Htb.* u. *Tr.*)

Stiche auf der rechten Kopf-Seite, und darauf, beim Bewegen des Kopfes nach links, ein Riss an der rechten Hinterhaupt-Seite. (*Htb.* u. *Tr.*)

65 Stechender Kopfschmerz, früh, nach dem Aufstehen, mit Druck über dem Auge. (n. 8 T.)

Stechen, nach aussen, in der rechten Stirn-Seite, mehr äusserlich, nach vorgängigem Kitzeln an der Stelle. (*Htb.* u. *Tr.*)

Stechen um die Stirne, öfters wiederholt, Abends. (*Htb.* u. *Tr.*)

Stiche auf dem Scheitel. (*Htb.* u. *Tr.*)

Stich-Schmerz in der rechten Schläfe, nach dem Mittag-Essen. (d. 10. T.) (*Htb.* u. *Tr.*)

70 Stechen in der linken Schläfe. (n. 12 T.)

Ein stumpfer Stich in der linken Schläfe und darauf über dem rechten Ohre. (*Htb.* u. *Tr.*)

Heftiges Stechen in der (rechten) Kopf-Seite, auf der sie Nachts liegt, herauswärts; beim Legen auf die andere Seite vergehend. (*Htb.* u. *Tr.*)

Stumpfe, schmerzhafte Stiche an der vordern Ecke des rechten Seitenwandbeines, Abends. (*Htb.* u. *Tr.*)

Stechen und Klopfen in der rechten Kopf-Seite, nach dem Mittag-Essen. (*Htb.* u. *Tr.*)

75 Stumpfe Stiche in die rechte Kopfseite hinein, im Stehen. (*Htb.* u. *Tr.*)

Ein tiefer, stumpfer Stich durch das Gehirn, vom Scheitel bis an die rechte Hinterhaupt-Seite. (*Htb.* u. *Tr.*)

Stiche in der linken Kopf-Seite, im Stehen, auch Abends. *(Htb. u. Tr.)*
Stechen von beiden Seitenwandbeinen gegen einander gehend. *(Htb. u. Tr.)*
Heftiges Stechen im Hinterhaupte, Abends. *(Htb. u. Tr.)*
80 Stich-Schmerz im ganzen Kopfe, der sie sehr verstimmt, von Abends, 8 Uhr, bis zum Einschlafen. *(Htb. u. Tr.)*
Stiche im Kopfe, hie und da. *(Htb.)*
Stechen im Kopfe; drauf Schmerz, wie zerstossen in den Kopf-Seiten, im Stehen, und durch Bewegen nicht vermehrt. *(Htb. u. Tr.)*
Bohrendes Stechen vom obern Theile der rechten Kopf-Seite bis durch das Hinterhaupt, früh. *(Htb. u. Tr.)*
Schmerzhaftes Bohren in der linken Kopf-Seite. (d. 2. Abend.) *(Htb. u. Tr.)*
85 Dröhnen im ganzen Kopfe, bei geringer Bewegung. (n. 15 T.)
Dröhnender Ruck über den linken Auge, durch den Kopf, beim Bewegen und Gehen. (n. 11 T.)
Gefühl wie Puls in der Stirn-Gegend. *(Htb. u. Tr.)*
Blutdrang nach dem Kopfe, besonders beim gewohnten Tabakrauchen. (n. 5 T.)
Starker Blutdrang nach dem Kopfe, Vormittags.
90 Sehr warm im Kopfe und Schweiss im Gesichte. *(Htb. u. Tr.)*
Aufsteigende Kopfhitze, öfters, ohne Schweiss darauf. *(Htb. u. Tr.)*
Hitz-Gefühl im Kopfe, öfters, auch Abends. *(Htb. u. Tr.)*
Hitz-Gefühl im Kopfe, mit Wechsel von Blässe des Gesichtes und äusserer Hitze und Röthe desselben. (d. 10. T.) *(Htb. u. Tr.)*
Hitze im Kopfe und den Händen, mit Röthe des Gesichtes und äusserer vermehrter Wärme. (d. 7. T.) *(Htb. u. Tr.)*
95 Aeusserlich am Haarkopfe, ein feiner Schnitt von der Mitte der Stirn gegen das linke Auge zu, als wolle es die Haut durchschneiden. *(Htb. u. Tr.)*
Empfindliche Nadel-Stiche am Kopfe, nach dem Mittag-Essen. *(Htb. u. Tr.)*
Empfindlichkeit des Scheitels, wie zerschlagen, beim Aufdrücken, nach dem vorgängigem zuckendem Reissen. *(Htb. u. Tr.)*
Kopfweh auf dem Scheitel, wie Ziehen an den Haaren, von Nachmittag bis Abends. *(Htb. u. Tr.)*

Jücken auf dem Haarkopfe, an verschiedenen Stellen. *(Htb. u. Tr.)*

100 Jücken der Schuppen auf dem Haarkopfe, bis zum blutig Kratzen, besonders bei Regenwetter. *(Htb. u. Tr.)*

Ein Schorf auf der linken Stirn-Seite. *(Htb. u. Tr.)*

Die Haare gehen stärker aus.

Arges Ausfallen der Haare.

Augenschmerz im linken Auge, als sollte es zerspringen, oder als drängte es nach aussen unter starkem Thränen; zugleich lief aus dem linken Nasenloche viel Thränen-Wasser, mit Erhöhung des ziehend stechenden Kopfschmerzes über dem linken Auge beim Schneuzen.

105 Drücken um die Augen gegen Abend. *(Whl.)*

Reissen in den Augen und darauf Wässern derselben, was nach Waschen vergeht, früh, im Bette. *(Htb. u. Tr.)*

Zuckendes Reissen in beiden untern Augenlidern. *(Htb. u. Tr.)*

Zucken in den Lidern des linken Auges, mit Thränen desselben, drei Tage lang. *(Htb. u. Tr.)*

Jücken im ganzen rechten Auge, nach dem Mittag-Essen. *(Htb. u. Tr.)*

110 Wohllüstiges Jücken im linken Auge, durch Reiben vergehend. (d. 10. T.) *(Htb. u. Tr.)*

Jücken und Beissen im linken Auge, durch Reiben vergehend. *(Htb. u. Tr.)*

Beissendes Jücken im rechten innern Augenwinkel, durch Reiben getilgt. *(Htb. u. Tr.)*

Jücken und Brennen der Augen, besonders in den Winkeln, Abends. *(Htb. u. Tr.)*

Brennen und Stechen in den Augen, mit rothen Aederchen im Weisen. (d. 11. T.) *(Htb. u. Tr.)*

115 Immer Brennen und Trockenheit der Augen. (d. 9. 10. 11. u. 25. T.) *(Htb. u. Tr.)*

Brennen und Entzündung des rechten Auges im innern Winkel. *(Htb. u. Tr.)*

Entzündung und Geschwulst des untern Augenlides, mit Röthe des einen Winkels. (n. 8 T.)

Geschwulst des Augapfels, als wolle sich ein Wasser-Auge bilden.

Trockenheit der Augen, früh. (d. 9. T.) *(Htb. u. Tr.)*

120 Trockenheit und Brennen der Augen. (d. 20. T.) *(Htb. u. Tr.)*

Thränen und Brennen des rechten Auges, mit rothen Adern im innern Winkel. (d. 9. u. 10. T.) *(Htb. u. Tr.)*
Wässrige Augen, alle Morgen, wie nach langem Weinen. *(Htb. u. Tr.)*
Wässern der Augen, den ganzen Tag. *(Htb. u. Tr.)*
Thränen und Beissen des linken Auges. *(Htb. u. Tr.)*
125 Thränen der Augen am Tage, und früh Zugeklebtheit. *(Htb. u. Tr.)*
Verklebtheit der Augen, früh, erst nach zweimaligem Waschen vergehend. *(Htb. u. Tr.)*
Eiter in den Augen, früh, beim Erwachen, mit Brennen und Trübsichtigkeit derselben. *(Htb. u. Tr.)*
Zugeklebtheit der Augen, früh, mit Brennen in der Tages-Helle, viele Tage lang. *(Htb. u. Tr.)*
Verklebtheit der Augen von Eiter, früh, beim Erwachen. *(Htb. u. Tr.)*
130 Zuschwären der Augen und drücken darin.
Wie verschwollen waren ihr früh, nach dem Erwachen, die Augen, bei Düseligkeit im Kopfe: sie konnte sie lange nicht aufthun. *(Htb. u. Tr.)*
Das rechte Auge ist schwächer und vergeht ihr beim genau Sehen. *(Htb. u. Tr.)*
Trübsichtigkeit. (d. 3. T.)
Trübsichtigkeit des entzündeten Auges, wie Federn davor.
135 Nebel vor den Augen, besonders vor dem rechten. *(Htb. u. Tr.)*
Lichtscheu, mit Brennen in den Augen. (d. 29. T.) *(Htb. u. Tr.)*
Reissen im rechten obern Augenhöhlrande. *(Htb. u. Tr.)*
Ohren-Reissen, mit Reissen in den linken Backen-Zähnen und an andern Stellen, alle Augenblicke anderswo. *(Htb. u. Tr.)*
Stumpfes Bohren im rechten Ohre. *(Htb. u. Tr.)*
140 Schmerzhaftes Bohren und Stechen in das linke Ohr hinein. *(Htb. u. Tr.)*
Anhaltendes Kitzeln im rechten Ohre, Abends. *(Htb. u. Tr.)*
Brennen im rechten Ohre, wie Feuer, nur kurz. *(Htb. u. Tr.)*
Schmerzhaftes Reissen, in der ganzen linken Ohrmuschel, Abends, und Vormittags in der rechten. *(Htb. u. Tr.)*
Heftiges Stechen vor dem linken Ohre. *(Htb. u. Tr.)*
145 Ein schmerzhafter stumpfer Stich hinter dem rechten

Magnesia.

Ohre, der mit Spannen endet, das durch darauf drücken nur kurz vergeht. *(Htb. u. Tr.)*

Wundheits-Schmerz hinter dem rechten Ohrläppchen, beim darauf Drücken. (d. 7. T.)

Röthe und Entzündung des rechten äussern Gehörganges, drei Tage lang, mit Schmerz, wie geschwürig, und lang nachbleibender Empfindlichkeit gegen Druck. *(Htb. u. Tr.)*

Grosse Empfindlichkeit gegen Geräusch, bis zum Zusammenschrecken.

Klingen der Ohren. (n. 20 T.)

150 Klingen im rechten Ohre, nach dem Mittag-Essen. *(Htb. u. Tr.)*

Klingen und Läuten im linken Ohre. *(Htb. u. Tr.)*

Läuten im linken Ohre, früh, im Bette, und drauf Schmerzhaftigkeit des ganzen Ohres bei Berührung. *(Htb. u. Tr.)*

Starkes Läuten im rechten Ohre, nach dem Mittag-Essen. *(Htb. u. Tr.)*

Sausen vor dem Ohre, wie mit Pfeifen wechselnd.

155 Sausen im rechten Ohre. *(Htb. u. Tr.)*

Sausen und Läuten im linken Ohre, wie Sturmwind, mit Gehör-Verminderung. *(Htb. u. Tr.)*

Brausen vor den Ohren, so arg, dass sie davor nicht im Bette bleiben konnte, sie muss sich aufsetzen und endlich aufstehen. (n. 9 T.)

Sausen, Flattern und Wuwwern im rechten Ohre, mit Schwerhörigkeit. *(Htb. u. Tr.)*

Flattern aus dem rechten Ohre, wie von einem Vogel. *(Htb. u. Tr.)*

160 Flattern vor dem rechten Ohre, Abends. *(Htb. u. Tr.)*

Rauschen, wie Wasser im rechten Ohre, Abends. (d. 25. T.) *(Htb. u. Tr.)*

Sausen im rechten Ohre, mit Gehör-Verminderung und einer Art Berauschtheit im Freien, dass sie nicht verstand, was man sie fragte, im Zimmer noch ärger. (d. 29. T.) *(Htb. u. Tr.)*

Die Nase wird mehrere Abende roth und geschwillt.

Ein Schorf im Innern der Nase. (n. 3 T.)

165 **Bluten der Nase**, früh. (n. 2, 3 T.)

Starkes Nasenbluten. (n. 24 St.) *(Htb.)*

Oefteres starkes Nasenbluten. (n. 17 T.)

Bluten aus Nase und Mund.

Heftiges Nasenbluten, früh, 3 und 5 Uhr, beim Erwachen, mit heftigem Niesen und Kitzeln in der rechten Nasenhöhle. *(Htb. u. Tr.)*

170 Blut-Schnauben. (d. 15. T.) *(Htb. u. Tr.)*

Schmerzhaftes Jücken, oben an der linken Nasen - Seite, bei dem Auge. (d. 25. T.) *(Htb. u. Tr.)*

Heftiges Reissen von der linken Nasen - Seite über den Augen-Rand, bis in die Schläfe. *(Htb. u. Tr.)*

Gesicht missfarbig und bleich, bei allgemeiner Unbehaglichkeit. (d. 12. T.) *(Htb. u. Tr,)*

Elendes, blasses, erdfahles Ansehn, lange Zeit. (d. 19. 20. T.) *(Htb. u. Tr.)*

175 Verdriessliches Gesicht, Vormittags, *(Htb. u. Tr.)*

Röthe und Brennen des Gesichtes, bei äusserer Hitze, Abends. *(Htb. u. Tr.)*

Grosse Röthe im Gesichte mit allgemeiner Hitze, öfters. *(Htb. u. Tr.)*

Spannen im ganzen Gesichte, als wenn Eiweiss darauf trocknete. *(Htb. u. Tr.)*

Reissen in der linken Gesichts-Seite. *(Htb. u. Tr.)*

180 Nächtliches Reissen, Wühlen und Bohren, wie mit einem glühenden Eisen im Jochbeine, durch Aufsetzen im Bette etwas gemildert, oder mit fürchterlicher Angst gar aus dem Bette treibend. *(Whl.)*

Sie muss die ganze Nacht wegen der Gesichts - Schmerzen aus einer Stube in die andere laufen, die schmerzhafte Seite halten und immer mit dem Kopfe wackeln, sobald sie sich ruhig verhält, kehren die Schmerzen gleich heftig wieder. *(Whl.)*

Pochende Schmerzen in der Highmors-Höhle, und Geschwulst des rechten Backen-Knochens. *(Whl.)*

Anhaltendes Brennen und Zwängen zwischen Lippen und Kinn, Abends. *(Htb. u. Tr.)*

Hitze im Gesichte und den Händen, mit Röthe, Brennen und Durst, Mittags. *(Htb. u. Tr.)*

185 Röthe und Geschwulst der rechten Wange, und des Unterkiefers, mit argem Geschwür-Schmerze; besonders schmerzhaft beim darauf Drücken und mit Zucken beim Sprechen, Niesen und Gähnen, 6 Tage lang. *(Htb. u. Tr.)*

Viel Bläschen an den Seiten der Stirn und am rechten Mund-Winkel. *(Htb. u. Tr.)*

Bläschen auf der Nase, auch mit Eiter. *(Htb. u. Tr.)*

Magnesia.

Viel Blütchen um das Kinn. *(Htb. u. Tr.)*
Eiter-Pustel unter dem rechten Nasenloche, mit brennendem Schorfe zuletzt. *(Htb. u. Tr.)*
190 Pustel vor dem rechten Ohre, ohne Empfindung. *(Htb. u. Tr.)*
Harter Knoten an der rechten Schläfe, der nur bei Berührung schmerzt. *(Htb. u. Tr.)*
Die Unterkiefer - Drüse rechter Seite schmerzt beim darauf Drücken und beim Bewegen des Unterkiefers. *(Htb. u. Tr.)*
Lippen, früh, trocken ohne Durst, bis Mittag. *(Htb. u. Tr.)*
Brennen und Spannen in der Oberlippe. *(Htb. u. Tr.)*
195 Feines, schmerzhaftes Reissen in der Unterlippe. *(Htb. u. Tr.)*
Jückendes Brennen über der Oberlippe, gegen den linken Mundwinkel zu. *(Htb. u. Tr.)*
Jücken an der Oberlippe, als wenn ein Ausschlag dort entstehen sollte. *(Htb. u. Tr.)*
Wundheit der Oberlippe.
Feiner Ausschlag am Munde. (n. 3 T.)
200 Flechten-Ausschlag unter dem ganzen Munde herum.
Eiter-Blüthe auf der Oberlippe. (d. 2. T.)
Eiter-Blüthen auf der Unterlippe. (n. 3 T.)
Blase an der Unterlippe, am rechten Mundwinkel, 3 Tage lang. *(Htb. u. Tr.)*
Helle Bläschen am linken Winkel der Oberlippe mit Spann-Schmerz. *(Htb. u. Tr.)*
205 Harte Knötchen an beiden Mundwinkeln. *(Htb. u. Tr.)*
Schmerz, wie zerschnitten, innerlich in der Oberlippe, am Zahnfleische, und Brennen bei Berührung mit der Zunge. *(Htb. u. Tr.)*
Zahnschmerz mit Backen-Geschwulst.
Zahnweh im Fahren, durch Kälte verschlimmert. *(Htb. u. Tr.)*
Zahnweh, täglich, früh, nach Erwachen oder nach dem Aufstehen, auf der rechten Seite; durch längeres Umhergehen vergehend. *(Htb. u. Tr.)*
210 Schmerz der hintern untern Backzähne, beider Seiten, Abends und früh. *(Htb. u. Tr.)*
Arger Schmerz in einem rechten hohlen Backzahne, durch Nichts zu besänftigen. (d. 60. T.) *(Htb. u. Tr.)*
Zahnschmerz, alle Tage, vorzüglich Nachts.

So wie er ins Bette kommt, schmerzen die Zähne viel stärker und es läuft viel Wasser im Munde zusammen.

Zahnschmerzen aus den Zähnen nach den Schläfen zuziehend, bloss Abends im Bette anfangend und Nachts ihn aus dem Bette treibend, mehrere Nächte nach einander.

215 Ziehen in allen Zähnen, mit Geschwulst und Röthe des Zahnfleisches.

Zuckendes Zahnweh, fast täglich, früh, nach dem Aufstehen und in der Nacht, mit Zucken in den Fingern und Füssen, im Wachen und Schlafen. (d. 60. T.) *(Htb.* u. *Tr.)*

Reissen und Ziehen in den hintern untern Backzähnen, auch Abends, zuweilen durch Salz beschwichtigt. *(Htb.* u. *Tr.)*

Heftiges Reissen, Ziehen und Nagen in einem hohlen Zahne, dass sie winselte, durch Kaltes und Legen auf die schmerzende Seite nur kurz beschwichtigt, fortdauernd bis 4 Uhr früh, ärger im warmen Zimmer, mit Unruhe, Unmuth und Spann-Schmerz am ganzen rechten Backen; (nach der Regel.) *(Htb.* u. *Tr.)*

Reissen in den Backzähnen der untern rechten Seite, mit herausschraubendem Schmerze in einem hinteren oberen Backzahne. *(Htb.* u. *Tr.)*

220 Arges Reissen in den unteren rechten Zähnen, bis in die Schläfe, nach dem Mittag-Essen. *(Htb.* u. *Tr.)*

Reissen in den Wurzeln beider Zahnreihen. *(Htb.* u. *Tr.)*

Reissen im letzten linken Backzahne, nicht bestimmt ob oben oder unten, Abends, im Bette, bis zum Einschlafen, und früh, beim Erwachen; beim Aufstehen vergehend. (d. 17. T.) *(Htb.* u. *Tr.)*

Stechender Zahnschmerz, nach dem Essen.

Stechen und Reissen in den Zahnwurzeln der linken obern Reihe, mit Verlängerungs-Gefühl und Kitzeln der Zähne im Freien. *(Htb.* u. *Tr.)*

225 Brennen, Pucken und Reissen, mit Verlängerungs-Gefühl bald in diesem, bald in jenem Zahne, oben oder unten, durch Körper-Bewegung gemindert, Nachts, im Bette am schlimmsten, und auch am Tage durch Essen und Kauen erneuert. (n. 16 T.)

Brennendes Zahnweh, Abends im Bette, mit Schmerz, als wenn die Zähne los wären.

Verlängerungs-Gefühl und grosse Empfindlichkeit der Zähne. (n. 29 T.) *(Htb.* u. *Tr.)*

Verlängerungs-Gefühl des einen Backzahns, mit Schmerz,

früh, wenn kaltes Wasser darauf kommt, als wenn er heraus gerissen würde, so auch beim Kauen.

Es kommen zwei Weisheits-Zähne hervor. *(Htb. u. Tr.)*

230 Wackeln der Zähne, mit Geschwulst des Zahnfleisches.

Lockerheit und Verlängerungs-Gefühl der Zähne, mit grosser Empfindlichkeit und Brennen des Zahnfleisches; Mittags, beim Essen; Abends vergeht es, wird aber durch jedes Essen erneuert. *(Htb. u. Tr.)*

Anhaltende und fast schmerzlose Zahnfleisch - Geschwulst selbst in den Zahnlücken. (n. 13 T.)

Brennende Bläschen, häufig, am Zahnfleische, an den Wangen innerlich, an den Lippen und dem Gaumen. *(Htb. u. Tr.)*

Im Munde, an der rechten Wange, heftiges Jücken. (n. 3 St.) *(Htb. u. Tr.)*

235 Kleine, gefühllose, rothblaue Stelle innerlich an der rechten Wange, welche beim Reiben blutet. *(Htb. u. Tr.)*

Viel Knötchen, wie Hirsekörner, im Munde, an der Zunge sowohl, als an den Wangen, die bei der geringsten Berührung bluten und beim Essen, besonders von Saurem, brennen. *(Htb. u. Tr.)*

Taubheit des ganzen innern Mundes, des Gaumen und der vordern Hälfte der Zunge, früh, beim Erwachen, bis Mittag. *(Htb. u. Tr.)*

Brennend schmerzende Bläschen am linken Zungen - Rande und der Unterlippe, die nach drei Tagen eitern. *(Htb. u. Tr.)*

Spannendschmerzende Blasen am vordern Zungen-Rande und am rechten Mundwinkel. *(Htb. u. Tr.)*

240 Blasen am Gaumen, früh, mit Gefühl, als wenn die Stelle wund und hautlos wäre, bei Eintritt der Regel vergehend. *(Htb. u. Tr.)*

Brennen am Gaumen, als wenn die Haut los wäre. (d. 2. T.) früh. *(Htb. u. Tr.)*

Rauheit des Gaumens, früh, als ginge die Haut los. *(Htb. u. Tr.)*

Hitze im Munde, den ganzen Tag.

Halsweh, wie von einem harten Körper, mit Brennen und Würgen und Rauheits-Gefühl mit Reiz zum Rachsen ausser dem Schlingen. *(Htb. u. Tr.)*

245 Schmerz im Halse, beim Schlucken, wie von einem fremden dicken Körper, den sie hinab schlucken solle. *(Htb. u. Tr.)*

Gefühl, als wenn der Hals verstopft wäre und keine Luft durchliesse, früh, nach dem Aufstehn. (d. 35. T.) *(Htb. u. Tr.)*

Krampfhaftes Würgen im Halse, Abends 8 Uhr, als wäre er ausgedehnt; sie musste den Mund öffnen, doch ohne Linderung. *(Htb. u. Tr.)*

Stich-Schmerz in der rechten Hals-Seite, beim Schlingen, Abends. *(Htb. u. Tr.)*

Stechen, tief im Halse, beim Sprechen.

250 Wundheits-Schmerz rechts im Halse, mit Stechen und Brennen, links, beim Reden, Niesen und Gähnen und mehr bei, als ausser dem Schlingen. *(Htb. u. Tr.)*

Brennen und Rauhheit im Halse. *(Htb. u. Tr.)*

Rauheit und brennende Säure im Halse. (bald.) *(Htb. u. Tr.)*

Rauhheit im Halse, mit Brecherlichkeit. *(Htb. u. Tr.)*

Stechende Rauhheit im Halse, und Kratzen, wie von Gersten-Grannen oder Hainbutten-Kernen. *(Htb. u. Tr.)*

255 Rauhheit im Halse, öfters wiederkehrend. *(Htb. u. Tr.)*

Kratzig und ranzig im Halse, wie von altem Rauch-Fleische. *(Htb. u. Tr.)*

Rauh und kratzig im Halse, mit geschmacklosen Aufstossen, nach jedem Einnehmen.

Trockenheit im Halse, mit Gefühl beim Schlingen, als würde er aus einander gezogen. *(Htb. u. Tr.)*

Trockenheit im Halse, beim Schlingen. *(Htb. u. Tr.)*

260 Trockenheit im Halse, früh, mit Stechen in der linken Seite, bei und ausser dem Schlingen. (d. 10. T.) *(Htb. u. Tr.)*

Trockenheit im Halse und Munde, früh, beim Erwachen. *(Htb. u. Tr.)*

Trockenheit im Munde. (d. 29. T.) *(Htb. u. Tr.)*

Trockner Mund, ohne Durst, auch Nachts. *(Htb. u. Tr.)*

Schleimig und mehlig im Munde, Vormittags. *(Htb. u. Tr.)*

265 Schleim kommt oft in den Hals, den sie wieder hinunterschlingen muss, bei Rauhheit und Trockenheit im Schlunde. *(Htb. u. Tr.)*

Oefterer, doch vergeblicher Reiz zum Rachsen. *(Htb. u. Tr.)*

Erbsgelbe, weiche Knötchen, von sehr stinkendem Geruche, die er ausräuspern muss, kommen oft, wie zum Verschlückern, aus dem Rachen in den Kehlkopf.

Auswurf zähen Schleimes mit Blutstreifen, der zuvor lange

im Halse gedrückt hatte, und sich nicht ausrachsen lassen. (*Htb.* u. *Tr.*)

Sie spuckt Schleim und Blut-Klümpchen aus, mit süsslichem Geschmacke. (*Htb.* u. *Tr*).

270 Blutiger Speichel.

Blutiger Speichel. (d. 94. u. 95. T.) (*Htb.* u. *Tr.*)

Stetes Speichel-Spucken, früh, bei Uebelkeit. (*Htb.* u. *Tr.*)

Wasser-Zusammenlaufen im Munde, mit öfterm Aufschwulken, Schwindel und Brecherlichkeit; nach dem Genusse einiger Pflaumen, (d. 25. 26 T.) (*Htb.* u. *Tr.*)

Wasser-Aufsteigen im Munde. (d. 27. T.) (*Htb.* u. *Tr.*)

275 Gar kein Geschmack, mehrere Tage lang; was sie isst, schmeckt wie Stroh, obgleich sie Appetit hat. (*Htb.* u. *Tr.*)

Das Essen hat fast gar keinen Geschmack. (d. 1-7. T.) (*Htb.* u. *Tr.*)

Das Essen hat keinen Geschmack, die Zunge ist weiss belegt, und im Munde ist es ihr immer so schleimig.

Bitter süsser Geschmack im schleimvollen Munde, welcher nach Brod-Essen verging. (*Htb.* u. *Tr.*)

Bitter im Munde, wie Wermuth. (d. 42. T.) (*Htb.* u. *Tr.*)

280 Bitter im Munde, auch die Früh-Suppe schien ihr bitter. (*Htb.* u. *Tr.*)

Bitter im Munde, früh, mit weisser Zunge und weissem Schleime im Munde; nach Ausspülen vergehend. (*Htb.* u. *Tr.*)

Bitter im Munde, früh, pappig und Schleim an den Zähnen und der Zunge. (*Htb.* u. *Tr.*)

Saurer Geschmack kommt ihr plötzlich in den Hals, mit Rauhigkeit darauf. (*Htb.* u. *Tr.*)

Saurer Mund-Geschmack.

285 Säuerlicher Geschmack im Munde.

Der Appetit verliert sich und von da an ist ihr der Magen immer wie voll.

Wenig Appetit und Hunger. (*Htb.* u. *Tr.*)

Kein Hunger und kein Appetit. (u. 25. 26 T.) (*Htb.* u. *Tr.*)

Kein Appetit Mittags, doch kommt er beim Essen. (*Htb.* u. *Tr.*)

290 Weder Appetit, noch Hunger, noch Geschmack. (d. 9. T.) (*Htb.* u. *Tr.*)

Das Mittag-Essen schmeckt nicht so gut, als sonst. (*Htb.* u. *Tr.*)

Schon satt beim ersten Bissen.

Wenig Appetit zuweilen und gleich satt, zuweilen wieder Hunger und Appetit genug. *(Htb.* u. *Tr.)*

Hunger, und doch kein Appetit zu Brode.

295 Warmes Essen schmeckt nicht, sie will nur Butter und Brod. *(Htb.* u. *Tr.)*

Abneigung vor grünen Speisen; eher noch schmeckt Fleisch. (d. 8. T.) *(Htb.* u. *Tr.)*

Starker Appetit auf Gewächs-Speisen, aber Ekel vor Fleisch. (n. 20 T.)

Fleisch-Genuss macht ihm trockne Haut und Hitze.

Neigung zu Obst und zu Saurem. *(Htb.* u. *Tr.)*

300 Durst, mit Appetit zu Saurem, Mittags. (d. 9. T.) *(Htb.* u. *Tr.)*

Viel Durst, bei wenig Appetit. (n. 8 T.)

Heftiger Durst, Nachmittags oder Abends. *(Htb.* u. *Tr.)*

Durst nach Wasser, Nachmittags trinkt sie viel. *(Htb.* u. *Tr.)*

Durst nach Wasser, Vormittags, Nachmittags bloss Mund-Trockenheit ohne Durst. *(Htb.* u. *Tr.)*

305 Durst, gegen Abend, mit viel Trinken; drauf Nacht-Harnen. *(Htb.* u. *Tr.)*

Heftiger Durst, worüber sie Nachts erwachte (vor Eintritt der Regel. *(Htb.* u. *Tr.)*

Durst nach Kaltem (seit dem Abführen) mit viel Trinken. *(Htb.* u. *Tr.)*

Beim Essen wird sie matt.

Nach dem Essen, Mattigkeit, Gesichts-Blässe, Uebelkeit und dunkelfarbiges Erbrechen des Genossenen. (n. 7 T.)

310 Nach dem Essen, Bauchweh und Leib-Aufgetriebenheit.

Versagendes Aufstossen. (n. 12 St.)

Leeres Aufstossen, auch nach der Früh-Suppe. *(Htb.* u. *Tr.)*

Häufiges Aufstossen, ohne Geruch und Geschmack. *(Htb.* u. *Tr.)*

Rülpsendes Aufstossen, Nachmittags. *(Htb.* u. *Tr.)*

315 Aufstossen mit Geschmack des Genossenen, früh. *(Htb.* u. *Tr.)*

Leeres Aufstossen mit einem schneidenden Riss über dem Nabel von der linken zur rechten Seite. *(Htb.* u. *Tr.)*

Aufstossen mit Niesen, gegend Abend. *(Htb.* u. *Tr.)*

Oefteres Aufstossen, mit Mageuschmerz. *(Htb.* u. *Tr.)*

Aufstossen kalter Luft. *(Htb.* u. *Tr.)*

320 Saures Aufstossen.

Magnesia.

Schlucksen öfters, mit Aufstossen darauf, früh, nach dem Aufstehen. *(Htb.* u. *Tr.)*
Anhaltendes Schlucksen, Abends. *(Htb.* u. *Tr.)*
Unvollkommnes Schlucksen, welches Krampf-Schmerz im Magen verursacht. *(Htb.* u. *Tr.)*
Ekel, ohne Brecherlichkeit, (bald.) *(Htb.* u. *Tr.)*
325 Ekel und brecherlich, Abends. *(Htb.* u. *Tr.)*
Ekel mit Schmerz und Kälte im Magen. (bald.) *(Htb.* u. *Tr.)*
Ekel und übel, wie von Magen-Verderbniss. *(Htb.* u. *Tr.)*
Ekel mit Schütteln und Aufstossen darauf. (bald.) *(Htb.* u. *Tr.)*
Uebel und brecherlich, mit Stuhl-Verstopfung, drei Tage lang. *(Htb.* u. *Tr.)*
330 Uebelkeit und allgemeines Uebelbehagen, Vormittags; nach Tische vergehend. (d. 21. T.) *(Htb.* u. *Tr.)*
Uebelkeit mit Aufstossen wie nach faulen Eiern, die ganze Nacht, bis früh. (d. 15. T.) *(Htb.* u. *Tr.)*
Brecherlichkeit und viel Wasser-Zusammenlaufen im Munde. *(Htb.* u. *Tr.)*
Erbrechen bittern Wassers, ohne Speise, Mittags, beim Essen, und drauf noch lange Bitterkeit im Munde. *(Htb.* u. *Tr.)*
Erbrechen, Mittags, beim Essen, nach Uebelkeit, heftigem Schwindel und Würgen, erst salzigen Wassers, dann der Suppe, dann wieder leeren Wassers, $\frac{1}{4}$ Stunde lang, dabei Angst zum Sterben, mit Schweiss auf der Stirne, eine Stunde lang; drauf weisser Koth-Durchfall, und darnach Leibschneiden und Auftreibung des Bauches. (d. 42. T.) *(Htb.* u. *Tr.)*
335 Uebel im Magen, wie zum Brechen, mit leerem Aufstossen. *(Htb.* u. *Tr.)*
Magenweh mit Uebelkeit, Schwere des Kopfes und übler Laune, ohne Abneigung vor Speisen.. *(Htb.* u. *Tr.)*
Magenweh, früh, mit Uebelkeit, durch Essen erleichtert. *(Htb.* u. *Tr.)*
Wie voll Wasser und ekel im Magen, mit Verlangen nach Aufstossen. *(Htb.* u. *Tr.)*
Magenweh, wie weichlich. (bald.) *(Htb.* u. *Tr.)*
340 Gefühl wie von Magen-Verderbniss, nach dem Mittag-Essen. *(Htb.* u. *Tr.)*
Magenweh, Vormittags, wie leer und weichlich, nach dem Mittag-Essen besser. *(Htb.* u. *Tr.)*

Leerheits-Gefühl im Magen, früh, mit leerem Aufstossen. (d. 9. T.) *(Htb. u. Tr.)*
Drücken im Magen.
Drücken im Magen bis in die Brust herauf, durch leeres Aufstossen vergehend. *(Htb. u. Tr.)*
345 Aufblähung und Vollheit des Magens, die nur durch öfteres Aufstossen vergeht. *(Htb. u. Tr.)*
Zusammenziehender Magen-Schmerz.
Zusammenzieh-Schmerz im Magen, nach dem Mittag-Essen. *(Htb. u. Tr.)*
Zusammenziehender Magenschmerz, der sie Nachts nur wenig schlafen liess. (d. 15. T.) *(Htb. u. Tr.)*
Wundheits-Schmerz im Magen und in beiden Hypochondern, beim Befühlen, selbst Nachts, im Bette. (d. 42. u. 43. T.) *(Htb. u. Tr.)*
350 Geschwür-Schmerz im Magen, mit grosser Empfindlichkeit gegen Druck, und Gefühl, als wenn er herausfallen sollte, bei Kälte und Hinfälligkeit, dass sie vor Schwäche nicht über das Zimmer gehen konnte: durch etwas Kaffeetrank erleichtert. (d. 26. T.) *(Htb. u. Tr.)*
Hörbares Knurren im Magen, gegen Mittag. *(Htb. u. Tr.)*
Hörbares Knurren im Magen und drauf im Leibe, mit Gähnen, Abends. *(Htb. u. Tr.)*
Stiche, plötzlich, wie mit einem Messer, rechts neben der Herzgrube, kaum auszuhalten. *(Htb. u. Tr.)*
Ein heftiger, erschreckender Stich in der Herzgrube. *(Htb. u. Tr.)*
355 Ein stumpfer Stich rechts neben der Herzgrube, bis in die rechte Brust. *(Htb. u. Tr.)*
Brennen innerlich, unter der linken Brust, mit süssem Geschmacke im Halse, drauf Husten mit Auswurf eines Stückes zähen braunen Schleimes; im Sitzen. (d. 8. T.) *(Htb. u. Tr.)*
Zusammenziehen und Kneipen von beiden Hypochondern gegen den Nabel zu, öfters aussetzend und wiederkehrend. *(Htb. u. Tr.)*
Ein Stich in der rechten Hypochonder-Gegend. *(Htb. u. Tr.)*
Stumpfes Stechen in der rechten Hypochonder-Gegend, nach dem Mittag-Essen. *(Htb. u. Tr.)*
360 Ein heftiger, erschreckender Stich in die rechte Unterribbe, wie mit einem Messer, Abends, beim Bücken, vergeht beim Aufrichten. *(Htb. u. Tr.)*

Gefühl, als wenn Etwas Hartes in der Leber-Gegend läge, mit öfterem Kneipen im Bauche. (n. 2 St.) *(Htb. u. Tr.)*

Feines Kneipen, äusserlich, unter der letzten rechten Rihbe, bis weiter hinauf, drauf ein Brennen an der Stelle. *(Htb. u. Tr.)*

Im linken Hypochonder, feines Stechen. *(Htb. u. Tr.)*

Stechen in der linken Ribben-Gegend, wie Milz-Stiche, im Stehen. (d. 2. T.) *(Htb. u. Tr.)*

365 Lähmiger Schmerz in der linken Hypochonder-Gegend, dass sie vor Schmerz nicht auf dieser Seite liegen konnte, Abends. *(Htb. u. Tr.)*

Bauchweh und drauf einige Mal Weissfluss, wie Wasser. (d. 25. T.) *(Htb. u. Tr.)*

Heftiger Bauchschmerz, früh, besonders um den Nabel, in und ausser dem Bette; nach warmer Suppe besser. *(Htb. u. Tr.)*

Grosse Schwere im Unterleibe.

Vollheits-Gefühl im Unterbauche, durch Gehen gemindert, Nachmittags. *(Htb. u. Tr.)*

370 Aufgetriebenheit des Bauches.

Auftreibung des Bauches, nach dem Essen, und gleich satt und voll, Mittags. *(Htb. u. Tr.)*

Starke Auftreibung des Bauches nach dem Mittag-Essen. (d. 11. T.) *(Htb. u. Tr.)*

Grosse Aufblähung und Spannung des Bauches, von Nachmittag bis Abend. (d. 25. T.) *(Htb. u. Tr.)*

Ungeheure Aufgetriebenheit des Bauches; später, wie auch Nachts, viel Winde-Abgang mit Erleichterung. *(Htb. u. Tr.)*

375 Grosse Aufgetriebenheit des Bauches, Abends: durch Winde Abgang nur etwas erleichtert. *(Htb. u. Tr.)*

Starke Aufgetriebenheit und Gespanntheit des Bauches, ungeachtet dreimaligen Durchfall-Stuhles. *(Htb. u. Tr.)*

Drücken im Unterbauche, alle Morgen im Bette, was nach dem Essen aufhört. (n. 20 T.)

Krampfhafter Zusammenzieh-Schmerz im Bauche, drauf Durchfall mit Erleichterung, Abends. *(Htb. u. Tr.)*

Zusammenschnüren und Kneipen auf der rechten Seite des Schoosses, schmerzhaft bis zum Schreien. (d. 28. T.) *(Htb. u. Tr.)*

380 Greifen, Grimmen und Graben im Bauche, wie zum Monatlichen, mit viel Abgang stinkender Winde, Mittags; Abends

ärgeres Grimmen und zuvor Knurren im Bauche. *(Htb. u. Tr.)*

Schmerzhaftes Greifen im Unterbauche, unter dem Nabel, öfters aussetzend und später bis zum Magen gehend. *(Htb. u. Tr.)*

Grimmen und Schmerz im ganzen Unterbauche, mit Drängen nach den Geschlechtstheilen; dabei Blut-Abgang aus der Scheide. *(Htb. u. Tr.)*

Grimmen und Umgehen im Bauche, bei ordentlichem Stuhle, öfters aussetzend, und auch früh im Bette kommend: bei hin und her Bewegen des Rumpfes kommt sie in eine Lage, wo der Schmerz auf einige Zeit verschwindet. (d. 30. T.) *(Htb. u. Tr.)*

Grimmen im Bauche, am stärksten Abends, mit Auftreibung: durch Winde-Abgang erleichtert. (d. 28. T.) *(Htb. u. Tr.)*

385 Kneipen, öfters, in der rechten Oberbauch-Seite. *(Htb. u. Tr.)*

Starkes Kneipen um den Nabel, mit Bauch-Aufgetriebenheit, drauf Stuhl, der erst hart, dann weich war. *(Htb. u. Tr.)*

Starkes Kneipen um den Nabel, drauf flüssiger Stuhl, mit Brennen im After darnach. (d. 3. T.) *(Htb. u. Tr.)*

Kneipen und Graben um den Nabel, früh. *(Htb. u. Tr.)*

Kneipen vorn im Bauche, früh, ohne Stuhl. *(Htb. u. Tr.)*

390 Heftiges, schmerzhaftes Kneipen in der Bauch-Seite. *(Htb. u. Tr.)*

Kneipen im ganzen Bauche, Vormittags. (d. 7. T.) *(Htb. u. Tr.)*

Kneipen und Kollern im ganzen Bauche, drauf Durchfall grünen Stuhles; dreimal wiederholt. *(Htb. u. Tr.)*

Starkes Kneipen in der Mitte des Bauches, durch Winde-Abgang erleichtert; drauf Stuhl, der zuerst nur wenig, hart und mit Pressen, zuletzt weich und leicht abgeht, mit Brennen im After darnach. (d. 5. T.) *(Htb. u. Tr.)*

Kneipen im Bauche, drei Tage nach einander. (n. 18 T.)

395 Schneiden in der linken Bauch-Seite. *(Htb. u. Tr.)*

Schmerzhaftes Schneiden und Drängen im Bauche und beiden Schössen, Nachts aus dem Schlafe weckend. *(Htb. u. Tr.)*

Schneiden im Unterbauche, unter dem Nabel, mit Drängen, wie zum Monatlichen. *(Htb. u. Tr.)*

Schneiden in den Gedärmen, Abends, bis zum Einschlafen. *(Htb. u. Tr.)*

Heftiges Leibschneiden vom Kreuze aus nach den Schambeinen zu. (n. 4 St.) *(Whl.)*

400 Reissen in der linken Bauch-Seite, besonders beim Gehen.
Heftiger Bauchschmerz, als wolle es ihr die Gedärme herausreissen, drei Tage lang. (durch Riechen an Schwefelleber getilgt.) *(Htb. u. Tr.)*
Gefühl, als drehe sich Alles im Bauche herum, mit Stechen unter dem Nabel. *(Htb. u. Tr.)*
Schmerz im Bauche, früh, nach dem Aufstehen, als wären die Därme leer, zusammengezogen und herausgerissen. *(Htb. u. Tr.)*
Eine kleine Stelle auf der linken Seite des Nabels schmerzt beim darauf Drücken wie geschwürig. *(Htb. u. Tr.)*
405 Klamm-Schmerz in der rechten Weiche, der durch Reiben vergeht, im Gehen. *(Htb. u. Tr.)*
Heftiges Jücken in der rechten Weiche, mit innerem Brennen, was Beides nach Kratzen vergeht: dabei Frostigkeit. *(Htb. u. Tr.)*
Kollern und Umgehen im Bauche. *(Htb. u. Tr.)*
Umgehen im Oberbauche, mit Kneipen. *(Htb. u. Tr.)*
Umgehen und Kneipen im ganzen Bauche, drauf Winde-Abgang mit Erleichterung, dann weicher Stuhl. *(Htb. u. Tr.)*
410 Hörbares Kollern, Knurren und Umgehn im Bauche, mit feinem Schneiden, den ganzen Tag. *(Htb. u. Tr.)*
Rollen und Gluckern im Bauche, beim Einathmen, wie bei Krämpfen, Abends und früh; durch Essen vergehend. (d. 10 u. 11. T.) *(Htb. u. Tr.)*
Hörbares Knurren im Bauche, wie bei Krämpfen. *(Htb. u. Tr.)*
Hörbares Knurren und Gluckern im Bauche, bei Bewegung, ohne zu wissen, an welcher Stelle. *(Htb. u. Tr.)*
Hörbares Knurren unter dem Nabel, zwei Stunden nach dem Mittag-Essen. *(Htb. u. Tr.)*
415 Häufiger Abgang lauter Winde, Nachmittags und Nachts. *(Htb. u. Tr.)*
Sehr laut abgehende Winde. *(Htb. u. Tr.)*
Oeftere Winde von durchdringendem Geruche. *(Htb. u. Tr.)*
Winde-Abgang im Gehen, und bald drauf Stuhl. *(Htb. u. Tr.)*
Drang, wie zu Durchfall, doch nur Winde-Abgang. *(Htb. u. Tr.)*
420 Drang zu Stuhl und Winde-Abgang mit Schneiden und Kneipen im After, drauf harter Stuhl mit Pressen und Drang, wie zu Durchfall. *(Htb. u. Tr.)*
Oefterer, vergeblicher Stuhldrang. (d. 23. T.) *(Htb. u. Tr.)*

Leerer Stuhldrang, nach dem Frühstücke. *(Htb. u. Tr.)*

Stetes Drängen zu Stuhl, doch geht nur wenig ab und ist nur so ein Gähren.

Stuhl nur alle zwei Tage.

425 Drang zu Stuhl, mit wenig Koth-Abgang, drauf vergeblicher Drang mit Winde-Abgang und Brennen im After. *(Htb. u. Tr.)*

Kein Stuhl. (d. 23. T.) *(Htb. u. Tr.)*

Erst Abends harter Stuhl, mit Schmerz und Pressen. *(Htb. u. Tr.)*

Mehr zu Verstopfung geneigt. *(Htb. u. Tr.)*

Scheint in der Erstwirkung den Stuhl zurückzuhalten. *(Htb. u. Tr.)*

430 Sehr harter Stuhl, wie Steine, mit Schmerz im After. *(Htb. u. Tr.)*

Sehr harter Stuhl, früh. (d. 2. T.) *(Htb. u. Tr.)*

Sehr harter Stuhl, mit Pressen. (d. 11. T.) *Htb. u. Tr.)*

Wegen grosser Härte kann sie den Stuhl nur mit Gewalt herausdrücken, gleich nach dem Mittag-Essen. *(Htb. u. Tr.)*

Stuhl, hart und bröcklich, nur mit Anstrengung abgehend. *(Htb. u. Tr.)*

435 Harter Stuhl, früh, und gering, mit Drücken. *(Htb. u. Tr.)*

Harter Stuhl, Nachmittags, mit heftigem Brennen im After drauf. *(Htb. u. Tr.)*

Auch den nicht harten Stuhl muss sie mit Gewalt durchpressen, mehrere Tage lang. *(Htb. u. Tr.)*

Weicher, genüglicher Stuhl, am Ende mit Pressen, zweimal des Tages. (d. 28. T.) *(Htb. u. Tr.)*

Stuhl, dessen erster Theil hart, der letzte flüssig war, mit Brennen im Mastdarme darnach. *(Htb. u. Tr.)*

440 Erst nach 4 Tagen Stuhl, wenig, doch weich und ohne Beschwerde. (d. 4. T.) *(Htb. u. Tr.)*

Weicher Stuhl, nach Kneipen im Bauche, mit erleichterndem Abgange lauter Winde, Nachmittags und Abends. *(Htb. u. Tr.)*

Gelber Stuhl, Vormittags, mit Drängen, Nachmittags gewöhnlicher. *(Htb. u. Tr.)*

Früh und Nachmittags, gewöhnlicher Stuhl. *(Htb. u. Tr.)*

Durchfall-Stuhl, mehrere Tage. (n. 11 T.)

445 Durchfall mit heftigem Leibschneiden u. Pressen, wohl 7, 8 Mal täglich, acht Tage lang. (n. 10 T.)

Durchfall sehr weichen Kothes, dreimal täglich. *(Htb. u. Tr.)*

Magnesia.

Zweimaliger Durchfall, vor Mitternacht. *(Htb.* u. *Tr.)*
Flüssiger Stuhl, dreimal täglich, ohne Beschwerde.
(d. ersten 10 Tage.) *(Htb.* u. *Tr.)*
Halbflüssiger Stuhl, ohne Beschwerde, früh. (d. 2. T.) *(Htb.* u. *Tr.)*
450 Flüssiger Stuhl mit Brennen im After darnach. *(Htb.* u. *Tr.)*
Durchfall leberbrauner Flüssigkeit, mit Zwang und Brennen darnach. *(Htb.* u. *Tr.)*
Durchfall, fünfmal, von früh bis Abend. (d. 25. T.) *(Htb.* u. *Tr.)*
Durchfall mit grosser Mattigkeit darnach. *(Htb.* u. *Tr.)*
Dreimaliger Durchfall grünen Kothes, ohne Beschwerde. (d. 6. T.) *(Htb.* u. *Tr.)*
455 Grünschaumiger Durchfall. (d. 9. 10. 26.T.) *(Htb.* u. *Tr.)*
Grünschleimiger Durchfall, früh. (d. 4. T.) *(Htb.* u. *Tr.)*
Grüner Durchfall-Stuhl, dreimal des Tags. *(Htb.* u. *Tr.)*
Durchfalls-Drang, Nachts und früh, aus dem Schlafe weckend, Nachmittags drauf, grünschleimiger Durchfall. (d. 8. T) *(Htb.* u. *Tr.)*
Durchfall, mehrmals, grüner Flüssigkeit, mit Kneipen vorher, vorzüglich in der rechten Bauch - Seite. (d. 2. T.) *(Htb.* u. *Tr.)*
460 Durchfall grünlichen Wassers bei grosser Bauch-Auftreibung, achtmal am Vormittage. (d. 27. T.) *(Htb.* u. *Tr.)*
Grünschleimiger Durchfall, Vormittags und Nachmittags, mit vielen Maden-Würmern und Brennen im After darnach. *(Htb.* u. *Tr.)*
Viel Maden-Würmer mit dem Stuhle. (d. 18. 19. T.) *(Htb.* u. *Tr.)*
Spulwürmer gehen mit dem Kothe ab. (n. 30 T.) *(Htb.* u. *Tr.)*
Spulwürmer-Abgang aus dem After, ausser dem Stuhle.
465 Vor dem Stuhle, viel Bewegung im Bauche und es wird ihm warm und heiss, ehe der Stuhl kommt.
Vor dem Stuhle, Schneiden und Kneipen im Bauche.
Beim Stuhle, Reissen im Mastdarme, bis in den Bauch.
Nach dem Stuhle, Mattigkeit. (n. 7 T.)
Bei Drang zu Stuhle, heftiger Schmerz im After, wie von Stecknadeln, doch gehen nur einige Winde mit Erleichterung ab. *(Htb.* u. *Tr.)*
470 Am Mastdarme, Drücken, ausser dem Stuhle.
Stechen im Mastdarme, früh, wie mit Nadeln, nach Gehen; durch Winde-Abgang erleichtert. *(Htb.* u. *Tr.)*
Heftiger Schmerz im Mastdarme, wie von eingestochenen

Nadeln, welcher früh, 4 Uhr, sie erweckt; durch Winde-Abgang, der auch sehr schmerzhaft ist, etwas erleichtert, dass sie wieder einschlafen kann. (d. 6. T.) *(Htb. u. Tr.)*

Wundheits-Schmerz im After, oder wie geschwürig, im Sitzen und Gehen. *(Htb. u. Tr.)*

Schmerzhafte After-Aderknoten.

475 Drang zum Harnen, der 9 Uhr Abends aus dem Schlafe weckt. *(Htb. u. Tr.)*

Vermehrter Harn-Abgang, auch Nachts. *(Htb. u. Tr.)*

Nacht-Harnen gegen Gewohnheit. *(Htb. u. Tr.)*

Oefteres Harnen, zuerst viel, dann weniger. *(Htb. u. Tr.)*

Sehr oftes Harnen. (d. 3. T.)

480 Abends mehr Harn-Lassen, als sonst, auch Nachts; der Harn bleich. *(Htb. u. Tr.)*

Harn scheinbar vermindert, mit Brennen darnach, Abends. *(Htb. u. Tr.)*

Unaufhaltbarkeit des Harns, beim Aufstehen vom Sitze und beim Gehen.

Beim Gehen läuft der Harn unwillkührlich von ihr. (n. 11 T.)

Sehr blasser Harn. *(Htb. u. Tr.)*

485 Sehr bleicher Harn, Abends. *(Htb. u. Tr.)*

Ganz grüner Harn, Nachmittags. (d. 23. T.) *(Htb. u. Tr.)*

Weisser Satz im Harne.

Brennender Harn, beim Lassen, wie Salzwasser, auch wohl stechend.

Beim Harnen, Schründen in der Harnröhre. (n. 10 T.)

490 Nach Harnen, Kneipen unter dem Nabel, bis ins Kreuz und die linke Hüfte, mit Gefühl, wie zu Winde-Abgang, im Freien. *(Htb. u. Tr.)*

Geschlechtstrieb vermindert. (sogleich.)

Stich in der Harnröhre in der Gegend der Eichel. (n. 10 St.)

Pollution. (d. erste Nacht.)

Sehr häufige Pollutionen, fast alle Nächte.

495 Erektion langsam, doch guter Beischlaf. (n. 8 T.)

Vorsteher-Drüsen-Saft, fliesst bei Winde-Abgang aus.

Oft Jücken in der Scham.

Regel um 7 Tage verspätet und vorher Halsweh. *(Htb. u. Tr.)*

Regel um 3 Tage zu spät, gering und kurz *(Htb. u. Tr.)*

500 Regel um 3 Tage zu spät, Abends erst wenig, dann Nachts stärker und den folgenden Tag noch mehr, mit Abgang ganzer Stücken geronnenen Blutes, 3 Tage lang. *(Htb. u. Tr.)*

Regel 4 Tage später, als gewöhnlich und stärker. (d. 13. T.)

Magnesia.

Die Regel, die bei einer bejahrten Frau schon seit Jahren aufgehört hatte, kommt wieder und geht 4 Tage stark.

Die sonst sehr geringe Regel fliesst sogleich, ein Paar Tage zu früh, mit reissenden Zahnschmerzen und 4 Wochen anhaltender Bauch-Auftreibung.

Die Regel kommt Nachts, erst wenig, den Vormittag stärker, doch hörte sie Nachmittags plötzlich auf. (d. 59. T.) *(Htb. u. Tr.)*

505 Regel zur rechten Zeit und ohne Schmerz, was sonst nie der Fall war; doch Vormittags üble Laune, die sich Nachmittags bessert. (d. 5. T.) *(Htb. u. Tr.)*

Die Regel kommt, unter Leibschneiden, den 3. Tag sehr stark wieder und hält noch mehrere Tage an. *(Whl.)*

Regel stärker, als sonst und um einen Tag zu lang. *(Htb. u. Tr.)*

Regel am 4. und 5. Tage sehr stark, mit Kopfschmerz, der Abends am ärgsten ist. *(Htb. u. Tr.)*

Regel um 6 Tage zu früh, Nachmittags, im Gehen, am dritten Tage sehr stark, und 6 Tage lang, (n. 14 T.) *(Htb. u. Tr.)*

510 Nachts fliesst die Regel stärker, als am Tage, und die drängenden Schmerzen dabei lassen durch Zusammendrücken des Bauches und durch Bücken nach. *(Htb. u. Tr.)*

Kein Blut-Abgang, während der Schmerzen, nur nach denselben, auch Nachts im Schlafe. *(Htb. u. Tr.)*

Beim Gehen und Stehen ist der Blut-Abgang am stärksten. *(Htb. u. Tr.)*

Das Blut des Monatlichen dunkel und sehr stark. *(Htb. u. Tr.)*

Das Monats-Blut ist dunkel, klebrig, fast pechartig und lässt sich schwer auswaschen. *(Htb. u. Tr.)*

515 Regel dick und schwarz und 6 Tage zu früh. *(Htb. u. Tr.)*

Regel um 3 Tage zu früh, geringer, als sonst, und dauert 3 Tage länger. (d. 26. T.) *(Htb. u. Tr.)*

Regel um 7 Tage zu früh. *(Htb. u. Tr.)*

Regel schon nach 20 Tagen wieder.

Blut-Abgang 7 Tage vor der Regel-Zeit, die dann ordentlich am 28. Tage eintritt.

520 Regel um 14 Tage zu früh, erst gering, dann stärker, dunkel und 3 Tage lang. *(Htb. u. Tr.)*

Regel um 14 Tage zu früh, mit Schmerzen, besonders heftig im Kreuze, die im Sitzen am ärgsten, im Gehen am leidlichsten sind. *(Htb. u. Tr.)*

Regel 9 Tage zu früh, sehr gering und nur 2 Tage. (d. 12. T.) *(Htb. u. Tr.)*

Regel 8 Tage zu früh, Nachts, nach einem Fussbade, erst
gering, dann stärker und dunkel, mit Drängen in den
Schössen, während dessen kein Blut abgeht, wohl aber
bei jedem Winde-Abgange, am meisten Mittags und Nachmittags. *(Htb. u. Tr.)*

Vor der Regel, Abends Heisshunger, mit Magen-Weh darauf.
(Htb. u. Tr.)

525 Kurz vor der Regel, mehrmaliges Aufstossen und Uebelkeit. *(Whl.)*

Vor der Regel, Drängen, Schneiden und Schmerz im Kreuze,
wie zusammengezogen und zerschlagen, vorzüglich im
Sitzen, minder im Gehen; am zweiten Tage der Regel,
bei starkem braunem Blutflusse, Nachlass der Schmerzen;
Nachts stärkerer Blut-Abgang. *(Htb. u. Tr.)*

Vor der (6 Tage zu frühen) Regel, Bauchweh mit Drängen
nach den Geburtstheilen. *(Htb. u. Tr.)*

Beim Eintritte der Regel, Schnupfen mit Nasen-Verstopfung,
4 Tage lang. *(Htb. u. Tr.)*

Bei der Regel, viel flüssiger Stuhl u. drauf, Zittern in den Beinen.

530 Bei der Regel, verdriesslich, doch nicht den ersten Tag.
(Htb. u. Tr.)

Bei der Regel, Kopfschmerz, mit Schwere-Gefühl und Hitz-
Empfindung. *(Htb. u. Tr.)*

Bei der Regel, anhaltendes Reissen, bald in den Kopf-Seiten, bald
im Scheitel, bald im Genicke, was nur Nachts sich mindert.
(Htb. u. Tr.)

Bei der Regel, Zieh-Schmerz von der Stirn bis zum Hinterhaupte, mit Schwere im Gehirn, den ganzen Tag. *(Htb.
u. Tr.)*

Bei und nach der Regel, abendlicher Zerschlagenheits-
Schmerz im Scheitel, der auch bei Berührung empfindlich
ist. *(Htb. u. Tr.)*

535 Bei der Regel, morgentliche Zugeschworenheit beider Augen
in den innern Winkeln, mit Schwere des Kopfes. *(Htb. u. Tr.)*

Bei der Regel, trübe, trockne, brennende Augen. *(Htb. u. Tr.)*

Bei der Regel, eine brennende Schrunde am Ohrläppchen.
(Htb. u. Tr.)

Bei der Regel, sehr bleiche Gesichts-Farbe. *(Htb. u. Tr.)*

Bei der Regel, lätschiger Geschmack und wenig Appetit.
(Htb. u. Tr.)

540 Bei der Regel, viel Wasser-Zusammenlaufen im Munde,
das sie beständig ausspucken muss. *(Htb. u. Tr.)*

Magnesia.

Bei der Regel, Brech-Uebelkeit, von früh bis Mittag. *(Htb. u. Tr.)*
Bei der Regel, heftige Bauchschmerzen. *(Htb. u. Tr.)*
Bei der Regel, Schneiden um den Nabel mit erleichterndem Winde-Abgang. *(Htb. u. Tr.)*
Bei der Regel, heftiges Drängen im Unterbauche, Nachts und früh, oft aus dem Schlafe weckend. *(Htb. u. Tr.)*
545 Bei der Regel, früh, öfteres Niesen. *(Htb. u. Tr.)*
Bei der Regel, öftere, doch aussetzende Kreuzschmerzen. *(Htb. u. Tr.)*
Bei der Regel, Zieh-Schmerz im Kreuze, durch Bücken erleichtert, durch Ausstrecken verstärkt. *(Htb. u. Tr.)*
Bei der Regel, Schmerz in der rechten Achsel, wie ausgerenkt, so dass sie den Arm schwer heben kann. *(Htb. u. Tr.)*
Bei der Regel schmerzen die Kniee im Gehen, wie zerschlagen. *(Htb. u. Tr.)*
550 Bei der Regel, Schmerzhaftigkeit in den Füssen, auch im Bette. *(Htb. u. Tr.)*
Bei der Regel, Jücken um den Hals und die Schultern. *(Htb. u. Tr.)*
Bei der Regel, abgeschlagen, matt, mit Schweiss ohne Durst. *(Htb. u. Tr.)*
Bei der Regel so matt, dass sie kaum gehen konnte. *(Htb. u. Tr.)*
Bei der Regel, am 2. Tage, sehr schläfrig und matt, *(Htb. u. Tr.)*
555 Bei der Regel, öfteres Erwachen, Nachts. *(Htb. u. Tr.)*
Bei der Regel, Frostigkeit. *(Htb. u. Tr.)*
Bei der Regel, stetes Frösteln. *(Htb. u. Tr.)*
Bei der Regel, Frost, so oft sie erwachte, oder sich aufdeckte. *(Htb. u. Tr.)*
Nach der Regel, heftiger Kreuzschmerz, wie zerschlagen, bei und ausser dem Bücken, Nachmittags und Abends. *(Htb. u. Tr.)*
560 Nach der Regel, Weissfluss. *(Htb. u. Tr.)*
Weissfluss. *(Htb. u. Tr.)*
Dünner, geringer Weissfluss, mit Kneipen um den Nabel. *(Htb. u. Tr.)*
Weissfluss, einige Mal, Nachmittags, im Gehen und Sitzen. *(Htb. u. Tr.)*
Weissfluss, wie Wasser. (d. 10.T.) *(Htb. u. Tr.)*

565 Weissfluss, der Beissen macht.
Weissfluss - Abgang weissen Schleimes, nach vorgängigen Unterleibs-Krämpfen.

Arges Kitzeln in der Nase, mit Niesen darauf, Abends. *(Htb. u. Tr.)*
Jücken, öfters, in der linken Nasenhöhle. *(Htb. u. Tr.)*
Heftiges Jücken in den Nasenlöchern, das nach Kratzen vergeht. *(Htb. u. Tr.)*
570 Brickelndes Wundheits-Gefühl in der rechten Choane, wie beim Schnupfen, bei und ausser dem Schlingen. *(Htb. u. Tr.)*
Niese-Reiz und Kitzeln in der linken Nasenhöhle. *(Htb. u. Tr.)*
Oefteres Niesen, früh, von Kitzel in der Nase. *(Htb. u. Tr.)*
Heftiges Niesen und Kitzeln in der ganzen Nase. (d. 6. T.) *(Htb. u. Tr.)*
Häufiges Niesen, früh, mit Nasen - Verstopfung. (d. 9. T.) *(Htb. u. Tr.)*
575 Schnupfen-Gefühl, früh, mit Verstopfung der Nase und nur seltner Absonderung einiger Tropfen. *(Htb. u. Tr.)*
Reiz zum Schnauben, mit Gefühl, als wenn die Nase voll Schleim wäre; es kommt aber Nichts heraus und die Nase bleibt verstopft. *(Htb. u. Tr.)*
Trockenheit der Nase, früh, und Verstopfung der linken Seite. (d. 2. T.) *(Htb. u. Tr.)*
Trockenheit der Nase, jeden Morgen, beim Erwachen.
Stock-Schnupfen. (d. 35. T.) *(Htb. u. Tr.)*
580 Stock - Schnupfen und Nasen - Verstopfung, worüber sie Nachts erwacht.
Verstopfung der Nase, öfters mit Fliess-Schnupfen wechselnd. *(Htb. u. Tr.)*
Verstopfung der Nase, Nachmittags. *(Htb. u. Tr.)*
Schnupfen, früh fliessend, Nachmittags trocken. (d. 15. T.) *(Htb. u. Tr.)*
Heftiger Schnupfen mit Verstopfung des rechten Nasenloches. *(Htb. u. Tr.)*
585 Schnupfen, mehrere Tage, besonders früh und Abends. *(Htb. u. Tr.)*
Stock-Schnupfen, den ganzen Tag; sie muss den Mund öffnen, um Luft zu bekommen und doch ist Nasenschleim vorhanden. *(Htb. u. Tr.)*

Wasser tropft ihr unversehens aus der Nase, ohne dass sie Schnupfen hat.

Fliess-Schnupfen, früh, beim Aufstehen, drauf Nasen-Verstopfung den ganzen Tag. *(Htb. u. Tr.)*

Fliess-Schnupfen, bis zum andern Morgen. (d. 4. T.) *(Htb. u. Tr.)*

590 Schnupfen, mit dickem Schleim-Abgange und Gefühl, als sey die Nase vom vielen Schnauben geschwollen, drei Tage lang. *(Htb. u. Tr.)*

Zusammenziehen in der Luftröhre, mit Druck-Schmerz im Halsgrübchen.

Heiserkeit, zwei Tage lang. (n. 22 T.) *(Htb. u. Tr.)*

Heiserkeit und Rauheit im Halse, Vormittags; durch's Mittags-Essen vergehend. *(Htb. u. Tr.)*

Völlige Heiserkeit, gegen Abend.

595 Reiz in der Gegend der Schilddrüse, mit öfterem Husten. Vormittags. *(Htb. u. Tr.)*

Kitzel im Halse und drauf kurzer Husten. *(Htb. u Tr.)*

Oefterer Husten, Nachmittags, von Kitzel im Halse (d. 3. T.) *(Htb. u. Tr.)*

Husten, mit Kratzen im Halse, (n. 1 St.) *(Htb. u. Tr.)*

Schurr-Husten, auch Nachts.

600 Früh-Husten, gegen 3 Uhr, in zwei Stössen, mit Schleim-Auswurf. (d. 2. T.) *(Htb. u. Tr.)*

Hohler, dumpfer Husten.

Anfälle von Krampf-Husten, die ganze Nacht.

Husten, nach der geringsten Erhitzung.

Arger Husten, mit schwierigem, dünnem, salzigem Auswurfe.

605 Während des Hustens, Schmerz in der Brust, wie zerschnitten, und früh, gelblicher, eitriger Auswurf, etliche Tage lang. (n. 67 T.) *(Htb. u. Tr.)*

Athem kurz, beim Gehen. (d. 16. T.) *(Htb. u. Tr.)*

Sehr eng auf der Brust, Nachmittags, wie eingeschraubt, mit kurzem Athem. (d. 15. T.) *(Htb. u. Tr.)*

Eng in der Brust, und müde und schmerzhafte Füsse, beim Steigen. (d. 11. T.) *(Htb. u. Tr.)*

Zusammenziehen um die Brust, Zerschlagenheit der Achsel und Verrenk-Schmerz des rechten Mittelfingers, was Alles durch Aufstossen vergeht, Abends. *(Htb. u. Tr.)*

610 Zusammenschnüren um die Mitte der Brust, mit kurzem Athem, Abends. *(Htb. u. Tr.)*

Zusammenziehen und Klemmen auf der Brust, mit schwerem kurzem Athem, im Sitzen und Gehen. *(Htb. u. Tr.)*

Starke Beklemmung der Brust und zuweilen tief Athmen. (d. 6. T.)

Drücken, Schwere und wie beengt auf der Brust, ohne Bezug auf Athmen, Abends. *(Htb. u. Tr.)*

Plötzlicher Druck-Schmerz auf der Brust, welcher den Athem versetzte. (n. 68 T.) *(Htb. u. Tr.)*

615 Empfindliches Schneiden und Stechen in der Brust, ohne Bezug auf Athmen, Abends. *(Htb. u. Tr.)*

Schmerzhaftes Schneiden und Stechen, tief in der Mitte der Brust, unverändert im Gehen und Athmen, nach dem Mittag-Essen, bis Abend. *(Htb. u. Tr.)*

Ein Stich an den Ribben unter der rechten Achselgrube. *(Htb. u. Tr.)*

Stechen unter der rechten Brust, gegen den Nabel zu, oder zur Achsel heraus, auch beim Einathmen. *(Htb. u. Tr.)*

Stumpfes Stechen, beim Athmen, in der linken Brust, bis in die Schulter. *(Htb. u. Tr.)*

620 Ein Stich in die linke Ribben-Gegend, beim Einathmen, der unter dem linken Schulterblatte herausgeht, im Stehen. (d. 13. T.) *(Htb. u. Tr.)*

Einzelne heftige Stiche an der letzten linken Ribbe, dass sie aufschreien möchte, meist im Sitzen. (n. 10 T.)

Stechen unter der linken Brust, beim Gähnen, auch nach dem Mittag-Essen, oder Abends, wo es im Sitzen kommt, und zuweilen bis in das Brustbein geht. *(Htb. u. Tr.)*

Stechen in der linken Brust-Seite, unter der Achsel. *(Htb. u. Tr.)*

Ein Stich in die Herz-Gegend. (d. 10. T.) *(Htb. u. Tr.)*

625 Stechen im Brustbeine, zuweilen Abends, im Gehen, mit kurzem Athem. *(Htb. u. Tr.)*

Herzklopfen.

Plötzlicher starker Wundheits-Schmerz im Herzen, mit deutlich hörbarem Krachen, (nach Tische), zugleich mit quälender Uebelkeit.

Viel kleine rothe, nicht erhabene Flecke auf der Brust, ohne Jücken. *(Htb. u. Tr.)*

Zerschlagenheits-Schmerz in den Brust-Muskeln, bei Bewegung und beim Befühlen. (n. 8 T.)

630 Im Steissbeine, schneller, durchdringender Schmerz.

Kreuz- und Rückenschmerz, Nachts, so heftig, dass sie nicht liegen konnte. (d. 2. T.) *(Htb. u. Tr.)*

Magnesia.

Heftiger Zerschlagenheits-Schmerz im Kreuze, von Nachmittag bis Abend. (*Htb.* u. *Tr.*)

Zerschlagenheits-Schmerz im Kreuze von früh bis Nachmittag. (d. 27. T.) (*Htb.* u. *Tr.*)

Zwei heftige, erschütternde Risse im untern Theile der Wirbelsäule, dass sie davon wie zurückgezogen wurde, darauf Stechen daselbst: Abends. (*Htb.* u. *Tr.*)

635 Ein Stich in das Kreuz auf der rechten Seite, mit Zucken darnach. (*Htb.* u. *Tr.*)

Stiche im Kreuze.

Brennendes Jücken im Kreuze, über den Hinterbacken.

Im Rücken, über den Hüften, wie beengt.

Arger Schmerz im Rücken, Nachts, im Bette, wie kurz und klein geschlagen, am schlimmsten beim Bewegen, doch auch in der Ruhe.

640 Stumpfe Stiche in den Rücken hinein. (*Htb.* u. *Tr.*)

Arges Jücken, vorzüglich über den Hüften.

Im Nacken, heftiges Reissen und Zucken, das nach und nach den Rücken heruntergeht und dort allmählig vergeht. (*Htb.* u. *Tr.*)

Ein heftiger Stich im Genicke, beim Niesen. (*Htb.* u. *Tr.*)

Jückendes Beissen am Nacken und Halse, mit Brennen nach Kratzen. (*Htb.* u. *Tr.*)

645 Im Halse, Reissen und Ziehen in den Muskeln der rechten Seite, Abends. (*Htb.* u. *Tr.*)

Ein Druck am Halse, als sey das Tuch allzu fest gebunden.

Die Schilddrüse scheint ihr grösser zu seyn. (*Htb.* u. *Tr.*)

Nach der Achsel-Grube zu, unter dem Arme, feine Stiche, beim Hochhalten des Armes, sonst nicht. (*Htb.* u. *Tr.*)

In der Achsel rechter Seite; Verrenkungs-Schmerz, wenn sie den Arm, ohne daran zu denken, hebt; nicht aber bei absichtlichem Aufheben desselben. (d. 19. T.) (*Htb.* u. *Tr.*)

650 Schmerz in der rechten Schulter.

Drücken auf der Achsel.

Strammen von der Achsel, bis zum Unterkiefer-Winkel, dass er vor Schmerz sich nicht bücken und auch die Kinnbacken nicht zusammen bringen konnte.

Verrenk-Schmerz in der rechten Achsel, bei Bewegung des Armes, auch im Bette. (*Htb.* u. *Tr.*)

Verrenk-Schmerz im rechten Achsel-Gelenke, mit Gefühl, als sollte er den Arm hängen lassen, Abends. (*Htb.* u. *Tr.*)

655 Lähmiger Zerschlagenheits-Schmerz in der linken Achsel, nur bei Bewegung des Armes und Rumpfes und beim Gähnen. (d. 58. T.) *(Htb.* u. *Tr.)*

Drücken auf der Achsel.

Heftiger Zusammenzieh - Schmerz in beiden Schultern und Reissen den Rücken hinab, früh. (d. 29. T.) *(Htb.* u. *Tr.)*

Reissen in der rechten Achsel, bis in das Schulterblatt, früh. *(Htb.* u. *Tr.)*

Reissender Schmerz in der rechten Achsel bis nach dem Schlüsselbeine und der Brust. *(Htb.* u. *Tr.)*

660 Reissen in der linken Achsel, bis in die Mitte des Oberarmes, und bis zum Ellbogen. (d. 6. 7. T.) *(Htb.* u. *Tr.)*

Im Arme, heftiges Reissen, von der linken Schulter bis an das Hand - Gelenk, beim Aufheben des Armes und in der Ruhe. (d. 27. 28. T.) *(Htb.* u. *Tr.)*

Schmerzhaftes Reissen von der rechten Achsel bis in das Hand-Gelenk, und beim Umdrehen der Hand, auch bis in die Finger - Gelenke. *(Htb.* u. *Tr.)*

Ziehen im Arme, aufwärts.

Zucken in den Armen.

665 Mattigkeit der Arme.

Ausschlags-Blüthen am linken Arme, die nach Kratzen wieder verschwanden und die letzten 2 Tage nicht jückten. (n. 10 T.)

In den Ober-Armen, einzelne, sehr schmerzhafte, klammartige Griffe, gleich über dem Ellbogen, ruckweise und absetzend, bei steinharten Muskeln, Nachts und am Tage; beim Zusammendrücken mit der andern Hand wird es auf einige Zeit gestillt. (d. 20. T.)

Reissen im Oberarme, über dem rechten Ellbogen bis in die Mitte. *(Htb.* u. *Tr.)*

Das Ellbogen-Gelenk schmerzt beim Zubiegen des Armes.

670 Scharfes Ziehen um den rechten Ellbogen, wie im Knochen, Abends im Bette.

Heftiges Reissen im Ellbogen-Gelenke, als sollte es ausgerissen werden, beim Stricken. (d. 5. T.) *(Htb.* u. *Tr.)*

Stechen im rechten Ellbogen, bei Bewegung des Armes, früh. (d. 6. T.) *(Htb.* u. *Tr.)*

Nagen im linken Ellbogen, Abends. *(Htb.* u. *Tr.)*

Im Unterarme rechter Seite, Ziehen, bis in die Hand, auch in der Ruhe; der Arm ist zu schwer beim Aufheben. (n. 20 T)

675 Reissen vom Ellbogen bis in die Mitte des Vorderarms, wie in der Knochen-Haut. (*Htb.* u. *Tr.*)
Heftige Stiche in den Muskeln des rechten Unterarms, auf der vordern Fläche, nahe am Hand-Gelenke. (*Htb.* u. *Tr.*)
Jücken am Vorderarme, unter der Ellbogen-Beuge, und nach Kratzen ein rother Fleck. (*Htb.* u. *Tr.*)
Jücken am Vorderarme, bei Waschen mit kaltem Wasser und Seife, und nach Kratzen viel rothe jückende Blüthen, die nach dem Abtrocknen wieder vergingen. (*Htb.* u. *Tr.*)
In den Händen, Zieh-Schmerz.
680 Ein Stich in der linken Handfläche, drauf heftiges Jücken, das durch Kratzen vergeht. (*Htb.* u. *Tr.*)
Brennen in den Handtellern. (*Htb.* u. *Tr.*)
Eingeschlafenheit der (linken) Hand, früh, auf der sie Nachts gelegen hatte. (*Htb.* u. *Tr.*)
Röthe und Geschwulst des rechten Hand-Gelenks, mit Schmerz des Knochens beim Drucke. (*Htb.* u. *Tr.*)
Jücken in der Handfläche, mit hellen Bläschen nach Kratzen. (*Htb.* u. *Tr.*)
685 Fress-Blasen auf den Händen, stechenden Schmerzes.
In den Finger-Gelenken, Klamm-Gefühl.
Spannung im Mittel-Gelenke des linken Mittelfingers, zwei Morgen nach einander; nach etlichen Stunden vergehend. (n. 21 T.)
Reissen auf der Rückseite des hintern Gliedes des kleinen Fingers. (*Htb.* u. *Tr.*)
Reissen vom hintern Daumen-Gelenke der rechten Hand, bis zum Nagel. (*Htb.* u. *Tr.*)
690 Reissen in den hintern Gelenken der rechten Finger. (*Htb.* u. *Tr.*)
Reissen in allen Finger-Spitzen, nach dem Handrücken zu, früh, nach dem Aufstehen. (*Htb.* u. *Tr.*)
Heftiges Bohren und Nagen im hintern Gliede des linken Daumens, wie im Marke. (*Htb.* u. *Tr.*)
Klopfen, wie von einem Geschwüre, in der linken Daumenspitze, nach dem Mittag-Essen, durch drauf Drücken vergehend. (*Htb.* u. *Tr.*)
Schmerz des hintern Gelenkes des Mittelfingers, wie ausgerenkt. (*Htb.* u. *Tr.*)
695 Ritzender Schmerz um den linken Daumen und Zeigefinger und darauf kurze Lähmung beider Finger, zwei Abende.

Geschwulst, Röthe und Hitze des rechten Mittelfingers, mit jückenden Buckeln darauf, an den Tagen, wo er keinen Stuhl hat.

Entzündungs-Geschwulst mit Stich-Schmerz am hintersten Gelenke des Zeigefingers.

Jücken zwischen dem 4ten und 5ten Finger der rechten Hand, und nach Kratzen, helle, nicht jückende, Wasserbläschen, so wie an den Fingern zwei lange weisse Streifen. (*Htb. u. Tr.*)

Eine Fress-Blase am linken Zeigefinger, neben dem Nagel.

700 Eine Fress-Blase am hintersten Gelenke des linken Zeigefingers. (n. 10 T.)

Die Hüften schmerzen beide, meist beim Bewegen.

Heftiges Kneipen in der linken Hüfte und Kreuz-Gegend, nach dem Mittag-Essen, beim Gehen; bald darauf Drang zu Stuhle, und vor und bei diesem arges Schneiden im Mastdarme. (*Htb. u. Tr.*)

Zucken hinten an der Hüfte, ohne Schmerz, und drauf in der rechten Hypochonder-Gegend. (*Htb. u. Tr.*)

Schmerzhaftes Reissen im linken Hüft-Gelenke, von Nachmittag bis den andern Morgen. (*Htb. u. Tr.*)

705 Stechen in der linken Hüfte, im Gelenke und an der äussern Fläche des Knochens. (*Htb. u. Tr.*)

Stumpfes Stechen über der rechten Hüfte. (*Htb. u. Tr.*)

Feine, brennendjückende Stiche, wie von Flöhen, bald in der rechten, bald in der linken Hüfte, linken Kreuz- und rechten Hypochonder-Gegend. (*Htb. u. Tr.*)

Stechen, Brennen und Zerschlagenheits-Schmerz über der linken Hüfte, bis zur Achsel herauf, drei Tage lang zunehmend, und ärger beim Bücken nach der schmerzhaften Seite; dabei trockner Husten, mit heftigem Seiten-Stechen, was durch zusammen Bücken und Drücken mit der Hand auf die schmerzende Stelle etwas erleichtert wird. (d. 60. T.) (*Htb. u. Tr.*)

Ein jückender Stich über der rechten Hüfte, der nach Kratzen vergeht. (*Htb. u. Tr.*)

710 Die Beine schmerzen ihr sehr, besonders in den Knieen. (*Htb. u. Tr.*)

Ein plötzlicher Ruck im linken Beine, Abends, nach dem Einschlafen, dass sie aufschreckte und lange nicht wieder einschlafen konnte. (*Htb. u. Tr.*)

Magnesia.

Kriebelnde Unruhe in den Beinen, Abends, dass sie immer den Fuss bewegen musste.
Die Oberschenkel schmerzen, bis Abend.
Zerschlagenheits-Schmerz über dem linken Knie, bis an die Mitte des Oberschenkels, im Knochen, beim Gehen. *(Htb. u. Tr.)*

715 Reissen vorn im linken Oberschenkel, von der Mitte bis ans Knie. *(Htb. u. Tr.)*
Anhaltendes, stechendes Reissen von der Mitte des Oberschenkels bis an die Mitte des Unterschenkels, nach Aufstehn vom Sitze vergehend. *(Htb. u. Tr.)*
Schmerzhaft ziehendes Zucken vom rechten Knie bis in die Mitte des Oberschenkels, im Stehen und beim Biegen des Gliedes. *(Htb. u. Tr.)*
Reissen vom linken Knie bis über die Mitte des Oberschenkels, nach dem Mittag-Essen. *(Htb. u. Tr.)*
Die Kniee schmerzen, wie nach Fuss-Strapazen; er konnte kaum ohne Stock gehen. (n. 4 T.)

720 Schwere und Schmerz in den Knieen im Gehen, von Nachmittag bis Abend. *(Htb. u. Tr.)*
Müdigkeits-Schmerz in den Knieen, im Sitzen und noch mehr im Gehen. (d. 3. T.) *(Htb. u. Tr.)*
Strammen in der linken Kniebeuge, wie zu kurz, beim Auftreten, als sie aus dem Freien ins Zimmer kam. *(Htb. u. Tr.)*
Spannung in der Kniekehle. (n. 3 T.)
Spannen und Ziehen in der linken Knie-Beuge, im Gehen. *(Htb. u. Tr.)*

725 Zieh-Schmerz in den Knieen, bis in die Fusssohlen, wie ein Wühlen im Marke der Knochen.
Reissen im rechten Knie, im Stehen. *(Htb. u. Tr.)*
Ein schmerzhafter Riss im rechten Knie, mehr nach der äussern Fläche zu. *(Htb. u. Tr.)*
Heftiges Bohren und Reissen im linken Knie, als sollte es ausgerissen werden, Abends. *(Htb. u. Tr.)*
Feines Bohren im rechten Knie, öfters aussetzend. *(Htb. u. Tr.)*

730 Schmerzhaftes Reissen von der linken Knie-Beuge hinab in den Unterschenkel, wie im Knochen, mit Spannen beim Gehen, als wären die Flechsen zu kurz. *(Htb. u. Tr.)*

Harte Geschwulst in der Kniekehle, vor deren Schmerz er das Bein nicht ausstrecken kann.

Stechen im Knie-Gelenke.

In den Unterschenkeln abwärts ziehender Schmerz, Abends. (n. 24 T.)

Schmerzhafte Spannung in der Achill-Senne, bis an die Wade, beim schnell Gehen.

735 Klamm in der linken Wade, Nachts, beim Umwenden und Aufrichten im Bette. (n. 24 T.)

Klamm in beiden Waden, Abends im Bette, sehr schmerzhaft und durch Nichts zu stillen. (n. 6 St.)

Heftige Risse in der rechten Wade, Nachmittags. (*Htb. u. Tr.*)

Schneidender Schmerz im Schienbeine.

Zerschlagenheits-Schmerz der Schienbeine.

740 Flecke am Schienbeine, welche brennend schmerzen.

Die Füsse schmerzen heftig, als wären sie zu schwer und abgeschlagen, besonders beim Treppen-Steigen, Abends. (*Htb. u. Tr.*)

Zerschlagenheits-Schmerz im linken Fuss-Gelenke, früh, bis zur Mitte des Schienbeins, bei Gehen und Auftreten; doch durch längeres Gehen vergehend. (*Htb. u. Tr.*)

Klamm in der Ferse, früh, im Bette.

Zieh-Schmerz in den Fusssohlen.

745 Durchdringende Stiche in der rechten Ferse, Abends im Bette. (*Htb. u. Tr.*)

Schmerzhaft zuckendes Reissen in der linken Ferse, Abends im Bette. (*Htb. u. Tr.*)

Kälte der Füsse, als ob sie in kaltem Wasser wadete.

Kriebeln, wie von Ameisen am rechten Fussrücken und der untern Fläche der Zehen. (*Htb. u. Tr.*)

In den Zehen des linken Fusses, (der 4ten und 5ten), heftiges Reissen, im Gehen. (*Htb. u. Tr.*)

750 Reissen in der rechten grossen Zehe, von Hinten bis in die Spitze. (*Htb u. Tr.*)

Ein durchdringender Stich in der Beuge der rechten grossen Zehe bis auf den Rücken derselben, dass sie erschrack und den Fuss in die Höhe zog, Abends. (*Htb. u. Tr.*)

Brennendes Stechen in der grossen Zehe.

In allen Theilen des Körpers, Schmerzen, bald hier, bald dort.

Alles am ganzen Körper thut ihr weh.

Magnesia.

755 Steifheit des ganzen Körpers, früh, beim Aufstehen.
Zucken, ohne Schmerz. im Gefässe, den Oberschenkeln, den
 Achseln und oft auch im Gesichte.
Im Bette ist ihr wohl, beim Aufstehen aber fangen die zuk-
 kenden Schmerzen hie und da wieder an. (*Htb.* u. *Tr.*)
Die Beschwerden scheinen sich nach 3 Wochen wieder anhaltend zu erneuern. (*Htb.* u. *Tr.*)
Im Gehen mindern sich die Beschwerden, die im Sitzen entstanden. (*Htb.* u. *Tr.*)
760 Im Freien scheinen die Beschwerden gelinder, als im Zim-
 mer. (*Htb.* u. *Tr.*)
Jücken und Laufen, wie von Flöhen, an verschiedenen Theilen des Körpers, besonders auf den Achseln, mit kleinen
 hellen Bläschen nach Kratzen, die in 24 bis 48 Stunden
 vertrocknen; Nachmittags, Abends und früh. (*Htb.* u. *Tr.*)
Jücken an verschiedenen Stellen, auch an der Stirn, im
 Gesichte, auf dem Kopfe, und an fast allen Theilen, meist
 durch Kratzen vergehend. (*Htb.* u. *Tr.*)
Jücken hie und da, zuweilen mit Brennen nach Kratzen.
 (*Htb.* u. *Tr.*)
Heftiges Jücken am ganzen Leibe, auch an einzelnen Stellen,
 das nach Kratzen auf einer andern Stelle erscheint. (*Htb.*
 u. *Tr.*)
765 Jücken hie und da, das nach Kratzen wiederkehrt. (*Htb.*
 u. *Tr.*)
Arges Jücken am ganzen Körper.
Ein brennender Nadelstich hie und da am Körper.
Heftiges Jücken, Abends beim Auskleiden, an den Hinter-
 backen und Vorderarmen, und nach Kratzen; arg jückende
 Blüthen, deren Jücken durch Kratzen sich immer mehr
 verschlimmert. (*Htb.* u. *Tr.*)
Jücken an den Achseln, den Oberschenkeln und dem Halse,
 Abends, vor Schlafengehn, und früh, beim Ankleiden, mit
 jückenden Blüthen nach Kratzen, von 24 Stunden Dauer.
 (*Htb.* u. *Tr.*)
770 Grosse Ausschlags-Blüthen hie und da am Körper.
Bläschen und Blüthen, zuweilen heftig jückend am Halse,
 Nacken, unter und vor den Ohren, an den Armen, und
 zwischen den Fingern. (*Htb.* u. *Tr.*)
Grosse Knoten unter der Haut, stechenden Schmerzes, in
 der Achsel-Grube und über den Ellbogen-Gelenke.
Harte Knoten vor der linken Achsel, tief in der Haut, die

nur beim darauf Drücken wie Blutschwär stechend schmerzend mit Röthe. (*Htb.* u. *Tr.*)

Jückendes Knötchen an der Handwurzel, das beim darauf Drücken helles Wasser ergiesst. (*Htb.* u. *Tr.*)

775 Kleine, rothe wenig erhabene, glatte, und später sich abschuppende Flechten, ohne Empfindung, auf der Brust und an den Waden. (*Htb.*)

Kleine Blutschwäre, an der Stirn, dem Halse, der Brust und besonders den Oberschenkeln. (*Htb.* u. *Tr.*)

Eine alte Brand-Narbe ward zu einer Fress-Blase, woran er noch 6 Wochen litt.

Grosse Empfindlichkeit der Haut des Kopfes und des Körpers, vorzüglich gegen Kälte, es läuft ihr bei jedem Lüftchen kalt durch die Haut und sie friert durch und durch.

Dürre Trockenheit der Haut, gegen Morgen im Bette. (n. 16 T.)

780 Starker Schweiss am Tage, bei geringer Bewegung.

Leichtes Verheben und Verrenken; beim zurück Biegen des Armes schmerzte die Achsel, wie ausgerenkt, und beim Befühlen, wie zerschlagen; sie konnte den Kopf ohne grossen Schmerz nicht links drehen.

Unruhe in den Gliedern, Abends, nach langem Sitzen.

Schlaffer Körper. (n. 7 T.)

Plötzliche Abspannung beim Gehen im Freien.

785 Leichtes Ermüden beim Spazieren. (n. 6 T.)

Schwäche Gefühl, früh, im Bette. (n. 17 T.)

Grosse Mattigkeit in den Beinen.

Schwere und Abgeschlagenheit in allen Gliedern, den ganzen Tag. (bald.) (*Htb.* u. *Tr.*)

Müde und abgeschlagen in den Oberschenkeln, im Sitzen, im Gehen verschlimmert. (*Htb.* u. *Tr.*)

790 Grosse Mattigkeit in den Untergliedern, im Sitzen und beim Aufstehen vom Sitze; bei Bewegung vergehend. (*Htb.* u. *Tr.*)

Abgespannt, matt und schläfrig, Mittags, nach dem Essen (einer etwas schwer verdaulichen Speise), so dass er im Stehen und Sprechen plötzlich einschläft, mit Benommenheit des Kopfes, die zu allem Dencken unfähig macht. (*Htb.*)

Matt und schläfrig, nach dem Abend-Essen, mit Weichlichkeit im Bauche. (*Htb.*)

Matt und müde im ganzen Körper, besonders in den Füssen. (n. 7 T.) (*Htb.* u. *Tr.*)

Zerschlagen und wie gerädert an Händen und Füssen, früh, beim Erwachen, mit Zittern und Schwäche; sie muss sich legen, worauf es besser wird, nur fühlt sie ausser dem Bette sogleich Kälte. *(Htb. u. Tr.)*
795 Sehr schwach und hinfällig, nach dem Erbrechen. (d. 42. T.) *(Htb. u. Tr.)*
Grosse Schwäche im ganzen Körper, mit elendem Aussehen und Brecherlichkeit. *(Htb. u. Tr.)*
Sehr matt, Nachmittags, im Sitzen und Gehen, minder im Stehen. *(Htb. u. Tr.)*
Schwäche, Abends, dass sie sich legen musste. (d. 42. T.) *(Htb. u. Tr.)*
Matt, unaufgelegt und unbehaglich, früh. *(Htb. u. Tr.)*
800 Abgeschlagen, matt, unbehaglich, mit ängstlicher Wärme und Schweiss. (d. 25. T.)
Matt und zittrig, früh, im Bette, was nach dem Aufstehen vergeht. (d. 9. T.) *(Htb. u. Tr.)*
Früh ist er, bei gutem Schlafe, doch müder, als Abends, beim Niederlegen.
Eine Art Lähmung des linken Beines, mit Schmerz im Hüft- und Knie-Gelenke; den Tag drauf kam es ins rechte Bein und in den Arm; beim Gehen hatte er fortwährend Schmerzen und war genöthigt den Fuss ganz auswärts zu setzen.
Stetes, lästiges Gähnen, früh, nach dem Aufstehen. *(Htb. u. Tr.)*
805 Häufiges Gähnen, alle Tage. *(Htb. u. Tr.)*
Oefteres Gähnen, Nachmittags und Abends. *(Htb. u. Tr.)*
Ungewöhnlich heftiges und oftes Gähnen. *(Htb. u. Tr.)*
Oefters Gähnen, Nachmittags, mit Trägheit und Schläfrigkeit. *(Htb. u. Tr.)*
Gähnen mit Schlucksen dabei und darnach. *(Htb. u. Tr.)*
810 Oefteres Gähnen mit Niesen. (d. 27. T.) *(Htb. u. Tr.)*
Schläfrig und träge, Vormittags, mit öfterem Gähnen und Renken. *(Htb. u. Tr.)*
Schläfrig und träge, mit Gähnen und Dehnen, nach dem Mittag-Essen. (d. 6. T.) *(Htb. u. Tr.)*
Früh, nach gutem Schlafe, doch noch sehr schläfrig. (d. 2. T.) *(Htb. u. Tr.)*
Viel Neigung zu schlafen, wobei er öfters aufschreckt.
815 Ungewöhnlicher Weise erwacht sie Nachts nicht. *(Htb. u. Tr.)*

Schlaf die ersten Nächte immer gut und besser, als gewöhnlich. *(Htb. u. Tr.)*
Leichtes und baldiges Einschlafen und guter Schlaf. (d. 14. T.) *(Htb. u. Tr.)*
Schlaflos die ganze Nacht. (d. 52. T.) *(Htb. u. Tr.)*
Kein Schlaf, mehrere Nächte und stetes Umherwerfen im Bette. (n. 22 T.) *(Htb. u. Tr.)*
820 Wenig Schlaf und viele Träume. *(Htb. u. Tr.)*
Abends wurde sie erst spät schläfrig. *(Htb. u. Tr.)*
Abends konnte sie lange nicht einschlafen. (d. 31. T.) *(Htb. u. Tr.)*
Sie kann vor Mitternacht nicht einschlafen. *(Htb. u. Tr.)*
Sie konnte bis 3 Uhr früh nicht einschlafen. *(Htb. u. Tr.)*
825 Sehr unruhiger Schlaf mit öfterm Erwachen. (d. 13. T.) *(Htb. u. Tr.)*
Viele unruhige Nächte, mit unerquicklichem Schlafe. *(Htb. u. Tr.)*
Erwachen, Nachts, 12 Uhr, ohne bewusste Ursache; sie konnte vor 2 Uhr nicht wieder einschlafen und schlief dann nur unvollkommen bis 5 Uhr. (d. 15. T.) *(Htb. u. Tr.)*
Erwacht früh 3 Uhr und kann nicht wieder einschlafen. (d 59. T.) *(Htb. u. Tr.)*
Sie erwacht nach 1 Uhr und kann bis 5 Uhr nicht wieder einschlafen, es thaten ihr alle Glieder weh und sie warf sich von einer Seite zur andern. *(Htb. u. Tr.)*
830 **Sie erwacht schon um 2, 3 Uhr und kann dann nicht wieder einschlafen.**
Abends kann sie vor grosser Unruhe im Blute lange nicht einschlafen, schläft dann sehr unruhig und muss sich ohne Ruhe zu finden, immer von einer Seite zur andern werfen. *(Htb. u. Tr.)*
Nachts, Schläfrigkeit, wegen Aengstlichkeit und Schwere im ganzen Körper. *(Htb. u. Tr.)*
Viele Nächte ist es ihr ängstlich, und sie liegt hart, wie auf Steinen, dass sie sich immer umwenden muss. *(Htb. u. Tr.)*
Viele Nächte hindurch kann sie wegen Aengstlichkeit nicht einschlafen, und muss sich oft aufdecken, was sie aber, wegen Kälte-Gefühls, nicht lange aushält. (n. 4 u. 23 T.) *(Htb. u. Tr.)*
835 Mehrere Nächte ängstlich und zu warm im Bette; sie kann lange nicht einschlafen. (n. 29 T.) *(Htb. u. Tr.)*

Nachts, von 1 bis 4 Uhr unruhiger Schlaf, mit Hitze und
Schweiss, dass sie keine Decke leiden kann; nach 4 Uhr
Schlaf ohne Schweiss. *(Htb. u. Tr.)*
Nachts innere starke Hitze, dass er davor kaum unterm Bette bleiben konnte, und dabei doch grosse Scheu vor der mindesten Entblössung. (n. 4 T.)
Nachts, Zahnweh, der Zahn ist wie zu lang, mit mehr reissendem, als klopfendem Schmerze.
Die ganze Nacht puckender und ziehender Zahnschmerz.
840 Nach Mitternacht erwacht sie über heftigen Magenweh, wie Leerheit. *(Htb. u. Tr.)*
Früh, 4 Uhr erwacht sie zum Harnen, drauf Bauchkneipen und früh Magenweh und Brecherlichkeit. (d. 1. T.) *(Htb. u. Tr.)*
Nächtliches Bett-Pissen.
Nachts Erwachen mit Durst, den sie schon vorher im Traume empfunden. *(Htb. u. Tr.)*
Nachts grosse Unruhe im linken Beine, er muss es immer an einen kühlen Ort ausser dem Bette legen.
845 Abends, beim Einschlafen, Klopfen auf der linken Brust-Seite.
Nachts, entsetzliches Jücken, wie ein Beissen am ganzen Körper, so dass sie oft zusammenfuhr.
Zwei Nächte warf es ihn im Bette hoch in die Höhe, von einer Seite zur andern, und wenn der Körper still lag, zuckten die Arme und Beine, die ganze Nacht, selbst noch im Wachen, doch schmerzlos; beim Erwachen wusste er von den Begegnissen der Nacht nichts. (n. 8 T.)
Reden im Schlafe, nach Mitternacht. (d. 9. T.) *(Htb. u. Tr.)*
Früh im Schlafe, lautes Reden, wobei sie mit dem Kopfe an die Wand schlägt; beim Erwachen weiss sie nichts davon. *(Htb. u. Tr.)*
850 Sie wollte reden im Traume, ohne es zu können, worüber sie sich quälte. (d. 17. T.) *(Htb. u. Tr.)*
Lautes Aufschreien im Schlafe, aus lebhaftem unerinnerlichem Traume. *(Htb. u. Tr.)*
Aufschrecken aus dem Schlafe, um Mitternacht. *(Htb. u. Tr.)*
Beim Einschlafen schrickt er auf und bekommt dann Unruhe in den Gliedern.
Aufschrecken im Nachmittags-Schlafe, mehrere Tage.
855 Wenn er Nachts auf dem Rücken oder auf der rechten Seite

liegt, schrickt er auf und schwärmt und schreit über schreckkafte Träume.

Nächtliches Auffahren und Schreien im Traume, worin er sich mit einem Bettler zankte.

Nachts ängstliche Träume.

Aengstliche Träume, als könne er sich in seinem Hause nicht zu recht finden.

Aengstlicher Traum von Streit mit Räubern.

860 Traum, er habe einen Fallsucht-Anfall.

Träume von Streit, Zank und Aergerniss. *(Htb. u. Tr.)*

Träume von Geld, Lustbarkeit, Scherz und geschichtlichen Ereignissen. *(Htb. u. Tr.)*

Aengstliche, traurige Träume von verstorbenen Verwandten, Unglücksfällen u. d. gl. *(Htb. u. Tr.)*

Aengstlicher Traum mit Aufschreien, Weinen und Schluchzen, *(Htb. u. Tr.)*

865 Aengstliche Träume von Feuer- und Verbrennung. *(Htb. u. Tr.)*

Träume von Wasser-Gefahr. *(Htb. u. Tr.)*

Frost, von früh bis Abends, 4 Tage lang. (n. 60 T.) *(Htb. u. Tr.)*

Frost-Schütteln, Abends, 9 Uhr, auch im Bette konnte sie sich eine Stunde lang nicht erwärmen. (d. 2. T.) *(Htb. u. Tr.)*

Frost, im Bette, Abends, 7 Uhr, zwei Stunden lang. *(Htb. u. Tr.)*

870 Frost-Schütteln, Abends, 8 Uhr, ohne äussere fühlbare Kälte, das von den Füssen anfängt; im Bette vergeht es: am folgenden Morgen Schweiss. (d. 2. T.) *(Htb. u. Tr.)*

Frost, nach einer langen Fussreise, die ganze Nacht, und auch noch früh, bei Ofenwärme. (d. 43. T.) *(Htb. u. Tr.)*

Frost den Rücken herunter, alle Nachmittage von 4 Uhr bis Schlafengehn.

Fieber-Schauder den Rücken herab, jeden Vormittag, 9 Uhr, mit etwas Uebelkeit, ohne nachfolgende Hitze.

Schauder, Abends, 10 Uhr, im Bette, $\frac{1}{4}$ Stunde lang, ohne Hitze, Schweiss oder Durst darauf. *(Htb. u. Tr.)*

875 Kälte, Abends, und Frost-Schütteln, das noch im Bette eine Zeit lang fortdauert. *(Htb. u. Tr.)*

Kälte-Gefühl, Abends, beim Ausziehn der Kleider, der im Bette vergeht. *(Htb. u. Tr.)*

Kälte-Gefühl, Abends, vor dem Niederlegen, das im Bette vergeht. *(Htb. u. Tr.)*

Kälte, Abends im Bette, ¼ Stunde lang, wie von Uebergiessung mit eiskaltem Wasser. *(Htb. u. Tr.)*

Nach dem Mittag-Essen, Durst; später Frost; Abends brennende Gesichts-Hitze, bei kalten Füssen und starker Geistes Aufregung.

880 Wärme-Gefühl mit Schweiss am Kopfe, Mittags, bis 2 Uhr. *(Htb. u. Tr.)*

Wärme - Gefühl durchströmt ihren ganzen Körper. *(Htb. u. Tr.)*

Vormittags, öfteres vorübergehendes Hitz-Gefühl im Körper, ohne Schweiss oder Durst. *(Htb. u. Tr.)*

Erhöhtes Wärme-Gefühl, früh, nach dem Aufstehen, bis gegen Mittag. *(Htb. u. Tr.)*

Nachts vermehrte Wärme im Körper, ohne Schweiss. (n. 48 St.) *(Htb. u. Tr.)*

885 Nacht-Schweiss, ungewöhnlich stark. (n. 48 St.)

Früh-Schweiss. (n. 12 T.)

Schweiss gegen Morgen, 5 Tage lang. (n. 48 T.) *(Htb. u. Tr.)*

Abends, beim Einschlafen, schwitzt das Kind.

Stinkender Nacht-Schweiss.

890 Sauer riechender, fettiger, schwer aus der Wäsche gehender Schweiss, die ganze Nacht.

Magnesia muriatica, *Murias magnesiae*,
Kochsalzsaure Bittersalzerde.

(In reiner Kochsalzsäure (aus Kochsalz mit gleichem Gewichte, nach glühenden Schmelzen wieder an der Luft zur öligen Konsistenz zerflossener Phosphorsäure durch Destillation ausgetrieben) wird in der Hitze so viel reiner Bittersalzerde aufgelöset, als sich bei 80° Reaum. auflösen kann, die Lauge noch heiss durchgeseihet und in gleicher Wärme eingetrocknet, um diess leicht zerfliessbare Mittelsalz in einem verstopften Glase aufbewahren zu können.)

Es ist wenig, was ich bis jetzt von dieser Arznei vorzulegen habe, aber viel hat sich die chronisch kranke Welt von ihr zu versprechen, wenn man bedenkt, dass der grosse Nutzen, den die Seebäder schon in langwierigen (psorischen) Leiden mancher Art geleistet haben (wenn man die Wirkung der Reise an jene Orte, die Wirkung der Entfernung von, oft lästigen Geschäften, und die Wirkung des Wellen-Schlags des Meeres auf die darin Badenden wegrechnet), einzig durch Einwirkung dieses Salzes auf die Hautnerven ausgerichtet worden ist; denn wenigstens in der Nordsee ist fast eine Unze dieses Salzes in einem Pfunde Seewasser enthalten.

Da man jedoch selten von einem antipsorischen Arzneimittel allein die völlige Heilung entwickelter Psora erwarten kann, so konnten auch diese Bäder, in gehörigem Masse gebraucht, nur soviel von diesem vielgestaltigen Siechthume mindern, als überhaupt von diesem Salze in diesem Siechthume erwartet werden kann, und was davon nicht getilgt wird, hat die Hülfe von den übrigen antipsorischen Heilmitteln zu erwarten.

Nach meinen Erfahrungen kann ich nicht umhin, diese Arznei als antipsorisches Mittel hochzuschätzen und zur ferneren Ausprüfung ihrer eigenthümlichen Symptome aufzumuntern.

Vorzüglich that sie Dienste unter folgenden Umständen:

Tägliche Kopfschmerzen; Pulsiren im Ohre; Spannendes Drücken im Kopfe; Gesichts-Ausschlag; Drückender Leber-Schmerz, selbst im Gehen und beim Befühlen, am schlimmsten beim Liegen auf der rechten Seite; Stete hohe Aufgetriebenheit des Bauches, mit Leib-Verstopfung; Kriebelndes Stechen in den Bauch-Muskeln; Alte, schmerzhafte Härte der rechten Bauch-Seite; Bandwurm-Beschwerden; Knolliger, harter, schwieriger, ungenüglicher, zögernder Stuhl; Chronische Durchfälligkeit; Hysterische Mutter- und Unterleibs-Krämpfe, die selbst in die Oberschenkel sich erstrecken und Abgang von Weissfluss zur Folge haben; Lästige Nasen-Trockenheit; Einschlafen der Arme, früh beim Erwachen; Lähmiges Ziehen in Armen und Knieen; Druckschmerz in den Knieen; Fussschweiss; Verkältlichkeit; Schwäche des Körpers, wie vom Magen aus.

Die Namens-Verkürzungen der Mit-Beobachter sind: *Htb.*, *Hartlaub*; *Jhr.*, *Jahr*; *Ng.*, ein Ungenannter in *Hartlaub* u. *Trinks*, Arzneimittellehre; *Sr.*, *Schréter*.

Magnesia muriatica.

Sehr ängstlich und bange, mit Langerweile, Abends. *(Ng.)*
Bang und weinerlich, nach dem Mittag-Essen. *(Ng.)*
Bang und wehmüthig einsam; sie hat Heimweh und weint. *(Ng.)*
Aengstlichkeit, im Zimmer, besser im Freien; früh. (d. 14. T.) *(Ng.)*
5 Unfreundliche Stimmung. *(Ng.)*
Missmuth mit innerer Unruhe.
Missmuth, verdriesslich.
Verdriesslich und übel gelaunt, früh, nach dem Aufstehen. (d. 6. T.) *(Ng.)*
Sehr verdriesslich, fast sogleich.
10 Verdriesslich, ärgerlich. (d. 1. u. 2. T.) *(Ng.)*
Verdriesslich und mürrisch. (d. 2. T.) *(Sr.)*
Verdriesslich und missmuthig, Abends, den Tag über heiter. *(Sr.)*
Verdriesslich, mürrisch, unaufgelegt zum Arbeiten. *(Sr.)*
Unheiterkeit, Unaufgelegtheit zu geistigen Arbeiten. *(Jhr.)*
15 Unaufgelegt zur Arbeit. (d. ersten Tage.) *(Sr.)*
Freudelos und duldend; was sie nur ansieht, ist ihr zuwider, sie antwortet höchst ungern, früh. (d. 21. T.) *(Ng.)*
Unaufgelegt, und wie nicht ausgeschlafen. *(Ng.)*
Es verdross ihn zu sprechen; er wollte nur einsam seinen Gedanken nachhängen. *(Sr.)*
Unentschlossenheit. (d. 30. T.) *(Ng.)*
20 Phantasie-Täuschung, als ob ihr während des Lesens in einem Buche Jemand nachläse, und sie nöthigte, geschwinder zu lesen, mit Brummen und Summen um sie herum, beim Aufrichten glaubte sie über sich grosse Wolken und Felsen zu sehen, die nach und nach wieder verschwanden; darauf Angst, Bangigkeit, Unruhe, dass sie sich nicht zu lassen wusste; durch weiteres um sich blicken verging

Alles, kehrte aber bei erneuertem Lesen noch zweimal zurück. *(Ng.)*

Eingenommenheit, als wäre Alles zu voll im Kopfe, früh. (d. 1. T.) *(Ng.)*

Taumlig im Kopfe. (n. 30 T.)

Betäubung und Eingenommenheit des Kopfes, mit schmerzhafter Empfindlichkeit des linken Schenkels. (d. 1. T.) *(Ng.)*

Dummlich und wie berauscht im Kopfe. *(Ng.)*

25 Dumm und schwer im Kopfe, den ganzen Vormittag. *(Ng.)*

Dummlich im Kopfe, früh, nach dem Aufstehn. (d. 13. T.) *(Ng.)*

Schwindlicht und dumm im Kopfe, beim Mittag-Essen; sie muss ins Freie, wo es vergeht; nach der Rückkehr ins Zimmer, Hitze im Kopfe. *(Ng.)*

Schwindel zum vorwärts Fallen, früh, beim Aufstehen. (d. 5. u. 28. T.) *(Ng.)*

Schwindelig und taumlicht, nach Bewegung vergehend, früh. *(Ng.)*

30 Schwindel, schon beim Gehen in der Stube, und wenn sie den Kopf nur ein wenig herabsenkt.

Kopfschmerz, früh, wie nicht ausgeschlafen, mit Mattigkeit und Abgeschlagenheit der Füsse. *(Ng.)*

Dumpfer Schmerz im Kopfe, mit Empfindlichkeit der Kopfhaut beim Befühlen, und wundem Brennen in den Augen, nach dem Mittag-Essen. *(Ng.)*

Schmerz, wie Schwere, vorn in der Stirn, Nachmittags. *(Ng.)*

Schwere im Hinterkopfe.

35 Schwer im Kopfe und wie taumelig, er ist in Gefahr hinzufallen.

Schwere des Kopfes und Eingenommenheit. (n. 3 T.)

Schwere-Gefühl im Kopfe, früh. *(Ng.)*

Schmerz, als wenn das ganze Gehirn an die Stirn andrückte. *(Ng.)*

Drücken in der Stirn, beim Bücken, als wolle das Gehirn herausfallen, Abends. *(Ng.)*

40 Drücken in der Stirn. (n. 6 T.)

Drücken in der Stirn und dem Vorderhaupte, mit Wüstheit und Benebelung des Kopfes, den ganzen Vormittag, am stärksten beim Erwachen. (d. 3. T.) *(Sr.)*

Drücken in den Stirnhöhlen, bis in das Vorderhaupt, wo es wühlt; durch starke Bewegung kam er in Schweiss, worauf der Schmerz verging. (d. 2. T.) *(Sr.)*

Drücken im Hinterhaupte. (n. 15 T.)

Viel Drücken, auch scharfes und klemmendes, besonders auf dem Scheitel und im Hinterhaupte: (die ganze Zeit hindurch.) (*Jhr.*)

45 Zusammen Drücken im Kopfe, von beiden Seiten her, mit Hitz-Gefühl, und mit Klopfen in der Stirne beim Drucke darauf. (*Ng.*)

Reissender heftiger Schmerz in der linken Schläfe. (d. 29. T.) (*Ng.*)

Reissender Schmerz in der linken Kopf-Seite. (n. 10 T.) (*Ng.*)

Reissen vom Hinterhaupte nach dem Scheitel hinauf. (d. 4. T.) (*Ng.*)

Ein schmerzhafter Riss in die rechte Kopfseite hinein, bis zum Auge, und darauf noch lange Schmerzhaftigkeit der Stelle. (*Ng.*)

50 Reissen und Schwere-Gefühl in der Stirn, Abends. (d. 6. T.) (*Ng.*)

Reissen in der linken Stirn-Seite und weiter zurück, Stechen. (*Ng.*)

Reissen und Stechen in der Stirn, bei Bewegung, Abends. (*Ng.*)

Arges Reissen und Stechen in Stirn und Schläfen, zum Niederlegen, mit grosser Empfindlichkeit des Scheitels, als würden die Haare in die Höhe gezogen; dabei Hitz-Gefühl in der mehr kalt, als warm anzufühlenden Stirn. (d. 28. T.) (*Ng.*)

Bald ein Riss, bald ein Stich und Riss in der Stirne, beim Bücken im Sitzen, und auch ausserdem oft Stiche im Kopfe. (*Ng.*)

55 Reissen und Stechen in beiden Kopf-Seiten, den ganzen Tag. (n. 4 T.) (*Ng.*)

Schmerzhaft zuckendes Reissen in der rechten Hinterhaupt-Seite. (*Ng.*)

Ein klopfendes Reissen, erst im Hinterhaupte, dann im ganzen Kopfe, nach dem Eintritte in das Zimmer; im Sitzen vergehend. (*Ng.*)

Ein klopfendes Reissen vom Hinterhaupte nach dem Scheitel zu. (*Ng.*)

Stechen, öfters, in der Mitte der Stirn, Abends. (*Ng.*)

60 Stechen hinter dem rechten Stirnhügel und vor dem Ohre hinaus. (*Ng.*)

Stechen in der linken Kopfseite und im Hinterhaupte. (*Ng.*)

Stiche im rechten Hinterhaupt-Hügel. (*Ng.*)

Magnesia muriatica.

Ein Stich, rechts im Hinterhaupte, drauf Brennen daselbst. *(Ng.)*
Heftiges Stechen in der rechten Seite des Scheitels. *(Ng.)*
65 Ein heftiger Stich oben in der rechten Kopf-Seite, zum Schreien, öfters wiederholt, (bei der Regel.) *(Ng.)*
Ein heftiger, erschreckender Stich, oben, in der linken Kopf-Seite. *(Ng.)*
Stechen und Reissen in der rechten Kopf-Seite, bis an's Auge, das sie desshalb zudrücken muss. *(Ng.)*
Stumpfes Stechen in der rechten Kopf-Seite, mit übler Laune. (d. 16. T.) *(Ng.)*
Stumpfe Stiche, zum Schreien heftig, in der rechten Kopf-Seite. *(Ng.)*
70 Stumpfes Stechen zur linken Kopf-Seite heraus. *(Ng.)*
Ein Paar stumpfe Stiche am linken Seitenbeine, beim Biegen des Rumpfes nach rechts, mit Bohren vor dem linken Ohre. *(Ng.)*
Zuckende Stiche rechts im Hinterhaupte und tief in der Stirne. *(Ng.)*
Bohren in der linken Kopf-Seite, Abends. *(Ng.)*
Klopfen und Schlagen in der linken Kopf-Seite, mit Hitz-Gefühl und Schwere in der Stirn. *(Ng.)*
75 Klopfen und Schwere im Hinterhaupte, früh, nach dem Aufstehen, (bei der Regel.) *(Ng.)*
Klopfen im Hinterhaupte und dann im ganzen Kopfe, bei und nach Aufrichten vom Bücken. *(Ng.)*
Schmerzhaftes Wallen im Kopfe, mit Drücken im Hinterhaupte, im Freien vergehend, im Zimmer wiederkehrend. *(Ng.)*
Sausen in der Kopf-Seite, auf der er lag, wie von Sieden des Wassers, früh, im Bette, nicht schmerzhaft. *(Ng.)*
Greifen und Toben in den Schläfen, Abends, nach dem Niederlegen, als wolle Schwindel und Bewusstlosigkeit entstehen; durch Zusammendrücken des Kopfes erleichtert. *(Ng.)*
80 Hitz-Gefühl und Brennen auf einer kleinen Stelle hinter dem rechten Stirnhügel. *(Ng.)*
Erhöhte Wärme im ganzen Kopfe. *(Ng.)*
Hitz-Gefühl in der Stirn, über dem linken Auge, mit Klopfen im ganzen Kopfe und Trübsichtigkeit. (d. 1. T.) *(Ng.)*
Fliegende Hitze im Kopfe, öfters. *(Ng.)*
Hitze und Wallen im Kopfe, mit Hitze und Schweiss des

ganzen Körpers, Nachmittags und Abends, (bei der Regel.) *(Ng.)*
85 Hitze im Kopfe nach dem Mittag-Essen, wie vom Magen aus, im Freien besser. *(Ng.)*
Hitze im Kopfe mit Gesichts-Röthe, ohne äussere Wärme, aber mit innerem Schauder und Stuhldrang. *(Htb. u. Tr.)*
Stetes Hitz-Gefühl im Kopfe, Munde und Halse, mit heissem Athem, bei Schnupfen; 8 Tage lang. *(Ng.)*
Durch Einhüllen des Kopfes werden die Kopfschmerzen erleichtert. *(Ng.)*
Taubheits-Gefühl der Stirne.
90 Wundheits-Schmerz der Scheitel-Gegend, für sich und bei Berührung. *(Ng.)*
Aeusserliche grosse Schmerzhaftigkeit des Kopfes, bei Berührung und beim Bücken. (n. 15 T.)
Aeusserliches Ziehen hie und da am Kopfe, auch in die Ohren, die Zähne und das halbe Gesicht, wovon der Kopf ganz wüste wird; die Schmerzen mindern sich nach Niesen.
Ein grosser Knoten am Hinterhaupte, besonders schmerzhaft bei Berührung, mit Reissen rings herum. *(Ng.)*
In den Augen und deren Winkeln, Druck-Schmerz. *(Jhr.)*
95 Drücken in den Augen, wie von Staub, mit Trübsichtigkeit. *(Ng.)*
Drücken in den Augen, besonders im linken, wie von einem Sandkorne, durch Reiben nur kurz vergehend. *(Ng.)*
Zerschlagenheits-Schmerz im untern Augenhöhl-Rande. *(Ng.)*
Stechen im rechten innern Augenwinkel, dass es Thränen auspresste. *(Ng.)*
Anhaltendes Stechen und Brennen in den Augen. *(Ng.)*
100 Jücken im linken obern Augenlide. *(Ng.)*
Jücken in den Augen. *(Sr.)*
Jücken im innern Winkel des rechten Auges, durch Reiben vergehend, bald darauf aber in das linke Auge kommend. *(Sr.)*
Brennen in den Augen und grosse Empfindlichkeit, dass sie dieselben nicht öffnen kann, oder doch gleich wieder schliessen muss. *(Ng.)*
Brennen beider Augen, dass sie nicht in die Sonne sehen kann. *(Ng.)*
105 Arges Brennen in den Augen, besonders, wenn sie ins Helle sieht. *(Ng.)*

Brennen und Trockenheit der Augen, Abends, beim Sehen
ins Feuer. *(Ng.)*
Rothe Blut-Gefässe im Weissen der Augen. *(Ng.)*
Entzündung der Augen, mit Drücken, Beissen, Brennen, vorzüglich beim Sehen ins Helle, und Abends thränten sie,
waren am Tage voll Eiter-Schleim; die Lider geschwollen
und roth, mit nächtlichem Zuschwären. *(Jhr.)*
Verklebtheit der Augen, früh, mit Brennen beim Oeffnen.
(Ng.)
110 Verklebtheit der Augen, früh, dass er sie lange nicht
öffnen kann. *(Ng.)*
Grosse Trockenheit der Augenlider, besonders früh und nach
dem Mittags-Schlafe. *(Jhr)*
Zucken in den obern Augenlidern, welche wie geschwollen,
schwer und halb zu waren. *(Jhr.)*
Trübsichtigkeit, mit Brennen in den Augen. *(Ng.)*
Trübsichtigkeit, mit Vergehen der Augen beim Sehen auf
Nahes; in die Ferne sieht sie besser.
115 Das Licht hat Abends (bei der Augen-Entzündung) einen
grünen Schein um sich. *(Jhr.)*
Im Ohre, schmerzloses Zucken. *(Ng.)*
Zuckendes Reissen im linken Ohre. *(Ng.)*
Reissen in und vor dem rechten Ohre. *(Ng.)*
Stiche im linken Ohre. *(Ng.)*
120 Stechen im rechten Ohre. (n. 27 T.) *(Jhr.)*
Empfindliches Stechen öfters, bald in dem einen, bald in
dem andern Ohre. *(Ng.)*
Erschreckende Stiche und Risse im linken Ohre, beim rechts
Neigen des Körpers. *(Ng.)*
Stechendes Bohren in den Ohren. *(Ng.)*
Bohren und pulsirendes Klopfen im rechten Ohre. *(Ng.)*
125 Kitzeln in den Ohren, durch hinein Bohren mit dem Fin-
ger vergehend. *(Ng.)*
Angenehme Wärme mit Kitzeln im rechten Ohre. *(Ng.)*
Starkes Ohren-Brausen. (n. 28 T.)
Flattern im rechten Ohre. *(Ng.)*
Gefühl, als wäre es ihr vor das Ohr gefallen, durch hinein
Bohren mit dem Finger nur kurz vergehend, ohne Schwer-
hörigkeit, (bei der Regel.) *(Ng.)*
130 Gefühl in den Ohren, als läge Etwas vor, mit Gehör-Verminderung, und Brennen und Summen im Kopfe. (n. 28 T.
und öfters.) *(Ng.)*

Fast gänzliche Taubheit auf beiden Ohren, doch mehr auf dem linken, öfters nachlassend und wiederkehrend. *(Ng.)*
Jücken einer alten Flechte hinter den Ohren, mit Brennen nach Kratzen. *(Ng.)*
In den Nasenhöhlen, oben, heftiges Reissen, dass die Augen thränen. *(Ng.)*
Brennen beider Nasen-Oeffnungen, wie wund. (d. 11. T.) *(Ng.)*
135 Wundheits-Schmerz der Nase, innerlich, für sich und beim Befühlen. (d. 21. 22. T.) *(Ng.)*
Röthe und Geschwulst des rechten Nasenflügels, und schmerzhaft beim Befühlen. (d. 13. -- 15. T.) *(Ng.)*
Schorfe in beiden Nasenlöchern, die bei Berührung heftig schmerzen, mit Geruchs-Mangel. *(Ng.)*
Geschwürige Nasenlöcher. *(Jhr.)*
Kleine Bläschen an der Nase, die bei Berührung spannen. *(Ng.)*
140 Bluten aus der Nase, beim Schnauben. (d. 5. T.) *(Ng.)*
Nasenbluten. *(Sr.)*
Abgestumpfter Geruch. (n. 10 — 18 T.) *(Jhr.)*
In den Gesichts-Knochen, starker Klamm-Schmerz. (n. 17 T.)
Spannendes Gefühl im Gesichte. *(Ng.)*
145 Spann-Schmerz am rechten Jochbeine. *(Jhr.)*
Reissen vom linken Jochbeine bis zur Kopf-Seite hinauf. *(Ng.)*
Risse in beiden Seiten des Unterkiefers und den Zahnwurzeln durch das Gesicht bis vor das Ohr, worin es zuckte. *(Ng.)*
Ein Stich in der rechten Wange. *(Ng.)*
Bleiches Gesicht, besonders beim Monatlichen, mit Traurigkeit und Reizbarkeit. *(Ng.)*
150 Elendes, leidendes, krankes Aussehen. (n. 29 T.) *(Ng.)*
Blässe des Gesichtes. (d. 1. T.) *(Sr.)*
Blasse, gelblichte Gesichts-Farbe. *(Sr.)*
Starke Gelbheit des Gesichtes, besonders des Augenweisses und um den Mund. (n. etl. St.)
Röthe des Gesichtes, mit vermehrter Wärme der Stirn und Handteller, Abends. *(Ng.)*
155 Hitz-Gefühl im Gesichte, ohne äusserlich fühlbare Wärme, Nachmittags. *(Ng.)*
Blüthchen auf der Stirn, mit abendlichem Jücken, das durch Reiben ärger wird. *(Ng.)*
Ein Fleck voll gelber Ausschlags-Blüthen am Jochbeine, mit

ziehenden, kriebelnden, pochenden Schmerzen und sich mit
Schorfe überziehend. *(Jhr.)*
Drückendes Gefühl unter dem linken Unterkiefer, wie von
Drüsen-Geschwulst. *(Ng.)*
Entzündliche Geschwulst der linken Unterkiefer-Drüse. *(Sr.)*
160 Die Oberlippe fühlt sich inwendig mit der Zunge rauh an,
wie ein Reibeisen, beim Schnupfen. *(Ng.)*
Ein Bläschen am Rande des Rothen der Unterlippe, erst
jückend, dann brennend. *(Jhr.)*
Grosse, helle Blasen im Rothen der Oberlippe, spannend und
brennend. *(Ng.)*
Weisse Blüthchen an der Inseite der Oberlippe.
Eine Blüthe neben dem Mundwinkel. *(Ng.)*
165 Eine breite Quaddel in der Haut, zwischen Oberlippe und
Nase, ohne Schmerz. *(Jhr.)*
Aufgesprungne Lippen, besonders Oberlippe. *(Sr.)*
Zahnweh ziehender Empfindung. *(Ng.)*
Zucken in den Zähnen rechter Seite, Abends, mit Gefühl,
als wolle der Backen anschwellen. *(Ng.)*
Ein Riss öfters in den obern Vorderzähnen. *(Ng.)*
170 Reissen im rechten Augenzahne, bis ins Jochbein, durch
Aufdrücken vergehend. *(Ng.)*
Risse in einem gesunden Backzahne, beim Mittag-Essen.
(Ng.)
Reissen in einem untern Backzahne, durch darauf Beissen
vergehend. *(Ng.)*
Reissen und Bohren in einem hohlen Backzahne, mit Stich-
Schmerz beim Befühlen des Backens, im Freien und durch
Kaltes erleichtert, durch Warmes vermehrt. *(Ng.)*
Bohren in mehreren Backzähnen, durch darauf Beissen nur
kurz erleichtert. *(Ng.)*
175 Graben im letzten Backzahne, wie von einem Wurme,
durch darauf Drücken vergehend; drauf Reissen in einem
hohlen Backzahne. *(Ng.)*
Wühlen und Graben, öfters aussetzend, und zuweilen ein
Riss im vorletzten Backzahne, durch Warmes gebessert:
durch Kaltes, so wie beim darauf Beissen und wenn Speise
daran kommt, verschlimmert, früh und nach dem Mittag-
Essen. *(Ng.)*
Klopfen in einer Zahnwurzel. *(Ng.)*
**Die obern Schneide-Zähne sind wie zu lang und
sehr empfindlich.** (d. 4. T.) *(Ng.)*

Magnesia muriatica.

Das Zahnfleisch oben ist geschwollen und schmerzhaft, besonders beim Essen, mit Klopfen darin. *(Ng.)*

180 Schmerzhafte Geschwulst des untern Zahnfleisches und des Backens. *(Ng.)*

Bluten des Zahnfleisches. (d. 6. T.) *(Ng.)*

Bluten des Zahnfleisches. (n. 6 St.) *(Jhr.)*

Der Mund ist innerlich wie verbrannt und taub (bei der Regel), früh. *(Ng.)*

In der Zunge öfters ein heftiger Nadelstich und darauf Brennen, beim Schnupfen. *(Ng.)*

185 Brennen auf der Zunge, früh und Nachmittags. *(Ng.)*

Wie verbrannt auf der Zunge, beim Schnupfen. *(Ng.)*

Schrunden über die Zunge, mit heftigem Brenn-Schmerze. *(Ng.)*

Weiss belegte Zunge, früh.

Trockenheit im Munde und Halse, ohne Durst, früh. *(Ng.)*

190 Grosse Trockenheit im Munde, mit Gefühl, als sässe Mund und Zunge voll Schleim. *(Jhr.)*

Viel Schleim im Munde und an den Zähnen, mit schleimigem Geschmacke. (n. 19 T.) *(Jhr.)*

Schleim im Munde und auf der Zunge, fast jeden Morgen. *(Ng.)*

Wasser-Zusammenlaufen im Munde, vor und während der Trockenheit. *(Jhr.)*

Wasser-Zusammenlaufen im Munde, dass sie nicht genug ausspucken kann. *(Ng.)*

195 Es kommt ihr ganz heiss aus dem Munde.

Trockenheit im Halse, dass sie davor kein Brod essen kann.

Troken und rauh im Halse, mit heiserer Stimme, dass sie kaum reden konnte. (bald.) *(Ng.)*

Halsweh, wie roh und wund am Eingange des Schlundes, mit Stechen bis in die Ohren beim Husten und Speichel-Schlucken; Abends schlimmer. *(Jhr.)*

Stechendes Halsweh, oben im Schlunde, beim Athmen und Sprechen, Abends und Nachts. *(Jhr.)*

200 Stechen im Gaumen, wie mit Nadeln. *(Ng.)*

Stechen in der linken Hals-Seite, ärger beim Schlingen. *(Ng.)*

Wundheits-Schmerz in der Kehle, schlimmer beim Schlingen; (während des Schnupfens.) *(Ng.)*

Schleim-Rachsen, früh, einige Morgen nach einander, eines zähen Schleimes. *(Sr.)*

Oefteres Ausräuspern sauren Schleimes, der sich im Halse anhäuft. *(Ng.)*
205 Ausrachsen dicken, zähen Schleimes, der sich in Fäden zieht, früh, nach dem Aufstehen. *(Ng.)*
Viel zäher Schleim kommt ihr in den Hals, den sie nur mit Mühe ausrachsen kann, früh. *(Ng.)*
Schleim im Halse, der beim Ausrachsen blutig schien. *(Ng.)*
Geschmack im Munde, stets wässricht, mit viel Wasser-Spucken. *(Ng.)*
Pappichter Mund-Geschmack, früh. (d. 7. T.) *(Ng.)*
210 Salziger Geschmack und Zusammenfluss salzichten Speichels. *(Ng.)*
Bitter-Geschmack hinten am Gaumen. *(Jhr.)*
Bitterkeit im Munde, früh. *(Ng.)*
Bitter-Geschmack zu Anfange des Essens, früh, was sich beim weiter Essen verliert. *(Ng.)*
Säuerlicher Geschmack im Halse, Nachmittags. (d. 7. T.) *(Ng.)*
215 Saurer oder schleimichter Geschmack, nach mehreren Genüssen.
Faulichter Mund-Geschmack, mit belegter Zunge, früh. *(Ng.)*
Kein Hunger, Abends. (d. 16. T.) *(Ng.)*
Kein Appetit, den ganzen Tag, erst Abends ass sie mit Wohlgeschmack. *(Ng.)*
Vermehrter Hunger. (d. 3. T.) *(Ng.)*
220 Heisshunger und fürchterliches Hunger-Gefühl im Magen, und darauf grosse Uebelkeit.
Hunger, ohne dass sie weiss, worauf; nicht zu den gewöhnlichen Speisen. *(Ng.)*
Appetit, Mittags, aber gleich satt. *(Ng.)*
Neigung zum Naschen; er sieht ein Stück Kuchen und bricht davon verstohlen sogleich ein Stück ab, um es zu essen. *(Sr.)*
Durst, früh, 3 Uhr, mit Trockenheit im Munde und Halse. (d. 6. T.) *(Ng.)*
225 Durst, Vormittags. (n. 17 u. 27 T.) *(Ng.)*
Durst, nach dem Mittag-Essen. *(Ng.)*
Durst, Abends. *(Ng.)*
Durst, vor und nach Mitternacht. (n. 16 T.)
Heftiger Durst, Tag und Nacht, beim Schnupfen. *(Ng.)*
230 Nach dem Mittag-Essen, viel Säure im Magen.
Nach dem Essen, Bauch-Aufgetriebenheit.

Nach dem Mittag-Essen, Schlaf-Lust, und beim Einschlafen, Aufzucken des ganzen Körpers.

Aufstossen von Luft, nach dem Mittag-Essen. *(Ng.)*

Oefters leeres Aufstossen, Nachmittags. (d. 4. T.) *(Ng.)*

235 Leeres Aufstossen, und darauf ein Stich über dem Schwertknorpel. *(Ng.)*

Aufstossen weissen Gäsches.

Aufstossen mit Zwiebel-Geschmack (nach dem Krampf-Anfalle. *(Ng.)*

Oefteres Aufstossen mit Geschmack des Genossenen. *(Ng.)*

Aufstossen mit Aufschwulken der Speisen, nach Tische, im Gehen. *(Sr.)*

240 Saures Aufschwulken der genossenen Speisen, und besonders der (Nachmittags) genossenen Milch, nach Tische, am meisten im Gehen. *(Jhr.)*

Bittersaures Aufstossen. (n. 5 T.)

Heftiges Schlucksen, beim Mittag-Essen, dass der Magen schmerzte. *(Ng.)*

Starkes Schlucksen, nach dem Mittag-Essen. *(Ng.)*

Uebelkeiten, öfters.

245 **Uebelkeiten, früh, nach dem Aufstehen.**

Ohnmachtartige Uebelkeit, zwar sehr kurz, aber sehr oft, im Sitzen, Liegen, Stehen und Gehen, bei Tage und bei Nacht. (n. 3 T.)

Ohnmachtartige Uebelkeit, drauf Kälte und Schwäche im Magen, mit Wasser-Aufschwulken, früh. *(Ng.)*

Oft Uebelkeiten, mit Wasser-Zusammenlaufen im Munde.

Uebelkeit, mit Wasser-Aufsteigen aus dem Magen. *(Ng.)*

250 Ekel im Magen, mit Wasser-Zusammenlaufen im Munde, von früh bis Mittag. *(Ng.)*

Brech-Uebelkeit, den ganzen Vormittag. (d. 1. T.) *(Ng.)*

Brech-Uebelkeit, mit Aufstossen säuerlichen Wassers, früh, nach dem Aufstehen. *(Ng.)*

Im Magen empfindliches Nüchternheits-Gefühl, früh. *(Ng.)*

Grosse Weichlichkeit im Magen, mit Kollern und Poltern im Bauche, nach dem Frühstücke vergehend. *(Sr.)*

255 Schmerz und Schüttern in der Magen-Gegend, beim Auftreten und beim Gehen, selbst beim Sprechen, so dass sie damit aufhören musste. *(Ng.)*

Drücken im Magen bis in den Hals und Rücken, öfters. (d. 1. T.) *(Ng.)*

Drücken im Magen, bis in die Brust und den Hals hinauf, wie von Blähungen, durch Aufstossen immer nur kurz erleichtert. *(Jhr.)*

Heftiges Magen-Drücken, mit Uebelkeit.

Drücken im Magen, durch Aufstossen vergehend. *(Ng.)*

260 Spannen in der Magen-Gegend, mit Geschwürschmerz, besonders bei Berührung und Abends nach dem Niederlegen. *(Ng.)*

Schmerz, wie zerschnitten, im Magen, weckt sie Nachts 1 Uhr, der beim Strecken des Körpers über den ganzen Bauch und Schooss geht, mit Hitze im Kopfe, Aufsteigen in den Hals, wie eine Kugel, mit Athem-Versetzung bis zum Ersticken, und Umherwälzen im Bette und auf der Erde, zwei Stunden lang; endlich Alles durch Aufstossen erleichtert; bei den Schmerzen musste sie krumm liegen und konnte keine Bedeckung leiden. *(Ng.)*

Geschwürschmerz im Magen, durch keine Lage zu erleichtern, Nachmittags. *(Ng.)*

Zerschlagenheits-Schmerz im Magen, mit Empfindlichkeit der Magen-Gegend, beim Aufdrücken. *(Ng.)*

Zerschlagenheits-Schmerz im Magen, beim Vorbeugen des Körpers; beim Aufrichten, Spannen. *(Ng.)*

265 Stich-Schmerz, öfters, in der linken Magen-Seite. *(Ng.)*

Stiche, quer über die Magen-Gegend.

Schneidender Schmerz an der rechten Seite des Magens, der auch beim Aufdrücken weh thut. *(Ng.)*

Hitze im Magen. (bald.) *(Ng.)*

Umgehen in der Magen-Gegend, dann im Unterbauche, durch Winde-Abgang erleichtert. *(Ng.)*

270 Gluckern in der Herzgrube, durch Reiben und Drücken vergehend. *(Ng.)*

Klopfen in der Herzgrube, mit Dummlichkeit im Kopfe. *(Ng.)*

Im Hypochonder rechter Seite, brennendes und spannendes Stechen, durch Aufdrücken erleichtert. *(Ng.)*

Ein stumpfer Stich an den unteren rechten Ribben, Abends. *(Ng.)*

Ein Stich an der untersten rechten Ribbe, dicht am Rücken. (n. 4 St.) *(Ng.)*

275 Stechen, wie von Nadeln, zwischen den rechten Ribben. *(Sr.)*

Scharfes Ziehen in der Leber-Gegend.

In der linken Hypochonder-Gegend, Stechen. *(Ng.)*

Heftiger Stich-Schmerz im linken Hypochonder, wie Milzstechen, Nachmittags, im Gehen, ärger beim Einathmen und vergehend im Sitzen; (während der Regel.) *(Ng.)*

Bauchweh um 4 Uhr Nachmittags, zwei Tage nach einander. *(Sr.)*

280 Heftige Bauchschmerzen, früh, mit Drang zu Stuhle, der sehr hart und bröcklich war, unter Brennen am After. (d. 11. T.) *(Ng.)*

Schmerz im Unterbauche, Nachmittags, mit Drängen nach dem Mastdarme, und darauf bald weicher mit weissem Schleime umgebener Stuhl. *(Ng.)*

Drückendes Gefühl, vorn im Unterbauche; (bei der Regel.) *(Ng.)*

Drücken in der linken Bauch-Seite.

Zieh-Schmerz im Bauche, Nachts, und am Tage, bei jeder, selbst kleinen Bewegung, als ob sich da Etwas los lösete. (n. 2 T.)

285 Ziehen und Reissen im Bauche, Nachts, beim Erwachen. *(Sr.)*

Reissen im Bauche, Abends, bis zum Einschlafen. *(Sr.)*

Reissen im Bauche, den ganzen Vormittag. (d. 2. T.) *(Sr.)*

Zusammenzieh-Schmerz in der Nabel-Gegend. (n. 17 T.)

Krämpfe im Unterleibe, mit heftigem Pressen auf den Mastdarm und die Geburtstheile, bei verdriesslicher Niedergeschlagenheit. (n. 9 T.)

290 Krämpfe und Reissen im Bauche, mehrere Abende nach einander, bis zum Einschlafen. *(Sr.)*

Krampfhaftes Ziehen und Reissen im Bauche von unten nach oben bis in die rechte Brust-Seite, wo es krampfhaft greifend zusammenschnürt, mit Athem-Beengung, fünf Stunden lang; durch Kirschen-Genuss ärger, durch Aufdrücken mit den Händen erleichtert, Abends. *(Sr.)*

Krämpfe im Bauche, Abends, zwei Tage hintereinander. *(Sr.)*

Vollheit des Bauches, nach dem Essen.

Sehr angespannter Bauch.

295 Aufgetriebner Bauch, mit erleichterndem Winde-Abgange. *(Ng.)*

Starke Auftreibung des Bauches, bis in den Hals, mit Athem-Versetzung und Angst, von Nachmittag bis Abend. *(Ng.)*

Härte des Bauches, mit Schmerzhaftigkeit bei Berührung und widrigem Drange nach dem Mastdarme.

Magnesia muriatica.

Kneipen, erst, im Oberbauche, durch Winde-Abgang erleichtert, dann eiliger Stuhldrang, dem aber bloss Winde folgten. *(Ng.)*
Kneipen im Bauche, wie zum Monatlichen. *(Ng.)*
300 Starkes Kneipen um den Nabel, bis gegen den Magen, nach Tische; durch Winde-Abgang erleichtert. *(Ng.)*
Kneipen und Schneiden unter dem Nabel, mit Schauder über den Rücken, drauf Hitze im Kopfe und Stuhldrang, Mittags. *(Ng.)*
Kneipen und Reissen im Bauche, auch nach dem Stuhle. *(Sr.)*
Kneipen um den Nabel und Drängen gegen das Kreuz, dann plötzlicher Stuhldrang, und weicher, gelber Stuhl, mit einem Stücke Bandwurm. *(Ng.)*
Kneipen im Bauche, früh, nach dem Aufstehen; drauf Durchfall mit Brennen im After dabei und darnach; dann nochmals Durchfall mit Blut gemischt. *(Ng.)*
305 Schneiden im Oberbauche, wie nach einer Purganz, bis ins Kreuz, früh. (d. 3. T.) *(Ng.)*
Schneiden auf einer kleinen Stelle der linken Oberbauch-Seite, früh. *(Ng.)*
Schneiden und Kneipen im Oberbauche, mit Gefühl, als läge Etwas Hartes über dem Magen. *(Ng.)*
Schneiden im Bauche, unter dem Nabel, in öfteren Anfällen. *(Ng.)*
Schreckhaftes Schneiden, plötzlich, im Unterbauche, dass sie gebückt sitzen musste. *(Ng.)*
310 Schneiden im Unterbauche, früh, im Bette, mit Stuhldrang, durch Winde-Abgang erleichtert. *(Ng.)*
Schneiden im Bauche, nach dem Frühstücke, mit häufigem Winde-Abgange; drauf erst vergeblicher Stuhldrang, dann weicher Stuhl, mit Aufhören des Schmerzes. *(Ng.)*
Schneiden im ganzen Bauche, fast den ganzen Tag. (d. 5. u. 10. T.) *(Ng.)*
Wühlen im Bauche, mit Gefühl, wie zu Durchfall. *(Ng.)*
Schwäche-Gefühl im Bauche. (n. 12 St.)
315 Lockerheits-Gefühl und Umgraben im Bauche, als hätten die Därme keinen Halt. *(Ng.)*
Hitz-Gefühl in den Bauch-Decken, mit Brennen im After, und Empfindlichkeit im Mastdarme nach dem Stuhle. *(Ng.)*
Stechen, öfters, in der linken Lenden-Gegend. *(Ng.)*
Im Schoosse, rechter Seite, ein Stich, dann Zerschlagenheits-Schmerz, durch darauf Drücken vermehrt. *(Ng.)*

Stich-Schmerz im linken Schoosse, bei Härte und Aufgetriebenheit des Bauches.
320 Blähungs-Anhäufung im Bauche.
Die Blähungen gehen nicht ab und treiben den Bauch hie und da auf. *(Ng.)*
Umgehen, beständig, im Oberbauche. *(Ng.)*
Herum Kollern im Bauche, mit Drängen gegen das Kreuz. *(Ng.)*
Umgehen der Blähungen, immer ganz unten im Bauche. (n. 10 T.)
325 Gähren im Bauche.
Kollern und Kneipen im ganzen Bauche, dann weicher Stuhl. *(Ng.)*
Murren im Bauche, vor dem Essen. (d. 1. T.) *(Sr.)*
Stete Blähungs-Erzeugung. *(Ng.)*
Oefterer Winde-Abgang. *(Ng.)*
330 Der Stuhl bleibt aus, 24, 48 Stunden. *(Ng.)*
Der Stuhl bleibt 64 Stunden aus, und erfolgt dann leicht, aber mit Nadelstechen im Mastdarme. *(Ng.)*
Der Stuhl bleibt mehrere Tage aus, (bei verschiedenen Versuchs-Personen.) *(Ng.)*
Harter, schwer abgehender Stuhl. (d. 1. T.) *(Ng.)*
Harter Stuhl, mit Schründen im After. (d. 2. T.) *(Ng.)*
335 Harter, knotiger Stuhl, mit Schmerz im Mastdarme beim Abgange. *(Ng.)*
Sehr harter, knotiger Stuhl, dem weicherer, mit gelbem Schleime umzogener folgt. (d. 4. T.) *(Ng.)*
Wenig knotiger Stuhl, wie Schafmist. (d. 5. T.) *(Ng.)*
Harter Stuhl, wie aus Schaflorbern zusammengesetzt.
Schwer abgehender Stuhl, mit kleinen Stücken, wie Schafsmist. (n. 6 T.) *(Jhr.)*
340 Sie muss eilig zu Stuhle, der bröcklich und wie verbrannt war, mit Stich-Schmerz im Mastdarme und darnach brennen im After. *(Ng.)*
Harter, knotiger, mit dickem Schleime umzogener Stuhl. *(Ng.)*
Der harte Stuhl ist mit Blutstreifen umzogen. (d. 25. T.) *(Ng.)*
Stuhl viele Tage über erst in harten Brocken, und einige Zeit darauf, weich oder dünn.
Stuhl erst wenig und dickgeformt, drauf wieder Nöthigen

zum Stuhle, der weich ist; drauf wird ihr unwohl, mit Erschlaffung erst im Bauche und von da aus im ganzen Körper, und sie muss sich oft legen.

545 Zweimaliger Stuhl, härter als sonst, und das erste Mal musste er mehr drücken. *(Sr.)*

An einem Tage, binnen einer Stunde viermal Stuhl, das erste Mal mehr fest, die übrigen Male durchfallartig unter Wehthun des Afters und schneidendem Bauchschmerze, der auch bis zum nächsten Stuhle anhält.

Nach dem erst festen, dann weichen Stuhle, Brennen im After und heftiges Stechen äusserlich in beiden Oberbauch-Seiten, mit Zusammenzieh-Schmerz im Magen, bis in den Rücken. *(Ng.)*

Nach dem weichen Stuhle, Schründen im Mastdarme. *(Ng.)*

Weicher Stuhl, mit Zwang und Brennen im After darnach. *(Ng.)*

550 Weicher Stuhl, zum zweiten Male, unter Schaudern am ganzen Körper, und darauf Brennen im After und Empfindlichkeit im Mastdarme. *(Ng.)*

Weicher Stuhl, mit Leibschneiden, früh, nach grosser Aengstlichkeit und Schwindel.

Ungeachtet es sie eilig zu Stuhle treibt, muss sie doch stark drücken, ehe sie etwas weichen Koth los wird, worauf kurzer Schauder eintrat. *(Ng.)*

Stetes Drängen auf den Mastdarm, ohne das Etwas abgeht, es ist, als ginge der Koth stets wieder zurück; dabei Schauder. *(Ng.)*

Pressen zum Stuhle den ganzen Tag, doch gingen nur Winde ab. *(Jhr.)*

555 Drang zu Stuhl, doch gingen nur sehr brennende Winde ab. *(Ng.)*

Oefteres Drängen zu Stuhle, doch geht nur wenig Dünnes und Schlüpfriges ab. (n. 17 T.)

Viel und starkes Drängen zu Stuhle, unter Bauchschmerzen, fast den ganzen Tag. *(Jhr.)*

Oefterer Stuhldrang, mit geringem Abgange.

Heftiger Drang zu Stuhle, der flüssig war, Mittags. *(Ng.)*

560 Durchfälliger Stuhl, dreimal bald nach einander, mit Schneiden im ganzen Bauche. (d. 7. T.) *(Ng.)*

Heftiger, unaufhaltsamer Stuhldrang; es geht unter starkem Nöthigen erst weicher, dann dünner Stuhl in kleinen Portionen ab, unter Schauder und Leibschmerz. *(Ng.)*

Flüssiger Stuhl, der mit Gewalt abspritzte, darauf Zwang und Brennen im After und fortwährender Stuhldrang, worauf noch ein wenig dünner Stuhl erfolgte. (d. 2. T.) (*Ng.*)

Oefterer Durchfall - Stuhl täglich, mit Abgang wenigen, dünnflüssigen, braunen Kothes. (n. 16, 17 T.) (*Jhr.*)

Mehrmalige, grünliche, breiichte Durchfall-Stühle. (n. 18, 19 T.) (*Jhr.*)

365 Mehrmaliger Durchfall - Stuhl, mit Abgang von Schleim und Blut und Zwang im After. (*Ng.*)

Unter dem Gefühle, als wolle ein Wind abgehen, geht öfters weicher Koth ab. (*Jhr.*)

Abgang eines Stück Bandwurms mit dem weichen Stuhle. (n. 6 T.) (*Ng.*)

Vor dem weichen, gelben Stuhle, Bauchkneipen. (*Ng.*)

Bei und nach dem Stuhle, Brennen und Schründen im After. (*Jhr.*)

370 Bei gutem, nicht zu hartem Stuhle, schmerzen die After-Aderknoten.

Nach dem Stuhle, Uebelkeit und Wasser-Zusammenlaufen im Munde.

Nach dem weichen Stuhle, lautes Kollern und Gluckern im Bauche bei jedem Athemzuge. (n. 20 St.)

Nach dem Stuhle Zieh-Schmerz in den Lenden. (*Jhr.*)

Nach gutem Stuhle, Leibweh und Jücken am After.

375 Nach dem Stuhle, arger Schmerz im Bauche, bei jeder Bewegung.

Nach dem Stuhle, wieder Nöthigen dazu.

Nach dem Durchfall-Stuhle, erneutes Drängen im Mastdarme, als ob noch mehr kommen solle, doch geht nur Schleim ab. (*Jhr.*)

Nach dem (gewöhnlichen) Stuhle, Brennen im After. (*Ng.*)

Im Mastdarme, Stechen. (n. etl. St.)

380 Durchdringender Stich im Mastdarme, bis in den Unterleib.

Brennen tief im Mastdarme. (*Ng.*)

Vorfall des Mastdarmes bei dem Durchfalle. (*Ng.*)

Stechen im Mittelfleische.

Harnabgang bloss durch Anstrengung der Bauch-Muskeln.

385 Drängen zum Harnen, mit geringem Abgange unter Brennen in der Harnröhre. (n. 2 T.) (*Ng.*)

Oefterer Harndrang mit wenig Harn-Abgang.

Drang zum Harnen bei Tage. (d. 4. T.) *(Sr.)*
Oefteres Harnen, am Tage, stets in geringer Menge. *(Htb.)*
Nachts weckt ihn Drang zum Harnen, den er aber unterdrückt. *(Sr.)*
390 Sie musste Nachts 5 Mal zum Harnen aufstehen und liess nur wenig Urin. *(Ng.)*
Er fühlt beim Harnen den Urin nicht in der Harnröhre.
Empfindung, als könne er den Harn nicht halten.
Unwillkührliches Harnen im Gehen, und als er den Urin, stillstehend, lassen wollte, ging keiner ab.
Der Urin geht selten und in geringer Menge ab. (d. 3. T.) *(Ng.)*
395 Der Harn geht nur tröpfelnd ab und es bleibt immer noch Etwas zurück.
Oefteres Harnen mit Brennen in der Harnröhre und oftmals mit Ruthe-Steifheit. (n. 10 T.) *(Ng.)*
Bleichgelber Harn und darauf Brennen in der Harnröhre. *(Ng.)*
Harn fast undurchsichtig, wie mit Hefen gemischt und eine Wolke absetzend. *(Ng.)*
Um die Schamtheile ungeheures Jücken, und am Hodensacke bis nach dem After hin; Abends und Nachts starker Schweiss des Hodensackes und eine Pollution. (d. 1. T.)
400 Erektion, früh, im Bette. (d. 5. T.) *(Ng.)*
Erektion, früh, im Bette, mit Brennen in der Ruthe. *(Ng.)*
Stiche im Schamberge gegen Abend. *(Sr.)*
Jücken an der Eichel, Abends, bei Schlafengehn. *(Sr.)*
Jücken am Hodensacke und dem untern Theile der Ruthe; er musste viel reiben, worauf es gelinder wurde. *(Sr.)*
405 Erektionen, früh, mit Neigung zum Beischlafe. *(Sr.)*
Erektionen, früh, ohne Geilheit, oder wohllüstige Gedanken; bloss den 3ten Tag Neigung zum Beischlafe. *(Sr.)*
Nach abendlichem Beischlafe, entsteht früh ein Brenn-Schmerz im Rücken, der ihn aus dem Schlafe weckt, in der Ruhe immer heftiger wird, durch Bewegung sich mindert, und nach Aufstehen ganz vergeht.
Nach starker Erektion und Unterlassung des Beischlafes, entsteht nach dem Aufstehn, bei Bewegung und Berührung der Hoden, ein dumpfer, empfindlicher Schmerz in diesen, so wie im Samenstrange und Kreuze, den ganzen Tag dauernd.
Schlaff herabhangende Hoden. (d. erst. 8 Tage.)

Magnesia muriatica.

410 Oeftere Pollutionen, auch zwei Tage hinter einander (die letzten Tage.) *(Jhr.)*

Regel um 4 Tage zu spät, mit heftigen Kreuzschmerzen, und etwas kürzer, als sonst. *(Ng.)*

Regel um 11 Tage zu spät, erst wässricht, dann mehr gefärbt, mit Drängen in den Schössen und häufigem Gähnen. *(Ng.)*

Blut-Abgang, etwas, 5 Tage vor der Regel.

Regel um 2 Tage zu früh, 2 Tage länger und stärker als gewöhnlich. *(Ng.)*

415 Die Regel erscheint wieder bei einer Frau von 50 Jahren, bei der sie seit 7 Monaten ausgeblieben, mit etwas Kreuzschmerz. *(Ng.)*

Blut Abgang bei der Regel in schwarzen Stücken, mehr im Sitzen als im Gehen. *(Ng.)*

Regel stärker, als gewöhnlich, doch ohne Schmerzen, und 5 Tage zu früh. *(Ng.)*

Regel die ersten 3 Tage schwach, den 4. und 5. stärker und anhaltend. *(Ng.)*

Den Tag vor Eintritt der Regel ist sie sehr aufgeregt. (d. 14. T.)

420 Bei der Regel, die ersten zwei Tage, erstaunlich matt, bis zur Ohnmacht, die Beine sind ihr wie abgeschlagen und sie kann Abends nur spät einschlafen.

Bei der (stärker und länger fliessenden) Regel, Schmerz im Kreuze und den Oberschenkeln, ersterer im Gehen, letzterer im Sitzen am ärgsten. *(Ng.)*

Bei der Regel, beständiges Gähnen. *(Ng.)*

Weissfluss, früh, nach dem Harnen. *(Ng.)*

Starker Weissfluss, 8 Tage lang fast unausgesetzt. *(Ng.)*

425 Weissfluss, gleich nach dem Stuhle abgehend. (n. 23 T.)

Weissfluss-Abgang, auf Unterleibs-Krämpfe.

Viel Weissfluss, besonders bei Bewegung des Körpers.

Wässrichter Weissfluss. *(Ng.)*

Dicker Weissfluss, und gleich drauf etwas Blut-Abgang, 14 Tage vor der Regelzeit, und 3 Tage vor dem Vollmonde. (n. 9 T.) *(Ng.)*

---

430 Kitzeln in der Nase, mit Thränen der Augen. (d. 8. T.) *(Ng.)*

Magnesia muriatica.

Kitzeln in der Nase, mit Niesen und Schnupfen - Gefühl. (n. 17 T.) *(Ng.)*
Oefteres Niesen, mit Wasser-Auslaufen aus der Nase. (n. 2, 3 T.) *(Ng.)*
Drückendes Verstopftheits-Gefühl der Nase. *(Ng.)*
Verstopfung der Nase, früh. *(Jhr.)*
435 Verstopfung des linken Nasenloches. (n. 16 T.) *(Jhr.)*
Schnupfen mit Verstopfung der Nase und schnupfiger Sprache. *(Ng.)*
Verstopfung der Nase, dass sie laut schnieben muss. *(Ng.)*
Verstopfung der Nase, Abends. *(Sr.)*
Viel Nasenschleim-Abfluss, fast wie Schnupfen.
440 Ausschnauben vielen Schleims, ohne Schnupfen.
Gefühl, wie Schnupfen-Anwandlung, mit vermehrter Schleim-Absonderung in der Nase. *(Ng.)*
Heftiger Schnupfen, mit Heiserkeit und Verstopfungs-Gefühl in der Nase, aus der viel Wasser läuft, mehrere Tage lang. (n. 23 T.) *(Ng.)*
Starker Schnupfen, bald stockend, bald fliessend, mit Kopf - Eingenommenheit und gänzlichem Verluste des Geruches und Geschmackes, zwei Tage lang. (n. 40 T.) *(Jhr.)*
Heftiger Fliess-Schnupfen. (n. 22 T.) *(Ng.)*
445 Schnupfen mit Geruchs- und Geschmacks - Verminderung und gelbem Nasenschleime. *(Ng.)*
Ausfluss widrig riechenden, eiterartigen, gelben Nasen-Schleimes. (n. 5 T.) *(Ng.)*
Schnupfen-Schleim mit Blutpünktchen gemischt. *(Jhr.)*
Sie muss bei dem Schnupfen Abends im Bette lange aufsitzen, kann nicht liegen und nicht einschlafen, und muss den Mund öffnen, um Luft zu bekommen. *(Ng.)*
Heiserkeit, täglich früh, nach dem Aufstehen. *(Ng.)*
450 Heiserkeit mit Wundheits-Gefühl in der Kehle und Brust. *(Ng.)*
Arge Heiserkeit, plötzlich, mit trocknem Husten und Drücken auf der Brust, bei rauher Witterung. *(Ng.)*
Rauh und trocken im Kehlkopfe. *(Ng.)*
Hitze und Trockenheit in der Kehle. (d. 4. T.) *(Ng.)*
Husten, mit etwas Auswurf. (n. 15 T.) *(Ng.)*
455 Husten von Kriebeln in der Luftröhre, mit Schleim - Auswurf.

Trockner Husten, meist nur Abends und Nachts. (n. 10 T.) *(Ng.)*

Nachts öfters zu trocknem Husten erwacht, wozu sie sich aufrichten muss. (n. 11 T.) *(Ng.)*

Kurze Husten-Stösse, mit stumpf drückendem Brust-Schmerze darauf. (n. 17, 18 T.) *(Jhr.)*

Trockner Husten mit Schmerzen am Schlund-Kopfe. *(Jhr.)*

460 Husten von Kriebeln im Halsgrübchen, mit zähem Schleim-Auswurfe, fettigen Geschmackes,

Tiefer, rauher, angreifender Husten, mit rauher Sprache, Pfeifen in der Kehle und leichtem Auswurfe, salzig süsslichen Brust-Schleimes; auch Nachts bis zum Brechwürgen. *(Jhr.)*

Husten mit Auswurf grauen, salzigen Schleimes, von Kratzen im Halse oder Jücken in der Brust erregt. *(Jhr.)*

Blut-Auswurf, vom Seebade.

Beim Husten Geschwür-Schmerz in der Brust, Abends und Nachts. *(Ng.)*

465 Beim Husten, arger Wundheits-Schmerz in der Brust, so dass sie sich fürchtet, zu husten, obschon es ihr darnach leichter wird. *(Ng.)*

Beim Husten, heftiges Brennen in der Brust. *(Jhr.)*

Im Freien ist ihr schlimmer auf der Brust; jedes Einathmen reizt zum Husten. (n. 12 T.) *(Ng.)*

Athem-Mangel beim Bergsteigen. (n. 20 T.) *(Ng.)*

Athem-Beengung, mehr nach Tische als Vormittags. (d. 2. T.) *(Sr.)*

470 Zusammenziehung der Brust, mit Athem-Beengung und stumpfem Stechen in die rechte Brust-Seite bei der Warze, nach dem Nacht-Essen. *(Sr.)*

Spann-Schmerz des Brustkastens, am empfindlichsten beim tief Athmen, einige Tage hindurch, mit Beengung des Athems. *(Sr.)*

Blutdrang nach der Brust, vom See-Bade.

Gefühl von Blutdrang nach der Brust, beim Gehen im Freien. *(Ng.)*

Plötzliche Schwere auf der Brust, beim Mittag-Essen, mit Athem-Versetzung, Uebelkeit, Wasser-Zusammenlaufen im Munde, Gesichts-Hitze, krampfhaftes Aufwärts-Drücken unter der Zunge, mit Neigung zum Aufstossen; sie musste die Kleider aufmachen und ins Freie gehen, der Anfall dauerte $\frac{1}{4}$ Stunde und endete mit Frost-Schütteln. (d. 6. T.) *(Ng.)*

Magnesia muriatica.

475 Arger Druck-Schmerz in der Brust.
Zusammenschnürender Schmerz der Brust und Schulterblätter.
Stumpfe Stiche unter der rechten Brust, ohne Bezug auf Athmen. (n. 6 T.) *(Ng.)*
Stechen tief in der rechten Brust, wie von einem spitzigen Körper. (n. 3 St.) *(Ng.)*
Stechen, tief in der linken Brust-Seite, ohne Bezug auf Athmen. (d. 1. u. 12. T.) *(Ng.)*
480 Stechen innerlich in die linke Brust-Seite hinein, beim darauf Drücken, Wundweh. *(Sr.)*
Starkes Brennen und Klopfen in der Brust, bald hier, bald da. *(Ng.)*
Herz-Stiche, die ihr den Athem versetzen. (n. 12. T.)
Herzklopfen im Sitzen, 3 Tage lang. (n. 12. T.)
Herzklopfen, im Sitzen und beim Aufstehen vom Sitze, bei Bewegung vergehend. *(Ng.)*
485 Herzklopfen. (sogleich.) *(Sr.)*
Beklommenheit des Herzens. (sogleich.) *(Sr.)*
Starkes Herzklopfen, mit Pulsiren in allen Adern. *(Jhr.)*
Dumpfer Druck-Schmerz äusserlich am Schwertknorpel.
Feines Stechen äusserlich, oben an der linken Brust. *(Ng.)*
490 Heraufdrücken, vom linken Schlüsselbeine bis in einen untern Backzahn, in dessen Spitze es kriebelte. *(Ng.)*
Spannen über die Brust, von der rechten Achselgrube her. *(Ng.)*
Kreuzschmerzen.
Bei schneller Wendung des Körpers entsteht plötzlich ein dumpfer Schmerz im Kreuze, der sich den Tag über mehr im Sitzen und Liegen äussert. (d. 1. T.)
Schmerz, wie zerschlagen, über das Kreuz und beide Hüften, mit Empfindlichkeit der Theile bei Berührung, mehrere Tage. *(Ng.)*
495 Schmerz, wie wund und zerschlagen im Kreuze. (n. 9 T.) *(Ng.)*
Schmerz, wie zerbrochen, im Kreuze, beim Bücken und Ausstrecken. (d. 5. T.) *(Ng.)*
Zusammenziehender Krampfschmerz im Kreuze.
Schneidendes Drücken in der Kreuz-Gegend. *(Ng.)*
Reissen und Brennen im Kreuze und den Hüften, Nachmittags und Nachts. (d. 4. T.) *(Ng.)*

500 Stumpf stechendes Reissen in der Kreuz - Gegend, durch Aufdrücken vergehend. (*Ng.*)

Nagender Schmerz im Kreuze und ganzen Rücken, Abends, nach dem Niederlegen, wie im Marke, bis an den Hals, dass sie vor Schmerz nicht schlafen kann und sich beständig herumwälzen muss. (n. 5 T.) (*Ng.*)

Lähmiges Gefühl im Kreuze, Abends.

Im Rücken, grosser Zerschlagenheits - Schmerz, (bei der Regel.) (*Ng.*)

Arger Zerschlagenheits-Schmerz in der ganzen Wirbelsäule, Nachts. (*Ng.*)

505 Schmerz, wie zerschlagen, im ganzen Rückgrate, früh, beim Erwachen, im Liegen auf dem Rücken. (d. 3. T.) (*Ng.*)

Zerschlagenheits-Schmerz und Brennen zwischen den Schultern. (*Ng.*)

Brennen und noch mehr Stechen im ganzen Rücken, wie im Marke; drauf bohrendes Stechen zwischen den Schultern; durch Bewegung erleichtert. (*Ng.*)

Arger Brenn-Schmerz und stetes Jücken auf dem Rücken.

Ein Stich in das rechte Darmbein gegen das Kreuz hin. (*Ng.*)

510 Spannen zwischen den Schultern und im Rücken hinunter. (*Ng.*)

Reissen zwischen den Schultern. (*Ng.*)

Arges Reissen in beiden Schulterblättern. (*Ng.*)

Reissen erst im rechten Schulterblatte, dann in der Hüfte. (*Ng.*)

Druck-Schmerz auf dem rechten Schulterblatte, über die Achsel hin bis gegen das Schlüsselbein; ärger bei Bewegung des Armes oder des Kopfes; leichter beim daraufDrücken. (*Ng.*)

515 Reissen im Nacken und an der rechten Achsel bis in die Aussenseite des Arms herab. (*Ng.*)

Spannender Zieh-Schmerz, in den Flechsen (Muskeln) der rechten Hals-Seite. (*Ng.*)

Kleine Drüsen - Geschwülste an der linken Hals-Seite, spannend bei Bewegung und schmerzhaft beim Aufdrücken. (*Ng.*)

Das Achselgelenk schmerzt so, dass sie den Arm vor Schmerz nicht zum Gesichte bringen kann. (n. 16 T.)

Schmerz, wie entzwei, im linken Achsel-Gelenke.

Magnesia muriatica.

520 Heftiger Schmerz im linken Achsel - Gelenke, fast wie Schwere; sie getraute sich nicht, den Arm zu bewegen, obschon davon der Schmerz verging; drauf noch lange Empfindlichkeit der Stelle, auch ohne Berührung. (d. 1. T.) *(Ng.)*
Drücken auf der linken Achsel. (n. 7 T.)
Gefühl, wie ein Keil, in der linken Achsel, dass sie den Arm nicht bewegen zu können glaubt; doch fühlte sie bei Bewegung Nichts. *(Ng.)*
Dumpfer Zieh-Schmerz in der linken Achsel.
Ziehen und Reissen im linken Achsel - Gelenke, am empfindlichsten bei Bewegung. *(Sr.)*
525 Ziehende, stechende Schmerzen im linken Achsel - Gelenke, und abwechselnd im rechten, am empfindlichsten beim Heben des Armes. *(Sr.)*
Reissen in der rechten Achsel. (n. 19 T.) *(Ng.)*
Reissen in der linken Achsel. (n. 6 T.) *(Ng.)*
Reissen im rechten Achsel-Gelenke, bis an das Schulterblatt, beim abwärts Drücken des Armes. *(Ng.)*
Reissen von der rechten Achsel bis in die Fingerspitzen, so heftig, dass sie den Arm nicht aufheben kann; beim hangen lassen erleichtert. *(Ng.)*
530 Stechen und Brennen an der linken Schulter, bis zur Hüfte. *(Ng.)*
Klopfender Schmerz in der rechten Achsel. (n. 33 T.) *(Ng.)*
Hüpfen oder Zucken im Zweikopf - Muskel beider Arme, wie von Etwas lebendigem. *(Ng.)*
Reissen an der äussern Fläche des rechten Armes, mit Eingeschlafenheits - Gefühl bis in die Finger, früh, beim Liegen auf der linken Seite; durch Reiben vergehend. (n. 5 T.) *(Ng.)*
Reissen am Arme herab, von der rechten Achsel bis in die Handfläche. *(Ng.)*
535 Brennen am Arme herab bis in die Finger, von den Achseln, und bis in die Schulterblätter. (d. 1. T.) *(Ng.)*
Einschlafen der Arme, früh, im Bette, beim Liegen auf der linken Seite. (d. 13. T.) *(Ng.)*
Einschlafen des rechten Armes, beim Liegen auf der linken Seite, fast jede Nacht, besonders gegen Morgen. (n. 14 T.) *(Ng.)*
Einschlafen des rechten Armes, am meisten der Finger, Abends, beim Niederlegen. *(Ng.)*

Im Oberarme linker Seite, Zerschlagenheits-Schmerz, und ein Stich im Ellbogen - Gelenke, mit Gefühl, als ob der Arm aus dem Gelenke wäre, Abends, nach dem Niederlegen. (d. 5. T.) *(Ng.)*

540 Reissen in den Oberarmen wie im Marke. *(Ng.)*

Reissen an der Aussenseite des rechten Oberarmes, in den Muskeln. *(Ng.)*

Im Ellbogen Gelenke rechter Seite, heftiges Reissen. *(Ng.)*

Im Unterarme linker Seite schlängeln sich flüchtige Risse zwischen Haut und Fleisch äusserst schmerzhaft hin und her. *(Ng.)*

Reissen um den rechten Unterarm, in einem schmalen Streifen, nahe am Hand-Gelenke, durch Aufdrücken nur kurz vergehend. *(Ng.)*

545 Reissen an der innern Fläche des linken Unterarmes, bis in den Daumen. (d. 3. T.) *(Ng.)*

Heftiges Reissen hinter dem linken Hand-Gelenke und nach dem Zeigefinger zu. (d. 3. T.) *(Ng.)*

Einschlafen beider Unterarme, früh, nach dem Aufstehen. (d. 2. T.) *(Ng.)*

Brenn-Schmerz und stetes Jücken auf den Unterarmen.

Ein rother, brennend schmerzender Fleck hinter dem Handknöchel. *(Ng.)*

550 Ueberbein auf dem rechten Hand-Gelenke.

In der Hand, rechter Seite, Zieh-Schmerz.

Heftiges Reissen im Mittelhandknochen des linken Ringfingers. *(Ng.)*

Reissen in der rechten Hand. (d. 7. T.) *(Ng.)*

Reissen und Stechen im linken Handballen, Abends im Bette. *(Ng.)*

555 Reissen im rechten Daumen. *(Ng.)*

Reissen im rechten Mittel- und Ringfinger. *(Ng.)*

Klamm-Schmerz im linken Zeigefinger. *(Ng.)*

Stich-Schmerz, wie von vielen Nadeln, in der Spitze des rechten Mittel- und Ringfingers. *(Ng.)*

Reissen im hintern Gelenkkopfe des linken Zeigefingers, durch darauf Drücken vergehend. *(Ng.)*

560 Zuckendes Reissen im linken Zeige- und Mittelfinger, vom mittelsten Gelenke bis in die Spitze und den Nagel. *(Ng.)*

Stechen in den Fingerspitzen, wie mit Nadeln, durch Reiben vergehend. *(Ng.)*

Brennend stichlichtes Kriebeln in den Fingerspitzen.

Taubheit und Gefühllosigkeit der Fingerspitzen, durch Reiben vergehend. *(Ng.)*

Die Hüften sind beide gegen Berührung sehr empfindlich, längere Zeit. *(Ng.)*

365 Reissender Schmerz in der rechten Hüfte, bis zum Knie. *(Ng.)*

Reissen in der rechten Hüfte, Abends, nach dem Niederlegen, dass sie vor Schmerz nicht weiss, wie sie liegen soll, doch ist ihr am besten beim Liegen auf der guten Seite. *(Ng.)*

Reissen im rechten Hüft-Gelenke, nach Drücken und Reiben weiter nach unten gehend, Abends, im Bette. *(Ng.)*

Reissen in der rechten Hüfte, und bald drauf im linken Oberschenkel, besonders um das Knie, wie im Knochen-Marke, Abends im Bette. *(Ng.)*

Heftiges, zum Schreien nöthigendes, zuckendes Reissen, hinten in den Hüft-Gelenken, öfters absetzend, Abends, im Bette. *(Ng.)*

570 Reissen und Zerschlagenheits-Schmerz in der rechten Hüfte, durch Gehen verschlimmert, früh. *(Ng.)*

Klopfen in der linken Hüfte. *(Ng.)*

Brennen hinten auf der rechten Hüfte. *(Ng.)*

Zerschlagenheits-Schmerz an den Hinterbacken, für sich und beim Befühlen, Tag und Nacht. (n. 33 T.) *(Ng.)*

Reissen in den Hinterbacken, im Gehen, minder im Sitzen. *(Ng.)*

575 Starkes Fippern in der rechten Hinterbacke. *(Ng.)*

Jückendes Brennen in der linken Schenkel-Beuge. *(Ng.)*

Jücken in der Schenkel-Beuge. *(Sr.)*

Die Bein-Röhren schmerzen sehr beim Gehen. (n. 15 T.)

Zerschlagenheits-Schmerz im linken Schenkel, als sollte er abbrechen, Abends. (d. 6. T.) *(Ng.)*

580 Strammen in den Beinen, als wären die Muskeln zu kurz, was durch weiter Gehen verschwindet.

In den Oberschenkel-Muskeln-Schmerz, wie nach Reiten. *(Sr.)*

Heftiger Schmerz in der Mitte der Oberschenkel, früh im Bette (gleich vor der Regel). (n. 11 T.) *(Ng.)*

Krampfhafter Klamm-Schmerz auf der Inseite des rechten Oberschenkels, früh. (d. 3. T.) *(Ng.)*

Spannende Risse über der linken Kniekehle. (d. 2. T.) *(Ng.)*

585 Schmerzhaft stechende Rucke im Oberschenkel, dass er das Bein heranziehen muss.

Unruhe und Strammen in den Oberschenkeln, dass er oft die Unterschenkel bewegen musste, um sich zu erleichtern.

Heftiger Zerschlagenheits-Schmerz in der Mitte beider Oberschenkel, Abends, nach dem Niederlegen, lang am Einschlafen hindernd. *(Ng.)*

Schwäche in den Oberschenkeln, im Stehen, die sich im Gehen verlor.

Jücken an den Oberschenkeln, mit kleinen Knötchen nach Kratzen. *(Ng.)*

590 Reissen in den Knieen.

In den Knieen, Reissen, bald im rechten, bald im linken. *(Ng.)*

Heftige Risse, tief im rechten Knie. *(Ng.)*

Stechen unter dem linken Knie. *(Ng.)*

Schwäche des rechten Kniees und Gefühl drin, wie umwunden.

595 Im Unterschenkel, Zieh-Schmerz am Schienbeine herab bis in den Fuss.

Reissen im linken Unterschenkel (bei der Regel.) (n. 31 T.) *(Ng.)*

Flüchtiger, sehr empfindlicher Schmerz an der Knochen-Narbe des vor 12 Jahren gebrochenen Schienbeins, als sollte es wieder zerbrechen.

Spannen und Reissen in der rechten Wade. *(Ng.)*

Klamm der Wade beim Gehen.

600 Klamm in den Waden, die ganze Nacht, wovon ein Schmerz darin zurückbleibt, dass er Tags drauf nicht gehen kann.

Zucken in beiden Waden, ohne Schmerz. *(Ng.)*

Reissen in den Waden herauf, im Stehen. *(Ng.)*

Reissen in der rechten Wade hinab, bis zur Ferse, Abends. *(Ng.)*

Lähmiger Zerschlagenheits-Schmerz in beiden Waden und am Fussrücken, Abends, im Bette, (bei der Regel.) *(Ng.)*

605 Schwere der Unterschenkel und Füsse, früh, im Bette.

Abends, zeitige Unruhe in den Füssen, dass er sie immer bewegen muss.

Im Fussrücken, Spannen, im Sitzen, bei Bewegung vergehend. *(Ng.)*

Ein Riss über den linken Fussrücken und quer hinter den Zehen herüber, im Gehen. *(Ng.)*

Brennen auf dem rechten Fussrücken, wie von einem Tropfen heisser Flüssigkeit. (Ng.)
610 Reissen an der Inseite des rechten Fussrückens, bis in die grosse Zehe. (Ng.)
Ein stumpfer Stich am äussern Rande des rechten Fusses. (Ng.)
Reissen im äussern Knöchel des linken Fusses. (Ng.)
Schneiden in den Fersen. (n. 5 T.)
Fippern und Zucken in der rechten Ferse. (d. 3. T.) (Ng.)
615 Stoss-Schmerz in der linken Ferse.
Brennen der Fusssohlen, Abends. (Ng.)
Ein Riss in der rechten Sohle. (Ng.)
Heftiges Reissen in der rechten Fusssohle, Abends, nach dem Niederlegen, zum Schreien, dann Reissen über dem rechten Knie, und darauf in der rechten Hüfte, fast die ganze Nacht. (Ng.)
Kriebeln in den Fusssohlen, beim Sitzen.
620 Kriebelndes Stechen in den Fusssohlen.
Einschlafen des rechten Fusses und Unterschenkels, durch Bewegung vergehend. (Ng.)
Zittern der Füsse, im Sitzen, bei Bewegung vergehend. (Ng.)
Reissen in der grossen Zehe, im Gehen und darauf auch im Sitzen. (Ng.)
Ein schmerzhafter Riss in der rechten grossen Zehe. (Ng.)
625 Heftiges Reissen in der rechten grossen Zehe, Abends, im Bette. (d. 4. T.) (Ng.)
Reissen in der rechten kleinen Zehe. (Ng.)
Ein Stich im Ballen der linken grossen Zehe. (Ng.)
Gefühl, wie einwärts Ziehen der rechten Mittelzehe und des Daumens, mit Schmerz darin, früh, beim Aufstehen und im Gehen. (Ng.)
Ziehen, Ameisenkriebeln und Hitz-Gefühl an den Zehen des rechten Fusses. (Ng.)
630 Reissendes Stechen in den Hühneraugen.
Am Körper hie und da brennendes Spannen, z. B. auf den rechten Ribben, an der linken Schulter u. s. w. (Ng.)
Reissen hie und da, nur flüchtig, Nachts. (Ng.)
Bald hier, bald da ein krampfhafter Nerven-Schmerz, bald bohrend, bald zusammenziehend und vorzüglich in den Schulterblättern und der Brust; dabei arger Nerven-Kopfschmerz, am Vorderhaupte anfangend, mit Ziehen in den Ohren; zuweilen stechende Risse im Kopfe.

Die meisten Beschwerden entstehen im Sitzen und werden gewöhnlich durch Bewegung erleichtert. *(Ng.)*
635 Im Freien scheint ihr, bis auf die Brust-Beschwerden besser zu seyn. *(Ng.)*
Sie konnte drei Tage und drei Nächte keine freie Luft vertragen.
Jücken an verschiedenen Körperstellen, bald hier, bald da. *(Ng.)*
Arges Jücken am ganzen Körper, hie und da, immer an einer andern Stelle, Abends, vor dem Niederlegen und früh, nach dem Aufstehen. *(Ng.)*
Jücken, das durch Kratzen vergeht, an verschiedenen Stellen, auch Abends vor dem Niederlegen. *(Ng.)*
640 Jücken auf der Brust, dem Rücken, dem linken Fussrücken, und am Kreuze, durch Kratzen nicht vergehend. *(Ng.)*
Jücken, das nach Kratzen wiederkommt, im rechten Schoosse, am linken Schienbeine und hinten am Oberschenkel, wo es darauf brennt. *(Ng.)*
Jücken am ganzen Körper, wie von Läusen, auch Abends nach dem Niederlegen, wo es nach Kratzen immer an andern Stellen wiederkommt. *(Ng.)*
Jücken, durch Kratzen verschlimmert, an der äussern Seite des Oberschenkels, und mit Brennen darnach, am Kreuze und den Hüften. *(Ng.)*
Laufen und Kriechen wie von Ameisen, im Gesichte, den Fusssohlen und auf der Brust, wo ein starker Stich darauf erfolgt. *(Ng.)*
645 Ameisenlaufen über den ganzen Körper, Nachts, im Bette, mit Schauder über Gesicht, Arme und Schultern, bis zu den Füssen heraus.
Jückende Blüthchen, zuweilen nach Kratzen brennend, zwischen den Schultern, auf der Brust und im Rücken. *(Ng.)*
Eiter-Pusteln an der Schläfe und am rechten Schlüsselbeine. *(Ng.)*
Kleine, jückende, oder rothe Knöthchen, am Kinne, zwischen den Schultern, am Oberschenkel und am Hinterbacken, wo es nach Kratzen brennt. *(Ng.)*
Blutschwäre am Vorderarme, am Oberkopfe, an den falschen Ribben, und an der Nase, wo er nach 24 Stunden eitert. *(Ng.)*
650 Arge Mattigkeit, beim Gehen im Freien, in den Beinen, dass sie sich öfters setzen musste. *(Ng.)*

Magnesia muriatica.

Grosse Mattigkeit in den Untergliedern, selbst im Sitzen, (während der Regel.) *(Ng.)*
Grosse Müdigkeit der Beine, fast die ganze Zeit hindurch. *(Ng.)*
Plötzliche Mattigkeit der Beine, von Nachmittag bis Abend. *(Ng.)*
Gleich Müdigkeit, im Gehen, und in der Ruhe, Schmerz der Hüft-Gelenke, wie ausgerenkt. *(Ng.)*
655 Grosse Mattigkeit. (n. 3 T.)
Müde, zerschlagen und nicht ausgeschlafen, früh. *(Ng.)*
Schwäche-Gefühl, mit Schwindel, früh. (n. 11 T.) *(Ng.)*
Matt und zittrig an Händen und Füssen, nach dem Mittag-Essen. *(Ng.)*
Sehr abgeschlagen, matt und verdriesslich, Vormittags. *(Ng.)*
660 Schmerzhaftigkeit des ganzen Körpers, wie zerschlagen. *(Ng.)*
Schwere an einzelnen Theilen, in den Oberschenkeln, Knieen, Waden, Hüften u. s. w.
Schwer in den Beinen und müde, wie nach einer grossen Reise. (n. 7 T.) *(Ng.)*
Gefühl im ganzen Körper, als wäre Alles zu schwer. (d. 11. T.) *(Ng.)*
Schwäche zum Hinfallen und wie gerädert in allen Gliedern, Vormittags. (n. 28 T.) *(Ng.)*
665 Zittern in Händen und Füssen.
Unsicherheit der Füsse, früh und Abends, im Anfange des Gehens.
Taumelnder Gang. (n. 28 T.)
Er fühlt sich sehr krank. (n. 17 T.)
Auf fünfminütliches Bad in der Nordsee ward sie so schwach, als wenn ihr alle Lebens-Geister vergingen, sie konnte vor Schwäche kaum sprechen. (n. etl. St.)
670 Grosse Empfindlichkeit; der Kopf thut ihr schon weh vom Redenhören, vom eigenen Sprechen, von jedem Fusstritte; dabei wenig Appetit und verminderter Geschmack und Geruch, früh. (n. 28 T.) *(Ng.)*
Ohnmachts-Anfall, beim Mittag-Essen, mit Aengstlichkeit, Uebelkeit und Gesichtsblässe; es wird ihr grün und roth vor den Augen, und sie zittert am ganzen Körper; sodann Aufstossen, worauf ihr besser wurde. (d. 27. T.) *(Ng.)*
Oefteres Gähnen, mit Schlaffheit und Unlust zu geistigen Arbeiten.

Gähnen, häufig, den ganzen Tag, am stärksten nach dem Mittag-Essen. (*Sr.*)

Gähnen mit Aufstossen und Wasser im Munde. *(Ng.)*

675 Häufiges Gähnen, unter Frost mit Gänsehaut, und stetem Stuhldrange mit Schneiden im Bauche, eine Stunde nach dem Mittag Essen. *(Ng.)*

Tages-Schläfrigkeit.

Sehr schläfrig, träge und arbeitsscheu. (n. 25 T.) *(Ng.)*

Vormittags grosse Schläfrigkeit. *(Ng.)*

Abends bald schläfrig, und sie schläft Anfangs gut; nach Mitternacht aber hat sie Schweiss mit Durst. *(Ng.)*

680 Der Schlaf ist nicht stärkend; früh ist er müde. (n. 17 T.)

Sie kann früh vor Schlaf die Augen nicht aufbringen, längere Zeit. (n. 2 T.) *(Ng.)*

Früh ist sie noch immer schläfrig und kann sich schwer ermuntern, längere Zeit hindurch. *(Ng.)*

Spätes Erwachen, mit Mühe zerrt er die Augen auf. (*Sr.*)

Schweres Erwachen, mit Gähnen, als wenn er nicht ausgeschlafen hätte. (d. ersten Tage.) (*Sr.*)

685 Sie schläft Abends sehr spät ein. (n. 5 T.) *(Ng.)*

Konnte erst um 11 Uhr Abends einschlafen, wegen grosser Hitze und Durst; nach Mitternacht Schweiss. *(Ng.)*

Abends kann er nur schwer einschlafen und wälzt sich unruhig im Bette hin und her; früh erwacht er spät und sperrt mit Mühe die Augen auf. (d. erst. Tage.) (*Sr.*)

Er konnte nur schwer einschlafen, war unruhig und wälzte sich im Bette hin und her, (*Sr.*)

Nachts erwacht sie schon um 3 Uhr und kann nicht wieder einschlafen.

690 Um 2 Uhr Nachts erwachte er und konnte eine Stunde lang nicht einschlafen, Unruhe trieb ihn aus dem Bette und zu beständigem Umhergehen im Zimmer; dabei säuerlicher Mund-Geschmack. (*Sr.*)

Vor Mitternacht, Aengstlichkeit und Hitze, nach Mitternacht, Schweiss und Durst. *(Ng.)*

Abends im Bette, sobald sie die Augen schliesst, Unruhe im ganzen Körper. (n. 11 T.)

Abends im Bette, ein Schütteln, bloss im Oberkörper, fast ohne Frost und Hitze.

Früh, im Bette, bei vollem Erwachen ein Ruck von der

Magnesia muriatica.

Ferse aus durch den ganzen Körper, wie von einem elektrischen Schlage, oder Schreck.
695 Unruhiger Schlaf mit öfterem Erwachen. (n. 12 T.) *(Ng.)*
Nachts konnte sie auf keiner Stelle Ruhe finden und musste sich immer umwenden. (n. 27 T.) *(Ng.)*
Nachts grosse Unruhe, sie wältzt sich umher und kann vor Hitze nicht einschlafen. (n. 14 T.) *(Ng.)*
Schlaflose Nacht, wegen heftiger Zahnschmerzen. *(Ng.)*
Unruhiger Schlaf, wegen Schwere-Gefühl im Bauche.
700 Nachts, 2 Uhr, Erwachen wegen Schneidens im Unterbauche, und darauf Stechen, erst in der Herzgrube, dann in der Herz-Gegend, ärger beim Einathmen. *(Ng.)*
Unruhige, schlaflose Nacht, wegen heftiger Kreuzschmerzen, die ihn zu stetem Bewegen nöthigen. *(Ng.)*
Nachts, schmerzhafte Eingeschlafenheit der Hände und Füsse.
Schmerz im Rücken und Kreuze störte den Morgen-Schlaf und kehrt stets zurück, wenn er wieder einschlief.
Oefteres Erwachen wegen grosser Hitze. *(Ng.)*
705 Reden im Schlafe. (n. 8 T.) *(Ng.)*
Schnarchen im Schlafe. (n. 10 T.) *(Ng.)*
Aufschrecken im Schlafe, vor Mitternacht. (n. 9 T.) *(Ng.)*
Aengstlicher Traum, mit Schwere auf der Brust, wie Alp; sie wollte schreien und konnte nicht. (n. 2 T.) *(Ng.)*
Viele lebhafte, doch unerinnerliche Träume. *(Ng.)*
710 Beim Einschlafen kommen ihr allerlei Dinge vor, schreckhafte Träume von Fallen u. dergl. *(Ng.)*
Angenehme Träume, von Hochzeiten, Tanzen, u. s. w. *(Ng.)*
Träume von Reisen. *(Ng.)*
Schamvolle Träume. *(Ng.)*
Viele ängstigende Träume. *(Ng.)*
715 Träume von Todten. *(Ng.)*
Schreckhafte Träume von Todes-Gefahr, Unglück, Verstümmelung, Räubern u. s. w. *(Ng.)*
Träume von Verirrung im Walde. *(Ng.)*
Träume von Wassers-Noth. *(Ng.)*
Träume von Feuer. *(Ng.)*
720 Frost, mit Schütteln, auch in der Ofenwärme, Abends. *(Ng.)*
Frostigkeit mit Gähnen, Abends. (d. 1. T.) *(Ng.)*
Frost, Nachmittags 4 bis 5 Uhr, zwei Tage nach einander. (n. 26 T) *(Ng.)*
Frost, Abends, der nach dem Niederlegen vergeht; dann,

vor Mitternacht. Hitze; nach Mitternacht Schweiss mit
Durst, bis zum Morgen. (n. 6 T.) *(Ng.)*
Schüttel-Frost, Abends, von 6 bis 8 Uhr, der im Bette vergeht. (d. 4. T.) *(Ng.)*
725 Frost, Abends, 9 Uhr, nach dem Niederlegen, dann Schlaflosigkeit. (d. 10. T.) *(Ng.)*
Frost, Abends, 8 Uhr, mit Durst und grosser Mund-Trockenheit, eine halbe Stunde lang. *(Ng.)*
Oefters Frost mit Hitze wechselnd. (d. 7. T.) *(Ng.)*
Schauder, öfters, Vormittags. (d. 10. T.) *(Ng.)*
Schauder im ganzen Körper, früh, mit eiskalten Füssen.
(d. 5. T.) *(Ng.)*
730 Schauder, früh, beim Aufstehen, dass sie mehrmals wieder
ins Bette musste. (n. 20 T.) *(Ng.)*
Schauder und Schütteln, Abends 7 Uhr, beim Austritte an
die freie Luft; beim Eintritt ins Zimmer, Hitze. (n. 6 T.)
(Ng.)
Schauder im warmen Zimmer und steter Stuhldrang, bald nach
dem Mittag-Essen. *(Ng.)*
Schauder über den ganzen Körper, mit Sträuben der Haare,
etliche Mal, Vormittags. *(Ng.)*
Schauder-Gefühl, Abends, vor dem Niederlegen; nach Mit-
ternacht heftiger Schweiss am ganzen Körper, ohne Durst,
bis früh. (n. 11 T.) *(Ng.)*
735 Wärme, innerlich, nach dem Frühstücke von warmer
Milch; ohne dass sie äusserlich fühlbar war. (d. 1. T.) *(Sr.)*
Hitz-Ueberlaufen mit Schwindel. (n. ¼ St.) *(Sr.)*
Hitze in den Füssen, vor Mitternacht; sie muss sie aus dem
Bette thun, was erleichtert; nach Mitternacht, Schweiss
und Durst, bis früh. (n. 14 T.) *(Ng.)*
Allgemein erhöhte Wärme, mit Durst, Nachmittags. *(Ng.)*
Innere Hitze mit Durst, Nachts. *(Ng.)*
740 Hitze, Abends und Unruhe im ganzen Körper, sie hat
keine Rast; selbst noch eine Zeit lang nach dem Nieder-
legen. *(Ng.)*
Hitze am ganzen Körper, Abends, bald nach dem Niederle-
gen, die bei jedesmaligem Erwachen noch grösser ist.
(n. 9 T.) *(Ng.)*
Warm und ängstlich im Bette. (n. 27 T.) *(Ng.)*
Hitze, vor Mitternacht; nach Mitternacht, Schweiss mit Durst,
was sich nach 6 Tagen wiederholt. (n. 28 T.) *(Ng.)*
Hitze, nach Mitternacht. (n. 11 T.) *(Ng.)*

745 Starke Hitze, mit Schweiss, beim Mittag-Essen, mehrere
Tage hinter einander. (n. 11 T.) *(Ng.)*
Schweiss am Kopfe, Abends, 6 Uhr, bei erhöhter Wärme
des Körpers. *(Ng.)*
Schweiss, nach Mitternacht. (n. 13 T.) *(Ng.)*
Schweiss, nach Mitternacht, und öfterer Durst, der, mit
Trockenheit im Munde, auch früh noch da ist. (n. 10 T.)
(Ng.)
Schweiss mit Durst, fast jeden Morgen. *(Ng.)*

Manganum (Magnesium, Manyanesium), Braunstein.

Der gegrabene Braunstein, oder das schwarze Braunstein-Oxyd wird mit gleichen Theilen an Gewichte krystallinischem, reinem Eisenvitriol (schwefelsauerm Eisen) genau in der steinernen Reibeschale zusammen gerieben, und dann, mit etwas Zuckersyrop gemischt, zu Hünerei grossen Kugeln geformt, welche zwischen scharf glühenden Holzkohlen erhitzt und zehn Minuten im Weissglühen erhalten werden. Die nachgängige Auflösung derselben in reinem (destillirtem oder Regen-) Wasser enthält reinen, schwefelsauern Braunstein, während der Satz das überschüssige Braunstein-Oxyd mit Eisen-Oxyd vermischt enthält.

Der mit Natron aus der hellen Auflösung gefällte und mit Wasser oft genug abgespülte, kohlensaure Braunstein ist ein weisses Pulver, das getrocknet, gepülvert und einige Zeit, auf Papier an der Luft ausgebreitet leicht, wenn mit seiner Verfertigung nicht genau verfahren worden ist, eine gilbliche Farbe annimmt, was ein Zeichen von noch einigem, darin vorhandenem Eisenoxyd ist. Um diess daraus zu entfernen, wird das gilbliche Pulver in verdünnter Salpetersäure bis zur Sättigung derselben aufgelöset, durch Papier filtrirt, mit Natron gefället, dieser Niederschlag aber mit destillirtem Wasser gehörig entsalzet und dann getrocknet.

Von diesem weissen kohlensauern Braunstein (*Manganum carbonicum*) wird ein Gran zu homöopathischem Gebrauche wie andre trockne Arznei-Substanzen dynamisirt oder mit destillirtem Essige durch Kochen aufgelöset bis zur Sättigung und dann bis zur Syrups-Konsistenz eingedickt (*Manganum aceticum*), wovon ein Tropfen, als Einheit angenommen, wie andre flüssige Arznei-Substanzen, mit hundertfachem Weingeiste, mittels 30 Verdünnungs-Gläser homöopathisch dynamisirt wird.

Manganum.

Die eine wie die andere Bereitung ist zu nachfolgenden Prüfungen ihrer reinen Wirkung angewendet worden.

Diess Metall bewies sich besonders hülfreich, wo unter andern auch folgende Zeichen zugegen waren und vorherrschten.

Sinnen-Verminderungen; Brennen der Augen und Trübsichtigkeit bei Tage, Morgentliches Zuschwären der Augen; Allzuhäufiger Winde-Abgang; Knotiger, schwieriger Stuhl; Täglich öfterer Brei-Stuhl; Krankheiten des Kehlkopfs und der Luftröhre; Langwierige Heiserkeit; Kehlkopf-Schwindsucht; Unerträgliche Schmerzen der Beinhaut und Gelenke; Langwierige Entzündungs-Geschwulst und Verschwärung des kleinen Fingers; Herz-Stösse; Gähnen; Sohlen-Brennen.

Die Namens-Verkürzungen meiner Mit-Beobachter sind: *Ahr., Ahner; Frz., Dr. Franz; Hl., Haynel; Hbg., Hornburg; Gr., Dr. Gross; Lgh., Dr. Langhammer; Rkt., Dr. Rückert; Stf., Dr. Stapf; Tth., Teuthorn; Whl., Wahle,* und *Ng.,* der bekannte Ungenannte in der reinen Arzneimittellehre von den *DD. Hartlaub* und *Trinks.*

Manganum.

Weinerliches Gemüth. *(Frz.)*
Anhaltende Unruhe, als befürchte er Trauriges. *(Lgh.)*
Grosse Unruhe im Körper und Gemüthe, wie Etwas Quälendes.
Ueble Laune.
5 Missmuth. (n. 6 T.)
Missmüthig und verdriesslich. (n. 36 St.)
Es verdriesst sie Alles, woran sie nur denkt. (n. 2 St.) *(Ng.)*
Sehr verdriesslich, niedergeschlagen und traurig. *(Ng.)*
Misslaunig, so dass er durch die freudigste Musik nicht aufgeheitert, durch die traurigste aber gleichsam erquickt wird. *(Ahr.)*
10 Verdriesslich, nachdenkend, still vor sich hin, mit Missbehagen im ganzen Körper, vier Nachmittage nach einander. *(Ahr.)*
Verdriesslich, unzufrieden mit sich selbst und wegen der Zukunft besorgt; er redet wenig, hält sich für geistesschwach und verspricht sich in jeder Rede. *(Frz.)*
Mürrisch und ärgerlich über jede Kleinigkeit, früh, und gerunzelte Stirn; schon das blosse Sprechen Anderer brachte ihn auf. *(Hl.)*
Erbittertes Gemüth; Unversöhnlichkeit und langer Groll gegen Beleidiger. *(Lgh.)*
Schwaches Gedächtniss.
15 Zerstreutheit.
Eingenommenheit und Schwere, erst im Hinterhaupte, dann in der Stirn. *(Hl.)*
Düsterheit und Befangenheit des Kopfes, mit allgemeiner Ermattung, im Sitzen. *(Hl.)*
Schwindel, im Sitzen und Stehen; er muss sich anhalten, um nicht vorwärts zu fallen.
Halbseitiges Kopfweh. (n. 4 St.) *(Hbg.)*

20 Dumpfer Kopfschmerz in der Stube.

Betäubende, drückende Schmerzen an der Stirn, welche zuletzt innerlich stechend und bohrend werden. (*Lgh.*)

Dumpfdrückender Kopfschmerz im Hinterhaupte, mit Leerheits-Gefühl darin, welches die Besinnung nimmt und durch Auflegen der Hand gemindert wird. (*Frz.*)

Stumpfer Druck-Schmerz, oben am Stirnbeine. (*Frz.*)

Scharfer Druck-Schmerz über der linken Schläfe, beim Aufstehen vom Sitze und Gehen; beim Niedersetzen wieder nachlassend. (*Stf.*)

25 Druck-Schmerz über das ganze Gehirn von oben herab, Abends spät und selbst bis in die Nacht beim Erwachen. (n. 4 St.)

Ein brennender Druck-Schmerz in den Kopf-Seiten und im Hinterhaupte, beim Gehen im Freien sich mindernd.

Schmerzhaftes hervor Drängen vom Hinterhaupte über den Scheitel bis in die Stirn, als wenn da Alles heraus wollte; Mittags, 1 Uhr am ärgsten. (*Ng.*)

Zusammenzieh-Schmerz im Ober- und Hinterkopfe.

Zieh-Schmerz im Hinterhaupte, den Augenhöhlen und der Stirn, wo er sich beim Bücken verschlimmert und beim Aufdrücken mit der Hand vergeht. (*Frz.*)

30 Zieh-Schmerz an den Schläfen, wie in den Knochen. (*Hl.*)

Ziehender, spannender Schmerz hie und da im Kopfe. (*Stf.*)

Ziehendes Reissen in der linken Kopf-Seite. (n. 8 St.) (*Ahr.*)

Ziehendes Reissen über dem rechten Auge hin. (n. 18 T.)

Reissen in der linken Stirn, wie im Knochen, vorzüglich bei Bewegung der Stirn-Muskeln. (*Hl.*)

35 Reissen, von dem linken Stirnhügel nach der Schläfe zu, beim Sprechen. (*Ng.*)

Reissen in der linken Schläfe, bei Bewegung im Freien. (*Ng.*)

Reissen in der rechten Kopf-Seite, und besonders tief im rechten Ohre, beim Aufrichten des Kopfes, nach Bücken. (*Ng.*)

Ein heftig stechender Riss vom linken Seitenwandbeine gegen den Scheitel, tief innerlich, im Stehen, früh um 8 Uhr, den folgenden Tag zur selben Stunde wiederkehrend. (*Ng.*)

Risse und reissende Rucke äusserlich am Hinterkopfe, drei Nachmittage nach einander; ausser dieser Zeit Schmerz der Stelle für sich und noch mehr beim Befühlen.

Manganum.

40 Stechender Kopfschmerz, äusserlich unter dem linken Seitenbeine, nach allen Seiten des Schädels hin. *(Whl.)*
Nadelstich-Schmerz äusserlich am rechten Hinterhauptbeine, früh, im Bette, bis zum 5. Halswirbel herab und beim Drehen des Halses vermehrt. *(Whl.)*
Flüchtige Stiche, äusserlich über der rechten Schläfe, mit einer Art Sumsen abwechselnd. *(Ng.)*
Anhaltende Stiche im linken Schläfe-Knochen. *(Hl.)*
Stiche, wie mit Messern an der linken Stirn-Seite, oder wie mit Nadeln, in Absätzen. *(Lgh.)*
45 Heftige Stiche im linken Seitenbeine, beim Bücken. *(Ng.)*
Langsam ziehende, selten drückende, Stiche im Vorderhaupte, bloss beim Ausgehen an die freie Luft, und im Zimmer nach einer Weile aufhörend; dabei Schüttelfrost ohne Gänsehaut über den ganzen Körper, ebenfalls nur im Freien, und im Zimmer gebessert. (n. 24 St.)
Ein zusammenziehender Stich-Schmerz im ganzen Vorderhaupte, bald hier, bald da, vorzüglich in der Schläfe; am meisten im Freien.
Im Freien vergeht der im Zimmer anhaltende Kopfschmerz. *(Frz.)*
Bohren in das Stirnbein hinein, zwischen der Nasenwurzel und Augenbraue. *(Ng.)*
50 Ein drückendes Wühlen in den Schläfen, bis nach den Augen und der Stirn hin, beim Vorbücken besser, beim aufrecht Sitzen und rückwärts Biegen aber wiederkehrend. (n. 4 St.) *(Tth.)*
Klopfender Schmerz an der rechten Hinterhaupt-Seite, wie ein Geschwür, in Ruhe und Bewegung. *(Ng.)*
Klopfender Schmerz im ganzen Kopfe, als wenn das Gehirn eitern wollte, im Freien vergehend, im Zimmer wiederkehrend. *(Ng.)*
Schmerzhafte Erschütterung im Gehirne von Kopfschütteln.
Erschütterung, wie heftiges Stechen, über dem rechten Auge, beim stark Gehen, selbst in der Stube. (n. 20 T.)
55 Erschütterung des Gehirns bei Bewegung, mit Druck-Schmerz im Kopfe und zugleich im Oberbauche. *(Frz.)*
Wallen vom Genick herauf über den Scheitel, nach der Stirn zu, bei Bewegung, mit Betäubung und Sinnen-Verwirrung im Stehen. *(Ng.)*
Blutdrang nach dem **Kopfe,** beim Sitzen, Stehen, Gehen

Manganum.

und Liegen, mit Hitz-Gefühl im Gesichte, ohne Röthe und äussere Hitze. *(Tth.)*
Hitz-Gefühl im Kopfe, Nachmittags. *(Ng.)*
Oefteres Hitz-Aufsteigen im Kopfe, mit Durst. (d. 6. T.) *(Ng.)*
60 Brenn-Gefühl auf einem Punkte des rechten Stirnbeines. *(Hbg.)*
Brennen am Stirnbeine, über der rechten Schläfe. *(Ng.)*
Der Kopf ist schwer und dünkt sie grösser. *(Ng.)*
Schwere des Kopfes, dass sie ihn kaum aufrecht erhalten kann, bei verdriesslicher Stimmung *(Ng.)*
Schwere und schmerzhafte Eingenommenheit des Kopfes, mit Hitze darin, im Freien gebessert und im Zimmer nicht wiederkehrend. *(Ng.)*
65 Schwere des Kopfes und solche Empfindlichkeit der Kopfhaut, dass sie kaum das Kämmen erleiden kann, früh und Abends. *(Ng.)*
Kälte-Gefühl, auf einer kleinen Stelle des Wirbels, selbst bei bedecktem Haupte, mit Sträuben der Haare. *(Frz.)*
Jücken und Brennen am rechten Seitenbeine, beim Bücken; durch Kratzen vergehend. *(Ng.)*
Die Augenlider schmerzen bei der geringsten Bewegung, und wenn er ins Helle sieht, sind sie zu trocken, mit Gefühl, wie beim Erwachen aus dem Schlafe. *(Frz.)*
Drücken in den Augen, während des Lesens bei Lichte, wie von zu vielem Lesen, mit unüberwindlicher Schläfrigkeit. *(Whl.)*
70 Scharfes Drücken am Augapfel, bei Bewegung des Auges nach innen und oben. *(Hl.)*
Hin und her laufendes Zucken im rechten Auge, welches einen angenehmen Kitzel verursacht. *(Rkt.)*
Zuckende Stiche in beiden obern Augenlidern. *(Ahr.)*
Ein Nadelstich im rechten Augenbrau-Bogen, einwärts. *(Whl.)*
Beissender und beizender Schmerz im äussern Augenwinkel.
75 Klopfen im rechten obern Augenlide. *(Frz.)*
Aufgeschwollne Augenlider. *(Tth.)*
Hitz-Gefühl und Trockenheit der Augen. *(Rkt.)*
Anhaltende Trockenheit der Augen, Abends. *(Hl.)*
Pupillen sehr erweitert; das Licht blendet ihn und macht Schmerz in den Augen; bei vorgehaltnem Lichte verengern sich zwar die Pupillen allmählig, erweitern sich aber schnell wieder nach Entfernung desselben.

80 Die rechte Pupille ist mehr erweitert, als die linke.

Erweiterte Pupillen. *(Hbg.* n. 25 St. u. *Lgh.)*

Verengerte Pupillen. (n. 1½ St.) *(Lgh.)*

Sehr verengerte Pupillen, während der ganzen Versuchs-Zeit, und nur zuweilen, meist Abends, etwas erweitert. *(Stf.)*

Bei Verengerung der Pupillen, Verdunkelung des Gesichtes; er kann die Gegenstände in der Entfernung nicht mehr recht erkennen. *(Frz.)*

85 Grosse Kurzsichtigkeit, viele Tage über.

Die Augen vergehen ihr, wenn sie einen Gegenstand lange ansieht. *(Ng.)*

Sieht er nahe gehaltene (auch nicht helle) Gegenstände genau an, so schmerzen ihm die Augen weh und er muss sie schliessen; von nahem Lichte thun sie noch weher.

Feuerfunken, wie Räder, Abends, beim Schliessen der Augen, welche schwarz erschienen, sobald er ins Licht sah.

Ohrenzwang im linken Ohre. *(Hbg.)*

90 Ungeheurer Schmerz kommt aus den Zähnen plötzlich in das innere Ohr. *(Stf.)*

Schmerzhaftigkeit des äusseren Ohres beim Befühlen.

Scharfes Drücken zuweilen im rechten Ohre, beim Gehen im Freien, als wolle Ohrzwang entstehen. *(Hl.)*

Klammartiger Druck-Schmerz hinter dem linken Ohre, beim Gehen im Freien, durch Berührung vergehend. *(Lgh.)*

Ein zuckend stechendes Kneipen im äussern linken Ohre, durch starkes Reiben nur allmählig vergehend. *(Ahr.)*

95 Zuckendes Reissen im rechten Ohre, früh. *(Ng.)*

Zuckendes Reissen in der rechten Ohrmuschel, Abends, beim Niederlegen; im Bette vergehend. *(Ng.)*

Reissen im Warzenfortsatze unter dem rechten Ohre. *(Hl.)*

Geschwür-Schmerz in der rechten Ohrmuschel, Abends. *(Ng.)*

Wühlen im innern Ohrknochen, Nachts. *(Gr.)*

100 **Stumpfer Stich-Schmerz im Ohre, bei jedem Sprechen.**

Ein heftig ziehender Stich-Schmerz, bei jedem Lachen, vom Magen bis in das linke Ohr, in die Gegend des Trommelfelles.

Ein heftig ziehender Stich-Schmerz, vorzüglich Vormittags, bei starkem Gehen, von der Stirne bis an das Ohr, am Trommelfelle als ein **herausstechender** Stich endend und

Manganum.

anhaltend während des Gehens; nach Stillstehen sich allmählig legend. (n. 48 St.)

Kratzendes Stechen in der Gegend des Trommelfelles. *(Hbg.)*

Krabbelndes Kitzeln in der Gegend des Trommelfelles, durch Einbohren mit dem Finger nicht zu tilgen. *(Hbg.)*

105 Jücken im linken Ohre.

Kälte-Gefühl im rechten Ohre, wie ein kalter Hauch hinein. *(Stf.)*

Getön im Ohre, früh, wie Glocken-Geläute.

Tönen im rechten Ohre, beim Gehen, wie von einem Unke-Frosch. *(Hbg.)*

Brausen in den Ohren, nach Bücken und auf einen Augenblick Gehör-Verminderung, als würden die Ohren zugehalten. *(Frz.)*

110 Taubheit, als wären die Ohren verstopft. *(Lgh.)*

Flattern vor dem linken Ohre, mit Wärme-Gefühl daran, als stünde sie an einem heissen Ofen. *(Ng.)*

In den Ohr-Drüsen drückendes Zusammenziehn. *(Hl.)*

In der linken Nasenhöhle ein Riss und Kriebeln, wie Niese-Reiz, ohne Niesen. *(Ng.)*

Schmerzhaftes klemmendes Reissen zwischen der Nasenwurzel und Augenbraue. *(Ng.)*

115 Ein Eiter-Blüthchen am rechten Nasen-Winkel. *(Lgh.)*

Gesicht elend, bleich und eingefallen, wie nach Ausschweifungen, während der ganzen Versuchs-Zeit. *(Stf.)*

Schmerz am Jochbeine, als sollte da Etwas Böses aufbrechen. *(Stf.)*

Drückendes Wühlen an einer kleinen Stelle des Jochbeines, Nachts, im Bette, in Absätzen. *(Gr.)*

Schmerz, wie nach Stoss, im linken Oberkiefer. *(Hbg.)*

120 Ziehender Klamm im Muskel am linken Warzenfortsatze, dass er den Kopf auf die rechte Seite halten musste. *(Frz.)*

Klamm-Gefühl an beiden Ober- und Unterkiefern, nach dem Essen. *(Lgh.)*

Schründen und Wundheits-Schmerz im Unterkiefer. *(Hbg.)*

Stiche im Unterkiefer-Winkel, nach der Ohr-Drüse zu. *(Hl.)*

Heftig juckendes Stechen von der rechten Seite des Unterkiefers bis über die Schläfe, beim Lachen.

125 Schmerz am Kinne, wie nach Schaben mit einem schartigen Rasirmesser, oder wie böse und geschwürig. *(Stf.)*

Brennen äusserlich am Kinne. *(Ng.)*

Ein Eiter-Blüthchen am Kinne, mit Spann-Schmerz und einen rothen Fleck hinterlassend *(Lgh.)*

In den Lippen-Winkeln, Geschwür-Schmerz, wie von einem bösen Ausschlage. *(Stf.)*

Jücken unter den Mundwinkeln, mit Bläschen nach Kratzen. *(Ng.)*

130 Helle Bläschen auf der Oberlippe, die besonders Abends heftig jücken. *(Ng.)*

Helle Bläschen an der rechten Seite beider Lippen, mit Spann-Schmerz bei Berührung, an der Oberlippe, die zugleich geschwollen ist. *(Ng.)*

Ein rothes Blüthchen an der Unterlippe, nahe beim rechten Mundwinkel, mit Spann-Schmerz. *(Lgh.)*

Eine Blüthe im rechten Lippenwinkel, mit spannendem und fressend stechendem Schmerze, beim Berühren, und beim Bewegen des Mundes.

Trockne, dürre Lippen, mit zusammengeschrumpfter Oberhaut, viele Tage lang, ohne Durst.

135 Eine ätzende Schärfe an der Oberlippe, dicht unter der Nase.

Zahnschmerz, der heftigsten Art, erst jähling in zwei hohle Backzähne fahrend, dann von da bald in den Arm, das Jochbein, den Hals, oder das Ohr gehend, und wieder zurückkehrend, mit Abspannung aller Kräfte, dass er kaum gehen kann, sich legen muss, bei grosser innerer Unruhe und Beklommenheit; durch Beissen auf Elastisches oder Auflegen der Stirne auf den Tisch ward der Schmerz etwas gemindert, durch aufrecht Sitzen aber sehr vermehrt. bei grosser Erweiterung der Pupillen. *(Stf.)*

Die Zahnschmerzen dauern, 4, 5, Tage und kommen vorzüglich Vormittags und Abends von 10 bis 12 Uhr; durch Ziehen mit der Zunge entsteht dann ein empfindlicher Ruck darin, wornach die Schmerzen auf einige Zeit aufhören. *(Stf.)*

Der Zahn ist bei der geringsten Berührung schmerzhaft empfindlich, wie geschwürig, weniger für sich. *(Stf.)*

Schmerz in einer Zahnwurzel der rechten untern Reihe, als wenn sie herausgedrehet würde, öfters wiederkehrend. *(Ng.)*

140 Schründendes Zahnweh in einem untern und obern Backzahne, durch das geringste kühle Getränk bis zum Unerträglichen erhöht. *(Stf.)*

Zahnschmerz (ziehender Art) in einem Backzahne rechter Seite, der oft plötzlich verschwindet und (ziehenden) Schmerzen in andern nahen Theilen Platz macht. *(Stf.)*
Ziehend reissendes Zahnweh, früh im Bette. (n. 4 T.)
Reissen in 3, 4 Zähnen der untern linken Reihe. *(Ng.)*
Ein Stich, bald in diesem, bald in jenem oberen Zahne, jedes Mal beim Zusammenklappen der Zähne.

145 Mund-Geruch, wie nach Erde oder Thon, früh, nach dem Aufstehn, ihm selbst nicht bemerkbar. *(Stf.)*
An der Zungen-Seite, links, brennende Bläschen. *(Ng.)*
Zwei Knötchen an der rechten Zungen-Seite, bei Berührung schmerzend. *(Ng.)*
Ein Knoten hinten, an der linken Seite der Zunge, bei äusserem Drucke wund schmerzend, von früh bis Abend. *(Ng.)*
Wundheits-Gefühl hinten am Gaumen, und als wenn ein harter Körper vorläge, ausser dem Schlingen; nach Brod-Essen vergehend, früh. *(Ng.)*

150 Trockenheit des Gaumens und der Lippen, fast den ganzen Tag. *(Frz.)*
Trockenheit des Mundes, früh, nach dem Erwachen, dass sie kaum schlingen kann, mit weisser Zunge und säuerlichem Geschmacke. *(Ng.)*
Zusammenlaufen bittern Wassers im Munde, mit Brecherlichkeit. *(Ahr.)*
Speichel-Zusammenfluss im Munde. *(Hbg.)*
Speichelfluss. (Kapp, Syst. Darst. d. Verbess. d. Arzn. d. Chemie.)

155 Trockner Hals, früh, ohne Durst. *(Frz.)*
Trocken, scharrig und kratzig im Halse, was oft zum Rachsen nöthigt. *(Stf.)*
Sehr rauh im Halse, Abends. *(Ng.)*
Rauhheit im Halse, mit Gefühl, als ob ein Blättchen die Luftröhre zuhielte, beim Rachsen. *(Ng.)*
Ein stumpfer Stich tief im Halse bei jedem leer Schlingen, nicht beim Speiseschlucken.

160 Ein stumpfer Stich, beim leer Schlingen, auf beiden Seiten im Halse.
Ein stumpfer Stich auf jeder Seite des Kehlkopfs, bei jedem Schlucken auch von Speise und Trank, welches Stechen bis ins linke Ohr geht.

Geschmack im Munde ölicht.

Mehr Lätschigkeit, als Bitterkeit im Munde bleibt den ganzen Tag trotz des Essens.

Lätschigkeit mit Bitterkeit im Munde, gleich nach Genuss von Speise und Trank; so lange er dieselben im Munde hat schmecken sie gut.

165 Bitter-Geschmack, früh, beim Erwachen, bei trocknen Lippen ohne Durst.

Bitter-Geschmack aller Genüsse, früh, bei richtigem Mund-Geschmacke.

Saurer Geschmack, früh, nach dem Erwachen. (d. 6. u. 7. T.) *(Ng.)*

Saurer Geschmack, hinten auf der Zunge, wie von Salz, (?) früh, nach dem Erwachen; nach dem Essen vergehend. *(Ng.)*

Hunger-Gefühl im Halse, drückender Art.

170 Ohne Appetit, Mittags und wie satt, dass ihm das Essen widerstand, welches jedoch richtig schmeckte. (n. 30 St.)

Sattheit und Vollheits-Gefühl, doch hatte das Essen einen guten Geschmack und minderte die Vollheits-Empfindung. *(Hl.)*

Weder Hunger, noch Appetit, die Speissen ekelten ihn an, obgleich sie ihm gut schmeckten. *(Whl.)*

Durst nach Bier oder saurer Milch, bei Trockenheit im Halse, Nachmittags. *(Ng.)*

Gänzliche Durstlosigkeit und allzugeringe Trink-Lust, viele Tage lang.

175 Aufstossen mit Geschmack des genossenen Frühstücks. *(Ng.)*

Aufstossen. *(Ahr.)*

Oefteres Aufstossen, früh, mit Gähnen und grosser Misslaunigkeit. *(Ng.)*

Weichliche Wärme vom Magen, bis in den Mund, bei säuerlich bitter Trockenheit im Munde, früh. (n. 11 T.)

Saures Brennen, wie Sood, vom Magen bis fast in den Mund, Abends. (n. mehrern Tagen.)

180 Säuerliches Brennen, wie Sood, mit Brecherlichkeit, vom Magen bis in den Mund, früh, beim Aufstehen. (n. 9 T.)

Gefühl im Magen von Zeit zu Zeit, als wenn er sich erbrechen sollte. *(Hl.)*

Widriges Gefühl im Magen, mit Verlangen nach Aufstossen, und öfteren Uebelkeits-Anfällen, nach dem Mittag-Essen vergehend. *(Ng.)*

Im Magen, Hitz-Gefühl, wie nach langem Hunger, den Schlund herauf bis in den Kopf steigend, wo dann ein zuckendes oder spannendes Stechen in den Schläfen und der Stirn entsteht.

Brennen im Magen, bis in die Brust. *(Ng.)*

185 Brennen und Wundheits-Gefühl von der Herzgrube unter dem Brustbeine herauf, bis in den Gaumen, mit grosser Unruhe.

Druck, wie von einem Steine auf der rechten Magen-Seite. *(Hbg.)*

Druck in der Herzgrube und auf der Brust, durch Berührung verschlimmert. *(Hbg.)*

Drücken in der Magen-Gegend während des Essens, durch Auflegen der Hände vergehend. *(Hbg.)*

Drücken unter der Herzgrube, während des Essens und besonders beim Gehen, nicht beim Berühren. *(Frz.)*

190 Drückender Zusammenzieh-Schmerz im Magen, früh, nach dem Aufstehen, bei jeder Lage. (n. 24 St.)

Ziehen und Uebelkeit in der Magen-Gegend, als erweitere sich die Herzgrube von innen. *(Frz.)*

Stiche in der Herzgrube, an der linken untersten Ribbe, bei jedem Aufrichten und Ausdehnen des Körpers. *(Frz.)*

Unter den letzten Ribben ein drückender Wundheits-Schmerz, durch Berührung und Bewegung vermehrt.

Zerschlagenheits-Schmerz unter den letzten Ribben.

195 Ein Stich auf der rechten untersten Ribbe, beim Bücken. *(Ng.)*

Im Bauche ein unbeschreibliches Weh. *(Stf.)*

Der ganze Bauch schmerzt Abends, wie geschwürig, mit Drücken in den Hypochondern. *(Frz.)*

Unbehaglichkeit vom Bauche, bis zum Kopfe, wie nach Tabakrauchen bei einem dessen Ungewohnten.

Rauhheits-Gefühl vom Oberbauche bis zum Brustbeine. *(Hbg.)*

200 **Zusammenziehen, Uebelkeit und Wärme, von der Mitte des Bauches bis zur Brust (dem Schlunde) heraufsteigend.**

Zusammenzieh-Schmerz bald in der rechten, bald in der linken Bauch-Seite, dass sie nur gebückt sitzen kann, öfters wiederkehrend. *(Ng.)*

Aufblähung und Spannen im Bauche, durch Winde-Abgang etwas erleichtert, aber öfters wiederkehrend. *(Ng.)*

Dicker, grosser Bauch.

Ziehend drückendes Bauchweh beim Essen, nach demselben verschwindend. (*Frz.*)

205 Drückender, mehr noch spannender Schmerz um und über dem Nabel; darauf Schmerz, wie von Blähungen, mit Winde-Abgang. (*Urb.*)

Ziehend drückendes Bauchweh in der Nabel-Gegend, früh. (*Frz.*)

Sehr erhöhtes Drücken im Bauche von kaltem Essen. (*Frz.*)

Schneiden in der Nabel-Gegend beim tief Athmen. (*Hl.*)

Schneiden im Bauche, Abends. (*Frz.*)

210 Ein Stich in der linken Nieren-Gegend und gleich darauf zuckender Zusammenzieh-Schmerz. (*Urb.*)

Schwappern im Bauche beim Gehen, als wären die Gedärme los. (*Frz.*)

Wärme, im Bauche, besonders um den Nabel und im Unterbauche, wie von heissen Getränken; es geht im Bauche hin und her und nach dem Magen hinauf. (*Ng.*)

Im Schoosse, Spann-Schmerz, als sey da eine Senne geschwollen, mit Schmerz bei Berührung.

Ein Stich im rechten Schoosse.

215 Umgehn und Kneipen im ganzen Bauche, als sollte Stuhl kommen. (*Ng.*)

Blähungs-Kolik, früh, im Bette, nach dem Erwachen; die abgehenden geruchlosen Winde erleichtern nicht. (n. 12 St.)

Viel Knurren den Mastdarm entlang, bis an den After. (*Wzl.*)

Stuhl aussetzend. (d. 1. T.) (*Frz.*)

Stuhl-Verstopfung, 48 Stunden lang. (*Tth.*)

220 Seltner, trockner, schwieriger Stuhl. (*Hl.*)

Gelber, grieseliger Stuhl, mit Zwängen und Zusammenschnüren des Afters, nach 24 stündiger Verstopfung. (*Frz.*)

Sehr blassgelber, geringer Stuhl, mit Bauchkneipen zuvor. (*Stf.*)

Zweimaliger weicher Stuhl, und jedesmal Stiche zuvor im Unterbauche.

Zweimal weicher Stuhl, Abends. (*Ng.*)

225 Vor dem (gewöhnlichen Früh-) Stuhle, Kneipen im Bauche, und bei demselben, Schneiden im Mastdarme. (*Ng.*)

Vor und bei dem lockern und zähen Stuhle, Kneipen im Bau-

Manganum.

che, und in der Seite, das nur durch Zusammenhalten des Bauches mit den Händen vergeht, und nach dem Stuhle verschwindet; dabei Schüttel-Frost. *(Frz.)*
Im Mastdarme schmerzhafte Risse, nach dem Mittag-Essen. *(Ng.)*
Zusammenzieh-Schmerz im After, beim Sitzen.
Oefteres Drängen zum Harnen.
230 Oefterer Harndrang bei Tage.
Drang zum Harnen. *(Hbg.)*
Gleich Harndrang, während des Essens nur eines Apfels. *(Frz.)*
Häufiges Drängen zum Harnen, mit geringem Abgange. *(Lgh.)*
Oefteres Drängen zum Harnen mit viel Abgang. (n. 27 St.) *(Lgh.)*
235 Oefteres Lassen goldgelben Harns, gleich vom Anfange an. *(Stf.)*
Der Harn trübt sich und setzt erdigen Satz ab. *(Ng.)*
Violetter Satz im Harne. *(Ng.)*
Schneiden in der Blasen-Gegend, im Sitzen, sehr vermehrt beim Aufstehen und Bewegen, Abends; doch konnt er den Harn ohne Beschwerde lassen. *(Hl.)*
Wie ein stumpfer Stich fährt es ihm schmerzlich in die Harnröhre, wenn er im Sitzen einen stillen Wind lässt. *(Stf.)*
240 Schneiden in der Mitte der Harnröhre, ausser dem Harnen. *(Hl.)*
Feiner Stich-Schmerz an der Harnröhr-Mündung, ausser dem Harnen.
Ein brennendes Zucken zuweilen von den Samenbläschen bis in die Eichel. (n. 12 T.)
Wohllüstiges Jücken an der Eichelkrone. (n. 3, 5 St.) *(Hbg.)*
Stiche in der Vorhaut. *(Hl.)*
245 Jücken im Innern des Hodensackes, wogegen kein Kneipen oder Wurgeln der Haut desselben hilft.
Drückender Zieh-Schmerz und Schwäche im Hoden und Samenstrange, als würde dieser herausgezogen, mit Schwäche-Gefühl in den ganzen Zeugungstheilen. *(Hl.)*
Regel ausser der Zeit. (n. 48 St.)
Regel um 6 Tage zu früh, schwach und nur 2 Tage. *(Ng.)*
Drücken in den Geburtstheilen.

250 Weissfluss.

Weissfluss, zwei Tage lang, doch nicht anhaltend. *(Ng.)*

Schnupfen. (n. 36 St.)

Schnupfen im linken Nasenloche, mit Luft-Mangel und Geruchs-Verlust. *(Ng.)*

Schnupfen und Nasen-Verstopfung, bei Absonderung dicken Schleims. *(Ng.)*

255 Verstopfung der Nase und keine Luft durch.

Heftiger Stock-Schnupfen. (n. 4 T.)

Bald Verstopfung der Nase, bald sich lösender Schnupfen. *(Ng.)*

Stock-Schnupfen mit rother, entzündeter, wund schmerzender Nase und Oberlippe, Abends, *(Frz.)*

Auslaufen milden, wasserhellen Schleimes aus der Nase und öfteres Niesen. *(Stf.)*

260 Rauher Hals, früh, beim Aufstehen aus dem Bette, mit heiserer, hölzerner Stimme. *(Rkt.)*

Rauhe Sprache, früh, ohne Empfindung im Halse; beim Tabakrauchen vergehend. *(Frz.)*

Früh liegt es ihm auf der Brust und beengt ihm den Athem.

Trockner Hals und rauhe Sprache, gleich, sobald er ins Freie kömmt, mit schneidendem Drücken im Bauche und Uebelkeit auf der Brust. *(Frz.)*

Jückende Trockenheit im Halse, die zum Hüsteln reizt, früh. *(Ng.)*

265 Neigung zu Husten, früh.

Zwei trockne Husten-Stösse. (n. 1 St.) *(Ng.)*

Husten-Reiz; er will das auf dem Kehlkopfe Festsitzende los Husten; aber es geht schwer, und mehr durch scharfes Aushauchen, als durch eigentlichen Husten, etwas Schleim los. *(Stf.)*

Trockner Husten, wobei es ihm jedes Mal in die Seitentheile des Kopfes fährt. *(Stf.)*

Trockner Husten von laut Lesen und Sprechen, mit schmerzhafter Trockenheit, Rauhheit und Zusammenschnüren im Kehlkopfe, wodurch höchst empfindlicher Husten erregt wird, bei dem erst nach langem Räuspern etwas Schleim los geht. *(Stf.)*

270 Tiefer Husten, ohne Auswurf, beim Liegen aufhörend,

Manganum.

und den folgenden Tag wiederkehrend, mit fest schleimigem Auswurfe und Erschütterungs Schmerz in der Herzgrube und Brust, und Mittags schnell verschwindend. *(Rkt.)*
Früh-Husten mit Auswurf. (n. 21 St.) *(Hbg.)*
Auswurf vielen mattgrünen, gelblichen Schleimes in Klümpchen, fast ohne Husten, früh. *(Stf.)*
Blutiger Brust-Auswurf. (n. 48 St.)
Beim Husten, stumpfer Schmerz auf der Brust. *(Stf.)*
275 Brust-Schmerz, wie zerschlagen.
Zerschlagenheits-Schmerz am obern Theile der Brust, beim Kopf-Bücken, beim Aufrichten erleichtert, beim Bücken aber wiederkehrend. *(Ng.)*
Ziehend knorpelnde Empfindung, abwärts am untern Theile der Brust.
Stechen, schmerzhaft und anhaltend, in der obern linken Brust-Seite, beim Schlüsselbeine und zugleich in der linken Achselhöhle. *(Ng.)*
Ein feiner Stich in der linken Brust-Seite, unter der Achselhöhle, bei Bewegung des Rumpfes. *(Ng.)*
280 Feine Nadel-Stiche, früh, bald auf der linken, bald auf der rechten Brust-Seite. *(Whl.)*
Flüchtige Stiche, auf dem obern Theile des Brustbeins. *(Urb.)*
Heftige Stiche in der rechten Brust, neben dem Brustbeine, wie von aussen her, durch Nichts zu erleichtern. *(Wzl.)*
Stechen oben auf der Brust, beim Ausathmen. (n. 10 T.)
Ein aufwärtsziehender Stich-Schmerz in der Brust, beim Ausathmen zuweilen.
285 Ein beständig auf- und abwärts fahrender, ziehender Stich in der linken Brust.
Zusammenziehender Stich-Schmerz auf der Brust, beim tief Athmen, den ganzen Vormittag. (n. 9 T.)
Dumpfer Schmerz, wie nach einem Stosse, im Brustbeine, früh. *(Whl.)*
Ein plötzlicher Stoss in der linken Brust-Seite, im Sitzen, von oben herab, bis an die letzte wahre Rippe. *(Frz.)*
Drückendes Schneiden, wie Wühlen, Abends, zu beiden Seiten des Brustbeins, etwas über der Herzgrube. *(Gr.)*
290 Wühlen und Nagen im rechten Schlüsselbeine. (n. 36 St.) *(Gr.)*

Uebelkeits-Wärme auf der Brust und Schnupfen, mit erst gelinder Wärme, dann Brennen in den Backen, anfangs ohne, zuletzt mit äusserlich fühlbarer Hitze. *(Frz.)*

Widrige Wärme auf der Brust, mit heissem in der Luftröhre brennendem Athem. *(Frz.)*

Widrige Wärme in der Brust, mit fieberhaftem Schwäche-Gefühl auf derselben, bei Schnupfen und Nasen-Verstopfung. *(Frz.)*

Wärme in der Brust, Abends, mit Stock - Schnupfen und heissem Athem, den er beim Ein - und Ausathmen im Rachen fühlt; zuvor innerer Frost, ohne äussere Kälte. *(Frz.)*

295 Innere Wärme in der Brust; die andern Glieder deuchten ihm auch warm und waren auch nicht kalt anzufühlen. *(Hbg.)*

Brennen unterm Brustbeine, dann auch im Magen. *(Ng.)*

Brennen an der linken Brust, mehr äusserlich, nahe an der Achsel, ärger beim Reiben oder drauf Drücken. *(Ng.)*

Ein stechender Brenn - Schmerz unter der linken zweiten Rippe, durch Ausathmen und Bewegung verstärkt, in der Ruhe aber und beim Einathmen etwas nachlassend. *(Ahr.)*

Pochen in der rechten Brust, als wäre der Herzschlag daselbst, Abends, im Bett. *(Frz.)*

300 Herzklopfen. *(Frz.)*

An der rechten Brustwarze ein jückender Stich. *(Ng.)*

Kriechen über der linken weiblichen Brust. *(Ng.)*

Kleine Knötchen auf der Brust. *(Ng.)*

Kreuzschmerz beim zurück Biegen des Körpers.

305 Brenn - Schmerz auf einer kleinen Stelle über der linken Becken - Gegend, nach dem ersten Lendenwirbel hin. *(Hbg.)*

Reissen den ganzen Rückgrat hinab, in Ruhe und Bewegung. *(Ahr.)*

Reissen im linken Schulterblatte, im Sitzen. *(Lgh.)*

Ein Stich zwischen den Schulterblättern. (n. 2 St.) *(Ng.)*

Jückender Stich - Schmerz in der Mitte des Rückens, durch **Reiben** vergehend. *(Ahr.)*

310 Genick-Steifigkeit. *(Rkt.)*

Ziehend spannende Nacken-Steifheit, mit Zahnschmerz wechselnd. *(Stf.)*

Ziehend spannender Schmerz über den Nacken von beiden Schultern an, als wäre ein Band darüber geschnürt. *(Stf.)*

Klamm-Schmerz in den Genick-Muskeln, Abends, bei Bewegung derselben. *(Frz.)*
Wühlen in den innersten Halswirbeln, Nachts. *(Gr.)*
315 Wohllüstiges Jücken im Genicke, bis zum blutig Kratzen. *(Ng.)*
Hals wie geschwollen und steif, mit Schmerz in den Muskeln aus den Zähnen her. *(Stf.)*
Rother, geschwollener Streif an der linken Hals-Seite, 20 Tage lang. *(Ng.)*
Vor der Achselgrube ein Zwängen, als zöge man die Haut in die Höhe. *(Ng.)*
Im Achsel-Gelenke, Verrenkungs-Schmerz.
320 Verrenkungs-Schmerz im Achseln und Ellbogen-Gelenke mit vielem Gähnen.
Glucksen im Achsel-Gelenke, mit Schmerz beim Berühren, wie Blutschwär; er durfte nicht daran greifen.
Ein heftiger Riss äusserlich in der rechten Achsel, mit Jücken darnach. *(Ng.)*
Der Arm schmerzt wie lähmig von einem ungeheuren Schmerze, der plötzlich aus den Zähnen hinein fährt. *(Stf.)*
Schwäche des Armes.
325 Spann-Schmerz in den Arm- und Hand-Gelenken hie und da, weder durch Ruhe, noch durch Bewegung zu erregen oder zu mildern. *(Stf.)*
Anfallsweise Schmerz in den Arm-Gelenken.
Kranke, traurige Empfindung im Arme.
Ziehen und Reissen von der Schulter an durch den ganzen Arm.
Im Oberarme plötzliches Schwäche-Gefühl, dass er ihn sinken lassen muss, mit Ziehen im Zweikopf-Muskel. *(Frz.)*
330 Ziehend reissender Schmerz an der Inseite des Oberarmes. *(Ahr.)*
Plötzliches schmerzhaftes Zucken an der Aussenseite des rechten Oberarmes. *(Ahr.)*
Stiche im rechten Oberarme, nach der Achsel zu. *(Ahr.)*
Nach aussen bohrender Stich-Schmerz an der Inseite des rechten Oberarmes. *(Ahr.)*
Bohren im rechten Oberarm-Knochen, wie im Marke, oft stärker, oft schwächer, und bis in die Achsel gehend, durch Bewegung des Armes erleichtert, beim darauf Drücken vergehend, öfters aber wiederkehrend. *(Ng.)*

335 Wühlen im Oberarm-Knochen, in Absätzen, Nachts, im Bette, beim Liegen auf dieser Seite. *(Gr.)*

Nagender Schmerz am unteren Ende des Oberarm-Knochens, Nachts. *(Gr.)*

Brennen an der Unterfläche des rechten Oberarmes, gegen die Achsel zu, mit Gähnen. *(Ng.)*

Jücken am Oberarme, gleich über dem Ellbogen. *(Ng.)*

Das Ellbogen - Gelenk schmerzt wie verrenkt, mit vielem Gähnen.

340 Glucksen im Ellbogen-Gelenke, mit Schmerz, beim Berühren, wie Blutschwär.

Zwängen und Stechen am linken Ellbogen-Knorren, und vorher unter der linken Achselgrube. *(Ng.)*

In den Vorderarm-Muskeln, harter Druck, dicht am Hand-Gelenke, in jeder Lage. *(Lgh.)*

Strammender Schmerz unter dem Ellbogen, wie zu kurz, beim Ausstrecken des Armes.

Zwängen an der Inseite des rechten Vorderarmes, als wolle es die Haut in die Höhe ziehen, durch darauf Drücken nur eine Zeit lang beseitigt. *(Ng.)*

345 Reissen am untern Ende des Vorderarmes, wie im Speiche-Knochen, durch Nichts gemildert. *(Ahr.)*

Ziehender Stich-Schmerz auf dem Rücken des rechten Vorderarmes. *(Ahr.)*

Reissender Stich - Schmerz über der rechten Handwurzel, nach dem Vorderarme zu. *(Hl.)*

Heftig jückende Flechte an der Inseite des linken Vorderarmes. *(Ng.)*

Die Hände spannen, als wären sie geschwollen, wenn sie sie zur Faust ballen, oder ausstrecken will. *(Ng.)*

350 Streng ziehender Spann-Schmerz in den Knochen und Gelenken der rechten Hand, fast wie geschnürt und nach Verschwinden desselben, Hitze über die Hand. *(Stf.)*

Reissender Klamm - Schmerz in den Muskeln der rechten Hand, besonders im Daumen und Zeigefinger, in Ruhe und Bewegung. *(Lgh.)*

Reissend stechendes Kneipen in der linken Handfläche am Daumenballen, durch Nichts zu ändern. *(Ahr.)*

Reissen und Stechen am Daumenrande der linken Hand, so heftig als wollte es die Flechsen herausreissen. *(Ng.)*

Stiche in den rechten Handwurzel-Knochen, dann Schmerz,

Manganum.

als würde die Gelenk-Kapsel erweitert und die Knochen gepackt und herausgezogen. *(Whl.)*

355 Kitzelndes Jücken in der Handfläche, nach Kratzen ärger wiederkehrend und nur durch Belecken mit der Zunge dauernd gemildert, Abends. *(Frz.)*

Beim Finger-Ausspreizen, Spannen in der Haut des Ringfingers. *(Frz.)*

Oefters heftiger Klamm-Schmerz am hintern Gelenke des linken Ring- und Mittelfingers, als wollte es die Flechsen zusammenziehen. *(Ng.)*

Zuckender oder ziehender Schmerz im Zeigefinger, Abends.

Ziehendes Reissen im linken Mittelfinger. *(Hl.)*

360 Reissen am Rücken des linken Mittelfingers, als wollte es die Flechsen herausreissen. *(Ng.)*

Zuckendes Reissen hinter dem rechten Ringfinger, wie im Marke, nach dem Arme zu. *(Ng.)*

Schneiden im hintern Gliede des rechten Zeigefingers, mit Wärme-Gefühl darin. *(Frz.)*

Stechen im hintern Gelenke des Ring- und Mittelfingers, ärger beim darauf Drücken. *(Ng.)*

Lähmiger Schmerz, wie nach einem Schlage, im hintersten Gelenke des linken Zeigefingers, mehr in der Ruhe. *(Gr.)*

365 Plötzliches Kälte-Gefühl im weichen Theile der Spitze des linken Daumens. *(Stf.)*

Brennendes Jücken am äussern Rande des rechten Daumens, darauf nach Kratzen ein rother Fleck und später eine, bei Berührung beissend schmerzende Blase voll Feuchtigkeit, an der Stelle. *(Lgh.)*

Starkes Jücken an den Fingern, und nach Reiben durchsichtige Bläschen.

Tiefe, sehr schmerzende Schrunden in beiden Gelenk-Beugen des Daumens und der mittleren des Mittelfingers.

Von einem kleinen Ritze am hintern Gelenke des kleinen Fingers entsteht ein bösartiges Eiter-Geschwür mit blauem Umkreise und stechenden Schmerzen, vorzüglich **Nachts.**

370 Im Sitz-Knochen, anhaltender Stich-Schmerz beim Sitzen.

Links im Hinterbacken, nach dem After zu, ein klammartiges Ziehen, durch Ausstrecken des Oberschenkels, durch Stehen auf dem einen Beine und beim Niedersetzen vermehrt, beim heran Ziehen des Fusses aber und im Sitzen fast ganz vergehend, am ärgsten ist es beim Aufstehen vom Sitze, so dass er nicht gehen kann, wenn er nicht mit der Hand auf die schmerzhafte Stelle drückt. *(Frz.)*

Brenn - Schmerz auf einer Stelle des linken Gefässes, als wolle ein Eiter-Blüthchen da entstehen, am meisten beim Sitzen. *(Hbg.)*

Spannend schmerzende Knöthchen auf den Hinterbacken, die beim Drücken wie geschwürig wehthun. *(Ng.)*

Im Hüft - Gelenke rechter Seite, früh, lähmige Schwäche, mit Stichen beim Auftreten, das er hinken muss. *(Hl.)*

375 Zerschlagenheits-Schmerz der Muskeln am Gelenkkopfe des rechten Oberschenkels, besonders im Sitzen. *(Frz.)*

Brennende Wundheit in der rechten Schenkel-Beuge. *(Ng.)*

In den Untergliedern, Zucken aller Muskeln, bei der geringsten Bewegung. *(Frz.)*

Mattigkeit in den Ober- und Unterschenkeln, mit Schläfrigkeit. *(Ahr.)*

Spann-Gefühl im rechten Beine, beim Gehen im Freien, als wenn es steif wäre. *(Lgh.)*

380 Im Oberschenkel ein kneipendes Zwängen an der vordern Fläche, als wollte es die Haut in die Höhe ziehen, im Freien; die Stelle schmerzt noch lange. *(Ng.)*

Kneipender Stich-Schmerz an der Aussenseite des Oberschenkels, der im Sitzen verging, beim Gehen aber so zunahm, dass er still stehen musste. *(Tth.)*

Zuckend stechender Schmerz, Abends, oberhalb des Kniees, bis zum obern Theile des Oberschenkels.

Zucken der Muskeln an der Inseite der Oberschenkel, nach Gehen, was ihm eine Aengstlichkeit und ohnmachtartige Empfindung erzeugt, als wenn er zusammensinken sollte. *(Frz,)*

Zerschlagenheits-Schmerz, quer über die Oberschenkel.

385 Brennendes Jücken an der Inseite des linken Oberschenkels; nach Kratzen, Wundheits-Gefühl und beim Betasten, Zerschlagenheits-Schmerz. *(Ng.)*

Blüthchen an den Oberschenkeln, die sich an der Spitze mit Schorfe bedecken, früh und Abends brennend jücken, und nach Reiben wie wund und geschwürig schmerzen.

Die Kniee sind unstät, und zittern, Abends, im Gehen. *(Frz.)*

Reissen um das Knie, eine Hand breit über und unter demselben, an der äussern Fläche. *(Ng.)*

Stechen in der Knie-Beuge, beim Gehen und Sitzen. *(n. 17 T.)*

390 Jücken an den Knieen, Abends.
Jücken in der Kniekehle, das ihm die Nacht-Ruhe raubte.
Im Unterschenkel linker Seite, harter Druck in den Muskeln,
  nahe am Fuss-Gelenke. *(Lgh.)*
Arges Greifen und Packen in der linken Wade, und von der
  Knie-Beuge bis zum äusseren Fussknöchel. *(Ng.)*
Reissen und Jücken an der Aussenseite der linken Wade.
  (Ng.)
395 Reissen in der rechten Wade, mit Brennen äusserlich.
  (Ng.)
Reissender Stich in der linken Wade, im Sitzen. *(Hl.)*
Ziehendes Reissen auf dem rechten Schienbeine, im Sitzen,
  durch Aufstehen ganz vergehend. *(Ahr.)*
Ziehen und Wundheits-Schmerz im linken Schienbeine, als
  wäre es entzwei, im Stehen; im Sitzen vergehend. *(Frz)*
Schründendes Gefühl am rechten Schienbeine, als wäre es
  zerschlagen. *(Frz)*
400 Erstarrung und Kälte des rechten Unterschenkels, beson-
  ders der Wade, und Gefühl darin beim Sitzen, wie Schrün-
  den, was beim Aufstehn vom Sitze vergeht, Abends. *(Frz.)*
Sonderbar laulichte Empfindung am linken Unterschenkel,
  vom Knie bis zum Fuss-Gelenke. *(Hbg.)*
Jücken am Schienbeine.
Füsse so schwer, dass sie sie kaum erheben kann. *(Ng.)*
Kriebelndes Einschlafen des rechten Fusses im Stehen. *(Ng.)*
405 Ziehen auf dem linken Fussrücken, am Gelenke, bei Be-
  wegung vergehend. *(Frz)*
Anhaltendes Kitzeln in der Höhlung der rechten Sohle. *(Hl.)*
Stete Kälte und Kälte-Gefühl der Füsse, vorzüglich beim
  Gehen; im Sitzen vergeht die Kälte, erneuert sich aber
  im Gehen wieder.
Entzündung und Geschwulst der beiden Knöchel des linken
  Fusses, mit Stechen im Unterschenkel herauf vom äussern
  Knöchel an, zuweilen für sich, stets aber beim Gehen.
Wundheit mit Jücken zwischen den zwei letzten **Zehen** des
  rechten Fusses, zehn Tage lang. *(Ng.)*
410 An mehreren Theilen des Körpers, ein zwickendes **Stechen**,
  besonders im Innern der Oberschenkel. *(Hl.)*
Die meisten Stiche vom Braunstein sind stumpf. *(Whl.)*
Glucksen und Quellen in verschiednen Muskeln. *(Hl.)*
Ziehende, zuckende, reissende Stiche an verschiednen Thei-
len.

Ziehend spannende Schmerzen, wie von einem festgeschnürten Bande, an mehreren Stellen. *(Stf.)*
415 Spannendes oder klammartiges Ziehen und Reissen an verschiedenen Theilen.
Nächtliche in den Knochen wühlende Schmerzen. *(Gr.)*
Die meisten Beschwerden erscheinen Nachts. *(Gr.)*
Die meisten Beschwerden verschlimmern sich beim Bücken. *(Frz.)*
Die im Zimmer entstandenen Beschwerden bessern sich im Freien. *(Frz.)*
420 Viele Beschwerden entstehen im Freien und bessern sich im Zimmer. *(Frz.)*
Jücken, das durch Kratzen vergeht, an verschiedenen Körper-Stellen. *(Ng.)*
Arges Jücken, mit Brennen und kleinen Bläschen oder tief sitzenden Knöthchen nach Kratzen an der Achsel, den Armen und Waden, zuweilen mit rosenrother, beim Drucke weiss werdender Haut umher. *(Ng.)*
Beissendes Jücken am ganzen Körper, nur nach Erhitzung und Schweisse.
Arges Brennen über die ganze Haut, Abends, beim Aufstehn aus dem Bette; nach wiéder Niederlegen vergehend.
425 Jählinge Erschütterung durch den Körper, früh, wie Schreck.
Alle Theile des Körpers schmerzen bei der geringsten Berührung, wie unterköthig, doch nur bei Fieber-Wärme der Brust und auf den Backen. *(Frz.)*
Kopf, Hände und Füsse dünken ihr geschwollen und grösser geworden, nach Gehen im Freien. *(Ng.)*
Uebelbehagen im ganzen Körper, besonders im Magen, mit Verdriesslichkeit. *(Ahr.)*
Mattigkeit in allen Gelenken, die ihm wie ausgedehnt scheinen, mit Zittern in den Gliedern und zittrigem Gefühle in den Knie- und Arm-Gelenken, unter Aengstlichkeit, als wenn es aus mit ihm wäre. *(Frz.)*
430 Grosse Müdigkeit, Abends, 8 Uhr, dass er sich nur mit Mühe wach erhalten kann, zwei Abende nach einander. *(Hl.)*
Viel Neigung zum Dehnen, den ganzen Tag.
Oefteres Gähnen, obgleich sie gut ausgeschlafen hat. *(Ng.)*
Viel Gähnen.
Er träumt gleich, wenn er einschläft. *(Tth.)*

435 Lebhafte Träume in schnellen Abwechslungen der Gegenstände, bei öfterem Erwachen mit vollem Bewusstseyn des Geträumten, dessen er früh sich nur noch dunkel erinnerte. (*Frz.*)

Um Mitternacht wurde er halb wach und konnte vor ängstlicher peinlicher Unruhe ohne besondere Gedanken erst gegen Morgen wieder völlig einschlafen; dabei Umherwerfen im Bette. (*Hl.*)

Verwirrte, ängstliche, lebhafte Träume die ganze Nacht. (*Frz.*)

Fester Schlaf mit ängstlichen Träumen von Lebens-Gefahr. (*Tth.*)

Unruhiger Schlaf, mit schweren Träumen und Ermattung beim Erwachen.

440 Aengstlicher, fürchterlicher, lebhafter Traum. (*Lgh.*)

Lebhafte, ängstliche Träume, als geschähe Alles im Wachen; in allen Stücken erinnerlich; beim Erwachen war er kräftig.

Nach Mitternacht um 3 Uhr glaubte er wachend und bei seinem Arzte zu seyn, wie im lebhaftesten Bewusstseyn und wusste sich dann aller Worte des Gespräches zu erinnern, als wäre Alles im Wachen vorgefallen.

Lebhafte, verwirrte Träume, die ganze Nacht, von immer andern Gegenständen. (*Rkt.*)

Lebhafter Traum von Etwas, das den andern Tag wirklich geschah. (*Lgh.*)

445 Lebhafter Traum von einer Versöhnung. (*Lgh.*)

Aergerliche Träume.

In den Träumen, Nachts, liegt er stets auf dem Rücken, obgleich er sonst immer bloss auf der rechten Seite zu liegen gewohnt war.

Traum lustigen Inhaltes (*Ng.*)

Erwachen früh, 4 Uhr, mit Kneipen und Umgehn im Bauche und weichem Stuhle darauf. (*Ng.*)

450 Nachts, 1 Uhr, erwacht sie unter heftigem Klemmen und Greifen über dem Schambeine, mit Eiskälte am ganzen Rumpfe, dem Kopfe und den Armen, und heftigem kaltem Schweisse, bei grosser innerer Hitze, Trockenheits-Gefühl der feuchten Zunge, warmen Untergliedern, grosser Bangigkeit und Unruhe, dass sie sich von einer Seite stets auf die andere wirft, mit Unerträglichkeit der Entblössung; nach $\frac{1}{4}$ Stunde, Neigung zum Aufstossen, ohne es zu kön-

nen, dann leeres Aufstossen und kleine Winde-Abgänge ohne Erleichterung, Durst, Wasseraufsteigen im Schlunde, mit Uebelkeit und Gesichts-Blässe, warmer Schweiss an den Untergliedern und grosse Ermattung in den Füssen, Neigung zu Stuhl, Härte und Empfindlichkeit des Unterbauches beim Reiben; dann, nachdem der Zufall und die Schmerzen, die sie schon lange zuvor im Schlafe gefühlt, durch Ipecacuanha gestillt worden, fester Schlaf; früh, beim Erwachen, Schwere des Kopfes und Eintritt der Regel mit dickem, schwarzem Blute. (d. 4. T.) *(Ng.)*

Frostig den ganzen Tag, sobald sie aus dem Zimmer ins Freie kommt. *(Ng.)*

Frost, mit Gänsehaut, früh nach dem Aufstehen, ¼ Stunde lang, und Abends, 7 Uhr, 2 Stunden lang, worauf um 9 Uhr Durst folgt. (d. 3. T.) *(Ng.)*

Frost, alle Abende.

Schüttel-Frost, früh, mit kalten Händen und Füssen. *(Frz.)*

455 Schüttel-Frost und Kälte, beim Gehen in freier, nicht kalter Luft; beim stark Gehen minderte sich der Frost, doch blieb die Kälte an Händen und Füssen, die erst im Zimmer warm wurden.

Kalte Hände und Füsse, selbst noch in der Stube, doch ohne Frost. (n. 36 St.)

Schüttel-Frost, Abends spät, mit Kälte der Füsse, im rechten Beine bis ans Knie, ohne Durst und ohne Hitze darauf.

Schüttel-Frost, Abends, im Freien und in der Stube, mit Kälte mehr der Füsse, als der Hände, dass er sie nicht erwärmen konnte, mit drückend stechendem Schmerze im Vorderhaupte, der auch im Zimmer, wo der Frost aufhörte, nicht nachliess, (n. 60 St.)

Schauder über den Rücken, mit Stichen im Kopfe. *(Frz.)*

460 Schauder über den ganzen Körper. *(Whl.)*

Arge Hitze im Kopfe, mit einigem Froste am übrigen Körper.

Plötzlich fliegende Hitze und Röthe des Gesichtes, vorzüglich beim Stehen, ohne Durst. *(Lgh.)*

Plötzliche Hitze am ganzen Rücken, im Sitzen, und bald drauf Schweiss-Ausdünstung, bei sehr engen Pupillen. *(Stf.)*

Unregelmässiger, kaum fühlbarer Puls, bald schneller, bald langsamer. *(Ahr.)*

465 Aengstlichkeit mit kurzem Athem und starkem Schweisse über und über. *(Ahr.)*

Schweiss, beim Erwachen aus dem Schlafe, bloss am Halse. *(Lgh.)*
Nachts, Schweiss, beim Erwachen, über und über. (n. 24 St.) *(Lgh.)*
Nacht-Schweiss am ganzen Körper, beim Erwachen, der zum Kratzen nöthigte. (n. 66 St.) *(Lgh.)*
Nacht-Schweiss an den Unterschenkeln, besonders an den Füssen, beim Erwachen. *(Lgh.)*

Mezereum, *Daphne Mezereum*, Kellerhals.

Im zeitigen Frühling wird die Rinde dieses im Aufblühn begriffenen Strauches gesammelt. Anfänglich presste man den Saft der frischen grünen Rinde aus, um ihn mit gleichen Theilen Weingeist vermischt aufzubewahren und zu den homöopathischen Dynamisationen durch Schütteln anzuwenden. Dieser Saft macht, wenn er die Haut berührt, ein langdauerndes, sehr schmerzhaftes Brennen. Besser ist es, da die Arzneikraft dieser Rinde nicht in flüchtigen Theilen besteht, sie zu trocknen und gepülvert mit 100 Theilen Milchzucker auf die Art zu reiben und zu dynamisiren, wie andre trockne Arznei-Substanzen, nach der Anleitung zu Ende des ersten Theiles dieses Buchs.

Herr Medicinalrath und Ritter, Dr. Stapf hat im zweiten Hefte des vierten Bandes des Archivs, eine gedrängte Uebersicht der Haupt-Eigenschaften dieser höchst kräftigen Arznei-Substanz geliefert.

Bisher erwies sich diese Arznei dienlich in Krankheiten, in denen auch folgende Beschwerden zugegen waren:

Nässend jückender Ausschlag auf dem Kopf und hinter den Ohren; Augen-Entzündung; Langjähriger Weissfluss; Verkürzug des Beines; Nächtliches Jücken am Körper.

Die Namens-Verkürzungen meiner Mit-Beobachter sind: *Frz.*, *Dr. Franz*; *C.*, *Dr. Caspari*; *Gff.*, *Dr. Aug, Freiherr v. Gersdorff*; *Gr.*, *Dr. Gross*; *Htb.*, *Dr. Hartlaub*; *Rkt.*, *Th. Rückert*; *Schk.*, *Dr. Schönke*; *Tth.*, *Dr. Teuthorn*; und *H.* und *W.* zwei stud. Med. in Leipzig.

Mezereum.

Sehr traurig, jede Kleinigkeit ergriff ihn unangenehm; für die ganze Welt abgestumpft, hat für Nichts Sinn, Unlust zur Arbeit.

Hypochondrisch und wehmüthig, hat er an Nichts Gefallen, es schien ihm Alles wie abgestorben, und es machte Nichts einen lebhaften Eindruck auf ihn. *(Frz.)*

Vierzehntägiges Weinen.

Bangigkeit in der Herzgrube, wie von unangenehmer Erwartung. *(C.)*

5 Aengstlichkeit, Abends, mit Zittern der Glieder und am ganzen Körper.

Grosse Angst, mit argem Herzklopfen, Mittags, vor dem Essen; sie musste sich legen, und konnte nicht aufdauern.

Keine Ruhe, wenn er einsam ist, er will in Gesellschaft seyn. *(H.)*

Still vor sich hin, des Lebens überdrüssig und Sehnsucht nach dem Tode.

Er sieht immer vor sich hin mit mürrischem Gesichte und ist sehr ärgerlich. *(Tth.)*

10 Es fällt ihm Nichts, als unangenehme, verdriessliche Gedanken ein.

Empfindliche, verdriessliche Stimmung. *(Gff.)*

Er sieht höchst verdriesslich, blass, elend und abgefallen aus. *(Gr.)*

Anhaltend verdriesslich und ärgerlich. *(Gr.)*

Aufgelegt, Andern Vorwürfe zu machen. *(Htb.)*

15 Zum Zanken aufgelegt. *(C.)*

Heftiges Zorn-Aufbrausen über Kleinigkeiten, was ihn bald reut. *(Gr.)*

Es wird ihm schwer, einen Entschluss zu fassen. *(H.)*

Sehr zerstreut, konnte er nicht lange auf einem Gegenstande verweilen; die Gedanken rissen ihn mit sich fort.

Während sie mit Jemand spricht, vergehen ihr die Gedanken. *(Gr.)*

20 Er kann sich auf das kurz vorher Vernommene nicht besinnen; jede Zwischenrede Anderer stört und verwirrt seine Gedanken. *(Gr.)*

Er arbeitet nicht mit der gehörigen Geistes-Freiheit, die Gedanken vergehn ihm, und er muss sich sehr sammeln, um nicht auf andere Gedanken zu kommen. *(C.)*

Er kann Nichts gehörig fassen, über Nichts nachdenken, nicht einmal Gedächtniss-Sachen wiederholen; es schwinden ihm die Gedanken, so oft er zu denken anfängt, und es tritt eine Düsterheit mit Drücken im Vorderhaupte ein. *(Frz.)*

Gedankenlos sah er stundenlang durchs Fenster, ohne zu wissen, was er sehe, und ohne dabei Etwas zu denken. *(H. — Tth.)*

Das Denken wird ihm schwer; beim Lesen oder Hören empfindet er kein Mit-Gefühl; was ihm begegnet, rührt ihn weniger, als sonst; geistige Abstumpfung. *(H.)*

25 Dumm im Kopfe, dass er oft nicht wusste, was er wollte. *(Htb.)*

Dumm, duselig, drehend im Kopfe, dass er nicht weiss, was er macht. *(Schk.)*

Dumm und schwer im Kopfe. *(W.)*

Dumm im Kopfe, das Lesen wird ihm schwer und er muss Manches wiederholt lesen, um es zu verstehen. *(Htb.)*

Dumm, berauscht und übernächtig im Kopfe, wie nach übermässigen Pollutionen. *(Htb.)*

30 Sehr berauscht, spricht er ohne Ueberlegung; doch gut gelaunt dabei und überaus lustig. (d. 1. T.) *(Htb.)*

Eingenommenheit des Kopfes; freier nach dem Essen. *(H.)*

Eingenommenheit des Vorder- und Hinterhauptes, Abends, wie eine dumpfe Betäubung. *(Gff.)*

Eingenommenheit des Kopfes, den ganzen Tag, mit Pressen in den Schläfen. *(Rkt.)*

Wüstheit und Gefühl von Druck im ganzen Kopfe, besonders über den Augen. *(Rkt.)*

35 Taumelig mit verengter Pupille. *(C.)*

Schwindelichte Eingenommenheit des Kopfes, mit schwerem Nachdenken. *(Gff.)*

Schwindel. *(Lange, domest. Brunvic.)*

Schwindel, er will auf die linke Seite fallen. *(W.)*

Schwindel mit Flimmern vor den Augen, er konnte nicht recht gehen.

40 Ohnmachtartiger Schwindel.

Kopfschmerz nach Bewegen und vielem Sprechen, besonders in den Schläfen und zu beiden Seiten des Wirbels. (*W.*)

Kopfweh im Genicke, das sich nach der Stirn zieht.

Dumpfes Kopfweh auf dem linken Scheitelbeine, durch Druck besser, beim Nachlasse aber verstärkt. (*C.*)

Schmerz im rechten Stirnhügel, mehrere Stunden. (*Schk.*)

45 Kopfweh von der Nasenwurzel bis in die Stirn, als wenn Alles entzwei gehen sollte, mit Schmerz der Schläfe bei Berührung, unter starker Hitze und Schweiss am Kopfe, bei Frost und Kälte des übrigen Körpers, früh.

Kopfweh, das sich durch tief Bücken mindert.

Kopfschmerzen, die sich im Freien mehren. (*Tth.*)

Kopfschmerz, den ganzen Nachmittag, bei schneller Bewegung des Kopfes, als würde das Gehirn erschüttert. (*Rkt.*)

Betäubender, drückender Schmerz durch die rechte Gehirnhälfte, vom Hinterhaupte nach der Stirn hin. (*H.*)

50 Kopfweh dicht unter der Hirnschale, als würde das Gehirn scharf an die Knochen angedrückt. (*W.*)

Drücken in der Stirn, früh, als wenn das Gehirn dadurch zu hart würde, mit Unbesinnlichkeit. (*Frz.*)

Drückender Kopfschmerz, sehr empfindlich, als wenn Alles zur Stirn heraus drängte. (n. 8 St.) (*W.*)

Drücken und Pressen unterm Stirnbeine, bis in die Nasenknochen. (*W.*)

Druck-Schmerz auf dem rechten Stirnhügel. (*Htn.*)

55 Druck-Schmerz unter dem linken Scheitelbeine. (*Htb.*)

Drückendes Kopfweh mit öfterem Frostschaudern. (*Rkt.*)

Druck-Schmerz, quer durch das Vorderhaupt. (*W.*)

Druck-Schmerz im Hinterhaupte, besonders beim Eintritt in das Zimmer aus dem Freien. (*W.*)

Druck-Schmerz im Hinterhaupte und im Genicke, bei Bewegung des Kopfes. (*Gff.*)

60 **Drückender, nach aussen pressender Schmerz in der linken Schläfe.** (*Htn.—W.*)

Empfindlicher Druck an der linken Schläfe, als würde sie in den Kopf hineingedrückt, bis über die Augenhöhlen; im Sitzen, beim Lesen; durch Bewegung gemildert scheinend. (*Htb.*)

Dumpfes Drücken nach aussen in der linken Seite des Hinterhauptes, Abends. *(Htb.)*

Scharfer Druck-Schmerz und Spannen am linken Hinterhaupte. *(Gff.)*

Heftiges auseinander Pressen im ganzen Vorderkopfe, allmählig entstehend und vergehend. *(Htn.)*

65 Schwerheits-Gefühl im ganzen Hinterhaupte. *(H.)*

Klemmendes Gefühl in den Schläfen und der Stirn, mit Druck auf die Augen und Kinnbacken, wie vor einem heftigen Schnupfen. *(Gff.)*

Zusammenklemmen in den Schläfen von beiden Seiten her, nach einer starken Bewegung; dabei vergisst er das Wort im Munde und kann nur mit Mühe die Gedanken sammeln. *(Gff.)*

Zusammenklemmender, kneipender, anhaltender Kopfschmerz von der Schläfe bis in die Stirn und Nase. *(Tth.)*

Reissen vorn in der Stirn, mit zuckenden Stichen. *(Gff.)*

70 Reissend stechendes Kopfweh im linken Stirnhügel. *(Gff.)*

Ein drückendes Reissen in der Stirn. *(Gff.)*

Stechender Kopfschmerz im Wirbel und der Stirn.

Stich-Schmerz in der linken Gehirnhälfte. *(W.)*

Ein langer stumpfer Stich, links über der Stirn, früh im Bette. *(Gff.)*

75 Anhaltender, sehr spitzer Stich neben dem Wirbel. *(Gff.)*

Ein drückender Wundheits-Schmerz im Hinterhaupte. *(Gff.)*

Ein drückend wühlender Kopfschmerz mitten im Vorderhaupte, oberflächlich. (d. 1. T.) *(Htb.)*

Ein drückendes Klopfen in der Stirn.

Ein reissendes Klopfen auf einer Stelle des Hinterhauptes über dem Genicke. *(Gff.)*

80 Pochen und Drücken hinter dem rechten Ohre, ausartend in den heftigsten Schmerz im ganzen Kopfe, der Stirn, der Nase und den Zähnen, bei der geringsten Bewegung des Kopfes verschlimmert, mehre Stunden.

Knochenschmerz der Schädel-Knochen, durch Befühlen am meisten verschlimmert.

Bollheits-Gefühl auf dem Kopfe. *(W.)*

Die Kopfhaut schmerzt beim darauf Fühlen, zu beiden Seiten des Wirbels. *(H.)*

Bei Befühlen thun die Haare wie wund weh. *(Gff.)*

85 Die Haare scheinen sehr zum Sträuben geneigt. *(C.)*

Heisser Haarkopf; er muss kratzen. *(H.)*

Mezereum.

Fein stechendes Jücken auf dem Kopfe, das durch Kratzen vergeht. *(Htb.)*
Jücken auf dem Scheitel und Hinterkopfe, zum Kratzen reizend. *(Htb.)*
Arges Beissen auf dem Kopfe, wie von Läusen, durch Kratzen nur kurz getilgt und immer wo anders wiederkehrend, Abends. *(Gr.)*
90 Jücken auf dem Kopfe und am ganzen Leibe, wie von Ungeziefer, nach Kratzen bald anderswo wiederkehrend. *(Gr.)*
Trockne Grinder auf dem Haarkopfe. *(Htb.)*
Die Kopfhaut-Schuppen sind weisser, einfacher und trockner, als sonst. *(Htb.)*
Die Augen schmerzen Abends unterm Lesen bei Lichte; er konnte auch nicht mehr so hell sehen. *(Htb.)*
Druck auf den Augäpfeln und Hitze in den Augen. *(H.)*
95 **Druck-Schmerz um das linke Auge herum.** *(C. W.)*
Drücken in den Augen, als wären die Aepfel zu gross, er muss oft blinzeln. *(W.)*
Drücken und Reissen auf und in den Augen, besonders den Augenhöhlen. *(Gff.)*
Jücken am untern Augenlid-Rande. *(W.)*
Beissen in den Augenwinkeln, besonders den innern. *(Gff.)*
100 Brennend brickelnde Stiche am Rande der untern Augenlider. *(Gr.)*
Die Augen fallen ihm beim Schreiben mehrmals zu. *(C.)*
Lästiges Muskel-Zucken auf dem linken obern Augenlide, acht Wochen lang. *(Gff.)*
Pupille verengert.
Erweiterte Pupille. (n. 1 St.) *(Tth.)*
105 Weitsichtigkeit.
Kurzsichtiger, als sonst. *(H.)*
Feuerfunken vor den Augen.
Ohrenzwängen und schmerzhaftes Ziehen, im linken Ohre. *(Gff. — W.)*
Reissen tief im Innern des linken Ohres. *(Gff.)*
110 Jückender Stich im Innern des rechten Ohres. *(Gff.)*
Jücken im rechten Ohre, wogegen Reiben wohl thut. *(W.)*
Verstopftheits-Gefühl des linken Ohres, doch hört er gut. *(C.)*
Schwerhörigkeit.
Klingen der Ohren, bei grosser Schläfrigkeit. *(Htb.)*

115 Lautes Klingen im linken Ohre, früh, nach dem Anziehen. (n. 22 St.) *(C.)*

Spannen hinter dem linken Ohre, mit Reissen, in abwechselnden Rücken. *(Gff.)*

Die Nase ist innerlich rauh und wund.

Geruchs-Verminderung bei fast steter Trockenheit der Nase. *(W. u. Htb.)*

Gesichts-Blässe, abgefallen, elendes Ansehen. *(Gr.)*

120 Starkes, häufiges, lästiges Muskelzucken auf der Mitte der rechten Wange, 8 Wochen lang. *(Gff.)*

Stumpfer Klamm-Schmerz und Reissen auf dem rechten Backen-Knochen. *(Gff)*

Ziehen vom rechten Warzenfortsatze, tief im Unterkiefer herab, bis in die Zähne. *(Gr.)*

Blutschwäre im Gesichte.

An der Oberlippe heisses Brenn-Gefühl, *(W.)*

125 Wundheits-Schmerz und entzündliche Röthe am Rothen der Unterlippe, mit Brennen bei Berührung, durch Benetzen mit Speichel, oder beim Trinken, nachlassend: Abends ärger; 2 Tage lang. *(Gr.)*

Brennen in der Unterlippe am Rothen, besonders beim Schliessen des Mundes, als wollte sie aufspringen, meist nur Abends, oder dann doch ärger. *(Gr.)*

Dicke, dürre, rissige, sich abschälende Unterlippe. *(H.)*

Brennen im rechten Mundwinkel, Abends, als wäre die Haut los. *(Frz.)*

Geschwulst an der Oberlippe, unter dem linken Nasenloche, mit Brenn-Schmerz.

130 Ausschlag an beiden Lippen, ausser dem Rothen, mit argem Fliess-Schnupfen.

Kleine weisse Bläschen, wie Geschwüre, am innern Mundwinkel und der rechten Wange, ohne Schmerz. *(W.)*

Geschwür an der Oberlippe, das sich nach der Nase zu ausbreitete, *(Russel, in med. Bemerk. Bd. 3.)*

In den Unterkiefer-Drüsen, stechender Schmerz.

Zahnweh, ziehend, brennend und stechend in einem obern Backzahne, der seit dem Einnehmen auffallend schnell hohl geworden, den ganzen Tag, besonders Abends, viele Wochen hindurch, *(Gff.)*

135 Zahnweh einfachen, fixen Schmerzes in einem hohlen Backzahne. *(Htb.)*

Schmerz im hintersten Backzahne des linken Unterkiefers, als sollte er herausgehoben werden. *(W.)*

Drückend stechender Schmerz in den linken obern Backzähnen. *(W.)*

Scharfe Stiche in den Wurzeln der rechten und linken untern Schneidezähne. *(Gff.)*

Reissendes Zucken vom rechten obern, hohlen Backzahne in die Schläfe hinein. *(Gff.)*

140 Schmerzliches Zucken in den obern Schneide-Zähnen. *(Gff.)*

Bohren und Stechen in diesem oder jenem Zahne, doch mehr der rechten Seite, zuweilen in schmerzhaftes Stechen im rechten Backen-Knochen verwandelt; dabei der Kopf auf der rechten Seite so angegriffen, dass sogar die Berührung der Haare schmerzt, mit Unruhe, höchster Verdriesslichkeit und Widerwillen gegen Alles. *(Rkt.)*

Heftiges Schneiden in den hohlen Zähnen, wie Wundheit, früh, im Halbschlafe; auch nach dem Erwachen noch Schmerz der Zähne, besonders beim Beissen; die Nacht drauf ebenso wiederkehrend und aus dem Schlafe weckend, (dagegen Nux v. dienlich.) *(Htb.)*

Stumpfheits-Gefühl in den Zähnen. *(Htb.)*

Stumpfheit der Zähne, wie von Säuren, Nachts. *(H.)*

145 Zähne linker Seite wie zu lang. *(H.)*

Uebelriechender Schleim an den Zähnen. *(H.)*

Im Munde heftiges Brennen. *(Hoffmann, Ephem. Nat. Cur. Cent. 5. 6.)*

Brennen auf der Zunge, bis in den Magen. (Acta Helvet. 3.)

Brennen im Munde bis in den Magen. *(Schk.)*

150 Viel Speichel immer im Munde, und stetes Ausspucken wässrichter Feuchtigkeit. *(H.)*

Hitz-Gefühl und trockne Rauhheit vorn auf der Zunge. *(C.)*

Fein stechender Schmerz auf der Zunge. (n. $\frac{1}{2}$ St.)

Beissen hinten an der Zunge. *(Gff.)*

Pfeffer-Geschmack auf der Zunge.

155 Schnupfen-Geschmack auf der Zunge.

Gefühl auf der Zunge, vorn, bei Bewegung, als wäre sie weich, wie Butter. *(Frz.)*

Sprache schwierig und weniger geläufig, bald, als fehlte der Athem, oder der Speichel, bald, als sey die Zunge zu dick. *(H.)*

Weissgelb belegte Zunge. *(Gff.)*

Weisslich belegte Zunge. (*C.*)
160 Brennend schmerzende Bläschen auf der Zunge und dem Zahnfleische.
Halsweh beim Schlucken, wie Drücken von einem Pflocke. (*W.*)
Drückendes Halsweh, mehr ausser, als beim Schlingen.
Heftiger Druck-Schmerz hinten am Schlunde, ausser dem Schlucken, zuweilen bloss auf einer Seite. (*Gff.*)
Druck-Schmerz im Halse, beim Schlucken, als wäre der Gaumen-Knochen entzwei. (*W.*)
165 Druck-Schmerz im Schlunde, sobald er nur einen Bissen schluckt, und plötzliches Aufschaudern wie aus der Herzgrube, mit Ekel und Erschütterung des Kopfes und der Brust. (*C.*)
Spann-Schmerz beim leeren Schlingen, wie von einem bösen Halse, an der linken Seite des Schlundes. (*C.*)
Zusammenschnürung und Verengerung des Schlundkopfes.
Schlund wie verengert; der Bissen drückt beim hinabschlucken. (*Gff.*)
Zusammenschnürungs-Gefühl im Schlunde, mit Kriebeln, am Essen nicht hindernd. (*Gff.*)
170 Leises Ziehen und Kitzeln hinten im Rachen und Schlunde. (*Gff.*)
Kratziges Beissen hinten im Rachen und Schlunde, wie bei starkem Schnupfen, durch leeres Schlingen ärger. (*Gff.*)
Kratzen und Brennen im Gaumen und Rachen. (*Htm.*)
Scharrig im Rachen und zäher Schleim daran, den er durch Räuspern lösen muss, dabei Brennen im Schlunde. (*Htb.*)
Rauheit im Rachen. (auch nach 24 St.)
175 Wie wund im Rachen, beim Zutritt der freien Luft. (*Frz.*)
Wund und rauh im Rachen und am Gaumen.
Wund und roh, hinten im Halse, schon beim Einathmen, doch am meisten beim Schlingen fühlbar.
Anhaltendes Brennen im Schlunde und der Speiseröhre. (sogleich.) (*Htb.*)
Brennen im Schlunde und Halse. (*Schk.*)
180 Brennen im Halse. (*C.*)
Brennen im Rachen, als hätte er Pfeffer verschluckt. (*W.*)
Heftiges Brennen im Schlunde. (*Hoffmann.*)

Kühlendes Brennen im Halse und auf der Zunge, bis in den Magen, wie von Pfeffermünz-Kügelchen. *(Schk.)*
Entzündung des Schlundes. (Gazette salutaire. 1761. Dec.)
185 Feuriger Geschmack im Munde, nach jedem Essen, mehrere Tage. *(Rkt.)*
Süsslichsalziger Mund-Geschmack, besonders nach einiger Körper-Erhitzung. *(Gff.)*
Fader, säuerlicher Mund-Geschmack, bei richtigem Geschmack der Speisen. *(Tth.)*
Widerlicher Geschmack, nur in hohlen Zähnen (hinten im Rachen?) mit gleichem Geruche in der Nase. *(H.)*
Sehr bitterer Geschmack und Wasser-Zusammenlaufen im Munde, welches das kratzige Brennen mindert. *(Htn.)*
190 Bitter-Geschmack im Munde und Uebelkeit den ganzen Tag.
Bier schmeckt bitter; er bricht es weg, aber Wasser nicht.
Taback schmeckt wie Stroh. *(Htb.)*
Beim Essen schmeckt gleich der erste Bissen nicht; Fleisch, wovor es ihm ekelte, wollte er gar nicht.
Widerwille gegen Fleisch.
195 Appetitlosigkeit, wie von zu vielem Schleim im Halse.
Starker Hunger und Appetit, Mittags und Abends. *(Gr.)*
Ohne wahren Appetit und Hunger, doch fortwährend Begierde zu essen und Etwas in den Magen zu bringen, damit er nicht so weh thue. *(H.)*
Gefühl wie von zu langem Hunger; der Magen hängt herab. *(H.)*
Starkes, in Absätzen wiederkehrendes Hunger-Gefühl, mit Wasser-Zusammenlaufen im Munde. (sogleich.) *(C.)*
200 Durstlosigkeit, sogleich, den Tag darauf aber grosse Trink-Lust, ohne Mund-Trockenheit oder eigentlichen heftigen Durst.
Aufstossen, öfters, leer und ohne Geschmack. *(Gff. Htn. Rkt.)*
Aufstossen von Luft und scharfer Feuchtigkeit. *(Schk.)*
Aufstossen leerer Luft, mit Brennen und Angstschweiss. *(H.)*
Aufstossen vom Trinken kalten Wassers. *(Gff.)*
205 Aufstossen in zwei Absätzen, erst ein Stoss, dann rülpsendes Luft-Herauspressen. *(H.)*
Aufschwulken der genossenen Speissen und Getränke mit reinem Geschmacke. *(H.)*
Uebelkeit. *(Gr., Gff., Htb., Home,* clin. exper. S. 466.)
Oeftere Uebelkeit, Nachmittags.

Uebelkeit mit Magenschmerz, wie von Ueberfüllung. *(C.)*

210 Brech-Uebelkeit mit Schütteln und Schaudern am ganzen Körper und Wasser-Zusammenlaufen im Munde, dass er nicht genug ausspucken kann. *(Schk.)*

Heftige Brech-Uebelkeit, beim Spazieren, mit brennender Hitze an der Stirn. *(C.)*

Brech - Uebelkeit, Nachmittags, die durch Essen vergeht. *(W.)*

Grosse Brecherlichkeit, mit Heben zum Erbrechen und Wasser-Aufsteigen aus dem Magen in den Mund; durch Bewegung gemindert. *(Schk.)*

Erbrechen heftiger Art. *(Gmelin, Pflanzen-Gifte, S. 362.)*

215 Ungeheures Erbrechen, täglich, 6 Wochen lang. *(Wedel, Min. Nat. Cur. Dec. II. ann. 2. S. 140.)*

Leichtes Erbrechen eines grünen, bittern Schleimes, mit grosser Dämischkeit im Kopfe, und hämmerndem Schmerze im rechten Stirnhügel, der mehrere Stunden dauert. *(Schk.)*

Blutiges (tödtliches) Erbrechen. *(Linnaeus, flor. Suec. S. 181.)*

Magen-Drücken nach dem Essen, wie von Vollheit.

Magenschmerz, mit Gefühl, als wenn die Arterien an die Bauchmuskeln anklopften, bis in die Herz-Gegend herauf. *(C.)*

220 Druck in der Magen-Gegend. *(Rkt. v. Gff.)*

Druck im Magen, nach dem Essen, und lange darnach noch Gefühl wie von unverdauten Speisen darin. *(H.)*

Druck in der Herzgrube, Abends, anfallsweise verstärkt. *(v. Gff.)*

Zerrender Spann-Schmerz in der Herzgrube, beim Einathmen, als sey ein Theil des Zwergfells angewachsen. *(W.)*

Muskelhüpfen in der Herzgrube und neben derselben flüchtiges Rucken. *(Gr. — Gff.)*

225 Brennen und Drücken in der Herzgrube, beim darauf Drücken. *(Schk.)*

Brennen und Drücken quer über den Magen, in Absätzen, durch darauf Drücken ärger. *(H.)*

Brennen im Magen. *(Acta Helvetia. — Schk.)*

Entzündung des Magens. *(Gazette salutaire u. Lange.)*

Zuweilen ein Zusammenziehen des Zwergfells unter den Ribben.

230 Bauchschmerz, zu dessen Milderung er sich in die Höhe richten und austrecken muss.
Bauchweh einfachen Schmerzes.
Langwierige Bauchschmerzen. (*Ritter*, Nov. Act. N. C. III. App. S. 204.)
Leibweh, einen Monat lang. (*Haller*, C. Vicat, mat. med.)
Druck-Schmerz im Bauche, mit Aengstlichkeit, dass er sich nicht zu lassen weiss.

235 Allgemeiner Druck auf dem ganzen Oberbauche, mit Anspannung desselben, Tag und Nacht. (*Gff.*)
Drücken, Nachts, im hart angespannten Bauche, durch jede andere, als die Rückenlage, erhöht, mit beengtem Athem und schnellerem Pulse. (*Gff.*)
Schmerzlicher Druck im Bauche weckt ihn Nachts, nach sehr lebhaften Träumen, aus dem Schlafe, mit ängstlichem Gefühle, als sey der Bauch erstarrt, hart und mit der Brust verwachsen, doch geht es darin umher, wie von Blähungen, die sich lösen. (*Gff.*)
Drückendes Bauchweh, auf Gehen im Freien nach Essen; drauf Schweiss und Angst, als ränge er mit dem Tode; nach Aufstossen besser.
Auftreibung des Bauches, mit Kneipen und Abgang vieler Winde. (*C.*)

240 Schmerzhafte Auftreibung des Bauches, mit kurzem, ängstlichem Athem, dass er die Kleider öffnen muss, dabei Aufstossen, Kollern im Leibe, schwierigem Abgange lauter Winde, Frostigkeit und Schauder mit heftigem Gähnen, Abends. (d. 1. T.) (*Htb.*)
Schwere im Bauche, mit Aengstlichkeit.
Harter Bauch. (n. 24 St.)
Zusammendrücken im Bauche und wie eine Last darin.
Klemmendes, krampfhaft zu- und abnehmendes, in kurzen Pausen wiederkehrendes Bauchweh, drückend stechenden Schmerzes,, tief im Unterbauche, von der Mitte des Bauches aus, zuweilen in die linke Seite ziehend mit harter Anspannung des Bauches, durch abgehende Winde kurz erleichtert, mit Mattigkeit des Körpers, besonders der Beine, oft verstärkt wiederkehrend und dann unerträglich. (*Gff.*)

245 Kolik-Schmerzen, als wenn die Därme einzeln angepackt und zusammengezogen würden. (*W.*)

Kolik-Schmerzen auf einer kleinen Stelle der rechten Bauch-Seite, als wenn ein Stück Darm eingeklemmt wäre, nach Tische. *(W.)*

Heftige Kolik, zwei Tage lang. *(Vekos krift for Läkare, III. S. 58.)*

Reissende Bauchschmerzen.

Kneipen in der Oberbauch-Gegend. *(Schk. — H.)*

250 Kneipen und Ziehen im Bauche, besonders um den Nabel. *(Htb.)*

Windendes Kneipen in der Nabel-Gegend, durch Winde-Abgang verschwindend. *(Htn)*

Schneidendes Leibweh, unter der Nabel-Gegend, mehrere Tage lang. *(H.)*

Ein drückendes Schneiden im Bauche, immer gegen Abend. *(Gff.)*

Stumpfe Stiche öfters tief im Unterbauche, besonders dicht über der Ruthe. *(Gff.)*

255 Anhaltendes stumpfes Stechen in der linken Unterbauch-Seite, durch Aufdrücken und Gehen erhöht. *(Gff.)*

Reissende Stiche in der rechten Hälfte des Oberbauches, mit Drücken darnach. *(Gff.)*

Brennen und Hitz-Gefühl im Bauche. (bald.) *(Htb. — Schk.)*

Entzündung der Gedärme. *(Gazette salutaire.)*

Bauchweh, früh, im Bette, wie von nasskalter Witterung. *(W.)*

260 Gefühl als seyen die Därme und der Magen leer, und schwapperten beim Gehen, früh, nach hinreichendem Frühstücke. *(C.)*

Es geht ihr schmerzhaft im Bauche umher, als sollte Durchfall entstehen. *(Gr.)*

Stumpfer Schmerz unter den linken Ribben, wie von versetzten Blähungen, durch Aufdrücken erhöht, und darauf milderndes Aufstossen. *(Gff.)*

Gefühl, als wenn sich im Oberbauche, zwischen Herzgrube und Nabel, Luft-Bläschen entwickelten. *(C.)*

Kollern und Poltern im Bauche, bald mit mehr, bald mit weniger **Blähungen**. *(Gff. — Htb. — Schk.)*

265 Gefühl, als wenn der ganze Bauch voll Blähungen wäre, *(Gff.)*

Schmerzhaft kneipende Blähungen stämmen sich in beiden Bauch-Seiten. *(Htn.)*

Blähungen gehen stets nur kurz und abgebrochen ab. (*Gr., W.*)

Nach heftigen Kolikschmerzen in den dünnen Därmen geht ein Wind ab. (*W.*)

Im Schoosse, Stich-Schmerz, nach dem Darmbeine zu. (*W.*)

270 Stumpfe Stiche in der rechten Dünnung von innen heraus, oft wiederholt. (*Gff.*)

Heftige Stiche auf der linken Seite über dem Hüftbein-Kamme, mehr nach dem Rücken zu, die ihm den Athem versetzen. (*W.*)

Stumpfer Stich-Schmerz in der rechten Leisten-Gegend, dann Reissen daselbst. (*Gff.*)

Schmerz plötzlich im linken Schoosse, wie Druck auf eine wunde Stelle, ärger beim Ausathmen und Beugen. (*Gr.*)

Auseinander Pressen im rechten Bauchringe, beim Harnen; durch Kniebeugen vergehend, beim Aufrichten wiederkehrend. (*C.*)

275 In den Drüsen der Weichen, ziehender Schmerz.

Zäher Stuhl, täglich, doch sparsam. (*Gff.*)

Kleine, weiche, öftere Stühle.

Durchfälliger Stuhl, mit Aengstlichkeit in der Herzgrube zuvor. (*Frz.*)

Im braunen Kothe, kleine, weisse glänzende Körner. (*Frz.*)

280 Nach Noththun geht in kleinen, schnellen Absätzen reichlicher, breiartiger Stuhl ohne alle Beschwerde ab; gleich darauf Zwängen im After, wie bei Durchfall. (n. $\frac{1}{2}$ St.) (*Gr.*)

Harter, langsam erfolgender Stuhl, Abends, mit starkem Pressen. (*Gr.*)

Ziemlich harter Stuhl, früh, in kurzen Absätzen und erst nach langem Sitzen; gleich nach dem Essen wieder in kurzen Absätzen breiige Ausleerungen, und Abends wieder Drang, wie zum Durchfalle, ein Drang, der aber unter Abgang von Winden wiederholt verschwindet, bis zuletzt ein kleiner, erst natürlicher, dann breiartiger Stuhl folgt, bei dessen Abgang der Drang sich sehr mehrt, aber gleich nachlässt. (*Gr.*)

Dick breiige schwierige Koth-Stühle, nach heftigem Drängen, und mit Beissen im After darnach. (*H.*)

Mehrmaliger Stuhl täglich, doch sehr gering. (*Frz.*)

285 Durchfall beständig mit unerträglichem Bauchschmerze. (*W.*)

Ungeheures Abführen. (*Hoffmann.*)

Vor dem (gewöhnlichen) Stuhle, schmerzhaftes Winden im Bauche; der Stuhl ist breiicht und reichlich; nachher noch Bauchweh und Drang im After, als sollte noch mehr erfolgen. (d. 1, T.) (*Htb.*)

Vor und nach dem Stuhle, Frost - Schauder, Hinfälligkeit und grosse Empfindlichkeit gegen freie, kalte Luft. (*H.*)

Nach dem Stuhle, Schauder über den ganzen Körper.

290 Nach dem Stuhle schnürt sich der After über den hervortretenden Mastdarm zu, der dann eingeklemmt und bei Berührung wie wund schmerzhaft ist. (*Frz.*)

Im After, beim Gehen, ein beissender Wundheits - Schmerz und im Mastdarme Brennen. (*Rkt.*)

Empfindliches Zwängen, Reissen und Ziehen im After und Mittelfleische, und von diesem aus durch die ganze Harnröhre. (*Gff.*)

Harn weit geringer, als gewöhnlich, auch nach vielem Trinken. (*H.*)

Oefteres Harnen.

295 Dunkler Harn, weingelb, nach einer Stunde sich trübend. (*W.*)

Der Harn bekommt später fliegende Flocken und röthlichen Satz. (*W.*)

Heisser Harn, mit röthlichem Satze. (*W.*)

Harnbrennen.

Brennen beim Harnen, vorn an der Gegend der Eichel.

300 Nach dem Harnen kommen etliche Blut-Tropfen nach.

Blut - Harnen.

Auf der Blase klemmende Empfindung. (*Gff.*)

In der Harnröhre, Abends, anhaltendes, stechendschmerzendes Jücken.

Stechend kriebelnder Schmerz in der Harnröhre und Abgang einiger Feuchtigkeit.

305 Wundheits-Schmerz in der Harnröhre, bei Berührung derselben, theils für sich, theils beim Harnen.

Jückendes Wundheits-Gefühl in der Harnröhre, durch Druck vermehrt. (*Gff.*)

Schleim-Ausfluss aus der Harnröhre.

Wässrichter Schleim - Ausfluss aus der Harnröhre, bei Bewegung.

Ruckweises Reissen in der Ruthe, mit wellenartigem Schmerze über derselben rechts im Bauche. *(Gff.)*
310 Stechende Rucke auf dem Rücken der Ruthe. *(Htb.)*
Reissen und zuckendes Reissen in der Eichel. *(Gff.)*
Jücken in der Eichel.
Feine - brickelnde Stiche in der Ruthe und an der Spitze der Eichel. *(C., Gff., Gr., Htb.)*
Eicheltripper, mit dunkelrother, geschwulstloser Entzündung der innern Vorhaut unter heftigem Jücken und abendlichem Wundheits-Gefühle und Reissen und Ziehen in der Eichel. (n. 3 W.) *(Gff.)*
315 Drückender Stich auf der rechten Seite des Hodensackes. *(W.)*
Schmerzlose Geschwulst des linken Hodensackes. *(Htb.)*
Erektionen öfters am Tage. *(Htb.)*
Nach einer Pollution heftige Aufregung des Geschlechtstriebes, mit Kriebeln im ganzen Körper, wie von übertriebner Geilheit. (n. 3 W.) *(Gff.)*
Schleim-Ausfluss aus der Scheide.
320 Weissfluss, wie Eiweiss.

Vergeblicher Niese - Reiz.
Beissendes Trockenheits - Gefühl und Kriebeln in der linken Nasenhälfte, bei Verstopftheit der rechten, und umgekehrt. *(Gff.)*
Fast stete Trockenheit der Nase, mit Geruchs-Verminderung. *(Htb., W.)*
Häufiges Niesen und Schnupfen-Fluss. *(Gff., W.)*
325 Niesen mit Wundheits - Schmerz in der Brust. *(C., W.)*
Stock-Schnupfen.
Heftigster Fliess-Schnupfen. (n. 48 St.)
Schnupfen blutigen, sehr zähen Nasenschleimes.
Schnupfen mit Wundheits-Schmerz des rechten innern Nasenflügels. *(W.)*
330 Ausfluss gelber, dünner, zuweilen blutigen Feuchtigkeit aus der Nase, die davon wund wird und brennend schmerzt.
Heiserkeit. (d. 5. T.)
Heiserkeit bis zum Halsgrübchen herab.

Brennen im Halse, mit Reiz zum Hüsteln im Kehlkopfe, wie von Trockenheit, mit ängstlicher Athembeklemmung und Ablösung wenigen Schleimes beim Husten. *(Htb.)*

Heftiger Husten-Reiz, Abends im Bette und früh, tiefer in der Luftröhre, als wohin der Husten stossen kann, daher die Heftigkeit desselben und Unmöglichkeit, Etwas los zu husten.

335 Husten, dessen Anreizung tief in der Brust entsteht, und der nicht nachlässt, bis Erbrechen und Ausfluss wässrichten Speichels erfolgt.

Einige Stunden lang heftiger, unabgesetzter, Erbrechen erregender Husten. (n. 1 St.)

Trockner Husten, mit Würgen zum Erbrechen, Nachmittags und gegen Abend.

Trockner Husten mit Kratzen im untern Theile des Brustbeins und Stichen im rechten Stirnhügel. *(Schk.)*

Nächtlicher Husten, vorzüglich nach Mitternacht.

340 Blut-Auswurf, Nachmittags und Nachts, bei mässigem Husten und unruhigem Schlafe, mit schweren schreckhaften Träumen.

Athem beengt, weil die Brust von beiden Seiten wie zusammengezogen ist. *(Htb.)*

Langsames, schwieriges Athmen, mit Aengstlichkeit, er kann nicht genug Luft einziehen und glaubt, ersticken zu müssen. *(Frz.)*

Aengstlichkeit auf der Brust. *(C.)*

Beim Sprechen geht der Athem leicht mitten im Worte aus und er muss von vorn anfangen. *(H.)*

345 Engbrüstigkeit, mehrere Stunden lang.

Ruckweise Engbrüstigkeit, als läge Etwas schweres auf der Brust.

Beim Bücken und im Sitzen ist die Brust sehr beengt, sie muss die Kleider aufmachen; Athem langsamer und kürzer. *(H.)*

Beim Einathmen Gefühl, als wäre Brust und Luftröhre zu eng, durch Laufen und Treppensteigen nicht vermehrt. *(H.)*

Beim tief Athmen, als wäre es in der Gegend der dritten und vierten Ribbe zu eng. *(W.)*

350 Beim tief Athmen Schmerz in der Brust-Seite, als wären die Lungen angewachsen und könnten sich nicht frei ausdehnen.

Der Athem-Hauch aus den Lungen stinkt wie fauler Käse.
Brust-Drücken mit Herzklopfen.
Druck-Schmerz im Innern der Brust, auf einer kleinen Stelle erst nach der rechten, dann nach der linken Seite hin, ein stumpfer Druck. (*Gff.*)
Drückender, beengender Schmerz im hintern Theile der Brust, bei aufgerichtetem Körper, durch tief Athmen sehr erhöht und dann durch die ganze untere Brust gehend; beim Vorbeugen ist der Schmerz kaum merkbar, erscheint aber wie eine Art Rheumatismus, wenn er unter Bewegung der Arme sich stark hinter beugt. (*Htn.*)

555 Spannendes Drücken an verschiedenen Stellen der Brust. (*W.*)
Ein klammartiger Druck auf einer kleinen Stelle zu beiden Seiten des Brustbeines, im Sitzen; im Gehen sich verlierend. (*Htb.*)
Klammartiger Zusammenzieh-Schmerz über den untern Brust-Muskeln, dem untern Rücken und den Oberarmen, beim Gehen im Freien.
Spannen der Brust-Muskeln beim Ausdehnen der Arme.
Zucken in der linken Brust-Seite, flüchtig und schmerzlich, wie elektrische Stösse. (*Gr.*)

560 Stiche auf der linken Brust-Seite, unter dem Schlüsselbeine, in taktmässigen Absätzen, tief in die Brust hinein; bald darauf bloss stumpfes Wehthun, bei jedem Einathmen verschlimmert, und einige Tage hindurch wiederkehrend. (d. 3. T.) (*Gr.*)
Starke Stiche in der Brust.
Stechender Knochen-Schmerz im Schlüsselbeine.
Ein Stich tief in der Brust, beim Lachen. (*Htb.*)
Stumpfer Stich unter dem Herzen, beim tief Athmen. (*H.*)

565 Heftige, absetzende Stiche in der rechten Brust, mehr nach der rechten Seite hin, welche kaum zu athmen verstatten. (*Gff.*)
Feiner Stich-Schmerz in der Brust.
Feiner Stich-Schmerz in der rechten Brust-Seite, meist beim Athmen. (n. 9 T.)
Ein drückendes Brennen hinter dem Schwertknorpel, in Absätzen wiederkehrend. (*Htn.*)
Wundes Brennen auf dem Brust-Knochen, auf einer kleinen Stelle rechts neben der Herzgrube. (auch *Gff.*)

370 Zur weiblichen rechten Brust heraus jähling ein empfindlicher Stich. *(Gr.)*

Brenn-Schmerz plötzlich zwischen den weiblichen Brüsten. *(Gr.)*

Drücken in der Warzen-Gegend der linken Brust. *(Gff.)*

Ausschlag rother Flecke auf der Brust, wie von Flohbiss, mit heftigem Brennen und Reiz zum Kratzen; auch nach Verschwinden der Flecke blieb das Brennen noch viele Tage. *(Rkt.)*

Kreuzschmerzen auf der rechten Seite. *(W.)*

375 Schmerz im Kreuze, der sich über alle Theile des Körpers verbreitet. (n. 44 St.)

Schmerz im Kreuze, mehr im Gehen, als in der Ruhe. *(Schk.)*

Heftig ziehender Druck-Schmerz, links neben dem Kreuze. *(Gff.)*

Schneidendes Reissen, tief unten, zu beiden Seiten des Kreuzes. *(Gff.)*

Im Rücken, stumpfer, pulsirender Schmerz, gleich neben der Mitte des Rückgrates. *(Gff.)*

380 Spannender Zusammenzieh-Schmerz im Rücken, bis zum Kreuze herab. *(Schk.)*

Stechender Schmerz von der linken Rücken-Seite durch die Brust, beim Einathmen. *(W.)*

Stumpfer Stich im Rücken, nah am rechten Schulterblatte, der das Athmen hindert, bei Bewegung am meisten fühlbar. *(Frz.)*

Spitze Stiche, plötzlich, Abends, neben dem Rückgrate, durch die Brust, bis in die linken Ribbenknorpel vor. *(Gr.)*

Ein drückender Stich-Schmerz auf der äussern rechten Seite der Lenden-Wirbel, durch Bewegung vermehrt. *(W.)*

385 Stumpfes, ziehendes Stechen zwischen den Schultern herab, weniger beim Bewegen der Theile. *(Gr.)*

Ein brennender Stich und starkes Muskel-Zucken unter dem linken Schulterblatte. *(Gff.)*

Reissen an der rechten Seite des Schulterblattes. *(Gff.)*

Brennendes Brickeln auf dem linken Schulterblatte und der Achsel, fortwährend. *(Gr.)*

Kleine Erhöhungen der Haut, nach vorgängigem Jücken, um die Schulterblätter und am rechten Hinterbacken, beissenden Schmerzes bei Berührung, durchs Reiben bald aufgehend und etwas Blut auslassend. (d. 3. T.) *(Htb.)*

390 Im Nacken, arg jückendes Friesel.
Rheumatischer Schmerz im Genicke, Halse und Hinterhaupte. (*Gff.*)
Steifheits - Schmerz im Genicke und den äussern Hals-Muskeln. (*C., W.*)
Steifheits-Schmerz in der rechten Nacken- und Hals-Seite, am meisten bei Bewegung. (*Htb.*)
Auf der linken Hals-Seite, reissende Rucke. (*Gff., Gr.*)
395 Reissen auf der linken Hals-Seite ins linke Ohr hinein und nahe am Schlüsselbeine. (*Gff.*)
Ein rothes, glattes Blüthchen an der rechten Hals - Seite, wund schmerzhaft bei Berührung, nach mehreren Tagen platt unter die Haut gehend und so mehrere Wochen bleibend. (*Gff.*)
In der Achselgrube Brickeln und Fressen, nach Kratzen ärger wiederkehrend. (*Gr.*)
Wundheits-Gefühl in der rechten Achselgrube. (*Gr. u. Gff.*)
Das Achsel-Gelenk schmerzt, als wenn der Kopf des Oberarm-Knochens für die Gelenk-Kapsel zu gross wäre. (*W.*)
400 Schmerz im Achsel - Gelenke, als wenn es von einander reissen wollte, mit Klopfen, Wühlen und Reissen, Abends, durch Bewegung vermehrt. (auch *Tth.*)
Stumpfer Schmerz und Zucken in der Achsel, als hätte er eine schwere Last getragen. (*Gr.*)
Spannen in der rechten, Ziehen in der linken Achsel. (*Gff.*)
Druck-Schmerz am Rande der Achsel-Gelenke. (*Gff.*)
Klemmen und Bohren an der untern Seite des rechten Achsel-Gelenkes. (*Gff.*)
405 Anhaltender brennender Stich auf der rechten Achsel. (*Htb.*)
Schmerzloses Knacken im linken Schulter-Gelenke, mit Lähmigkeits - Gefühl im Oberarme beim Aufheben des Armes und Reissen im Ellbogen-Gelenke beim Beugen desselben, Abends im Bette. (*Htb.*)
Lähmiger Schmerz im rechten Achsel-Gelenke, mit Druck-Schmerz auf den Schulter-Knochen. (sogleich.) (*W.*)
Ermüdungs-Schmerz in den Armen, besonders im Achsel-Gelenke.
Zerschlagenheit der Arme.
410 Schwäche, Lässigkeit der Arme, beim Schreiben. (*C.*)
Ein Blutschwär am linken Arme.

Reissende Rucke am rechten Arme und den Fingern. *(Gr.)*
Der Oberarm schmerzt wie von einem Schlage, mit Schwere und herab Ziehen in den Knochenröhren. *(Gr.)*
Ziehen im Oberarme. *(Gff.)*

415 Stumpfer Schmerz am untern Theile des Oberarmes. *(Gr.)*
Zucken, öfters, im linken Oberarme, schlimmer beim Berühren.
Stechender Druckschmerz von Zeit zu Zeit auf dem linken Oberarm-Knochen. *(W.)*
Lähmiger Druck-Schmerz im linken Oberarme bis ins Ellbogen-Gelenck, durch auswärts Beugen des Armes vermehrt. *(W.)*
Zerschlagenheits-Schmerz beider Oberarme und Schultern. *(W.)*

420 Zerschlagenheits-Schmerz der Oberarme beim Befühlen.
Im Ellbogen-Gelenke, beim Aufheben des Armes, spannende Lähmung, beim gerade Strecken, Stich-Schmerz.
Rheumatisches Ziehen und Spannen in der Ellbogen-Gegend des rechten Armes. *(Gff.)*
Drückendes Ziehen im Ellbogen, bis in die Finger. *(Gff.)*
Heftiges Reissen in der Ellbogenröhre des linken Unterarmes. *(Gff.)*

425 Im Vorderarme und Ellbogen Reissen. *(Gff.)*
Ziehendes Reissen am rechten Vorderarme, dicht am Hand-Gelenke. *(Htn.)*
Reissen und Stechen am linken Vorderarme und den Fingern früh. *(Htb.)*
Schmerzen der Beinhaut am rechten Speiche-Knochen, durch darauf Drücken verstärkt. *(W.)*
Zusammenziehender Schmerz in den Vorderarm-Muskeln, bei und nach Gehen im Freien.

430 Linsen grosse Haut-Erhöhungen am rechten Vorderarme, mit argem Jücken und hart Werden nach Kratzen. *(H.)*
Im Hand-Gelenke und ganzen rechten Arme mehr in den Muskeln, lähmiger Verrenkungs-Schmerz, bloss bei Bewegung. (sogleich.) *(Htb.)*
Lähmigkeits-Gefühl im rechten Hand-Gelenke, in Ruhe und Bewegung. (d. 1. T.) *(Htb.)*
Lähmiger und drückender Schmerz in den Mittelhand-Knochen der rechten Hand. *(W.)*
Zittern an den Händen, gegen Abend. *(Rkt.)*

435 Arges, Schwäche erregendes Drücken in der ganzen Hand, mit Gefühl, als schwölle sie auf.

Zieh-Schmerz im linken Hand-Gelenke. *(W.)*

Reissen in der linken Hand-Wurzel. *(Gff.)*

Reissen auf dem linken Handrücken und zwischen den Fingerknöcheln. *(Gff.)*

Wellenartiges, stumpfes Reissen auf dem linken Handrücken. *(Gff.)*

440 Feine, langsam zuckende Stiche auf der linken Hand. *(Gr.)*

Drückender Brenn-Schmerz im linken Handwurzel-Knochen, früh, nach dem Aufstehen. *(Htn.)*

Grosse Hitze und Wärme durch die ganze Hand und den Arm, auch beim Befühlen bemerkbar.

Geschwulst der Hand, mit Kriebeln darin, wie Eingeschlafenheit.

Geschwulst und Hitze der Hand und des Armes, mit Muskel-Zucken und Picken darin.

445 Geschwulst des Handrückens, und Zerschlagenheits-Schmerz des Mittelhandknochens und kleinen Fingers.

Hitz-Bläschen am Ballen der rechten Hand, mehrere Tage lang. *(H.)*

In den Finger-Knochen, schmerzliches Zucken und Mucken, in Absätzen. *(Gr.)*

Reissen im linken Zeigefinger, Abends, im Bette. *(Htb.)*

Reissendes Bohren im 3ten Gliede des rechten Mittelfingers. *(Htn.)*

450 Reissen und beissendes Brennen auf dem innern Rande des linken Zeige- und Mittelfingers. *(Gff.)*

Feines Nadelstechen in der Daumen-Spitze, beim Anfassen besonders fühlbar. *(Gff.)*

Lähmiger Schmerz der Daumen-Knochen, von hinten nach vorn zu. *(W.)*

Wundheits-Schmerz unter dem Nagel des rechten Daumens, vorzüglich beim Aufdrücken bemerkbar. *(Gff.)*

In den Gefäss-Muskeln, Drücken, früh im Bette. *(W.)*

455 Reissen im rechten Hinterbacken. *(Gff.)*

Brennen auf der Haut des Hinterbackens. *(Gff.)*

Im Hüft-Gelenke zuckender Schmerz bis ins Knie herab. *(W., Gr.)*

Reissen und spannender Druck über und auf der rechten Hüfte. *(Gff.)*

Stumpfer Schmerz, plötzlich, als sie gehen will, wie nach Vertreten, unter dem rechten Hinterbacken, und dann auch bei jedem Tritte, mehrere Tage wiederkehrend. *(Gr.)*

460 Knochenschmerz der Ober- und Unterschenkel.

Langdauernder Zerschlagenheits-Schmerz an der Inseite der Schenkel, bei schnell Gehen. *(H.)*

Lähmiges Reissen im Oberschenkel, ganz oben an der Aussenseite, im Stehen. *(Htb.)*

Reissen im dünnen Theile des rechten Oberschenkels. *(Gff.)*

Reissen im rechten und Ziehen in der Mitte des linken Oberschenkels. *(Gff.)*

465 Reissen mit Stechen im obern Theile des rechten Oberschenkels, und zugleich in der rechten Unterbauchs-Hälfte. *(Gff.)*

Ziehen im obern Theile des Oberschenkel-Knochens und im Hinterbacken, mit Leibweh. *(Gff.)*

Wellenförmiger Zieh-Schmerz den ganzen Oberschenkel hinab, der dann eine schmerzliche, im Gehen hindernde Schwäche zurücklässt. *(Gr.)*

Unruhe des rechten Schenkels, dass er ihn immer ausstrecken und heranziehen muss, Abends, im Bette. (d. 2. T.) *(Htb.)*

Einzelne erhabene Blüthen an den Schenkeln, mit Stich-Schmerz bei Berührung. (n. 1 St.) *(W.)*

470 Brennender Wundheits-Schmerz auf der hintern Seite des rechten Oberschenkels, wie in einer frischen Quetsch-Wunde. *(Gr.)*

Muskel-Zucken im linken Oberschenkel, als wenn sich Luftblasen entwickelten. *(Gff.)*

Stumpfes Zucken unten am Oberschenkel und an der linken Kniescheibe, im Stehen. *(Gr.)*

Empfindliches Zucken im linken Knie, im Sitzen. *(Gr.)*

Am Knie plötzlich empfindlicher Schmerz, wie nach Schlag oder in einer Quetsch-Wunde. *(Gr.)*

475 Scharfer Druck-Schmerz aussen über dem linken Knie, beim darauf Drücken vergehend, gleich aber am innern Fussknöchel wieder erscheinend. *(W.)*

Steifigkeit in den Sennen der linken Kniekehle. *(W.)*

Strammen im linken Knie-Gelenke und Schenkel, als wäre er zu viel gegangen. *(W.)*

Rheumatisches Spannen und Ziehen über den Knieen und unten in den Unterschenkeln. *(Gff.)*

Heftiges Reissen in der rechten Kniekehle und am Oberschenkel hinauf. *(Gff.)*

480 Plötzlicher stumpfer Stich im rechten Knie, das dann eine kurze Zeit darauf wehthut. *(Gr.)*

Im Unterschenkel ein stumpfer Schmerz, als wäre das Schienbein in der Mitte zerbrochen, bei jedem Tritte. *(Gr.)*

Heftiger Schmerz, nach Mitternacht, im Schienbeine, wie zerschlagen, oder, als wenn die Beinhaut abgerissen würde, Schlaf stöhrend mit schnell den ganzen Körper durchdringendem Froste und anhaltendem, starkem Durste.

Druck-Schmerz am rechten Schienbeine, oft wiederkehrend. (auch *W.*)

Klemmen am untern Theile des rechten Schienbeines. *(Gff.)*

485 Rheumatisches Ziehen unten im rechten Unterschenkel, nach dem Fuss-Gelenke zu. *(Gff.)*

Zuckendes Ziehen in der Wade, zwar sehr kurz, aber sehr oft. (n. 1 St.)

Ziehen und Muskel-Zucken im untern Theile der Wade. *(Gff.)*

Stumpfes Zucken und schmerzhaftes Ziehen in der Mitte des Schienbeins. *(Htn.)*

Langsames Zucken unten im linken Schienbeine. *(Gr.)*

490 Langsam zuckende Nadelstiche auf dem rechten Schienbeine. *(Gr.)*

Flüchtig stechendes Zucken oben am linken Schienbeine im Sitzen, mit gebogenem Knie. *(Gr.)*

Reissen im Unterschenkel, mehr über den Knöcheln. *(Gff.)*

Lähmiges Reissen unten im Schienbeine, Abends im Bette. *(Htb.)*

Jücken auf der Inseite der Waden, dass er kratzen muss, wonach es schründet. *(W.)*

495 Jücken auf der Inseite der Waden, durch Kratzen nicht zu tilgen, und nicht eher aufhöhrend, bis er sich blutig gekratzt, mit Brennen darnach; nach 12 Stunden Geschwulst der Wade, und an der gekratzten Stelle eine Blut-Kruste mit gelblichem Eiter darunter und Zerschlagenheits-Schmerz. *(W., C.)*

Harte Geschwulst der Wade, beim Gehen im Freien, mit Brenn Schmerz.

Die Fuss-Gelenke sind beim Ansetzen zum Laufen schwach und schmerzhaft, als wollten sie brechen. *(H.)*

Lähmige Schwäche an der äussern Seite des Fuss-Gelenkes, beim Gehen im Freien. (d. 1. T.) *(Htb.)*

Klamm- und Vertretungs-Schmerz um die äussern Knöchel des linken Fusses. *(W.)*

500 Druck-Schmerz um den äussern Knöchel des linken Fusses, durch Ruhe vergehend. *(W.)*

Zerschlagenheits-Schmerz im linken Fuss-Gelenke, in der Ruhe. *(W.)*

Schmerzhaftes Dehnen und Zerren unter dem innern Knöchel des linken Fusses, bis unter die Sohle. *(W.)*

Reissen in beiden Fersen und in der rechten Achill-Senne. *(Gff.)*

Reissen in der rechten Seite des linken Fusses, nach der Sohle und Ferse hin. *(Gff.)*

505 Reissen auf dem rechten Fussrücken. *(Gff.)*

Fippern um den äussern Knöchel des rechten Fusses. *(W.)*

Kriebeln im Fusse.

Hitz- oder Brenn-Schmerz, wie von glühenden Kohlen, am rechten Fusse, augenblicklich und oft wiederkehrend.

Brennen am linken Fussballen, wie Feuer, mit Stichen, mehr beim Stehen, als beim Gehen. (d. 4. T.) *(Gr.)*

510 Kalte, feuchte Füsse beim Sitzen in der warmen Stube. *(Gff.)*

Die Zehen schmerzen selbst bei geringem Gehen wie vom Drucke harter Stiefeln. *(Gr.)*

Fippern im Knöchel der rechten grossen Zehe, wie Muskelzucken, oder, als wenn Bläschen aufplatzten. *(Gff.)*

Schmerzliches, wie nervöses Zucken in der grossen Zehe, früh, im Bette. *(Gr.)*

Schmerz, wie gequetscht, zuweilen muckend, in der Spitze der mittelsten linken Zehe. *(Gr.)*

515 Reissen in der Mittelzehe des linken Fusses. *(Gff.)*

Reissen im untern Gliede der linken grossen Zehe und rechts auf dem linken Fussblatte. *(Gff.)*

Heftiges Reissen im Ballen der linken kleinen Zehe und von da in die Sohle hinein. *(Gff., Htb.)*

Taktmässige brickelnd brennende Stiche an der Spitze der linken grossen Zehe. *(Gr.)*

Alle Gelenke schmerzen wie zerschlagen, oder ermüdet. *(W.)*

520 Unstetigkeit der Gelenke, als wollten sie zusammenbrechen. *(W.)*

Ziehen und Abgeschlagenheits-Gefühl in den Gelenken, besonders der Kniee, Füsse und Handwurzeln.

Lähmig ziehende Schmerzen an verschiedenen Stellen der Hände und Beine. *(W.)*

Kurzes Ziehen oder Zucken, bald hier, bald da, wonach dann ein stetes Wehthun zurückbleibt. *(Gr.)*

Heisse zuckende Stiche an verschiedenen Theilen des Körpers. *(W.)*

525 Abends ist's ihm am unwohlsten. *(H.)*

Wein und Kaffee scheinen die Wirkung nicht aufzuheben. *(Htb.)*

Jücken über den ganzen Körper, sehr hartnäckig, mehrere Tage hindurch.

Jücken, wie von Flöhen, meist an kleinen Stellen, nach einiger Zeit vergehend und anderswo erscheinend, vorzüglich Abends, weniger am Tage, Nachts kaum. *(Gr.)*

Jücken am Kreuze, auf der Brust, am Halse und im Nacken, mit Wundheits-Schmerz und Wundheit nach Kratzen. *(H.)*

530 Jücken und Brennen, Abends, bald hier, bald da, bei erhöhter Körper-Wärme. *(Gff.)*

Feine, zuweilen jückende Stiche in der Haut, hie und da, besonders Abends im Bette. *(Htb.)*

Abschälung der Haut des ganzen Körpers. *(Hoffmann.)*

Arg jückendes Friesel am Nacken, dem Rücken und den Oberschenkeln, nach Kratzen immer ärger und fressender, und stechend wie von Nadeln hinterdrein.

Rothe, jückende Friesel-Ausschläge, an den Armen, Kopf und dem ganzen Körper, theils einzeln, theils in Flecken und sehr beschwerlich und hartnäckig. *(Bergius, M. M. p. 320.)*

535 Ausschlag rother Pusteln an der Aussenseite der Arme und Beine, bloss beim Ausziehen der Kleider kitzelnd brennend.

Blüthenartiger, geschwüriger Ausschlag (an den Finger-Gelenken), Abends am meisten jückend.

Eine frische Wunde (am Knie) entzündet sich, brennt sehr und es giebt von Zeit zu Zeit scharfe Stiche in das Glied hinein. *(Gr.)*

In einer Quetsch-Wunde arges Fressen und Pochen. *(Gr.)*

Um das Geschwür, Jücken, mit Röthe. (*W.*)
540 Um das Geschwür Jücken und Schmerzen bei der geringsten Berührung. (*W.*)
Im (vorhandenen) Geschwüre entstehen Stiche, besonders Abends.
Im Geschwüre ziehender, am Rande desselben, stechender Schmerz.
Müdigkeit und Unruhe in den Beinen; er muss sie von einem Orte zum andern legen. (*W.*)
Zieh-Schmerz durch die ganze linke Körper-Seite, mit Eingeschlafenheits-Gefühl, besonders empfindlich an der Hand und dem Fusse. (*Gff.*)
545 Schwere und Zerschlagenheit aller Glieder, wie bei zurückgetretenem Schnupfen. (n. 96 St.)
Schwere in allen Gliedern bei Bewegung. (*H.*)
Schwere in den Gliedern; er scheut die Bewegung und kann sich zu Nichts entschliessen. (*Frz.*)
Träge, pflegmatisch und müde in den Beinen; Gehen behagt ihm nicht. (*Htb.*)
Beim Gehen geneigt, mit vorn überhangendem Oberbauche zu eilen und dabei zu singen, doch Alles schwerfällig und mit Gezwungenheit. (*H.*)
550 Grosses Leichtigkeits-Gefühl im Körper.
Schwäche, Ermattung.
Grosse Ermattung in den Gliedern. (*Schk.*)
Grosse Mattigkeit beim Gehen. (*Rkt.*)
Ungemeines Sinken der Kräfte. (*Act. Helvet.*)
555 Unbehaglichkeits-Gefühl im ganzen Körper, mit Gähnen und Dehnen, Weh im Unterleibe und Aufstossen. (*Rkt.*)
Sehr faul, keine Lust zur Arbeit, mit stetem Gähnen. (*Rkt.*)
Sehr übernächtig und blass, als hätte er nicht ausgeschlafen, den ganzen Tag. (*Htb.*)
Starkes Gähnen und Dehnen. (sogleich.) (*Htb.*)
Tages-Schläfrigkeit.
560 Unwiderstehliche Schläfrigkeit, 5 Stunden vor der gewohnten Schlaf-Zeit. (*Frz.*)
Unruhiger, nicht erquickender Schlaf.
Unruhiger, durch verworrene Träume gestörter Schlaf.
Spätes Einschlafen, und nach kurzem Schlummer, Erwachen kurz vor Mitternacht mit Gefühl verminderter äusserer Empfindung aller Glieder, selbst der Ruthe und des Bauches. (*Gff.*)

Nach festem Schlafe erwacht sie wie betäubt.
565 Er erwacht Nachts mit Brecherlichkeit.
Erwachen, 3 Uhr Nachts mit starkem Schwere-Gefühl in allen Gliedern, und dem Kopfe; er kann lange nicht einschlafen und wird dann von ängstlichen Träumen geplagt. *(Gff.)*
Alpdrücken nach Mitternacht, und nach dem Erwachen, Eingeschlafenheit der Glieder und Kraftlosigkeit der Hände. *(Gff.)*
Oefteres Erwachen nach Mitternacht bis gegen Morgen; er liegt dann auf dem Rücken, mit offnem Munde, trockner Zunge, Spann-Schmerz und Schwere im Hinterkopfe. *(H.)*
Im Schlafe heftige Erschütterungen des Körpers, dass er sich dabei sogar in die Zunge beisst.
570 Oefteres Aufschrecken im Schlafe. *(Gr.)*
Nach dem Schlafe, höchste Verdriesslichkeit.
Er erwacht, nach lebhaften Träumen, Nachts, 2 Uhr, und kann wegen Ueberreiztheit nicht mehr schlafen. *(C.)*
Wegen grosser Munterkeit konnte er vor 3 Uhr früh nicht einschlafen. *(Rkt.)*
Schlaf voll Träume.
575 Schreckliche Träume.
Viel erinnerliche Träume gegen Morgen. *(H.)*
Unerinnerliche Träume. *(W.)*
Traum, sein Rücken sey mit Warzen und Auswüchsen übersäet. *(W.)*
Schreckhafter Traum mit Zusammenfahren, als stürze er von einer Höhe herab. *(W.)*
580 Sehr lebhafte Träume, vor Mitternacht ängstlich, nach Mitternacht, lächerlich. *(Gff.)*
Wohllüstige Träume und als habe er eine Pollution gehabt. *(Gff.)*
Empfindlich gegen kalte Luft. *(Gff., C.)*
Frostig in der warmen Stube, mit Schläfrigkeit. *(Gff.)*
Schaudern und Grausen im Rücken, der Brust und dem Oberbauche. *(W.)*
585 Schauder, öfters über den ganzen Körper, mit Gänsehaut und eiskalten Händen und Füssen, im warmen Zimmer. *(Htn.)*
Schauder über den Rücken und die Arme.

Frost bei Bewegung.

Frost über den Unterleib und die Arme bei erweiterten Pupillen. (n. 35 St.)

Frost und Kälte der Arme und Beine.

590 Frost, als würde sie wiederholt mit kaltem Wasser übergossen, besonders über Arme, Leib, Hüften und Füsse, bei Gähnen, Augenthränen und völliger Wärme des Gesichtes und der Hände. (*Gr.*)

Ganz kalt, äusserlich, 36 Stunden lang bei grossem Durste, ohne nach Erwärmung zu verlangen, ohne die freie Luft zu scheuen, und ohne nachfolgende Hitze.

Sehr frostig den ganzen Tag, verdriesslich und unbehaglich, angegriffen und elend, wie vor schwerer Krankheit; dabei zwar etwas Appetit, doch Unbehaglichkeit nach dem geringsten Genusse; bloss im Freien ist's leidlich. (*Gr.*)

Starker Frost im ganzen Körper. (*Schk.*)

Schüttelfrost. (*Schk.*)

595 Frost und Kälte des ganzen Körpers, mit engbrüstiger Zusammenziehung und Beklemmung der Brust vorn und hinten.

Fieber-Frost, mit Durst auf kaltes Wasser.

Frost, ausser dem Bette; im Bette Hitze.

Inneres Frieren. (*Gr.*)

Kälte-Gefühl und Schweiss an den Unterschenkeln, darnach Hitze über und über, am meisten im Kopfe.

600 Kälte der Arme und Beine, ohne dass er daran friert. (*Mr.*) (*Meyer?*)

Kalte Hände und Füsse, wie eines Todten. (*Schk.*)

Kalte Füsse, die sich jedoch im Bette erwärmen. (*Gr.*)

Kalte Hände mit Frost über und über, ohne Schauder, mit Trockenheit im hintern Munde bei Speichel-Zusammenfluss im vordern, ohne Verlangen auf Getränke, zwei Stunden lang. (*Tth.*)

Kaltes Rieseln zu beiden Seiten des Oberarms, über den Rücken und die Füsse, beim Gähnen. (*Gr.*)

605 Nach dem Essen, schnellerer Puls und Gefühl, als geschehe der Herzschlag links neben dem Magen, Fippern im Augenlide, ungewöhnlich deutlicheres Sehen, doch so, wie durch Hohlgläser, und eine Art Schwimmen vor den Augen. (*C.*)

Voller, gespannter, harter, aussetzender Puls. *(Gmelin.)*
Puls gegen Abend um 20 Schläge schneller, mit erhöhter Körper-Wärme und Aufgeregtheit *(Gff.)*
Erhöhte Wärme über den ganzen Körper. *(Schk.)*
Heftiges hitziges Fieber. *(Hoffmann., Act. Helvet.)*
610 Abends viel Durst, bei grosser Trockenheit des Mundes, die sich durch Trinken auf Augenblicke verliert. *(Gr.)*

Muriaticum acidum.

Traurig, still und unzufrieden mit seinem Schicksale.
Traurig und in sich gekehrt, als sey gar kein Leben in ihr, während der Regel. *(Ng.)*
Traurige Stimmung. *(Gtm.)*
Tiefes Nachdenken und in sich gekehrte Stille, als stände ihm Unangenehmes bevor, doch Lust zur Arbeit. *(Lgh.)*
5 Aengstliche Bedenklichkeit; er kann sich über die geringsten Uebel nicht hinaussetzen. (sogleich.) *(Lgh.)*
Aengstlichkeit mit kaltem Gesichts-Schweisse.
Kurzsylbig, still vor sich hin, mürrisch. (n. 4 St. u. 3 T.) *(Gtm.)*
Unwillig, verdrossen; es will ihm gar keine Arbeit gerathen, Abends. *(Ng.)*
An Nichts Freude; Alles verdriesst sie; bei grosser Abspannung, Nachmittags im Freien. *(Ng.)*
10 Mürrisches Wesen.
Sehr verdriesslich.
Kleinmüthig, verzagt und ärgerlich über Alles.
Die Heiterkeit des Gemüthes nimmt immer ab, bis er Abends sehr verdriesslich wird.
Aergerliche, verdriessliche Stimmung.
15 Sehr reizbar und zu Zorn und Aerger geneigt.
Leichte Aufregbarkeit.
Neigung zum Aufschrecken.
Unlust zu geistigen Beschäftigungen. (n. 3 T.) *(Gtm.)*
Bei der Arbeit drängen sich ihm Ideen auf von kürzlich vorgefallenen Ereignissen, die ihm lebhaft vorschweben.
20 Heiterer, getroster Muth. (n. mehr. St.) *(Lgh.)* (Heilwirkung.)
Drehend im Freien und unfest im Gehen. *(Gtm.)*
Dumm im Kopfe, vor der Stirn. *(Stf.)*
Drehend im Kopfe, mehr im Zimmer, mit Trübsichtigkeit. *(Stf.)*

Muriaticum acidum, acidum hydrochloricum, Kochsalzsäure.

Die käufliche, aus Kochsalz durch Destillation mittels Schwefelsäure erlangte, farblose Kochsalzsäure enthält eine nicht geringe Menge Schwefelsäure. Um sie zum Gebrauche des homöopathischen Arztes davon zu befreien und ganz rein darzustellen, muss sie durch den nöthigen Zusatz von kochsalzsauerm Baryt gefället, dann von dem so entstandenen Bodensatze (schwefelsauerm Baryt) abgegossen und so nochmals überdestillirt werden.

Die gelbe Kochsalzsäure, mittels Eisenvitriol übergetrieben, enthält zwar keine Schwefelsäure, ist aber ihres Gehaltes an Eisen wegen unbrauchbar zu unsern Heilungen, die nur reine Arznei-Substanzen erheischen.

Sie erwies sich bisher hülfreich in Krankheiten bei übrigens passender Symptome-Wahl, wo folgende Beschwerden mit zugegen waren: Senkrechte Halbsichtigkeit; Gefühllosigkeit im innern Gehörgange; Pochen im Ohre; Taubheit; Blüthen-Ausschlag im Gesichte; Sommersprossen; Halsweh; Aufstossen; Widerwille gegen Fleisch; Aufgetriebenheit und Vollheit des Bauches; Unterleibs-Krämpfe; Stuhl zu dünn geformt; Nasen-Verstopfung; Drückendes Ziehen in den Oberarmen und Knieen; Kälte der Füsse; Empfindlichkeit gegen feuchte Witterung.

Die Namens-Verkürzungen meiner Mit-Beobachter sind: *Gtm.*, *Gutmann*; *Htm.*, *Hartmann*; *Hl.*, *Haynel*; *Lgh.*, *Langhammer*; *Ng.*, der Ungenannte in *Hartlaub* und *Trinks* reiner Arzneimittellehre; *Rl.*, *Rummel*; *Stf.*, *Stapf*; *Wsl.*, *Wislicenus*.

Schwindel, plötzlich im Freien; die Gegenstände gingen mit ihr herum. (d. 2. T.) *(Ng.)*

25 Schwindel im Kopfe mit Reissen im Scheitel und Gefühl, als wenn die Haare in die Höhe gezogen würden. (d. 6. T.) *(Ng.)*

Schwere in der Stirn, zu den Augen herab drückend, mit Eingenommenheit; durch Aufdrücken vergehend. *(Ng.)*

Eine drückende Schwere im Kopfe, früh, nach dem Aufstehen, durch stark angestrengtes Sehen bis zur Verwirrung der Gegenstände vor den Augen erhöht, mit Taumel und Schläfrigkeit. *(Ng.)*

Schwere im Hinterhaupte, als wollte der Kopf nach hinten sinken, wie von Schwäche der Halsmuskeln. *(Gtm.)*

Schwere-Gefühl im Hinterhaupte, mit ziehenden Stichen daran, nach dem Nacken zu, Geschwulst einer bei Berührung schmerzenden Nacken-Drüse, und Schwere und Schwindel im Kopfe, mit Düsterheit der Augen. *(Htm.)*

30 Kopfweh in der Stirn und dem Hinterhaupte, das sich, besonders in der Stirn, beim Aufrichten, im Bette vermehrt.

Kopfschmerz vom Gehen im Freien.

Schmerz am linken Hinterhaupts-Höker von Gehen in rauhem Winde.

Schmerz in der Stirne, der später den ganzen Kopf einnimmt. *(Ng.)*

Betäubender, drückender Schmerz an der Stirn, in allen Lagen, durch Berührung vergehend. *(Lgh.)*

35 Kopfweh im ganzen Kopfe, als wenn das Gehirn zerrissen und zertrümmert wäre, wie in Faulfiebern.

Kopfweh, wie zum Schnupfen, nach den Augen zu drückend, was im Liegen, nach öfterem Niesen, verschwindet.

Druck im linken Kopfe.

Druck-Schmerz in der linken Schläfe. *(Gtm.)*

Drückender Kopfschmerz von innen heraus, in Stirn und Schläfen. *(Wsl.)*

40 Drücken von der Mitte des Gehirns zur linken Stirnseite heraus. *(Gtm.)*

Drückender Schmerz im vordern Gehirn, durch Bewegung der Augen erhöht. *(Gtm.)*

Spannend drückender Kopfschmerz vom Hinterhauptbeine durch das Gehirn bis in die Stirne. *(Gtm.)*

Spann-Schmerz in der rechten Schläfe. *(Gtm.)*

Spannen und Stechen im Hinterhaupte, Abends. *(Ng.)*

Muriaticum acidum.

45 Zuckender Schmerz im Scheitel, einige Mal, Abends. *(Ng.)*
Reissender Kopfschmerz in der Stirne.
Arges Reissen im Scheitel, zuweilen mit Gefühl, als wenn die Haare in die Höhe gezogen würden. (d. 6. T.) *(Ng.)*
Reissen im rechten Seitenbeine, zuweilen mit Stechen bis an die Stirn, zuweilen bis in den Augenhöhlrand ziehend, zuweilen mit Kitzeln im linken Ohre und Brennen in der Ohrmuschel. *(Ng.)*
Arges Reissen und Stechen im Hinterhaupte. *(Ng.)*
50 Stossweises Reissen und Pressen in der Stirn, nach der rechten Augenhöhle zu. (u. 5 St.) *(Htm.)*
Stossendes, ruckweises Reissen in den Hinterhaupt-Hälften, bis in die Stirn. *(Htm.)*
Stechender Kopfschmerz.
Arges Stechen im Oberkopfe und der Stirn, von Mittag bis Schlafengehn.
Ein Stich im Kopfe, beim Schnauben.
55 Lange, oft wiederholte Stiche an beiden Stirnhügeln, nach der Mitte zu. *(Htm.)*
Stechen in der Stirn, bis in die Schläfe, durch Vorbücken und Aufdrücken vermehrt. *(Stf.)*
Stechen im rechten Seitenbeine, und darnach heftiges Reissen im rechten Ohrläppchen und um das Ohr. *(Ng.)*
Ein Stich im Kopfe, über der linken Schläfe. (n. 1 St.) *(Ng.)*
Ein durchdringender Stich in den Kopf hinein nach Aufrichten vom Bücken, nach dem Mittag-Essen. *(Ng.)*
60 Kopfweh, früh, 5 Uhr, das sie aus dem Schlafe weckt, mit starkem Stechen darnach über dem rechten Ohre. *(Ng.)*
Bohrender Schmerz im Wirbel, wie vom Schädel-Knochen an in das Gehirn hinein. *(Wsl.)*
Lockerheits-Gefühl des Gehirns beim Ziehen einer schweren Last. *(Ng.)*
Brenn-Gefühl im Kopfe, besonders in der Stirn, früh, beim Bücken. *(Ng.)*
Sausen im Kopfe.
65 Aeusserlich auf der Kopf-Haut, Gefühl wie Sträuben der Haare nach einem Schrecke. *(Gtm.)*
Spannung der Haut der linken Kopf-Seite.
Stichartiges Reissen an der rechten Schläfe, (im Stehen) das bei Berührung und im Gähnen verging. *(Lgh.)*
Geschwür-Schmerz äusserlich in beiden Schläfen und der Stirn. *(Ng.)*

Brennender Druck - Schmerz äusserlich, über dem linken Auge. *(Htm.)*
70 Brenn - Schmerz auf dem Haarkopfe, über der Schläfe. *(Gtm.)*
Pulsiren der rechten Schläfe-Ader, beim darauf Liegen.
Abgestorbenheit und Eingeschlafenheit der Stirn.
Heftiges Jücken auf dem Scheitel, bis zum Aufkratzen der Haut, doch nicht durch Kratzen getilgt. *(Ng.)*
Eiter-Blüthchen an der Stirn und den Schläfen, ohne Empfindung. *(Lgh.)*
75 Blüthen-Ausschlag an der Stirn, der binnen Tag und Nacht zu einem Schorfe zusammenfliesst. (Schmidtmüller in Horns Archiv IX., 11.)
Blutschwär auf der rechten Schläfe.
Im Augenhöhl-Rande feines Reissen. *(Ng.)*
Ein Zug in das linke Auge vom Hinterhaupt-Höcker her, ohne Schmerz, aber Fippern im obern Lide verursachend. (n. 4 St.) *(Htm.)*
Zucken durch das obere Augenlid nach dem Jochbeine hin, wie mit einem durchgezogenen Faden. (sogleich.) *(Wsl.)*
80 Jücken in den Augen. *(Ng.)*
Jückendes Beissen im rechten innern Augenwinkel, durch Reiben nicht zu tilgen. *(Ng.)*
Fressendes Beissen im äussern, linken Augenwinkel, Abends.
Ein jückender Stich im rechten äussern Augenwinkel, in der Ruhe. *(Gtm.)*
Stechen zu den Augen heraus, welche roth sind.
85 Schneiden im rechten Augapfel, in der Ruhe. *(Gtm.)*
Brennen und Drücken in den Augen, wie nach angestrengtem Sehen, Abends. *(Ng.)*
Brennen in den Augen, früh, beim Waschen mit Wasser. *(Ng.)*
Brennen der früh verklebten Augen. *(Ng.)*
Leichte Entzündung der Augen.
90 Geschwulst und Röthe des obern und untern Augenlides, ohne Schmerz. *(Gtm.)*
Verklebtheit der Augen, früh. *(Ng.)*
Pupillen bald erweitert, bald verengert, in Zeiträumen von 4, 5 Stunden. *(Lgh.)*
Sehr erweiterte Pupillen. (n. 11, 15 St.) *(Lgh.)*
Verengerte Pupillen. (n. 1 bis 3 St.) *(Lgh.)*
95 Flimmern vor den Augen und Halbsichtigkeit, bei der er

Muriaticum acidum.

nur die eine Hälfte der Dinge senkrecht von der andern abgeschnitten sieht.

Grosse Empfindlichkeit der Augen gegen das Licht. (*Ng.*)

Ohrenschmerz wie ein taktweises heraus Drücken aus dem rechten Ohre, mit Empfindlichkeit des äussern Ohres beim Befühlen. (*Ng.*)

Ziehendes Drücken am vordern Ohrbocke, der beim darauf Drücken bis ins innere Ohr hinein schmerzt. (*Htm.*)

Anhaltendes Kneipen, tief im rechten Ohre, zuweilen mit starken Stichen bis hinter das Ohr, wo es dann beim Aufdrücken schmerzt. (n. 8 St.) (*Htm.*)

100 Zuckendes Kneipen tief im linken Ohre, nach öfterem Wiederkehren klammartig, wie Ohrenzwang. (*Htm.*)

Reissen im linken Ohre, wie Ohrzwang. (*Htm.*)

Reissen im linken Ohre, öfters wiederholt. (d. 4. T.) (*Ng.*)

Reissen im rechten äussern Ohre. (d. 1. T.) (*Ng.*)

Reissen im linken Ohrläppchen. (*Ng.*)

105 Ziehendes Reissen hinter den Ohren, langsam nach dem Nacken gehend und da eine beim Bewegen schmerzhafte Steifheit des Halses verursachend. (*Htm.*)

Stumpf drückendes Schneiden hinten am Warzenfortsatze mit Schmerz der Stelle, wie unterschworen, beim Berühren. (*Wsl.*)

Schmerz, wie von einem Geschwüre, im linken Ohre, durch Bohren mit dem Finger verschlimmert. (*Ng.*)

Schmerz des Ohrläppchens bei Berührung, als wolle es geschwürig werden. (*Ng.*)

Nagender Schmerz im rechten Ohre, Abends. (*Ng.*)

110 Ein jückender Stich im linken Ohre, beim hinein Fühlen vergehend. (*Gtm.*)

Jücken im linken Ohre. (n. 2 St.) (*Ng.*)

Hitze, erst im linken, dann auch im rechten Ohre, als wenn Dampf herausginge; dann Röthe und Geschwulst der Handrücken, mit Runzeln, wie Schrunden, mit Thränen der Augen und Verminderung des Geruches und Gehöres; darnach Röthe und Brennen des Gesichtes, 4 Stunden lang. (*Ng.*)

Blüthen-Ausschlag an der Ohrmuschel, welcher binnen Tag und Nacht zu einem Schorfe zusammenfliesst. (Schmidtmüller.)

Heftig jückende Blüthen, dicht hinter und unter dem linken

Ohrbocke, welches trotz des Reibens heftig fortjückt, mit Schründe-Schmerz.

115 Das Ohrschmalz wird trocken, das Gehör minder; drauf entsteht (nach einigen Tagen) ein Knall im Ohre und er hört besser und leiser.

Er hört besser die Uhr, als er die Menschen-Sprache versteht.

Schärferes und feineres Gehör. (Nachwirkung.)

Leises Gehör und sehr empfindlich gegen Geräusch.

Sehr empfindlich für Geräusch.

120 Singen im Ohre, oft und lang. (d. 3. T.) (*Ng.*)

Klingen, öfteres, und Sausen und Pfeifen im Ohre. (d. 5. T.)

Sausen und Pfeifen im rechten Ohre. (d. 1. T.)

Pfeifen im Ohre.

Zwitschern im Ohre, Nachts.

125 Sehr anhaltendes Nasenbluten. (n. 1 St.)

In den Nasenlöchern stechender Schmerz, als wenn sie geschwürig werden wollten. (d. 2. T.)

Heftiges Jücken an der Nasenspitze, das nach Kratzen wiederkömmt. (*Ng.*)

Im Gesichte, Klamm-Schmerz, neben dem linken Kiefer-Gelenke, beim darauf Drücken stechend in das Ohr gehend. (*Htm.*)

Reissen im linken Oberkiefer, wie im Knochen, dicht unter der Augenhöhle. (*Htm.*)

130 Glühend rothe Backen, beim Gehen im Freien, ohne Durst. (*Lgh.*)

Um die Lippen, Blüthen-Ausschlag, der binnen Tag und Nacht zu einem Schorfe zusammenfliesst. (Schmidtmüller.)

Bläschen an der Oberlippe, dicht am Mundwinkel, mit Geschwürschmerz bei Berührung und Spannen bei Bewegung der Lippen. (*Gtm.*)

Zwei Erbsen grosse, gelbe, brennende Blasen links an der Unterlippe. (*Ng.*)

Ein Bläschen an der linken Seite der Oberlippe. (*Ng.*)

135 Eiter Blüthchen im Rothen der Unterlippe.

Brennendes Spannen in der Oberlippe, rechts. (*Gtm.*)

Brennen der Lippen, lange Zeit hindurch. (n. 10 T.) (*Ng.*)

Rauhe Ränder der Lippen und trockne, rissige Haut. (*Ng.*)

Wulstige Unterlippe, sie dünkt ihm schwer und brennt, besonders bei Berührung. (*Ng.*)

140 Ein Bläschen am rechten Unterkiefer, mit Schmerz beim Befühlen. (*Ng.*)
Sumsende Empfindung im linken Unterkiefer, welche in unangenehmes Kriebeln in den Zähnen desselben übergeht. (*Gtm.*)
Zahnweh mit Schmerz in den Backen-Knochen, Ohren und Schläfen, durch Wärme und Zubinden gebessert.
Kaltes Getränk zieht schmerzhaft in den kranken Zahn.
Auseinander pressender Schmerz in einem Spitzzahne des Unterkiefers, durch zusammen Drücken gemindert. (*Htm.*)
145 Zucken, öfters in den Zähnen, mit Brennen am Zahnfleische. (d. 4. T) (*Ng.*)
Reissen in den rechten Oberzähnen und im Jochbeine. (*Ng.*)
Reissen in einem rechten obern Backzahne, mit Wundheits-Schmerze am Zahnfleische. (*Ng.*)
Bohren in den Zahnwurzeln des linken Unterkiefers, als sollten die Zähne herausgehoben werden. (*Ng.*)
Klopfendes Zahnweh durch kalt Trinken verschlimmert, in der linken untern Reihe, zwei Morgen nach einander. (*Ng.*)
150 Leichte Entzündung am Zahnfleische.
Zahnfleisch-Geschwulst.
Geschwulst des Zahnfleisches, früh, bis Mittag. (*Ng.*)
Mund-Trockenheit, dass sie kaum reden kann, früh. (*Ng.*)
Gefühl im Munde, wie verklebt, von unschmackhaftem Schleime. (*Ng.*)
155 Hinten im Munde festsitzender Schleim.
Schleimig im Munde, früh, nach dem Aufstehen, was nach dem Frühstücke vergeht. (d. 2. T.) (*Ng.*)
Häufiger Speichel-Zufluss im Munde, der vom Halse zu kommen scheint (*Ng.*)
Sie hat den Mund immer voll Wasser. (*Ng.*)
Die Zunge ist schwer und wie zu lang, dass er sie kaum heben kann, vorzüglich beim Sprechen, bei grosser Trockenheit im Munde und Rachen. (*Htm.*)
160 Die Zunge wird wund und bläulicht. (*Letocha* in Hufel. Journ.)
Rothes, brennendes Bläschen auf der Zungenspitze. (*Ng.*)
Schmerzhafte Blatter auf der Zunge, mit Brennen. (*Letocha.*)
Tiefes Geschwür auf der Zunge mit schwarzem Boden und überlegten Rändern. (*Letocha.*)
Die Zunge verzehrt sich. (*Letocha.*)

165 Am Gaumen, zu beiden Seiten, ein schmerzhaftes Blüthchen.

Rohheit und Wundheit der Haut am Gaumen, auf einer kleinen Stelle.

Wundes Brennen am Gaumen, Abends und die Nacht. (d. 8. T.) *(Ng.)*

Im Schlunde, Rohheit und Schründen, Nachts und früh, auch ohne Schlingen.

Scharfes Kratzen im Schlunde.

170 Trockenheit im Halse, mit Brennen auf der Brust. *(Ng.)*

Rauh und brennend im Halse, wie von Sood, mit Husten. *(Ng.)*

Gefühl eines aufsteigenden harten Körpers von der Brust zum Halse, wo es kitzelt und zu trocknem Husten reizt, im Sitzen. (Ng.)

Schleim-Ansammlung im Halse, den er hinabschlucken muss. *(Ng.)*

Uebler Geschmack im Halse, wie von ranzigem Fette.

175 Bitter-Geschmack, früh, nach dem Erwachen, mit weissbelegter Zunge. (d. 8. T.) *(Ng.)*

Herber und fauler Geschmack im Munde, wie faule Eier, mit Speichelflusse. *(Lgh.)*

Bier schmeckt ihm süss, wie Honig, und erregt Ekel. *(Ng.)*

Trinksucht. *(Ramazzini, de morbis artificium. Cap. 31.)*

Fresssucht. *(Ramazzini.)*

180 Gänzliche Appetitlosigkeit gegen alle Genüsse, bei richtigem Geschmacke und ohne Uebelkeit.

Ekel vor Allem; er will Nichts essen, mit viel Gähnen. *(Ng.)*

Weder Hunger noch Appetit, und Widerwille gegen Essen, weil die Speisen fast alle süss schmecken. *(Ng.)*

Kein Appetit, und isst sie Etwas, so bekommt sie Aufstossen darnach. *(Ng.)*

Es ist, als wolle das Essen (Mittags) nicht recht hinunter und drücke sie. *(Ng.)*

185 Widerwille gegen Fleisch.

Bei und nach dem Essen, Kollern und dumpfer Schmerz im Bauche.

Aufstossen.

Immerwährendes Aufstossen.

Sehr bitteres Aufstossen, öfters. (d. 4. T.) *(Ng.)*

190 Häufiges Aufstossen mit faulichtem Geschmacke. (d. 6. 7. T.) *(Ng.)*

Aufschwulken saurer Flüssigkeit aus dem Magen. *(Ng.)*
Starkes Schlucksen vor und nach dem Mittag-Essen. (d. 3. T.) *(Ng.)*
Brecherlich und weichlich in der Magen-Gegend. *(Stf.)*
Heftige Neigung zum Erbrechen. *(Ng.)*
195 Erbrechen des Genossenen.
Magenschmerz zusammenziehender Empfindung. *(Crawford, in Sammlung f. prakt. Aerzte. XV. 3.)*
Schmerzhaftes Gefühl von Hineinziehen im Magen, auf einer kleinen Stelle, nach dem Mittag-Essen. *(Ng.)*
Mehrmals heftiges Magen-Drücken.
Drücken im Magen, als sey er zu voll, mit vergeblicher Neigung zum Aufstossen. *(Ng.)*
200 Vollheits-Gefühl im Magen, obgleich er Nichts gegessen hat. *(Ng.)*
Leerheits-Gefühl in der Magen-Gegend, besonders in der Speiseröhre, durch Essen nicht vergehend, mit Kollern in den Därmen. *(Wsl.)*
Leerheits-Gefühl im Magen, in Absätzen. *(Ng.)*
Hitze und Brennen im Magen, lange Zeit hindurch, (bald.) *(Ng.)*
Brennen und Klopfen auf einer kleinen Stelle links neben der Herzgrube. *(Ng.)*
205 Im rechten Hypochonder brennendes Spannen auf einer kleinen Stelle. *(Ng.)*
Spann- und Wundheits-Schmerz in der rechten Hypochonder-Gegend, bald auf, bald abwärts gehend, im Sitzen. *(Ng.)*
Brennen und Zerschlagenheits-Schmerz im rechten Hypochonder. (d. 4. T.) *(Ng.)*
Ein Stich in der rechten Hypochonder-Gegend, dann Brennen, das durch darauf Drücken vergeht, bald aber nicht weit davon wieder erscheint, Abends. (d. 3. T.) *(Ng.)*
In der linken Hypochonder-Gegend, ein heftiger Stich, beim Bücken, dass sie erschrak. *(Ng.)*
210 Stechen unter den linken Ribben, in der Seite. *(Stf.)*
Drückendes Klemmen unter den linken kurzen Ribben, durch Athmen nicht verändert. *(Htm.)*
Klemmendes Spannen unter den kurzen Ribben, mehrmals zum tief Athmen nöthigend, und nach Winde-Abgang vergehend. *(Htm.)*
Bauchweh, früh, im Bette.
Unangenehmes, ängstliches Gefühl im ganzen Bauche, durch

Winde Abgang gemindert und durch Stuhlgang ganz beseitigt. *(Htm.)*

215 Aufgetriebner, angespannter Bauch, der sie den ganzen Tag sehr quälte.

Auftreibung des Bauches und darnach starker Winde-Abgang. *(Ng.)*

Starke Auftreibung des Bauches, Abends; nach dem Niederlegen vergehend. *(Ng.)*

Vollheits-Gefühl im Bauche, nach mässigem Essen, mit Auftreibung des Bauches. *(Stf.)*

Dicker Leib, bis an den Magen, was ihr sehr beschwerlich ist.

220 Druck-Schmerz im aufgetriebnen Bauche und bei jedem Tritte fährt es ihr in den Leib. *(Stf.)*

Zusammenziehende Empfindung in den Därmen, mit stumpfem Schmerze. *(Crawford.)*

Kolikartiges Kneipen im Bauche, bei Bewegung und Winde-Abgang.

Kneipen von der Nabel-Gegend nach beiden Seiten zu, sehr heftig, mit Knurren. *(Htm.)*

Kneipen im Bauche, bald hier, bald da, ohne Gefühl von Blähungen. (d. 4. T.) *(Ng.)*

225 Kneipen unter dem Nabel und darnach harter Stuhl. (d. 12. T.) *(Ng.)*

Heftiges Kneipen in der Nabel-Gegend, mit Leerheits-Empfindung, die bis in die Herzgrube geht und da beklemmt. *(Htm.)*

Kneipen im Bauche, mehrmals täglich und darauf ungemein viel Abgang heftig stinkender Winde.

Ruckweises heftiges Kneipen, äusserlich an einer kleinen Stelle der linken Bauch-Seite, heftiger bei jedem Ausathmen. *(Htm.)*

Heftig schneidendes Kneipen vom Mastdarme zum Oberbauche herauf, dann Drängen zum Stuhle, der etwas weicher, als gewöhnlich, war. *(Gtm.)*

230 Schneidendes Kneipen im Bauche beim Stehen und Gehen, das im Sitzen verging. *(Lgh.)*

Schneidender Schmerz unter dem Nabel, mitten durch den Bauch. *(Htm.)*

Heftiges Schneiden im Unterbauche, im Sitzen, Gehen und Stehen. *(Hl.)*

Anhaltender Stich-Schmerz um den Nabel, wie von Nadeln. (*Gtm.*)
Leerheits-Gefühl im Bauche, mit Knurren. (n. 1 St.) (*Htm.*)
235 Schmerzhaftes Leerheits-Gefühl im Bauche, früh, nach dem gewöhnlichen Stuhle. (d. 5. T.) (*Hl.*)
Kollern im Bauche, wie von Leerheit, im Sitzen. (*Lgh.*)
Kollern und Knurren im Bauche. (*Stf.*)
Kollern im Bauche.
Stetes Gähren im Leibe, das sich zuweilen ganz unten im Bauche festsetzte, mit pfeifenden Tönen.
240 Häufiger Abgang stinkender Winde. (d. ersten Tage.) (*Ng.*)
In den Bauch-Muskeln in und unter der Nabel-Gegend feines Kneipen. (*Wsl.*)
Stich-Schmerz in der untern Bauchhaut, wie von Nadeln. (*Gtm.*)
Im Bauchringe, Stich-Schmerz, wie von Nadeln. (*Gtm.*)
Stumpfes Stechen in der rechten Leisten-Gegend, beim Mittag-Essen. (*Ng.*)
245 Brennender Stich im linken Schoosse. (n. 11 St.) (*Gtm.*)
Brennender Stich in der rechten Weiche; Abends. (*Ng.*)
Stuhl in kleinen Stücken, mit Pressen. (d. 3. T.) (*Ng.*)
Unthätigkeit des Mastdarms; er kann den Stuhl nur zum Theil durch starkes Pressen loswerden.
Starker Drang zum Stuhle, früh, und doch schwieriger Abgang
250 Harter, schwieriger Stuhl, früh, Nachmittags weicher. (d. 6. T.) (*Ng.*)
Bald harter, bald weicher Stuhl. (*Ng.*)
Weicher Stuhl. (d. erst. 3 Tage.) (*Ng.*)
Harter Stuhl. (d. 4. T.) (*Ng.*)
Weicher Stuhl, mit Schneiden und Weichlichkeit im Bauche, wie von Erkältung; nach dem Stuhle wird ihm wieder besser. (n. 24 St.) (*Wsl.*)
255 Weicher Stuhl, mit Winde-Abgang, unter Zusammen-Ziehen, Brennen und Stechen im Mastdarme, mit Gefühl, als ob Stuhl und Winde zurückgingen.
Flüssiger Stuhl, nach dem Essen. (*Hl.*)
Durchfall mit heftigem Brennen im After darauf, Abends und den folgenden Morgen. (n. 6 T.) (*Ng.*)
Durchfälliger Stuhl, mit Schründen im Mastdarme.
Viermaliges Abführen (nach erst hartem Stuhle) mit Zwang und unter Poltern und Knurren im Bauche. (d. 4. T.) (*Ng.*)

260 Koth-Durchfall. (n. 10 St.)

Dünner, wässrichter Stuhl geht ihm unversehens beim Harnen ab, ohne vorheriges Notthun. *(Hl.)*

Bei nicht hartem Stuhle, Schründen im Mastdarme und After.

Beim Abgange des (nicht harten) Stuhles, Schneiden im After. *(Ng.)*

Nach (gehörigem) Stuhle, Brennen im After. *(Ng.)*

265 Im After viel Jücken und Kitzeln. (d. 2. T.)

Jücken am After, mit Wundheits-Schmerz und kriebelnden Stechen.

Arges Jücken im Mastdarme; wie von Maden.

Brennende Stiche im After. *(Hl.)*

Stich-Schmerz im Mastdarme.

270 Drücken am After.

Vorfall des Mastdarms, wie umgestülpt, beim Harnen.

Geschwollene Blut-Knoten am After, mit brennendem Wundheits-Schmerze.

Geschwollene, blaue Aderknoten am After, mit Schmerz beim Aufdrücken.

Blut beim Stuhle, mehrere Morgen.

275 Heftiger Blut-Abgang beim Stuhle.

Brennendes, wohllüstiges Jücken im Mittelfleische; dicht am After, mit Reiz zum Kratzen und nicht gleich dadurch getilgt. *(Lgh.)*

Zum Harnen öfterer Drang, und viel Urin-Abgang.

Stetes Notthun zum Harnen, mit geringem, doch öfterem Urin-Abgange und Zwängen nach dem Lassen *(Stf.)*

Drang zum Harnen, und doch muss er eine Weile warten, ehe das Wasser kommt.

280 Oft Harndrang, mit geringem Abgange. (n. 72 St.) *(Lgh.)*

Harnzwang; bei Drang zum Harnen kommt fast Nichts, doch was kommt, geht ohne Schmerzen ab. *(Stf.)*

Verminderter Harn mit Brennen. (d. ersten Tage.) *(Ng.)*

Oefterer Harndrang und viel Urin-Abgang.

Oefteres Harnen mit Drang und reichlichem Abgange. *(Lgh.)*

285 Oefterer Harndrang und weit mehr Urin, als er Getränk zu sich genommen. *(Hl.)*

Ungemein reichlicher Abgang wässrichten Harnes. *(Stf.)*

Harn sichtbar vermehrt und blassgelb. (d. 1. u. 2. T.) *(Ng.)*

Harn vermehrt und bleich, wie Wasser. (d. 1. T.) *(Ng.)*

Häufiges, reichliches Harnen, obgleich sie wenig getrunken hat. (d. 4. T.) *(Ng.)*

290 Sie muss des Nachts öfters zum Harnen aufstehen, doch lässt sie nur wenig auf einmal, ohne Schmerz. (*Ng.*)
Langsamer Abgang des Harns, als hätte die Blase keine Kraft ihn hervorzutreiben. (*Wsl.*)
Schwäche der Harnblase. (Samml. f. prakt. Aerzte.)
Unwillkührlicher Harn-Abgang, öfters.
Der Harn geht gleich beim Lassen weisstrübe, wie Milch, ab.
295 Beim Harnen, während des Stuhlganges, Schneiden ganz hinten in der Harnröhre.
Gleich nach dem Harnen, stechendes Beissen in der Mündung der Harnröhre. (*Lgh.*)
In der Ruthe, ein heftig brennender Stich, im hintern Theile derselben. (*Hl.*)
Schmerz am Rande der Vorhaut, wie eingerissen und verwundet.
Leichte Entzündung der Vorhaut.
300 Bohrendes Spannen vom rechten Hoden bis in die Mitte der Ruthe. (*Gtm.*)
Jücken am Hodensacke, das sehr zum Kratzen reizt, dadurch aber nicht getilgt wird. (*Ng.*)
Viel Jücken um den Hodensack.
Schwäche-Gefühl in den Zeugungstheilen, gar keine Erektion und schlaffes Herabhangen der Ruthe. (n. 24 St.) (*Wsl.*)
Erhöhung des Geschlechtstriebes (in der Erstwirkung?) (*Ng.*)
305 Oeftere, doch schwache Erektionen. (d. 4. T.) (*Ng.*)
Erecktionen, früh im Bette. (d. 2. T.) (*Ng.*)
Gefühl, als komme eine Pollution, weckt ihn früh; drauf, bei geringer Erektion, Erguss einer wässricht schäumigen Feuchtigkeit, ohne Geruch, mit langer, spannend schmerzender Ruthe-Steifheit darnach. (*Stf.*)
In den Geburtstheilen, Zwängen, wie zum Monatlichen. (*Stf.*)
Stich-Schmerz in der Scheide.
310 Regel um 10 Tage zu früh, mit Bauchweh. (*Ng.*)
Regel um 6 Tage zu früh, ohne weitere Beschwerden. (*Ng.*)
Bei der Regel, in sich gekehrt, traurig, als sey gar kein Leben in ihr. (*Ng.*)
Weissfluss. (d. 10. 11. T.) (*Ng.*)

Anhaltende Neigung zum Niesen, mit Jücken und Kitzeln in der Nase. (*Theiner*, in Annal. d. Heilk. 1811. Apr.)

315 Viel Niesen, ohne Schnupfen, Nachmittags und Abends. *(Ng.)*
Niesen, öfters.
Schnupfen.
Schnupfen. (Samml. f. pr. Aerzte.)
Schnupfen-Gefühl mit lästiger Trockenheit der Nase.
320 Schnupfen mit scharfem, wundfressendem Wasser. *(Ng.)*
Schnupfen mit dicker Schleim-Absonderung. *(Ng.)*
Viel Schleim-Absonderung aus der Nase. *(Ng.)*
Verstopfungs-Gefühl oben in der Nase, und wie trocken; doch viel Schleim-Absonderung dabei, lang anhaltend. (n. 2 T.) *(Ng.)*
Nasen-Verstopfung, wie Stock-Schnupfen.
325 Heiserkeit, acht Tage lang. *(Du Menil* bei Sachse in Hufel. Journ.)
Ungemeine katarrhalische Heiserkeit. (Schmidtmüller.)
Rauh und heiser im Halse, mit Wundheits-Gefühl auf der Brust. (d. 1. T.) *(Ng.)*
Kratzig und rauh im Halse, und etwas Husten mit Wundheits-Schmerz auf der Brust, ohne Heiserkeit, Abends und früh. *(Ng.)*
Kratzen auf der Brust, mit Husten und Auswurf (ungekochten, sic!) Schleimes. *(Ng.)*
330 Kitzeln im Halse und davon kurzes Hüsteln. (d. 5. T.) *(Ng.)*
Trockner Husten, öfters, von Kitzel in der Brust. (d. 4. T.) *(Ng.)*
Kurzes, trocknes Hüsteln, mit Brennen im Halse. *(Ng.)*
Trockner Husten, mit Anstrengung, Tag u. Nacht. (n. 6 T.) *(Ng.)*
Heftiger Husten, als wolle er das Brustbein sprengen, welches vom Mittag-Essen bis gegen Abend, besonders beim Reden, Lachen und Gähnen, wie wund und zerschlagen schmerzt. *(Ng.)*
335 Starker, keuchender Husten und nach demselben, hörbares Kollern in der Brust hinab.
Lockerer Husten, mit etwas Schleim-Auswurf, Abends und früh. (d. 6. u. 7. T.) *(Ng.)*
Blut-Husten. (*Westrumb* bei Sachse, a. a. O.)
Tiefes Athmen mit Stöhnen. (Hufel. Journ.)
Seufzen. (Hufel. Journ.)
340 Beklemmung quer über die Brust, Abends, beim Gehen und Sitzen.

Engbrüstiges Drücken auf der Brust in Anfällen.
Schmerzhafte Beklemmung der Brust, vorzüglich auf der rechten Seite. *(Htm.)*
Spann-Schmerz auf dem Brustbeine, der das Athmen hindert, als wenn er aus dem Magen käme; mit Schmerz der Stelle, auch beim Betasten.
Druck-Schmerz in der rechten Brust, der immer heftiger wird, durch kein Athmen verändert. *(Htm.)*
345 Arges Drücken im Brustbeine, über der Herzgrube, die Brust hinauf, Abends.
Druck- und Zerschlagenheits-Schmerz auf der linken Brust-Seite.
Drückendes Klemmen in der Brust, ohne Athem-Beengung. *(Htm.)*
Drückendes Klemmen in der rechten Brust, beim Einathmen immer mehr verstärkt. *(Htm.)*
Druck-Schmerz in der linken Brust, hinten dicht neben dem Rückgrate, beim Einathmen. *(Htm.)*
350 Ein stechendes Drücken in der rechten Brust, unter der Warze, allmählig zu- und abnehmend. *(Htm.)*
Ziehende Empfindung in der rechten Brust, unter der Warze, nach dem Halse zu ziehend. *(Htm.)*
Schneidende Stösse mitten innerhalb des Brustbeines, mit stumpfem Drücken hinten in der Brusthöhle, allgemeiner Brust-Beklemmung und Athem-Beengung, den ganzen Tag, in Anfällen. *(Wsl.)*
Ein spannend zuckender Stich von den linken falschen Rippen zu den rechten Rippen heraus. *(Gtm.)*
Stich-Schmerz in der Brust, bei starkem Bewegen und Athmen.
355 Stechen tief in der Herz-Gegend, bis nach der Achselgrube und dem Rücken zu, mit Stechen im Oberschenkel bis ans Knie im Sitzen, was beim Aufstehen verging, Abends. *(Ng.)*
Stechen in der Herzgegend, dass sie sich nur mit Mühe aufrichten konnte, mit Athem-Versetzung, durch Reiben vergehend. (d. 7. T.) *(Ng.)*
Feine Stiche unter der Herzgegend und darauf in der linken Rippen-Gegend, mit Reissen hinter dem linken Ohre. *(Ng.)*
Ein stumpfer Stich in die linke Brust-Seite, mit Husten, Abends. *(Ng.)*
Scharfe Stiche in der linken Brust-Seite, an den untersten wahren Rippen, ohne Bezug auf Athmen. *(Wsl.)*

360 Stechen unter dem Brustbeine, gleich über der Herzgrube. *(Stf.)*

Stiche zwischen zwei wahren Ribben der linken Brust-Seite, beim Ausathmen. *(Lgh.)*

Ein spannendes Bohren in der Brust, beim Ein- und Ausathmen anhaltend. *(Gtm.)*

Wundheits-Schmerz und Schneiden in der Brust, auch mit Reiz zum Husten. *(Ng.)*

Herzschlag während des Nacht-Fiebers so heftig, dass er ihn im Gesichte fühlte. *(Hl.)*

365 In den Ribben-Muskeln rechter Seite, ein bohrender Stich, ohne Bezug auf Athmen, im Sitzen. *(Gtm.)*

Stiche, wie von Nadeln, an den wahren Ribben der rechten Brust-Seite, beim Ausathmen, im Sitzen. *(Lgh.)*

Langsam heraufgehende, breite Stiche, äusserlich an den Brust-Seiten. *(Wsl.)*

Feine, brennende Stiche, äusserlich unter der linken weiblichen Brust. *(Ng.)*

Brennen äusserlich an der rechten Brust; auch auf einer kleinen Stelle der Mitte des Brustbeins, mit Gefühl, als wenn daselbst innerlich Etwas steckte; später nur Stechen an der Stelle. *(Ng.)*

370 Starke Stiche in der rechten Brustwarze. *(Htm.)*

Vom Steissbeine her ziehendes Brennen den Rücken hinauf, wie unter der Haut. (d. 4. T.) *(Ng.)*

Drückender Kreuzschmerz im Stehen und Sitzen, wie von vielem Bücken. *(Lgh.)*

Feines, ziehendes Reissen von der Mitte des Kreuzbeines gegen die Lendenwirbel hin. *(Hl.)*

Stechen, öfters, im Kreuze, bei Aufrichten vom Bücken. (d. 4. T.) *(Ng.)*

375 Ein brennender, erschreckender Stich im Kreuzbeine. *(Ng.)*

Rückenschmerz, wie verhoben, im Rücken und den Schulterblättern, nach anhaltendem Schreiben mit gekrümmtem Rücken. *(Hl.)*

Ziehender Spann-Schmerz abwechselnd zwischen den Schulterblättern und den untersten kürzern Ribben, ohne Erschwerung des Athmens. *(Htm.)*

Drücken am Rückgrate hin, beim Gehen im Freien; im Stehen und Sitzen vergehend. *(Lgh.)*

Muriaticum acidum.

Drücken in der Mitte und auf der linken Seite des Rückens, wie von vielem Bücken. *(Lgh.)*
580 Stechen in den Schulterblättern.
Scharfe Stiche mit feinem Ziehen und Hitz-Gefühl in den Schulterblättern. *(Wsl.)*
Schmerzhafte Stiche auf der linken Rücken-Seite im Sitzen. *(Lgh.)*
Heftiges Stechen an der linken Rücken-Seite, dass sie sich nicht zu bewegen träute, wovon es jedoch besser ward. *(Ng.)*
Heftiges Stechen im untern Theile des rechten Schulterblattes, unter der Achselgrube. *(Ng.)*
585 Stechen auf der rechten Schulter, das sich bald in Zwängen umwandelt. *(Ng.)*
Feines, drückendes Stechen am untern Rande des rechten Schulterblattes. *(Htm.)*
Kleine Blutschwäre im Rücken, mit Stich-Schmerz bei Berührung. *(Ng.)*
Die Nacken-Drüsen sind geschwollen, mit Spann-Schmerz beim Drehen des Kopfes. *(Ng.)*
An der rechten Hals-Seite, rothe, spannende Knöthchen. *(Ng.)*
590 Auf der Achsel, Drücken.
Reissen in der rechten Achsel, mit Schmerz bei Berührung. *(Ng.)*
Brennende Stiche in der linken Achsel, Abends. *(Ng.)*
Verrenkungs-Schmerz in der linken Achsel, in der Ruhe, mit Gefühl beim Aufheben des Armes, als wolle es im Gelenke knacken. *(Ng.)*
Ermüdungs-Schmerz im rechten Achsel-Gelenke, mehr bei Bewegung, als in der Ruhe.
595 Klopfen in der rechten Achsel, mit lähmigem Schmerze darin. *(Ng.)*
Die Arme sind sehr schwer und beim Aufheben wie voll Blei. *(Htm.)*
Im Oberarme Klamm, bei Anstrengung des Armes. *(Hl.)*
Pulsartige, aussetzende, heftige Zuckungen einzelner Muskeltheile am rechten Oberarme. *(Hl.)*
Ziehen im linken Oberarme.
400 Ziehendes Reissen im rechten Oberarme beim Schreiben im Sitzen; bei Bewegung und Ausstrecken des Oberarmes vergehend. *(Lgh.)*

Reissen von der Mitte des Ober- und Vorderarmes schmerzhaft gegen einander zu. (d. 4. T.) *(Ng.)*
Reissen in beiden Oberarmen und Waden. (d. 2. T.) *(Ng.)*
Lähmiger Schmerz in der Mitte des rechten Oberarmes, bis zum Ellbogen herab. *(Ng.)*
Brenn-Gefühl an den hintern Muskeln des linken Oberarmes, dicht am Ellbogen-Gelenke. *(Htm.)*
405 Im Ellbogen-Gelenke öfters ein ziehendes Spannen. *(Hl.)*
Dumpfes Reissen, gleich über den Gelenken des Ellbogens und der Hand, mehr in der Ruhe. *(Wsl.)*
Ein stechendes Reissen an der Spitze des rechten Ellbogen-Gelenkes. *(Htm.)*
Schneiden in der Ellbogen-Beuge, stärker beim Einbiegen des Armes; durch Ausstrecken gemindert. *(Wsl.)*
Im Vorderarme, klammartiges Schwere-Gefühl, dicht am Hand-Gelenke. *(Htm.)*
410 Klamm-Schmerz im Vorderarme, beim Einbiegen des Armes. *(Hl.)*
Ziehendes Reissen in den hintern Muskeln des linken Vorderarmes, bis in die Finger. *(Htm.)*
Schneidendes Reissen in den hintern Muskeln des rechten Vorderarmes, ruckweise wiederkehrend. *(Htm.)*
Schneiden am rechten Vorderarme, vor dem Ellbogen-Gelenke. (sogleich.) *(Wsl.)*
Zerschlagenheits-Schmerz, oder wie nach Stoss, an der Inseite des rechten Vorderarmes, am schlimmsten in der Ruhe. *(Gtm.)*
415 Knoten, wie Erbsen und grösser, an den Vorderarmen und Ellbogen, mit heftigem Jücken und Brennen. *(Ng.)*
Brenn-Schmerz äusserlich am rechten Vorderarme. *(Gtm.)*
Im linken Handteller, Klamm, der bei Bewegung der Hand verging. *(Lgh.)*
Zieh-Schmerz in der linken Hand.
Gichtisches Reissen an der Aussen-Seite der Hand hinter dem Knöchel des kleinen Fingers.
420 Wohllüstiges Jücken und stechendes Kitzeln in den Handtellern, zum Kratzen nöthigend. *(Lgh.)*
Ausschlag an den Händen, der beim Warmwerden im Bette sehr jückt.
Blüthen-Ausschlag auf den Hand- und Finger-Rücken, der

Muriaticum acidum.

binnen Tag und Nacht zu einem Schorfe zusammenfliesst. (Schmidtmüller.)
Die Finger der rechten Hand kriebeln wie eingeschlafen. (*Ng.*)
Taubheit, Kälte und Abgestorbenheit beider Mittelfinger, Nachts.
425 Erstarrung der zwei letzten Finger der linken Hand, Nachts.
Klamm-Schmerz am Ballen des rechten Daumens, beim Schreiben, der bei Bewegung desselben verging. (*Lgh.*)
Ziehendes Reissen vom Mittelgelenke des linken vierten Fingers an bis zum Mittelhand-Knochen, durch Biegung des Fingers vergehend, gleich nach dem Ausstrecken aber in der Ruhe, heftiger wiederkehrend. (*Htm.*)
Schneidendes Reissen im Ballen des linken kleinen Fingers. (*Htm.*)
Stich-Schmerz, wie von Nadeln, in der Spitze des linken Zeigefingers, bloss bei Berührung. (*Gtm.*)
430 Geschwulst und Röthe der Fingerspitzen, mit Brenn-Schmerz.
In den Gefäss-Muskeln rechter Seite ein anhaltend jückender Stich, der nach Reiben noch ärger jückt. (*Wsl.*)
An der rechten Hüfte ein schneidendes Kneipen, nur im Sitzen. (*Lgh.*)
Die Oberschenkel-Muskeln schmerzen.
Zuckungen einzelner Muskeltheile, bald am rechten, bald am linken Oberschenkel. (*Hl.*)
435 Schmerzhafter Krampf in den Muskeln des linken Oberschenkels, beim Liegen im Bette. (*Lgh.*)
Krampfhafter Ziehschmerz im linken Oberschenkel herab, nur im Sitzen. (*Lgh.*)
Krampfhaft zusammenziehendes Reissen in den vordern Muskeln des linken Oberschenkels. (*Lgh.*)
Ein stichartiges Drücken in den Muskeln des linken Oberschenkels, nur im Sitzen. (*Lgh.*)
Reissen im linken Oberschenkel und in den Schienbeinen, im Sitzen. (*Ng.*)
440 Stechendes Reissen im rechten Oberschenkel-Knochen, im Gehen. (*Htm.*)
Ziehend drückender Stich-Schmerz in den Muskeln des linken Oberschenkels, dicht am Schoosse, im Sitzen. (*Lgh.*)
IV.

Heftig brennendes Stechen an der Aussenseite des rechten
   Oberschenkels, im Gehen und Sitzen. *(Hl.)*
Schwäche der Oberschenkel und wankender Gang
   daher. *(Gtm.)*
Viel Jücken an den Oberschenkeln.
445 Runde, rauhe, jückende Flechten-Flecke an den innern
   Oberschenkeln.
Das Knie linker Seite ist steif, beim Aufstehn vom Sitze.
Spann-Schmerz im linken Knie.
Fippern neben der rechten Kniescheibe. *(Hl.)*
Reissen in der Kniekehle und Wade, mehr Nachts und mehr
   im Sitzen, als im Gehen.
450 Reissen in den Knie-Gelenken, im rechten so heftig, als
   würde es herausgerissen, im Sitzen. *(Ng.)*
Reissen in der Kniebeuge bis in die Hüfte beim Aufstehn vom
   Sitze; mit Stichen zuweilen am linken Knie-Gelenke;
   beim Biegen und Gehen verschlimmert, beim Ausstrecken
   und Sitzen erleichtert. *(Ng.)*
Stechendes Reissen im rechten Knie, wenn er das linke Bein
   über das rechte legt. *(Htm.)*
Brennender Stich-Schmerz aussen am rechten Knie. *(Hl.)*
Zerschlagenheits-Schmerz des rechten Kniees, nur beim Gehen
   und Treppensteigen. *(Ng.)*
455 Brennendes Jücken an den Knieen, Fussknöcheln d Ze-
   hen beim Einschlafen.
Geschwulst der Kniee.
Am Unterschenkel, ein schmerzhaftes Spannen nahe an der
   Kniekehle, in der linken Wade, im Sitzen. *(Ng.)*
Ziehen und Spannen in der Achill-Senne, im Gehen, wodurch
   der Fuss wie gelähmt und das Gehen gehindert wird.
Druck-Schmerz in der linken Wade, in Ruhe und Bewegung.
   (Gtm.)
460 Stechendes Schneiden in der rechten Wade, im Sitzen.
   (Htm.)
Reissen, öfters, in beiden Schienbeinen, bis in die Knie her-
   auf, im Sitzen besser. *(Ng.)*
Reissen am untern Theile des rechten Schienbeines hinab, im
   Sitzen. *(Ng.)*
Langsame, grosse Stiche in der Achill-Senne, von aussen
   hinein theils, theils quer durch, auch Nachts im Schlafe
   störend, absatzweise kommend, und im Gehen hindernd.
Viel Jücken an den Waden.

Muriaticum acidum.

465 Der linke Fuss schmerzt, als wäre ein Tuch fest darum gebunden.

Schneidender Klamm-Schmerz in der rechten hohlen Fusssohle. (*Htm.*)

Reissen in der rechten Fusssohle, an der Ferse, beim Spinnen; auch (nach einigen Tagen) im Sitzen. (*Ng.*)

Ziehende Stiche auf dem rechten Fussrücken, im Stehen, die im Gehen verschwanden, im Sitzen aber wiederkehrten. (*Lgh.*)

Anhaltender drückender Stich im linken Fussrücken, am schlimmsten in der Ruhe. (*Gtm.*)

470 Ein drückendes Stechen am innern Rande der rechten Fusssohle, im Sitzen; im Gehen und Stehen vergehend. (*Lgh.*)

Anhaltender jückender Stich im linken Fussrücken, am schlimmsten in der Ruhe. (*Gtm.*)

Schmerz in der linken Fusssohle, beim Bergsteigen, als habe er sich den Fuss übergangen, von der Sohle bis nach dem Oberschenkel hinziehend. (*Ng.*)

Wundheits-Schmerz unter dem linken äussern Fussknöchel, in der Ruhe, die ganze Nacht, durch Berührung und darauf Liegen verschlimmert. (*Gtm.*)

Brennen der Fusssohlen, im Sitzen, durch Aufsetzen des Fusses auf den Boden verschlimmert. (*Ng.*)

475 Kitzeln im linken Fersen-Ballen, durch Reiben vergehend. (*Ng.*)

Wühlendes Fippern im rechten Fussballen, in der Ruhe. (*Gtm.*)

Jücken in der linken Fusssohle, im Gehen und in der Ruhe. (*Gtm.*)

Heftige Risse in der rechten grossen Zehe, beim Spinnen. (*Ng.*)

Jückender Stich im Ballen der rechten grossen Zehe, in der Ruhe. (*Gtm.*)

480 Geschwulst und Röthe der Zeh-Spitzen, mit Brenn-Schmerz.

Wundheits-Schmerz und Geschwulst-Gefühl in der linken kleinen Zehe. (*Ng.*)

Heftigst pochender Schmerz in den drei Mittelzehen des linken Fusses, in der Ruhe. (*Gtm.*)

Stechendes Jücken hie und da am Körper, durch Kratzen vergehend, Abends. (*Ng.*)

Kitzelndes, fein stechendes Jücken am Körper, durch Reiben nur kurz vergehend.

485 Jücken und Beissen auf dem Rücken, den Achseln, auch am ganzen Leibe, meist Abends, nach dem Niederlegen, durch Kratzen nicht zu tilgen. *(Ng.)*

Stechen hie und da auf der Haut, zuweilen mit Brennen (auf dem rechten Schulterblatte). *(Ng.)*

Viel schmerzhafte Haut-Geschwüre, die ihn am Sitzen und Liegen hindern. *(Schaekel.)*

Die Arbeiter in den Salinen bekommen faule Geschwüre an den Schenkeln, werden wassersüchtig und kachektisch.*) *(Rammazzini.)*

Brennen, mehr um das Geschwür, als in demselben; nach Gehen gluckst es darin, wie Puls.

490 Die Geschwüre stinken sehr, obgleich sie mit Schorfe bedeckt sind.

Oxygenirte Salzsäure stellt die durch Weingeist und Mohnsaft verlorne Reizbarkeit der Muskel-Faser wieder her. *(Humboldt, über die Reizbarkeit der Faser.)*

Zucken in allen Gliedern.

Anfall von Angst, Abends 8 Uhr, mit Vollheit im Bauche, als sollte er zerspringen; der Schweiss lief ihr am Kopfe herab, die Arme fielen ihr nieder und sie ward matt, wie gelähmt.

Unruhe. *(Hufel. Journ.)*

495 Zerschlagenheits-Schmerz aller Gelenke.

Schmerz der Beinhaut aller Knochen, wie in Wechsel-Fiebern.

Trägheit, mit Dehnen und Recken, Vormittags. *(Ng.)*

Er will oder kann sich nicht bewegen; es verdriesst ihn, es zu thun, er will immer nur sitzen.

Schlaff und träge, obgleich von Spazieren nicht ermüdet.

500 Wankender Gang, aus Schwäche der Oberschenkel. *(Hl.)*

Grosse Schwäche der Unterglieder, dass sie sich kaum halten kann und oft fällt. *(Ng.)*

Müdigkeit vorzüglich in den Beinen, früh.

---

*) Von dem, beim Kochen der Sohle, aus der sich zersetzenden salzsauren Magnesie aufsteigenden und eingeathmeten, salzsauren Dünste.

Grosse Mattigkeit, gleich nach dem Essen, die gegen Abend
wieder vergeht. *(Ng.)*
Mattigkeits-Gefühl im ganzen Körper. *(Stf.)*
505 So matt in den Gliedern, dass er im Gehen oft still stehen
muss. *(Ng.)*
Grosse Hinfälligkeit und Mattigkeit, Abends, nach Gehen.
(Ng.)
Grosse Hinfälligkeit, Mattigkeit und Schläfrigkeit, mit Trüb-
sichtigkeit; sie schlief am Tische ein. *(Ng.)*
Mattigkeit im Gehen und Stehen, dass er sitzend einschlief.
(Lgh)
Im Sitzen fielen ihr vor Mattigkeit die Augen zu, beim
Aufstehen und Bewegen aber war sie gleich munter. *(Lgh.)*
510 Sehr schläfrig, Nachmittags. (d. 4. T.) *(Ng.)*
Schläfrigkeit mit Gähnen, früh. (d. 2. T.) *(Ng.)*
Grosser Hang zum Schlafen, den ganzen Tag. *(Htm.)*
Der Schlaf drückt ihm beim Arbeiten, fast die Augen zu.
(Htm.)
Schlaflosigkeit vor Mitternacht.
515 Schlaflosigkeit nach Mitternacht.
Er kann nicht gut einschlafen, schläft dann nur leicht und
kann sich doch nicht gut aus dem Schlafe finden und völ-
lig erwachen. (n. 3 St.)
Schlaflosigkeit, Nachts, wegen grosser Blutwallung und Hitze,
mit Schweiss.
Unruhige Nacht; sie kann ohne besondere Ursache, nicht
einschlafen und ist früh noch schläfrig. (n. 2 T.) *(Ng.)*
Unruhige Nacht; sie kann vor Kopfschmerzen im Schejtel
und in der linken Schläfe nicht einschlafen. *(Ng.)*
520 Nachts 3 Uhr arger Husten, mit Uebelkeit und Gall-Erbrechen.
Nachts, leeres Aufstossen und Leibweh.
Zwei Nächte, beim Erwachen, Uebelkeit, mit viel Aufstossen.
Vor Mitternacht schnarcht er heftig und wirft sich herum,
lässt sich aber dann leicht erwecken.
Nachts, beim Erwachen, findet er sich immer auf dem Rücken
liegend.
525 Vor Mitternacht wirft sie sich herum, spricht oft laut im
Schlafe, doch mit heiterm Tone, stöhnt aber oft dabei.
Er rutscht im Bette herunter und ächzt und stöhnt im
Schlafe.

Nachts, im Bette, Schwäche-Gefühl und mühsame Ideen Verbindung.

Sie redet laut im Schlafe, (vor Mitternacht), ist aber nicht zu verstehen, (und weiss am Morgen Nichts davon.) *(Ng.)*

Unruhige Nacht; sie erwacht alle Viertelstunden, weil bald dieser, bald jener Theil schmerzt. (d. 4. T.) *(Ng.)*

550 Oefteres Erwachen, Nachts.

Oefteres Erwachen, mit hin und her Werfen im Bette. *(Lgh.)*

Er wacht immer früh 4 Uhr auf und kann nicht wieder einschlafen.

Er erwacht vor Mitternacht sehr heiter und kann nachher nicht wieder einschlafen. (d. 4. T.) *(Hl.)*

Früh, im Bette, nach dem Erwachen, Weichlichkeit und Bauch-Aufgetriebenheit, nach dem Aufstehn durch Winde-Abgang gebessert.

555 Unruhiger, oft unterbrochner Schlaf, mit lebhaften, ängstlichen Träumen, und heftigem Schweiss im Schlafe über und über, doch nicht am Kopfe. *(Htm.)*

Zusammenfahren nach dem Einschlafen, wegen Unruhe im Körper und am meisten in den Beinen.

Träume, welche Aengstlichkeit, Verdruss oder Freude erregen. *(Lgh.)*

Aengstliche Träume, Nachts.

Aengstliche, lebhafte Träume. *(Lgh.)*

540 Aengstliche, fürchterliche, lebhafte Träume. *(Gtm.)*

Unruhige, lebhafte Träume, voll Sorge und Furcht, mit Ruthesteifigkeit, ohne Samen-Erguss. *(Gtm.)*

Sie schwärmt im Schlafe, so bald sie ein Weilchen geschlafen hat.

Unerinnerliche Träume. *(Lgh.)*

Wohllüstige Träume. (d. ersten 3 Tage.) *(Ng.)*

545 Traum vom Tode ihrer Mutter. (d. 4. N.)

Träume von Läusen und voll Beschämung. (d. 7. T.) *(Ng.)*

Freundliche Träume von der Heimath.

Kälte, Nachts, dass er sich nicht erwärmen kann; er wirft sich im Bette umher. *(Wsl.)*

Vor Frost wachte er noch vor Mitternacht auf und konnte sich durchaus nicht erwärmen; weniger fror ihn an den Theilen, auf denen er lag, später ward ihm sehr warm und er duftete. (d. 3. N.) *(Hl.)*

550 Frost, früh, im Bette und nach dem Aufstehen, dass er den ganzen Vormittag am Ofen bleiben musste. *(Ng.)*
Kälte.
Kälte, auch äusserlich fühlbar, dass er sich den ganzen Tag, auch beim Spazieren nicht erwärmen kann.
Frostigkeit mit Durst. (d. 4. T.) *(Ng.)*
Frost mit Durst, ohne Hitze darauf.
555 Frost mit Gänsehaut, ohne Schütteln und ohne Durst.
Frostigkeit, Abends, mit Durst; nach dem Niederlegen Schweiss; auch Nachts muss sie zum Trinken aufstehen. (d. 8. T.) *(Ng.)*
Frost, Abends von 6 bis 7 Uhr, mit Eiskälte im Rücken, dass sie sich nur schwer erwärmen kann. (d. 7. T.) *(Ng.)*
Frost, Abends, 8 Uhr, im ganzen Körper, bei äusserer Wärme, ¾ Stunden lang, ohne Hitze darauf. *(Ng.)*
Frost, Abends, mit Brennen im Gesichte und Trockenheit im Munde.
560 Es schaudert ihn, wenn es in der Stube nicht sehr warm ist.
Fieber-Schauder über den ganzen Körper, bei heissen Wangen und kalten Händen, ohne Durst. *(Lgh.)*
Fieber-Schauder über den ganzen Körper, mit Schüttelfrost, Gähnen und Dehnen der Glieder, doch ohne Durst und ohne Hitze darauf. *(Lgh.)*
Fieber-Schauder über den ganzen Körper, (bei geringem Fliess-Schnupfen), mit Gähnen, kalten, abgestorbenen Fingerspitzen, blauen Nägeln und schwachem, langsamem Pulse, ohne Durst und ohne Hitze darauf. *(Lgh.)*
Brennende Hitze am ganzen Kopfe und an den Händen, bei kalten Füssen, ohne Durst, nachdem er sich (wegen grosser Tages-Schläfrigkeit) kaum zum Schlafen hingesetzt. *(Htm.)*
565 Hitz-Gefühl und Hitze des Körpers, vorzüglich der Handflächen und Fusssohlen, ohne Gesichts-Röthe, ohne Schweiss, ohne Durst, und ohne Trockenheit des Mundes, mit einiger Neigung, sich zu entblössen.
Beängstigung und Unruhe in den obern Gliedern, wie in den Adern, Abends, bei heiterm Gemüthe; es kam wie von einer Schwere in den Armen; sie musste diese stets bewegen; dabei Unruhe im ganzen Körper ausser in den Füssen; Hitze, dass er sich entblössen musste, aber kein Durst dabei.

Jeder dritte Pulsschlag setzt aus.

Arger Schweiss am Kopfe und auf dem Rücken, jeden zweiten oder vierten Abend $\frac{3}{4}$ Stunden lang.

Schweiss, Abends, beim Einschlafen, und nicht weiter.

570 Schweiss, vor Mitternacht, mit trocknem Husten.

Schweiss, vor Mitternacht, in Träumen voll Verhinderung: dann guter Schlaf bis früh, ohne Schweiss.

Nach ein bis zweistündigem Liegen im Bette, Abends, schwitzten die Füsse erst kalten Schweiss, ehe sie warm wurden.

Nacht-Schweiss.

Gelinder Früh-Schweiss über den ganzen Körper. *(Lgh.)*

Natrum carbonicum. Mineralisches Laugensalz, Natron.

Man löset käufliches Natron (den basischen Theil des Kochsalzes oder des Glaubersalzes) in zwei Theilen seines Gewichtes destillirtem, kochendheissem Wasser auf, filtrirt die Lauge durch Druckpapier und lässt sie im Keller zu Krystallen anschiessen, welche aus Rhomben-Oktaedern und rhomboidalen Prysmen bestehen. Ein Gran von diesen, auf Fliesspapier getrockneten Krystallen, wird, ehe sie in Pulver zerfallen, zur Bereitung der verschiedenen homöopatischen Dynamisation genommen und bearbeitet wie die andern trocknen Arznei-Substanzen.

Vorzüglich wird man diese Arznei angezeigt finden, wo folgende Beschwerden mit zugegen sind.

Traurigkeit, Niedergeschlagenheit; Hypochondrische Laune; Scheu vor Menschen und Gesellschaft; Aengstlichkeit; Aengstliches Herzklopfen; Angst, Zittern und Schweiss bei den Schmerzen; Schreckhaftigkeit; Muthlosigkeit; Unwilligkeit; Uebelwollen; Schweres Auffassen und Combiniren der Gedanken beim Lesen und Hören; Angegriffenheit von Kopf-Arbeiten; Düsterheit des Kopfes; Schwindel; Kopfschmerz in der Sonne; Kopfweh, Stechen zu den Augen heraus; Reissen äusserlich am Kopfe zu gewissen Stunden des Tages; Entzündung der Augenlider, mit Licht-Scheu; Federig vor den Augen; Kann keine kleine Schrift lesen; Schwerhörigkeit; Empfindlichkeit gegen Geräusch; Gesichts-Hitze; Gelbe Flecke auf Stirn und Oberlippe; Sommersprossen im Gesichte; Geschwulst der Oberlippe; Zahnschmerz, vorzüglich beim Essen; Bitter Geschmack im Munde; Uebernächtiger Mund-Geschmack; Durst; Wilder Hunger von übeligem Leerheits-Gefühle; Beschwerden von kalt

Trinken, z. B. Stechen im linken Hypochonder; Anhaltende Schwäche der Verdauungs Organe, mit Missmuth und Unbehagen schon von kleinen Diät - Fehlern; Uebelkeit; Stete wabblichte Uebelkeit; Magen - Drücken nach dem Essen; Drückend ziehender und fein schneidender Magenschmerz; Zusammenziehender Magen - Krampf; Schmerzhaftigkeit der Herzgrube beim Befühlen; Blähungs - Anhäufung im Bauche; Dicker Bauch; Schmerzhaftes Herumgehen der Blähungen im Bauche; Blähungs-Verhaltung; Aufgetriebner Bauch; Stechen und Wühlen im Unterleibe; Ungenüglicher Stuhl; Pressen auf den Urin; Brennen in der Harnröhre nach Harnen; Pressen nach den Geburtstheilen, als wenn Alles heraus wollte; Unförmlicher Muttermund; Schmerzen beim Monatlichen; Mutter-Blutfluss; Scheint die Empfängniss zu befördern; Nach Beischlaf, Schleim-Abgang aus der Scheide; Faulichter Scheidefluss.

Nasen - Verstopfung; Schnupfen, einen Tag um den andern; Steter Schnupfen von geringem Luft - Zuge, nur nach Schweisse vergehend; Steter Schnupfen und Husten; Husten; Kurzäthmigkeit; Engbrüstigkeit und kurzer Athem; Schweräthmigkeit; Salzig eiteriger Husten Auswurf; Drükkendes Stechen in der Brust; Steter Frost in der linken Seite; Wundartiger Kreuzschmerz; Steifigkeit im Genicke; Druckschmerz auf den Achseln; Schneidender Schmerz in Händen und Füssen; Knollflecke auf den Schenkeln. (*Hg.*); Klamm in den Waden; Leichtes Vertreten und Verrenken des Fuss - Gelenkes; Druckschmerz auf den Fussrücken; Stechen in den Fusssohlen beim Auftreten; Fuss - Geschwulst; Fuss-Kälte; Langwierige Fersen - Geschwüre aus Fressblasen entstanden. *(Hg.)*; Krätze am Unterleibe *(Hg.)*; Rosen-Knollen *(Hg.)*; Gelbe Ringe von Flechten - Flecken *(Hg.)*; Kriebelndes Stechen in den Muskeln der Oberschenkel, unter der Herzgrube u. s. w.; Leichtes Verheben und Verrenken; Scheu vor der freien Luft; Verkältlichkeit; Trockenheit der Haut; Warzen; Flechten; Stechen, Schneiden und Brennen in verwundeten Theilen; Unfestigkeit des Körpers und Geistes; Schlaffheit des ganzen Körpers; Nach etwas Gehen, matt zum Umfallen; Langwierige Schwäche; Tages - Schläfrigkeit; Nachts, spätes Einschlafen; Allzu zeitiges Erwachen; Träume die Nacht; Kälte der Füsse und Hände; Starker Schweiss bei der geringsten Arbeit; Beständiger kalter Angst-Schweiss; Nacht-Schweiss, mit Haut-Trockenheit wechselnd.

Kampfer mindert eine allzu heftige Wirkung des Natrums sehr gut.

Die Mit - Beobachter sind: *Lgh., Dr. Langhammer; Ng.*, der Ungenante in *Hartlaub* und *Trinks* reiner Arzneimittellehre; *Sr., Dr. Schréter; Hg., Dr. Hering; Gr., Dr. Gross.*

Natrum carbonicum.

Traurig, niedergeschlagen. (d. 29. T.)
Leidendes Gemüth. (n. 6 T.)
Menschenscheu und furchtsam. (d. 29. T.)
Er flicht die Menschen. *(Lgh.)*
5 Grosse Schwermuth und Bangigkeit: bloss mit traurigen Gedanken beschäftigt. (d. 2. T.) *(Ng.)*
Schwermüthig, traurig, zittrig und zum Weinen geneigt, mit stetem Seufzen und Abgeschlagenheit des Körpers. *(Ng.)*
Weinerlichkeit, einige Tage lang.
Bangigkeit und Langeweile, dass sie sich nicht zu lassen weiss; sie kommt sich ganz einsam und verlassen vor. *(Ng.)*
Grosse Bangigkeit, von Nachmittag bis Abend. (d. 21. T.) *(Ng.)*
10 Seine Phantasie ist meist mit der Zukunft bang beschäftigt; er macht sich Vorstellungen, wie übel es ihm gehen könne; und sucht die Einsamkeit, mehrere Tage. *(Sr.)*
Aengstlichkeit beim Gewitter minder als sonst. (Heilwirkung.) *(Sr.)*
Beängstigung mit zitterndem Beben durch den ganzen Körper.
Aengstlich und unruhig glaubt er Nichts recht machen zu können. *(Lgh.)*
Aengstlich um sich besorgt. *(Lgh.)*
15 Aengstlichkeit, Abends, nach einem Fussbade von 3, 4 Minuten, dass sie unter anderthalb Stunden nicht einschlafen konnte.
Angst-Anfälle, täglich, mit Gesichts-Schweiss, mehrmals des Tages, Viertelstunden lang, ohne Schmerzen.
Aengstlichkeit und hastige Unruhe den ganzen Tag, er konnte

Natrum carbonicum.

die Glieder nicht still halten, besonders die Arme, musste sie dehnen; es war, als würden sie auseinander gezogen.
Unruhe. (n. 3 T.)
Grosse Unruhe, Abends, bei geistigen Beschäftigungen, z. B. Lesen.
20 Unruhig den ganzen Tag, bald mit diesem, bald mit Jenem beschäftigt, ohne das Mindeste zu vollenden. *(Lgh.)*
Innere Unruhe.
Unruhe im ganzen Körper und verdriesslich. (n. 3 T.)
Unruhe und Unstetigkeit; er wusste nicht recht, was er wollte, nicht was er thun oder lassen solle.
Gefühl von Willenlosigkeit, früh, beim Erwachen.
25 Schlaffe, pflegmatische Stimmung. (d. 5. T.)
Lange Weile, er ist in sich vertieft und weiss selbst nicht wie es ihm ist, früh. *(Ng.)*
Unlust zu Geschäften; er geht müssig herum; doch geht die Arbeit wenn er dabei ist. *(Sr.)*
Unlust zum Sprechen. (n. 6 T.) *(Sr.)*
Er hatte nicht Lust, Etwas zu thun und konnte nicht lange bei Etwas verweilen.
30 Theilnamlos. (n. 10 T.)
Lebens-Ueberdruss, früh, beim Erwachen. (d. 18. T.)
Angegriffenheit von kurzem Klavierspielen, mit schmerzhafter Beängstigung auf der Brust, Zittern am ganzen Körper und Mattigkeit, dass sie lange liegen musste, ehe sie sich erholen konnte. (n. 12 T.)
Jedes Ereigniss macht einen heftigen Eindruck auf sie, ein wallendes Zittern in den Nerven, mit Ohnmachts-Gefühlen.
Grosse Schreckhaftigkeit.
35 Sehr schreckhaft; er fährt über das geringste Geräusch zusammen. *(Sr.)*
Unheiterkeit.
Gedrücktes, höchst niedergeschlagenes Gemüth.
Missmüthig, unzufrieden und fast untröstlich. *(Lgh.)*
Verdriesslich, doch Lust zur Arbeit. *(Lgh.)*
40 Verdriessliche Stimmung, fast beständig, bis zum 30sten Tage. *(Sr.)*
Misslaunig und besorgt.
Verdriesslich und ärgerlich, man kann ihr Nichts recht machen. (d. 5. T.) *(Ng.)*
Aergerlich. (n. 24 St.)

Aergerlichkeit, ohne Ursache.
45 Aergerlichkeit, Abends. (n. 10 St.)
Aergerliches, reizbares Gemüth.
Sie ärgert sich und wird hitzig über Kleinigkeiten. *(Sr.)*
Aergerlich, verdriesslich, mit der ganzen Welt unzufrieden; er hätte sich prügeln mögen, und es wäre ihm lieber gewesen, gar nicht zu seyn; dabei besorgt wegen der Zukunft, dass er verzweifeln möchte. *(Sr.)*
Zum Zorn geneigte Stimmung.
50 Höchst reizbar zum Zorn, bei heiterer Stimmung.
Sehr empfindlich, Vormittags, wie nach Aergerniss. (n. 2 T.)
Zornig, zum Raufen und Schlagen aufgelegt, und kann keinen Widerspruch vertragen. (d. 11. T.) *(Ng.)*
So aufgebracht durch mässige Veranlassung, dass er mit der leidenschaftlichsten Heftigkeit so lange spricht, bis er erschöpft ist.
Abwechselnd, bald traurige, bald fröhliche Stimmung. *(Ng.)*
55 Froher Laune und gesellig.
Grosse Neigung zum Trällern und halblauten Singen vor sich hin, mehrere Tage. (n. 24 St.)
Ungeheure Lebhaftigkeit den ganzen Tag, mit grosser, frohsinniger Redseligkeit. *(Lgh.)*
Entschlossen, ausdauernd, gefasst, muthig. *(Lgh.)*
Gänzliche Unaufmerksamkeit.
60 Zerstreutheit, früh. (n. 15 T.) *(Sr.)*
Er verschreibt sich leicht. (n. 14 T.) *(Sr.)*
Sehr vergesslich, er muss lange über eine Sache nachdenken, ehe sie ihm einfällt. *(Sr.)*
Er benimmt sich ungeschickt und kann die leichtesten Sachen nicht zu Stande bringen. *(Sr.)*
Schwäche der Gedanken.
65 Er konnte nicht gut denken, es fehlte ihm an Fassungs-Kraft.
Unfähigkeit, scharf und anhaltend zu denken, mit Schwindel.
Stumpfsinnig, er sieht gedankenlos vor sich hin, wie vor den Kopf geschlagen.
Oeftere Unbesinnlichkeit.
Eingenommen, taumlich und schwer im Kopfe, bei angestrengter Arbeit, besonders in der Sonne. *(Sr.)*
70 Dumm im Kopfe, wie nach zu langem Schlafe. *(Sr., Ng.)*
Düsterheit und Schmerz im Kopfe, die keine Geistes-Arbeit erlaubt.

Natrum carbonicum.

Eingenommenheit im Hinterhaupte, wie ein stumpfer Druck, Vormittags. (n. 18 T.)
Betäubung, früh, beim Erwachen, die nur allmälig verging.
Fast bewusstlos der äussern Umgebungen, schwankt er im Gehen.
75 Schwindel, nach geistigen Beschäftigungen, mit dumpfem Eindrücken in den Schläfen.
Schwindel, sehr oft am Tage, wie ein Drehen im Kopfe; auch im Liegen.
Schwindel beim Drehen des Kopfes.
Schwindel im Gehen, fast stets; sie schwankt beim Gehen.
Heftiger Schwindel, wie eine Ohnmacht, nach Trinken eines Löffels voll Wein.
80 Schwindel, beim Gehen im Zimmer, zum Zusammensinken, darnach grosse Mattigkeit in Händen und Füssen. *(Ng.)*
Schwindel, sie will auf die linke Seite fallen. *(Ng.)*
Kopfschmerzen beständig, wie ein Taumel im Kopfe, und wie schmerzhaft verdüstert, mit nachfolgender Hitze im Kopfe; durch Bewegung im Freien gebessert; in der Ruhe und beim Sitzen verschlimmert; zwei Tage nach einander. (n. 10 T.)
Dumpfer Kopfschmerz, wie Wüstheit und Ziehen, nach dem Mittag-Essen. *(Sr.)*
Dumpfer Kopfschmerz, wie ein betäubendes Drücken in der Stirn, in allen Lagen. *(Lgh.)*
85 **Kopfweh in der Stirne, beim schnell Drehen des Kopfes.**
Kopfweh, Mittags, am meisten unten am Hinterhaupte.
Dumpfer Schmerz im Hinterhaupte. *(Sr.)*
Schmerz vom Hinterhaupte bis zum Scheitel. *(Ng.)*
Schwere im Kopfe, mit Brennen der Augen, fast täglich nach dem Mittag-Essen. *(Ng.)*
90 Schwere des Kopfes, Nachts, beim Erwachen, mit dumpf drückendem Schmerze und fadem Mund-Geschmacke. *(Sr.)*
Bänglichkeit im Kopfe. (n. 3 T.)
Gefühl schmerzhafter Leere im Hinterkopfe bei Schwäche und Heiserkeit der Stimme.
Druck-Schmerz in der linken Stirn-Seite, früh, beim Aufstehen. *(Ng.)*
Druck und Hitz-Gefühl im Scheitel und in der Stirn. *(Ng.)*
95 Druck-Schmerz in der rechten Schläfe, nach aussen. *(Ng.)*
Dumpfer Druck vom Hinterhaupte bis in den Nacken, mit

Zieh-Schmerz, bis in die Stirn, mit Aufstossen, Schwindel, Uebelkeit und Trübheit vor den Augen. *(Sr.)*
Anhaltendes Drücken in der rechten Hinterhaupt-Seite. *(Ng.)*
Spann-Schmerz in der rechten Stirnhöhle. *(Sr.)*
Spannen und Ziehen in der rechten Hinterhaupt-Seite, als wolle es den Kopf rückwärts ziehen. *(Ng.)*
100 Zusammenzieh-Schmerz im Kopfe.
Schmerz, als wollte die Stirn aufplatzen, vorzüglich nach Bewegung, mit Verstopftheits-Gefühl im Kopfe, viele Tage von früh 7, bis Nachmittags 5 Uhr.
Reissen im ganzen Kopfe, den ganzen Nachmittag. (d. 13. T.) *(Ng.)*
Heftiges Reissen in der rechten Schläfe und Stirn-Seite, durch darauf Drücken kurz vergehend: (bei der Regel.) *(Ng.)*
Heftiges, krampfiges Reissen in der Stirn, bis in die Augen und Nasenspitze.
105 Reissen und Stechen vom linken Stirnhügel bis hinter das Ohr. *(Ng.)*
Stechen im Kopfe, hier oder dort, zu verschiednen Zeiten, zuweilen mit Brennen, auch Abends, zuweilen mit Hitz-Gefühl an der Stirne. *(Ng.)*
Feine Stiche in der linken Kopf-Seite. (d. 6. T.)
Ein drückendes Stechen durch den Kopf, bei Körper-Anstrengung. *(Sr.)*
Einzelne, sehr empfindliche Zucke im Kopfe.
110 Klopfender Kopfschmerz im Oberhaupte, täglich, vorzüglich früh.
Klopfen und Reissen in der linken Kopf-Seite bei der Regel. *(Ng.)*
Schmerzhaftes Klopfen im Oberkopfe, wie im Knochen. *(Ng.)*
Klopfen, in Absätzen, durch die Stirn heraus, gleich über dem Augenhöhlrande. *(Ng.)*
Klopfen im Scheitel, der beim Aufdrücken sehr empfindlich ist, nach dem Mittag-Essen. *(Ng.)*
115 Blutdrang nach dem Kopfe.
Heftiger Blutdrang nach dem Kopfe, beim Bücken, als wenn Alles zur Stirn herauswollte, mit Klopfen im Kopfe, wenn er dabei Etwas hebt oder trägt; beim Aufrichten vergehend. (d. 13. u. 14. T.) *(Ng.)*
Heftiger Blut-Andrang mit Hitze im Kopfe, wenn er im Zim-

mer sitzt, besonders Abends; mehrere Tage, selbst noch am 20. Tage; in freier Luft und im Bette fühlt er nichts davon. *(Ng.)*

Wärme-Gefühl in der Stirn, mit Spannen. *(Ng.)*

Gefühl innerer Wärme im Kopfe, und in den Augen, ohne äussere Gesichts-Hitze, doch mit Durst; auch Nachts.

120 Viel Hitze im Kopfe zu verschiedenen Zeiten und Tagen. *(Ng.)*

Hitze im Kopfe, mit Schwere-Gefühl und Gesichts-Röthe, nach Mittag am ärgsten. *(Ng.)*

Brausen des Blutes im Kopfe. (d. 3. T.)

Aeusserlicher Schmerz unten am Hinterkopfe.

Flüchtiger äusserer Kopfschmerz, bald hier, bald da, auf den Seiten des Kopfes, im Ohre u. s. w. (n. 48 St.)

125 Schmerz der beiden Hinterhaupts-Höker beim Befühlen.

Zerschlagenheits-Kopfschmerz äusserlich und innerlich.

Spannung am Hinterhaupte.

Bewegung der Kopfhaut von hinten nach vorn und wieder zurück.

Ein rothes Ausschlags-Knöthchen an der Stirn, wund brennenden Schmerzes, mit Eiter in der Spitze. *(Lgh.)*

130 Eine Beule am Hinterhaupte, mehr nach dem Nacken zu, von langer Dauer.

Eine fast schmerzlose Beule am Hinterhaupte, wie eine Haselnuss gross.

Die Haare fallen stark aus, viele Tage lang. *(Sr.)*

Augenschmerz, früh. (n. 17 T.)

Schmerz in den Knochen der Augenhöhle.

135 Empfindlichkeit der Augäpfel bei Berührung, mit Gefühl, als würden sie ausgedehnt.

Schwere der obern Augenlider. (d. 1. u. 2. T.)

Reissen am rechten untern Augenlide, vom innern Winkel gegen dem äussern. *(Ng.)*

Stechen in den Augen, wie von Nadeln, nach dem Mittag-Essen. *(Ng.)*

Dumpfes Stechen im rechten Auge, im Sitzen. *(Sr.)*

140 Ein feiner Stich im innern Augenwinkel, der ihm Thränen auspresste. *(Ng.)*

Brennen in den Augen und Winkeln, mit Stechen gegen den äussern Winkel zu, und Gefühl, als wenn ein Haar im Auge wäre. *(Ng.)*

Brennen in den Augen, auch Abends, bis nach dem Niederlegen. *(Ng.)*

Brennen der Augen bei der Arbeit, besonders beim Schreiben und Lesen, mit Trockenheits-Gefühl darin, wie nach vielem Weinen. *(Sr.)*

Jücken in den Augen und Lidern, auch früh, zuweilen mit Thränen nach Reiben. *(Ng.)*

145 Jücken und Beissen im rechten Auge, zum **Reiben** nöthigend, aber nur durch Benetzen mit Speichel getilgt. *(Sr.)*

Entzündung der Augen mit Stich-Schmerz.

Starke Entzündung im innern Augenwinkel und Eiter-Geschwulst des Thränensackes, die sich nach 4 Tagen öffnete.

Entzündungs-Geschwulst des obern rechten Augenlides, ohne Röthe der Bindehaut, mit Drücken darin, blödem Gesichte und etwas Augenbutter in den Winkeln. (n. 10 T.)

Geschwulst der obern Augenlider. (n. 15 T.)

150 Kleine Geschwüre um die Hornhaut, mit stechenden Schmerzen im Auge, das sie vor jedem Lichtstrahle hüten musste.

Klebrigkeit im rechten Auge, als wäre es voll Augenbutter, den ganzen Tag. *(Lgh.)*

Die Augen wollen immer zukleben, Nachmittags. (d. 11. T.) *(Ng.)*

Verklebte Augen, früh, mit Thränen darauf, den ganzen Vormittag. *(Ng.)*

Thränen der Augen.

155 Trockenheit, Hitz-Gefühl und wie ein Zusammenziehen in den Augen. (n. 2 T.)

Er kann die Augenlider schwierig öffnen, sie fallen ihm unwillkührlich zu.

Oefteres Zufallen der Augenlider, wie unwillkührliches Blinken, mit Brenn-Gefühl in den Augen, besonders Nachmittags.

Stetes Zufallen der Augenlider, und darauf Schläfrigkeit, selbst im Gehen.

Pupillen verengert. (n. 3 St.) *(Lgh.)*

160 Trübe Augen. (n. 48 St.)

Trübe Augen, er muss sie immer wischen.

Blöde Augen; bei feinen Arbeiten fliesst ihr Alles in einander, doch kann sie gut lesen.

Es ist, als hätte sich Etwas vor den Sehpunkt gezogen.

Natrum carbonicum.

Trübsichtigkeit: die Augen vergehen ihr gleich beim Lesen. *(Ng.)*

165 Einem sonst Langsichtigen erscheint auch das Entfernte trübe.

Er sieht Personen auf 20 Schritte, und ein Bild schon auf einige Schritte sehr undeutlich, und kann sie nicht deutlich erkennen. *(Sr.)*

Schwarze, fliegende Punkte vor dem Gesichte, beim Schreiben.

Flimmernd vor den Augen, wie Regen.

Licht-Funken vor den Augen. (d. 11. T.)

170 Blendende Blitze vor den Augen, im Wachen. (n. 12 T.)

Ohrenschmerz im linken Ohre. (n. 14 T.)

Ohrzwang mit Zieh-Schmerz im rechten Kiefer-Gelenke, bis in den Mund und die rechte Seite der Zunge, welche beim Anstossen an die Zähne schmerzte; Abends, bei Spatzieren in kühlem Winde. *(Sr.)*

Kneipen und Knallen im rechten Ohre, früh. *(Ng.)*

Feines, absetzendes Reissen im rechten Ohre. *(Ng.)*

175 Drücken und Reissen im Ohre.

Stechen in den Ohren und aus den Ohren heraus, öfters scharf und durchdringend. *(Ng.)*

Stiche in den Ohren, von Zeit zu Zeit, die beim Oeffnen, des Mundes aufhören, beim Schliessen desselben wiederkehren. (d. 10. T.) *(Sr.)*

Stechen in die linke Ohrmuschel hinein. (d. 6. T.) *(Sr.)*

Jückendes Stechen im linken Ohrläppchen, das durch Reiben und Drücken vergeht. *(Ng.)*

180 Kitzeln im linken äussern Gehörgange, früh. *(Ng.)*

In der Ohr-Drüse, die auch beim Befühlen schmerzt, Stich-Schmerz.

Verstopftheits-Gefühl im rechten Ohre, mit Gehör-Verminderung. *(Lgh.)*

Klingen der Ohren beim Wenden des Kopfes.

Musik in den Ohren, wie fernes Brummen eines Dudelsackes, beim Liegen im Bette, auf dem Rücken; beim Aufrichten lässt es nach, doch kommt es, wenn er eine Weile gesessen, wieder und vergeht beim Niederlegen, worauf es dann im Liegen bald wieder erscheint; dabei etwas Ohrzwang. (d. 23. T.) *(Sr.)*

185 Sausen um den Kopf und Pochen im linken Ohre.

Starkes Ohrbrausen. (n. 22 T.)
Stärkeres Rauschen im Ohre. (n. 4 T.)
In der Nasenhöhle linker Seite, Gefühl, als ob oben ein harter Körper stäke, durch Schnauben nicht vergehend. (*Ng.*)
Zieh-Schmerz in der rechten äussern Nasen-Seite, der durch Reiben vergeht. (*Ng.*)
190 Die Nase schält sich auf dem Rücken und an der Spitze ab und ist empfindlich beim Befühlen. (d. 9. T.) (*Ng.*)
Rothe Nase mit weissen Blüthchen darauf.
Blüthe an der linken Nasen-Seite. (*Ng.*)
Ein Bläschen neben dem rechten Nasenflügel, mit Brenn-Schmerz bei Berührung. (*Sr.*)
Eiter-Blüthe mit rothem Hofe am linken Nasenflügel. (*Lgh.*)
195 Ein schmerzloser Knoten an der rechten Nasen-Seite, der täglich grösser wird.
Geschwürige innere Nasenlöcher, hoch oben.
Blut-Schnauben, früh.
Bluten der Nase. (n. 12 T.)
Geruch erhöht. (In der Nachwirkung?)
200 In den Gesichts-Knochen, Druck-Schmerz, durch Gehen im Freien verschlimmert.
Druck-Schmerz in beiden Backen-Knochen.
Heftiges Ziehen im linken Backen-Knochen.
Reissen in den Jochbogen, zuweilen sehr heftig im rechten, oder im linken am Kopfe hinauf mit stechendem Schmerze bis in die Stirn, zuweilen durch Reiben vergehend. (*Ng.*)
Reissen und Stechen hinter dem rechten Ohre. (*Ng.*)
205 Ein schmerzhafter Nadel-Stich oben in der linken Wange. (*Ng.*)
Ein Stich hinter dem rechten Ohrläppchen, der bei jedesmaligem Aufdrücken vergeht, sogleich aber wiederkommt. (*Ng.*)
Brennende Hitze und Röthe des Gesichtes, zu verschiedenen Zeiten und Tagen. (*Ng.*)
Abwechselnde Röthe und Blässe des Gesichtes. (d. 7. T.) (*Ng.*)
Sehr blasses Aussehen, wie nach einer schweren Krankheit. (*Ng.*)
210 Blässe des Gesichtes, blaurandige Augen, geschwollne Augenlider. (n. 24 St.)
Gelbheit des Gesichtes.
Aufgedunsenheit des Gesichtes.

Natrum carbonicum.

Geschwulst beider Backen, mit glühender Röthe.
Geschwulst des Gesichtes unter dem linken Auge, dass er
  kaum aus demselben sehen kann, mit Brennen der Augen,
  früh, beim Aufstehn. (d. 4. 5. 6. T.) *(Ng.)*
215 Jücken am Backenbarte. *(Sr.)*
Jücken im Gesichte, durch Kratzen vergehend. *(Ng.)*
Brennendes Jücken am Unterkiefer, das nur durch viel Kratzen
  vergeht. *(Ng.)*
Weisse Flecken an der rechten Wange und Hals - Seite,
  ohne Empfindung, früh. (d. 6. T.) *(Ng.)*
Ausschlags - Blüthen im Gesichte, beim Ohre, mit Stich-
  Schmerz bei Berührung, wie Blutschwäre.
220 Viel Ausschlag an Nase und Mund.
Jückender, nässender Ausschlag an Nase und Munde. (n. 10 T.)
Ein Blutschwär hinter dem Ohre.
Ein Blutschwär über dem Kinne. *(Ng.)*
Brennendes Blüthchen am Kinne. *(Sr.)*
225 An den Lippen, Blüthen-Ausschlag. *(Ng.)*
Ausschlags - Blüthen auf dem Rothen der Unterlippe, mit
  schründend schmerzender Wundheit der Mundwinkel.
Eine Blüthe an der Unterlippe.
Ausschlag am rechten Mundwinkel. (n. 20 T.)
Weissliche, linsengrosse Blase am Rothen der Oberlippe,
  wund brennenden Schmerzes, und später mit einer Kruste
  darauf. *(Sr.)*
230 Blasen an den Mundwinkeln, auch eiternde. *(Ng.)*
Eiter-Blüthen um den Mund.
Zwei kleine Flechten am Munde.
Kleine Geschwüre um den Mund.
Ein Blutschwär auf der Oberlippe.
235 Brennende Schrunden in der Unterlippe. *(Ng.)*
Zucken in der Oberlippe. (n. 18 T.)
Fippern, öfters, in der Oberlippe. (d. 6. T.) *(Ng.)*
Brennen an der Oberlippe und am rechten Mundwinkel, auf
  einer kleinen Stelle, als wenn dort ein Bläschen wäre.
  (Ng.)
Fein kitzelndes Jücken auf der Oberlippe, und bei Berührung
  ein feiner Stich, Abends. *(Ng.)*
240 Kleine, rothe, jückende Ausschlags-Bläschen, mit Wasser
  gefüllt, am Kinne. (d. 6. T)
Im Unterkiefer linker Seite öfteres Reissen. (d. 4. T.) *(Ng.)*
Rheumatischer Schmerz in den Kinnladen.

Natrum carbonicum.

Klopfen im rechten Unterkiefer, von dessen Mitte bis vor, gegen das Kinn, **nach dem Frühstücke.** (d. 1. T.) *(Ng.)*

Zerschlagenheits-Schmerz im Winkel des linken Unterkiefers, nach dem Mittag-Essen; durch Aufdrücken vergehend. *(Ng.)*

245 Geschwürschmerz mit Klopfen im linken Kiefer-Gelenke, wie im Knochen, durch Aufdrücken vergehend. *(Ng.)*

Fippern im linken Unterkiefer. (d. 1. T.) *(Ng.)*

Geschwuls der Unterkiefer-Drüsen.

Zahnschmerz mit Zahnfleisch-Geschwulst und starkem Fieber, drei Tage lang. (n. 2 T.)

Aeusserste Empfindlichkeit der untern Zähne, zwei Tage lang. *(Ng.)*

250 Empfindlichkeit der Zähne, wie skorbutisch und wie von Moorwasser. (n. 3 T.)

Zahnschmerz (Reissen?) die ganze Nacht durch, drauf Geschwulst der Unterlippe und Aufhören des Schmerzes. (n. 14 St.)

Dumpf ziehende Druck-Schmerzen in einem hohlen Zahne, nach Erkältung. *(Sr.)*

Dumpfes Drücken und Bohren in einem hohlen Zahne. *(Sr.)*

Ein ziehendes Bohren in den hohlen Zähnen.

255 Rucke in den Zähnen, beim Essen.

Zucken, öfters, in den rechten untern Zähnen, und grosse Empfindlichkeit an ihren Spitzen. *(Ng.)*

Zuckendes Reissen in den Zähnen, auch Abends, und nach dem Mittag-Essen. *(Ng.)*

Reissen und Risse in den Zähnen, zu verschiedenen Zeiten und Tagen. *(Ng.)*

Reissender Zahnschmerz, bloss die Nacht, Abends von 9 Uhr an; nicht am Tage.

260 Zahnweh, als sollten die Zähne herausgehoben werden, Tag und Nacht; durch Wärme gelindert; dabei Bluten des Zahnfleisches, Kälte des Körpers den ganzen Tag und Durst; zwei Wochen lang. *(Sr.)*

Dumpfes Stechen in einem hohlen Zahne, nach dem Mittag-Essen, durch Tabackrauchen vergehend, auf Birnen-Genuss wiederkehrend. *(Sr.)*

Ein plötzlicher Stich in einem gesunden Zahne. (n. 23 T.) *(Sr.)*

Wühlendes Zahnweh, Abends, beim Spazieren, das nach dem Abend-Essen pulsirend wurde und erst mit dem Einschlafen aufhörte. *(Sr.)*

Natrum carbonicum.

Feines, kurzes Bohren in den vordern Backzähnen der linken untern Reihe. (*Ng.*)
265 Heftiges Wühlen und Bohren in einem hohlen Zahne, durch Berührung mit der Zunge vermehrt, weckt ihn früh, und kehrt auch am Tage, nach dem Frühstücke von Honig und Genuss von Süssem beim Mittag-Essen wieder, den Nachmittag in nasskalter, regnerischer Witterung bis Abend andauernd. (d. 26. T.) (*Sr.*)
Wühlender Zahnschmerz, gleich nach dem Frühstücke, mit Geschwulst der rechten Backe, durch deren Berührung die Schmerzen sich sehr verschlimmerten. (d. 28. T.)
Wühlen und Bohren in einem hohlen Zahne, Abends, bis zum Einschlafen. (d. 12. T.) (*Sr.*)
Kaltes Kriebeln durchläuft die obern Backzähne. (*Ng.*)
Gefühl in hohlen Zähnen, als dränge kalte Luft heraus, nach dem Mittags-Essen. (*Ng.*)
270 Lockerheit der Zähne.
Lockerheit eines linken Backzahns. (*Ng.*)
Das Zahnfleisch an der Inseite der Zähne dünkt ihm rauh beim Befühlen mit der Zunge. (*Ng.*)
Geschwürschmerz des unteren Zahnfleisches linker Seite. (*Ng.*)
Loses Zahnfleisch. (n. 23 T.)
275 Bluten des Zahnfleisches. (n. etl. St.)
Im Munde, eine grosse Blase an der linken Wange, die nach Aufdrücken Wasser von sich giebt. (*Ng.*)
Mehrere flache Geschwür-Stellen im Munde, brennenden Schmerzes bei Berührung.
Eine Eiter-Geschwulst neben dem Zungen Bändchen.
Ein Ausschlags-Blüthchen unter der Zunge, schmerzhaft bei Berührung.
280 Schmerzhaftes Wundheits-Gefühl an der Inseite der Backen, beim Kauen.
Trockenheit des Mundes und der Zunge, was zum Trinken reizt.
Immer trocken im Munde und an den Lippen, die sie beständig belecken muss; als wenn es von der Hitze des Athems käme. (n. 7 T.)
Zusammenlaufen vielen wässrichten Speichels im Munde, zuweilen sauern Geschmackes. (*Ng.*)
Salziger Speichel, mit Beissen auf der Zungen-Spitze. (n. 5 T.)

285 Leimiger Speichel, viele Tage hindurch.

Auf der Zungen-Spitze, Beissen, wie von Salz-Wasser.

Kleine Blüthchen an der linken Seite der Zunge mit Stich-Schmerz.

Wundheits-Schmerz der Zungen-Spitze, bei Berührung der Zähne damit. *(Sr.)*

Brennen um die Zungen-Spitze, als wäre sie rissig. *(Ng.)*

290 Ein spannendes Bläschen am rechten Zungen-Rande. *(Ng.)*

Blüthen an der Zungen-Spitze. (n. etl. St.)

Blasse Zunge.

Ungeläufige Zunge, schwere Sprache.

Anstossen mit der Zunge, beim Reden, mehrere Tage.

295 Das Reden wird ihr sauer.

Beim Sprechen thut ihr die Herzgrube sehr weh, und sie bekommt Schaum-Speichel, wie gequirlt.

Beim Gähnen schmerzt es in der linken Hals-Seite. (d. 2. T.)

Halsweh pressender Art, nach Bücken; sie kann vor Wundheits-Schmerz nur schwer schlucken; einige Tage darauf, Gefühl, als wenn Etwas im Halse stäke.

Drücken in der Speiseröhre.

300 Bei schnellem Laufen, Gefühl, als wenn Etwas in den Hals heran träte.

Der Bissen geht beim Schlucken nur mit Klemmen den Mund hinunter.

Stechen im Halse, mit vielem Speichel-Spucken.

Stechen im Halse, bei und ausser dem Schlingen, auch Abends, beim Gähnen. *(Ng.)*

Kitzeln im Halse, mit Stechen, Nachmittags bis Abends. *(Ng.)*

305 Rauh, trocken, kratzig und ranzig im Halse, zu verschiedenen Zeiten, auch Abends. *(Ng.)*

Rauher, kratziger Hals, besonders Abends; durch Essen zuweilen erleichtert. *(Sr.)*

Kratzen und Rohheit im Schlunde, ausser und bei dem Schlingen, bis ins Gehirn fühlbar.

Scharriges Trockenheits-Gefühl im Rachen, bei den hintern Nasen-Oeffnungen, besonders im Freien.

Trockner Hals mit viel Räuspern, ohne dass Schleim herauf kommt. *(Sr.)*

310 Röthe im Halse, mit heftigem stumpfem Stechen, nur beim Schlingen; früh, nach dem Erwachen. *(Ng.)*

Entzündung des Halses, mit Geschwulst der rechten Mandel, und Stechen und Würgen auf der linken Hals-Seite wie

Natrum carbonicum.

von Geschwulst, beim Schlingen, früh und Nachts. (d. 11. T.) *(Ng.)*
Schleim scheint im Halse zu stecken, den sie durch Räuspern zu entfernen sucht. *(Ng.)*
Ein Stück Schleim sitzt fest im Halse, macht Kratzen und löst sich durch Räuspern nicht los. *(Sr.)*
Oefteres Ausrachsen dicken Schleimes, der sich immer wie der erzeugt. *(Ng.)*
515 Nachts Schleim im Halse, früh durch Kitzel ihn weckend und leicht auszurachsen; darauf noch einmal ebenso wiederholt, und darnach Rohheit auf der Brust, die erst nach dem Aufstehen verging. *(Sr.)*
Leichtes Schleim-Rachsen, früh. *(Sr.)*
Es geht viel Nasen-Schleim durch den Mund ab. (d. 5. T.)
Lätschiger Schleim im Munde.
Dumpfiger Geruch aus dem Munde.
520 Geschmacks-Sinn erhöht. (in der Nachwirkung?)
Ekelhafter Mund-Geschmack, früh, 4 Uhr, beim Erwachen, unter starken Erektionen. (d. 30. T.) *(Sr.)*
Verdorbener Geschmack und wie verbrannt im Munde, früh, beim Erwachen, nach dem Frühstücke vergehend. *(Ng.)*
Scharfer, beissiger Geschmack im Munde, wie von Tabaks-Saft. *(Ng.)*
Fader, schleimiger Geschmack beim Erwachen, mit Bitterkeit im Munde, und weiss belegter Zunge. *(Sr.)*
525 Eiter-Geschmack im Halse. *(Ng.)*
Blut-Geschmack im Munde, beim Aushauchen.
Süsser Mund-Geschmack. (d. 8. T.)
Metall-Geschmack im Munde, Nachmittags. (n. 14 T.)
Bitter-Geschmack im Munde, Nachmittags. (n. 13 T.)
530 Bitter-Geschmack kommt oft tief in den Hals, wie ein Dunst.
Kratzig bittrer Geschmack aller Speisen, nach dem Essen vergehend. *(Lgh.)*
Bittrer, fader Geschmack, früh. *(Sr.)*
Bitter-Geschmack, plötzlich, dann Aufschwulken bittren Wassers, das er beständig ausspuckte. *(Ng.)*
Bitter schleimiger Geschmack, früh, nach Aufstehen und Essen vergehend. *(Ng.)*
535 Bitter-Geschmack des Mittag-Essens, bei ziemlichem Appetite. *(Ng.)*
Saurer Geschmack im Munde. (n. 3 T.)

Säuerlicher Mund-Geschmack, früh, nach dem Erwachen. *(Ng.)*
Saurer Mund-Geschmack und starkbelegte Zunge.
Viel Durst.
340 Starker Durst, bloss beim Essen.
Durst, zu verschiedenen Zeiten, auch schon früh und Abends, nach Schlafengehen. *(Ng.)*
Viel Durst, Vormittags. *(Sr.)*
Heftiger Durst von früh bis Abend. *(Htb.)*
Grosser Durst, alle Morgen nach dem Aufstehen, mit Hitze und Trockenheit im Munde, etliche Stunden lang. *(Htb.)*
345 Weder Hunger noch Appetit, zu Mittag und Abend. *(Sr.)*
Wenig Appetit und doch der Magen wie leer. *(Ng.)*
Appetit gering, Mittags, Fleisch will nicht schmecken; eher noch Brod. *(Ng.)*
Zwar Appetit und Hunger, aber baldige Sättigung. *(Ng.)*
Mehr Hunger, als gewöhnlich, auch Nachmittags. *(Ng.)*
350 Viel mehr Hunger und Appetit zum Frühstücke, als gewöhnlich. *(Sr.)*
Starker Appetit, früh, Mittags und Abends. *(Sr.)*
Hunger, Vormittags, nach gutem Frühstücke: er musste essen, um das Mattigkeits-Gefühl zu vertreiben. *(Sr.)*
Starker Hunger, Vormittags, Mittags wenig.
Beständiger Hunger. (d. 15. T.) *(Ng.)*
355 Heisshunger, Nachmittags. *(Ng.)*
Naschhaft; sobald er Etwas essbares sieht, möchte er davon kosten. *(Sr.)*
Nach Tische starkes Verlangen auf Tabakrauchen, das ihm besonders gut schmeckt. *(Sr.)*
Es schmeckt ihr keine Speise und sie isst daher Nichts.
Abneigung vor Milch. *(Ng.)*
360 Widerwille gegen Fleisch und fette Speisen. (d. 2. T.)
Nach Milchtrinken, Durchfall.
Nach dem Mittag-Essen, verdriesslich, ärgerlich, missmuthig, weder im Zimmer, noch im Freien war es ihm recht; gegen Abend nahm es ab. *(Sr.)*
Nach dem Essen Mittags und Abends, sehr verdriesslich, mehrere Tage lang. *(Sr.)*
Nach dem Abend-Essen, besonders nach reichlichem Trinken, sehr missmuthig, mit Druck in der Herzgrube, Leber und Milz-Gegend. *(Sr.)*
365 Nach dem Frühstücke, da er sich kaum satt gegessen, Drücken im Magen und Verstimmtheit. (d. 26. T.) *(Sr.)*

Natrum carbonicum.

Nach dem Mittag-Essen, und Frühstücke, starkes Magen-Drücken, mehrere Tage. (n. 18 T.)
Nach dem Mittag-Essen liegt es wie ein schwerer Klump im Magen.
Nach dem Mittag-Essen, in einigen Stunden, starker Durst auf kaltes Wasser. (*Lgh.*)
Nach dem Essen, Drücken auf der Brust. (n. 21 T.)
570 Nach dem Essen, ein Dämmen nach oben, als wenn die Verdauung nicht nach unten vor sich gehen könne, 3, 4 Stunden lang; dann wie erschlafft an Händen und Füssen.
Ihr Magen ist schwächlich und leicht zu verderben.
Nach jeder Mahlzeit, Aufstossen nach dem Genossenen.
Unter dem Essen viel Aufstossen mit starkem Schwindel.
Unterm Essen viel Aufstossen. (n. 16 T.)
575 Gleich nach dem Essen, Kneipen im Bauche, wie Leibschneiden. (*Lgh.*)
Nach dem Früh-Tranke, Kneipen im Magen.
Nach dem Mittag-Essen, schläfrig, faul, mit Gähnen; doch kaum setzt er sich zur Arbeit, so geht diese munter von Statten und Gähnen und Schlaf vergeht. (*Sr.*)
Nach Tische Frost, mit innerer Hitze, so dass ihr Wärme zuwider war; doch aber fror sie, wenn sie ins Kalte ging.
Aufstossen, öfters. (n. etl. Tagen.)
580 Beständiges Aufstossen und viel Winde-Abgang von unten.
Leeres Aufstossen. (d. 3. T.) (*Sr.*)
Häufiges, auch leeres Aufstossen, mit Hitze zuweilen im Schlunde darnach. (*Ng.*)
Saures Aufstossen.
Säuerliches Aufstossen, öfters. (d. 11. T.) (*Ng.*)
585 Bittres Aufstossen mit langem Nach-Geschmacke, auch zuweilen bis in die Nase dringend. (*Ng.*)
Aufschwulken süsslichen Wassers, doch nur bis in den Hals, das er herunterschlucken muss. (*Ng.*)
Kratziger Sood nach fetten Speisen. (n. 3 T.)
Schlucksen, jeden Nachmittag, nach dem Essen.
Heftiges, oft lang dauerndes, schmerzhaftes Schlucksen, meist Abends, oder beim Mittag-Essen, zuweilen mit bitterem Aufschwulken aus dem Magen. (*Ng.*)
590 Oefteres Schlucksen. (*Lgh.*)
Würmerbeseigen. (n. 15 T.)
Uebelkeit im Magen, früh, oder Vormittags, meist nach

Essen vergehend, auch zuweilen mit Wasser-Aufsteigen in den Mund. *(Ng.)*

Uebelkeit mit Schütteln vor Ekel, mit Vollheit im Magen, oder mit Gähnen. *(Ng.)*

Brech-Uebelkeit und Ekel, früh, mit Kriebeln und Umdrehen im Magen, Wasser-Zusammenlaufen im Munde und Aufstossen, bis Mittag anhaltend. *(Ng.)*

395 Vergebliches leeres Brech-Würgen, früh. *(Sr.)*

Heftige Brech-Uebelkeit, mit Hitze im Gesichte, starkem Schleim-Rachsen und Brech-Würgen, bis wirkliches Erbrechen schaumigen, geschmacklosen Schleimes erfolgte; Abends, nach etwas Essen, besser. (d. 6. u. 7. T.) *(Sr.)*

Erbrechen einer stinkenden, sauern Feuchtigkeit, wie Lehm-Wasser; (beim Husten.)

Nach dem Erbrechen, dumpfer Kopfschmerz, kein Appetit, weiss belegte Zunge, und fader, ekelhafter Geschmack. *(Sr.)*

Der Magen schmerzt, beim Befühlen. (auch n. 48 St.)

400 Weichlichkeit im Magen, nach Obst-Genuss, mit Spannen in den Hypochondern. (d. 10. T.) *(Sr.)*

Weichlichkeit und Wabblichkeit im Magen, wie nach Verkältung, mit Wärme darnach in der Herzgrube. (sogleich.) *(Sr.)*

Unangenehmes Nüchternheits-Gefühl im Magen. *(Ng.)*

Weh im Magen, mit Empfindlichkeit bei äusserem Drucke und Wasser-Ansammlung im Munde, nach Brod-Essen vergehend. *(Ng.)*

Gefühl im Magen, wie verdorben, durch Essen warmer Suppe vergehend, doch wiederkommend. *(Ng.)*

405 Schmerz im Magen, nach dem Frühstücke. (d. 4. T.) *(Ng.)*

Empfindlichkeit der Magen-Gegend, beim Befühlen. *(Ng.)*

Drücken im Magen, (wie von einem Steine), zuweilen mit Kollern und nach Aufstossen vergehend. *(Ng.)*

Drücken um die Magen-Gegend und Würgen, früh, nach zwei Stunden durch Bewegung vergehend. *(Ng.)*

Drücken und Greifen im Magen, beim Spazieren, mit Zittrigkeit.

410 Vollheit im Magen, Abends, und kein Verlangen nach Speisen. *(Sr.)*

Vollheit im Magen und Gefühl von Aufsteigen, früh, 4 Uhr, im Bette. *(Ng.)*

Der Magen ist wie geschwollen und empfindlich. *(Ng.)*

Natrum carbonicum.

Schmerzhaftes Zusammenziehen um den Magen, nach beiden Hypochondern hin, zum Zusammenkrümmen, Abends; durch Ausstrecken und Gehen erleichtert, durch Bücken und Sitzen verschlimmert; bis zum nächsten Morgen auch im Bette noch anhaltend, mit Bewegung unter dem Magen, als drehe sich da ein Wurm. (d. 10. T.) *(Ng.)*

Greifen und Nagen in der Magen-Gegend, wie von einem Wurme, früh. (d. 10. T.) *(Ng.)*

415 Ziehen und Schneiden um den Magen, aussen und innen, von früh bis Abend. (d. 22. T.) *(Ng.)*

Kneipen und Schneiden im Magen, gegen das Kreuz und die linke Seite hin. *(Ng.)*

Stiche in der Magen-Gegend, zuweilen mit Einziehen derselben, oder mit Brennen darnach. *(Ng.)*

Unangenehmes Spannen gleich über der Herzgrube. (d. 17. T.) *(Ng.)*

Brennen rechts oder links neben der Herzgrube. *(Ng.)*

420 Im Hypochonder rechter Seite, Zucken von Zeit zu Zeit, Abends. *(Ng.)*

Zusammenschrauben und Stechen gegen einander, wie mit Messern, im rechten Hypochonder, mit Athem-Beklemmung. *(Ng.)*

Heftige Stiche im rechten Hypochonder, mit Kneipen im Unterbauche darnach. (d. 10. T.) *(Ng.)*

Im linken Hypochonder, Schmerz beim Aufdrücken mit der Hand. (n. 7 T.)

Stechen zu verschiedenen Zeiten, auch nach den Magen-Schmerzen, in der linken Hypochonder, und auch im Gehen. *(Ng.)*

425 Einzelne Stiche vom linken Hypochonder bis in die Herzgrube, öfters des Tages, im Sitzen; auch beim Befühlen schmerzt es daselbst.

Bauchweh, das nur nach Erbrechen nachlässt, was täglich zweimal erfolgt.

Heftiges Bauchweh, das nach Suppe-Essen vergeht, Vormittags. *(Ng.)*

Bauchweh, früh, beim Erwachen, das nach Stuhlgang aufhörte. *(Sr.)*

Schmerz im Unterbauche, über dem linken Schoosse, bei Gähnen und tief Athmen, ohne Schmerz beim Befühlen.

430 Druck-Schmerz im Unterbauche und den Bauch-Seiten, mit Schmerz auch beim Befühlen und noch mehr beim Gehen.

Aufgetriebenheits-Gefühl im Oberbauche. *(Ng.)*

Aufgetriebenheit des Bauches, besonders nach dem Essen.

Starke Auftreibung des Bauches, auch Abends, früh und Nachts, zuweilen mit vergeblichem Stuhldrange, zuweilen durch Winde-Abgang oder erfolgendes Abführen erleichtert. *(Ng.)*

Schwere im Unterleibe.

435 Spannendes Leibweh im Oberbauche, Nachts, mit Schneiden im Bauche und Durchfall, mehrere Nächte. (n. 12 T.)

Spannen im Unterbauche, unter dem Nabel, vorzüglich im Gehen und beim Bücken.

Kolikartiges Bauchweh, gegen Morgen, mit Einziehen des Nabels und Härte der Bauch-Decken; doch schlief er darüber ein. *(Sr.)*

Beulen am Bauche, als wären die Därme hie und da von Winden aufgetrieben. (n. 20 T.)

Zuckende Zusammenziehung des Bauches, mit Angegriffenheit im Kreuze.

440 Kneipen im Bauche, auch nach dem Stuhle noch. *(Sr.)*

Kneipen im Bauche, zu verschiedenen Zeiten, auch um den Nabel und im Unterbauche, zuweilen mit Schneiden und Stuhldrang. *(Ng.)*

Kneipendes Leibweh, früh, mit Brecherlichkeit, als sollte Durchfall kommen.

Schneidendes Kneipen im Unterbauche, in jeder Lage. *(Lgh.)*

Schneidendes Leibweh, früh. (d. 3. T.)

445 Schneiden, von der Magen-Gegend nach dem Nabel zu ziehend, im Gehen, mit Gefühl, als sollte Stuhl kommen. *(Ng.)*

Schneiden im Oberbauche, früh, und Vormittags im Sitzen von beiden Seiten des Unterbauches nach dem Nabel zu, wie nach Erkältung im Sitzen. *(Ng.)*

Zerschlagenheits-Schmerz der Bauch-Eingeweide im Reiten, mit Stechen in die rechte Brust-Seite. *(Sr.)*

Wundheits-Schmerz im Bauche, mit Pressen nach unten zu, wie zur Regel, durch äussere Wärme erleichtert, sonst durch Nichts zu stillen.

Reissen im Unterbauche, durch die Geschlechtstheile bis zur Harnröhre vor. (d. 5. T.)

450 Stechen in der rechten Lenden-Gegend, während Biegen

des Rumpfes nach links, im Sitzen, mit Kneipen darnach im Oberbauche. (d. 8. T.) *(Ng.)*
Stechen und Ziehen in der rechten Bauch-Seite, über der Hüfte. (n. 20 T.)
Stechen und Ziehen in der linken Bauch-Seite, wie von Blähungs-Versetzung. (n. 18 T.)
Ein spannendes Brennen an einer kleinen Stelle, links vom Nabel. *(Ng.)*
Beissen im Unterbauche, wie von Würmern. (d. 12. T.) *(Ng.)*
455 Der Unterleib ist schmerzhaft beim Betasten und Gehen.
Starkes Jücken und Fressen am Unterleibe, selbst am Tage. (n. 12 T.)
In der Weiche rechter Seite, feines, absetzendes Kneipen, mehr äusserlich, nach dem Mittag-Essen. *(Ng.)*
Heftiger stumpf drückender Stich-Schmerz in der rechten Leisten-Gegend, bei Räuspern nach Aufstehn vom Sitze. *(Ng.)*
Stechen in der rechten Weiche, in eine rechte Ribbe und beim tief Athmen ins Brustbein ziehend, beim Einathmen gemildert, beim Ausathmen aber wiederkehrend. *(Ng.)*
460 Fippern in der rechten Weiche, wie Klopfen, öfters aussetzend. (d. 4. T.) *(Ng.)*
Geschwollne Drüsen im Schoosse.
Blähungs-Versetzung, wovon es ihm in den Kopf stieg und er Zuckungen im Gesichte bekam. (n. 20 T.)
Viel Blähungs-Versetzung im Mastdarme. (d. 7. T.)
Umgehen im Bauche, schon früh, im Bette, drauf zweimaliges Abführen, ohne Beschwerde. (d. 8. T.) *(Ng.)*
465 Hörbares Knurren im Bauche, ohne Schmerz, Abends. *(Ng.)*
Kollern und Kneipen im Oberbauche, drauf Winde-Abgang mit Erleichterung. (d. 4. T.) *(Ng.)*
Kollern, öfters, mit Kneipen, im ganzen Bauche, im Freien erleichtert. (d. 6. T.) *(Ng.)*
Knurren und Kollern im Bauche, mit Auftreibung einiger Stellen.
Kollerndes Geräusch im Bauche. (d. 5. T.)
470 Winde mit Gestank wie faule Eier.
Sauer riechende Winde.
Häufiger Abgang stinkender Winde. (d. 3. T.) *(Ng.)*
Uebles Gefühl, wie von unvollkommenem Stuhle, mit Stichen im Mastdarme.

Aussetzender Stuhl. (d. 6. u. 11. T.) *(Ng.)*
475 Kann den nicht harten Stuhl, die ersten Tage, nicht ohne viel Pressen los werden.
Harter Stuhl, mit Anstrengung, auch mit Brennen im After zuweilen. *(Ng.)*
Schwieriger Abgang auch des nicht harten Stuhles, er muss sehr pressen, ehe er ihn los wird.
Oefteres vergebliches Noththun und leerer Stuhldrang.
Oefters des Tages, Pressen auf den Stuhl und Noththun, theils leer, theils mit geringem Abgange guten Stuhles, bei steter Vollheit im Bauche. (n. 14 T.)
480 Steter Stuhldrang mit windendem Schneiden im Bauche.
Starkes Nöthigen zum Stuhle mit Abgang nur ein Paar kleiner Stücke, wie Schaafkoth, mit Brennen. *(Ng.)*
Harter, bröcklicher Stuhl, mit Pressen und nach Umgehn und Kneipen im Bauche. *(Ng.)*
Stuhl, mit kugeligem Schleime, wie Erbsen. (d. 4. T.) *(Ng.)*
Stuhl erst hart, dann weich, mit Brennen im After darnach und zuweilen mit blutigem Schleime. *(Ng.)*
485 Harter Früh-Stuhl, besonders zu Anfange, und er musste stark drücken, zuletzt war er zäh und schwer vom After sich lösend; nach Tische nochmalige unbedeutende Ausleerung, mit Zwängen darnach im Mastdarme. (d. 2. T.) *(Sr.)*
Stuhl mit Zwang, nach Tische, darnach Brennen in den Augen und der Harnröhre mit grossem Wohllust-Reize; später Brennen um die Augen mit Hitze des Kopfes und Stirn-Schweiss (während Anzuges eines Gewitters.) *(Sr.)*
Zwei-, dreimaliger Stuhl, täglich; der letzte gewöhnlich mit Drang im Mastdarme und Zwang in der Harnröhre, und Entleerung nur wenig bröckligen, schleimigen Stuhles, zuweilen bloss einiger Winde, einige Wochen lang. *(Sr.)*
Sehr weicher Stuhl, immerwährend. (n. 8 T.) *(Ng.)*
Starkes Zwängen auf den Stuhl, doch nur wenig Abgang, mit Gefühl, als bleibe noch viel zurück; nach demselben Aufhören des anwesenden Leibschneidens. *(Sr.)*
490 Stuhl mit Drängen, und darauf Schmerz im Mastdarme.
Kleine, weiche, dünngeformte Stühle, nach Stuhldrang.
Vergeblicher Stuhldrang, mit Stechen im After. (d. 4. T.) *(Ng.)*
Eiliger Stuhldrang, drauf weicher Stuhl in gewöhnlicher Menge; darnach Kollern im Bauche, Schneiden unter dem

Nabel, und fortwährendes Drängen, wobei aber nur einmal wenig abgeht. (d. 2. T.) *(Ng.)*
Heftiger, eiliger Stuhldrang, **drauf** flüssiger Stuhl, der mit Gewalt von ihm spritzt. (d. 15. T.) *(Ng.)*
495 Erst weicher, dann Durchfall - Stuhl, mit Wundheits-Schmerz im After, vorher Kneipen im Bauche. *(Ng.)*
Vier flüssige Stühle in einer halben Stunde, **nach Schneiden und Umgehen im Bauche.** *(Ng.)*
Flüssiger, gelber Stuhl, mit und nach heftigem Drange, mit Bauchschmerz um den Nabel und Brennen und Zwang im After. *(Ng.)*
Stuhldrang, Nachts 3 Uhr, der Stuhl erst weich, dann flüssig, mit Zwang und Brennen im After. *(Ng.)*
Dreimal flüssiger Stuhl, mit argem Brennen im After. (d. 15. T.) *(Ng.)*
500 Breiartiger Stuhl, nach Abgang stiller Winde, ohne Pressen, bei brennend heissen Wangen. *(Lgh.)*
Starker Durchfall, erst dicken Schleimes, vier Tage lang, der sich zuletzt immermehr mit Blut färbt, ohne Schmerz, nur vorher kurzes Magenweh. *(Gr.)*
Blutfleckiger Stuhl. (n. 21, 36 T.)
Blut beim Stuhle. (n. 14 T.)
Mit Blut überzogener, harter Stuhl, mit Stechen im Mastdarme dabei und Brennen im After darnach. *(Ng.)*
505 Bandwurm-Abgang beim Stuhle. *(Ng.)*
Vor dem Stuhle, Kneipen im Bauche (um den Nabel), bei demselben Krallen im After. *(Ng.)*
Vor dem Stuhle, Frost. (n. 4 T.)
Vor Abgang des weichen Stuhles, Leibschneiden.
Vor dem (etwas harten) Stuhle, Schneiden im Bauche und Kreuze. (n. 10 T.)
510 Beim Stuhle, Pressen nach den Geschlechtstheilen zu
Bei Stuhl- und Winde-Abgang, Schmerz im Mastdarme, als wären harte Knoten darin.
Bei nicht hartem Stuhle, Schneiden im After und Mastdarme. (d. 19. 20. T.) *(Ng)*
Nach dem Stuhle, Brennen im Mastdarme. (n. 3 T.)
Nach dem Stuhle, Brennen und Beissen im After. (d 11. T.)
515 Im Mastdarme, Drücken und Jücken, als wollten sich Aderknoten bilden. *(Sr.)*
Jücken am After. (n. 24 St.)
Jücken im Mastdarme.

Beissend brennendes Jücken am After.
Kriebeln im After. (d. 11. T.) *(Sr.)*
520 Heftiges Kriebeln im After, wie von Würmern. (d. 2. T.) *(Ng.)*
Krampf - Schmerz im Mastdarme und unter dem Nabel. (n. 31 T.)
Drückendes Zwängen um den After herum.
Stiche am After. (d. 1. T.)
Jück- und starke Stiche an der Nath des Mittelfleisches.
525 Harn und Stuhl-Zwang mit Leibweh; nach längerem Drängen ging etwas Urin unter Steifheit der Ruthe, die auch nachher noch mit dem Zwängen fortdauerte. *(Sr.)*
Oefterer Drang zum Harnen, mit geringem Abgange. *(Lgh., Sr.)*
Oefteres Harnen, doch wenig auf einmal. (d. 2. u. 3. T.) *(Ng.)*
Oefters gleich nach dem Harnen wieder Drang, wobei nur sehr wenig abgeht. (d. 11. T.) *(Ng.)*
Plötzlicher Drang zum Harnen, mit Stechen in der Harnröhre hervor. (n. 3 St.) *(Ng.)*
530 Steter Harndrang, und bei den letzten Tropfen, Schneiden in der Blase und Schleim-Abgang aus der Harnröhre.
Häufiges Drängen zum Harnen, mit viel Urin-Abgang. *(Lgh.)*
Oefteres Lassen wässrichten Harns, ohne besondern Durst. (n. 11 T.)
Häufiger Harn-Abgang, als hätte sie seit vielen Tagen keinen gelassen. (d. 1. T.) *(Ng.)*
Oefteres, reichliches Harnen, mit Abgang gelblichem Weissflusses dabei. *(Ng.)*
535 Harn-Abgang, sehr vermehrt. (d. 12. T.) *(Ng.)*
Täglich, früh, 2 Pfund zitrongelben Harnes, 10 Tage hindurch. *(Sr.)*
Sehr vermehrter Harn, sie muss auch Nachts dazu aufstehen, zuweilen mit Brennen in der Harnröhre. *(Ng.)*
Nächtliches Harnen.
Er muss Nachts dreimal zum Harnen aufstehen, ohne viel getrunken zu haben. (n. 6 T.)
540 Sie muss Nachts ungeheuer viel uriniren, wohl alle halbe Stunden. (n. 3 T.)
Das Kind pisst Nachts ins Bette. *(Htb.)*
Der Harn wird trübe und setzt gelben Schleim ab.

Natrum carbonicum.

Der Harn wird bald nach dem Lassen trübe. *(Ng.)*
Sauer riechender, hochgelber Harn.
545 Stinkender Harn.
Brennen in der Harnröhre vor und beim Harnen. *(Ng.)*
Beim Harnen, Brennen und Stechen in der Harnröhre. *(Ng.)*
Bei und nach dem Harnen, brennen in der Harnröhre.
Beim Harnen, Reissen in der Harnröhre. (d. 2. T.)
550 Beim Harnen, Schründen in der Harnröhre. (d. 22. 23. T.) *(Sr.)*
Gleich nach dem Harnen, noch viel Nachtröpfeln von Urin.
In der Blasen- und Leisten-Gegend, heftiges Drängen.
In der Harnröhre, Zucken.
Reissen in der Harnröhre, mit Rissen in den Hoden, periodisch, eine Stunde lang.
555 Brennen in der Harnröhre, ausser dem Harnen. *(Sr.)*
Brennen und Schründen in der Harnröhre, Abends. *(Sr.)*
An und neben den Schamtheilen, Jücken.
Stichlichtes Jücken an und um die Schamtheile, wie von Ungeziefer.
Beissend brennendes Jücken in der Scham-Gegend.
560 **Wundheit zwischen Hodensack und Oberschenkel.**
An der Eichel, Jücken, zum Kratzen reizend. *(Lgh.)*
Starkes Jücken an der Eichel, das zum Reiben nöthigte. (n. 3 St. u. 3 T.) *(Sr.)*
Entzündung der Eichel und Vorhaut.
Geschwulst der Eichel.
565 **Leicht wund Werden der Eichel.**
Viel Schmiere-Ansammlung hinter der Eichel-Krone. *(Sr.)*
Die Vorhaut war früh zurück gezogen und die Eichel entblösst.
Jücken an der Vorhaut.
Entzündung der Vorhaut.
570 Im Hodensacke, Jücken, durch Kratzen nicht zu tilgen. *(Ng.)*
Stechendes Klopfen im Hodensacke. *(Ng.)*
Der Hode linker Seite schmerzt. (n. 28 T.)
Schmerz, wie von Quetschung im Hoden.
Schmerzhaftes Dehnen in den Hoden und dem Bauche. (n. 24 St.)
575 Schwere und drückendes Ziehen im Hoden und Samenstrange, mehr früh, als Abends. (n. 42 T.)
Taubheits-Gefühl in den Hoden.

Grosser Wohllust-Reiz im Bade von gewärmten Fluss-Wasser, und, beim heraus Gehen, Brennen in den Handflächen. (d. 17. T.) *(Sr.)*

Reger Geschlechtstrieb, beim Berühren eines Mädchens. (d. 10. T.) *(Sr.)*

Wohllüstig, früh, nach Biertrinken, mit fadem, süsslichem Mund-Geschmacke drauf. (d. 25. T.) *(Sr.)*

580 Grosser Trieb zur Samen-Entleerung, Abends und nach dem Mittag-Essen, ohne eigentlichen Wohllust-Reiz; auch nach Tische, beim über einander Legen der Füsse, beim herum Gehen vergehend; Abends im Liegen. (d. 9. bis 14. T.) *(Sr.)*

Starke anhaltende Erektion, früh, beim Erwachen. (n. 8 T.)

Anwandlungen von Erektionen am Tage. (n. 2. 3 T.)

Erektionen, beinahe alle Morgen, zuweilen ohne allen Wohllust-Reiz oder Geschlechtstrieb, drei Wochen lang. *(Sr.)*

Häufige Erektionen, am Tage. (d. 7. T.) *(Ng.)*

585 Schmerzhafte, anhaltende Erektionen, früh, im Bette. *(Ng.)*

Schwache Erektionen. (d. 5. T.)

Die Erektionen hören in der Nachwirkung auf. *(Ng.)*

Pollution, früh, ohne alles Wohllust-Gefühl, mit schneidend und spannend schmerzender Ruthe Steifheit über eine Stunde, selbst noch ausser dem Bette schmerzend. (d. 7. T.) *(Sr.)*

Schmerzhafte Pollution, Nachts, in festem Schlafe, aus dem er sich nicht ermuntern konnte. (n. 18 T.) *(Sr.)*

590 Oeftere Pollutionen, bei einem alten Manne. (d. 19. 22. 29. 37. T.)

Pollution, ohne Ruthe-Steifheit.

Pollution, ohne geilen Traum. *(Lgh.)*

Vorsteher-Drüsen-Saft entgeht beim Harnen. (n. 5 T.)

Vorsteher-Drüsen-Saft geht bei schwerem Stuhle ab.

595 Unvollkommner Beischlaf, kurze Ruthe-Steifheit, schnelle Samen-Entleerung. (d. 2. T.)

Nach Beischlaf, Pulsiren in den Zeugungstheilen.

Nach Beischlaf, Schmerz hinter der Eichel bei Erektionen.

Nach Beischlaf, grosse Neigung zu Schweiss.

Nach (schmerzhafter) Pollution, am folgenden Tage, verdriesslich, missmuthig, unzufrieden, zu Nichts aufgelegt und ohne Ausdauer. *(Sr.)*

600 An der weiblichen Scham, Reissen, an der Seite. (n. 6 T.)
Bewegung in der Gebärmutter, als rege sich eine Leibesfrucht darin.
Pressen im Unterbauche, nach den Geburtstheilen zu, als wenn Alles zum Leibe heraus und die Regel kommen wollte.
Wundheit an der weiblichen Scham, **zwischen** den Oberschenkeln.
Regel zwei Tage zu spät, gegen Abend, wie Fleischwasser und sehr gering. *(Ng.)*
605 Regel um 3 Tage zu spät. (d. erst. Tage.)
Regel um einen Tag zu früh. *(Ng.)*
Regel um 3 Tage zu früh. (n. 48 St.)
Regel um 7 Tage zu früh. (n. 7 T.)
Regel stärker und länger, als sonst. *(Ng.)*
610 Vor Eintritt der Regel, Kopfweh und Strammen im Genicke.
Vor der Regel, Schneiden tief im Unterbauche, in kleinen Absätzen. *(Ng.)*
Bei der Regel, schmerzhaftes Reissen und Klopfen im Kopfe. *(Ng.)*
Bei der Regel, früh, nach dem Erwachen, schmerzhafte Auftreibung des Bauches; nach dem Aufstehen durch gelindes Abführen erleichtert. (d. 12. T.) *(Ng.)*
Bei der Regel heftige Kreuzschmerzen, doch bloss am Tage. *(Ng.)*
615 Bei der Regel, Zerschlagenheits-Schmerz und Reissen in der rechten Hüfte. (d. 12. T.) *(Ng.)*
Bei der Regel, Abgeschlagenheit des Körpers, mit Uebelkeit und Ekel im Magen. *(Ng.)*
Bei der Regel, bald ein Riss, bald ein Stich hie und da am Körper. *(Ng.)*
Bei der Regel, Frost, mit Schütteln, ohne Hitze darauf, von Nachmittag 5 Uhr, bis Abends, eine Stunde nach dem Niederlegen. *(Ng.)*
Weissfluss.
620 Viel Weissfluss-Abgang, jedesmal nach öftern Anfällen von Leibschneiden und Winden um den Nabel, Tag und Nacht, in jeder Lage, fünf Tage lang.
Dicker Weissfluss, nach dem Harnen, vier Tage lang. (n. 2 T.) *(Ng.)*

Gelblicher Weissfluss, bei dem (öfteren reichlichen) Harnen abgehend. (d. 11. T.) *(Ng.)*

Stetes Kitzeln in der Nase, das durch Kratzen nicht vergeht. (d. 12 T.) *(Ng.)*
Oefteres Niesen, ohne Schnupfen. (n. 13 St.) *(Lgh.)*
625 Gewaltsames Niesen mit Blutdrang nach dem Kopfe und weissen Sternen vor den Augen. *(Ng.)*
Oefteres anhaltendes Niesen den ganzen Tag. (d. 11. T.) *(Ng.)*
Nasen-Verstopfung beim Sprechen.
Verstopfungs Gefühl in der Nase. (d. 1. T.) *(Ng.)*
Nasen-Verstopfung, mit harten übelriechenden Stücken, die aus dem einen Nasenloche kommen. (n. 14 T.)
630 Dicker grüner Schleim kommt beim Schnauben aus der Nase. *(Sr.)*
Gelber, stinkender Nasen-Auswurf. (d. 6. 7. T.) *(Ng.)*
Schnupfen, mit Nasen-Verstopfung, dass sie Nachts vor Luft-Mangel ersticken möchte und den Mund beständig offen halten muss. (d. 10. 11. T.) *(Ng.)*
Stock-Schnupfen. (n. 6 T.)
Starker Stock-Schnupfen, besonders nach dem Mittag-Essen, mit oftem Niesen.
635 Schnupfen, öfters aussetzend, mit Brennen der Augen von früh bis Abend. (d. 12. T.) *(Ng.)*
Sehr starker Schnupfen. (d. 10. T.)
Schnupfen, bald fliessend, bald verstopft. (d. 5. T.) *(Ng.)*
Fliess-Schnupfen mit vielem Niesen. (d. 2. T.) *(Ng.)*
Fliess-Schnupfen Vormittags; Nachmittags vergehend. *(Ng.)*
640 Aeusserst starker Fliess-Schnupfen. (n. 11 T.)
Starker Fliess-Schnupfen, mit Frost über den ganzen Körper; kalten Händen und Wangen, und Heiserkeit, ohne Durst. *(Lgh.)*
Trockenheit der Nase.
In der Luftröhre Schärfe. (n. 13 T.)
Wund in der Luftröhre und im Halse. (n. 8 T.)
645 Trockenheit des Kehlkopfes.
Trockenheit der Kehle, beim Sprechen und Athmen fühlbar, wenn sie in freier Luft geht. (d. 2. T.)
Steckend und rauh im Halse, mit trocknem Husten. (d. 5. T.) *(Ng.)*

Es steckt ihn in der Brust, mit kurzem Athem, (nach Schweinefleisch-Genusse. *(Ng.)*

Arges Rauhheits-Gefühl auf der Brust, nach dem Mittag-Essen, mit verdriesslich machendem Drücken in der Herzgrube; nach Schlafe war er wohler und im Liegen das Kratzen auf der Brust minder; nach Aufstehen aber kam es wieder, und er musste mit Anstrengung einige Stücke grünen zähen Schleim auswerfen. *(Sr.)*

650 Rauhheit und Rohheit auf der Brust, den ganzen Tag, am stärksten Abends, mit Drücken unter dem Brustblatte, Beklommenheit und Herzklopfen; während des Essens liess die Rauhheit nach, kehrte aber bald mit tocknem Husten wieder, der das Kratzen noch vermehrte, das durch Schleim-Ablösen nur kurz erleichtert wurde; dabei Durst, Frösteln, Fliess-Schnupfen, und harter, gespannter, schneller Puls. (d. 21. T.) *(Sr.)*

Heissere Stimme, zwei Tage lang. (n. 10 T.)

Völlige Heiserkeit dass er kein lautes Wort sprechen konnte.

Heiserkeit und viel Husten.

Husten und Schnupfen, Tag und Nacht; es lag ihr sehr auf der Brust, sieben Tage lang. (n. 8 T.)

655 Oefterer Husten, mit einem schnurrenden Tone aus der Luftröhre.

Kratziger Husten, zuweilen mit Heiserkeit und mit unter Hitze in den Händen. (n. 4 T.)

Scharriger Husten, mit Wundheits-Schmerz in der ganzen Brust und abwechselnder Heiserkeit, Hitze und Brennen in Händen und Fusssohlen, Zerschlagenheit der Beine, Appetitlosigkeit, Uebelkeit, Hitze und starker Schweiss die Nacht, ohne Durst, und Leib-Verstopfung. (n. 2 T.)

Husten-Reiz von Kitzel im Halse. *(Ng.)*

Kitzel-Husten. (d. 3. T.)

660 Trockner Husten, mit Kitzel auf der Brust, früh. (d. 8. T.) *(Ng.)*

Trockner Husten mit Stock-Schnupfen, nach Verkältung.

Heftiger trockner Husten, mehr Nachmittags und Abends, besonders wenn er aus der Kälte in die warme Stube kommt.

Hüsteln mit Schnärcheln auf der Brust. (d. 4. T.)

Kurzer Auswurf, mit Röcheln auf der Brust.

665 Husten, am meisten früh, mit theils salzigem, theils stinkigem, eitrigen Auswurfe.

Husten mit Auswurf grünlich eitrigen Schleimes und Rauhheits-Gefühl auf der Brust. (d. 25. T.) *(Sr.)*
Blut-Auswurf beim Husten, Abends. *(*d. 7. T.) *(Ng.)*
Beängstigtes Athmen, früh, im Bette.
Engbrüstigkeit, Vormittags. (auch nach 8 T.)
670 Engbrüstigkeit, bei grosser Aufregung des Geschlechtstriebes.
Erst dämpfige Engbrüstigkeit, mit heiserem, tiefem Tone der Sprache, und Scharren im Schlunde und Kehlkopfe, drauf Husten, am Tage kurz, Nachts angreifend, rauh und hohl, mit Wundheits-Schmerz Anfangs in der Brust und Luftröhre, und klopfendem Blutandrang nach dem Scheitel, bei Gähren und Schnärcheln beim Athmen, durch aufrecht Sitzen erleichtert; später mit eitrigem, blutigem Auswurfe.
Beim Spazieren kömmt sie leicht ausser Athem.
Beim tief Athmen, Spannung auf der Brust.
Heftige Brust-Beklemmung, bald nach dem Essen, eine Stunde lang.
675 Der Brust-Kasten ist im unteren Theile sehr empfindlich, Abends. *(Ng.)*
Drücken unter dem Brustblatte, früh, beim tief Athmen. (d. 22. T.) *(Sr.)*
Drückendes Gefühl, als läge von der Herz-Gegend nach der Herzgrube zu ein harter Körper, mit Zusammenziehen im Magen, nach dem Mittag-Essen. (d. 3. T.) *(Ng.)*
Druck-Schmerz auf der linken Brust-Seite, ausser dem Athmen.
Druck am Herzen.
680 Schneiden und Zerschlagenheits-Schmerz am Brustbeine, zuweilen durch Bewegung und Einathmen vergehend. *(Ng.)*
Stechen in der Brust- (und Bauch-) Seite. (n. 20 T.)
Stich-Schmerz zwischen den letzten falschen Ribben linker Seite, bloss beim Athmen. *(Lgh.)*
Stechen in der Brust und den Brust-Seiten, zu verschiedenen Zeiten und Tagen, zuweilen beim Athmen vermehrt, und mit unter so arg, dass sie nicht auf der schmerzhaften Seite (Nachts) liegen konnte. *(Ng.)*
Stiche in der Brust hin und her, nach Aufrichten vom Bücken, wie mit Messern drei Tage lang. (n. 17 T.) *(Ng.)*
685 Stechen in der Herz-Gegend, auch Abends, zuweilen durch Einathmen vermehrt. *(Ng.)*

Stechen unter der linken Brust, dass sie kaum athmen konnte, mit Husten. (d. 15. T.) *(Ng.)*

Zieh-Schmerz in den Brust-Muskeln, (mit Beengung der Brust,) am meisten früh und Abends.

Zucken, öfters, an einer linken Rihbe, mit Gefühl, als wolle es den Athem versetzen, durch tief Athmen vergehend. (d. 3. T.) *(Ng.)*

Brennendes Zucken, wie elektrische Schläge, in der rechten Brust. (d. 19. T.) *(Ng.)*

690 Klopfen, mit Brennen in der linken Brust-Seite. *(Ng.)*

Schmerzhaft stechendes Klopfen im Brustbeine gleich über dem Schwerdknorpel und darauf Stechen in der rechten und linken Brust, Abends im Bette. (d. 3. T.) *(Ng.)*

Mehrmal des Tags, sehr schmerzhaftes Knacken am Herzen. (d. 7. T.)

Herzklopfen beim Treppensteigen. (d. 1. T.)

Herzklopfen weckt sie Nachts, beim Liegen auf der linken Seite.

695 Herzklopfen ohne Aengstlichkeit, sehr leicht zu erregen.

Herzklopfen, Abends beim Niederlegen und am Tage im Sitzen, bei Anstrengung der Aufmerksamkeit. (d. 4. T.) *(Sr.)*

Aengstliches Herzklopfen, beim Bücken. (d. 21. T.) *(Sr.)*

Aengstliches Herzklopfen, beim Schreiben, mit dumpfem Drucke in der Stirn und Wüstheit des Kopfes. (d. 8. T.) *(Sr.)*

Aeusserliche Stiche auf der Brust. *(Ng.)*

700 Kurzes Brennen äusserlich auf der rechten Brust. *(Ng.)*

Schmerzhaftes Zucken an der linken Schlüsselbein-Gegend. *(Ng.)*

Kreuzweh, augenblicklich, das auf einige Zeit das Bücken und gerade Richten unmöglich macht. (d. 5. T.) *(Sr.)*

Die heftigsten Kreuzschmerzen, nach Spazieren.

Schmerz im Kreuze, wie grosse Schwere, plötzlich im Sitzen entstehend und durch Bewegung vergehend. *(Ng.)*

705 Stechen und Schmerz im Kreuze, nur im Sitzen, nicht beim Gehen.

Ein schneller Stich im Kreuze, dass er sich einige Minuten nicht rühren konnte, Abends. (d. 3. T.) *(Sr.)*

Schneiden, Brennen und Kratzen im Kreuze.

Zerschlagenheits-Schmerz im Kreuze, gleich heftig in Ruhe und Bewegung. (d. 9. T.) *(Ng.)*

Schmerz, wie gestossen, an einer kleinen Stelle am rechten Darmbeine, beim Aufdrücken. (d. 3. T.) *(Ng.)*

710 Wundheits-Schmerz im Kreuze, selbst in der Ruhe, auch ohne Berührung.
Wundheits-Schmerz innerlich im Kreuze, nach dem Bauche zu gehend, in Ruhe und Bewegung, gleich. (d. 2. T.)
Eiter-Pusteln am Kreuze, sehr empfindlich bei Berührung. *(Ng.)*
Rückenschmerz. (n. 20 T.)
Heftige Rückenschmerzen am Tage, und Nachts am ärgsten, dass sie nur auf der Seite liegen kann, vermehrt beim Sprechen und tief Athmen. (d. 7. T.) *(Ng.)*
715 Spann-Schmerz im Rücken, nach dem Mittag-Essen und Nachts, zuweilen nur beim gebückt Sitzen und dann beim Ausstrecken vergehend. (d. 1. 18. T.) *(Ng.)*
Spannen und Ziehen zwischen den Schulterblättern, im Freien, bei ausgezogenem Rocke, wo ihm der anwehende Wind empfindlich war. *(Sr.)*
Strammen und Ziehen im Rücken, bis in den After, in einzelnen Rucken, und mit einem Stich endigend, im Sitzen und Liegen.
Ziehen unten im Rücken, wie von Blähungs-Versetzung. (n. 18 T.)
Reissen zwischen den Schultern und in der linken Schulter. *(Ng.)*
720 Stechen und Stiche im Rücken, zuweilen bis zur rechten Brust-Seite heraus, Abends, auch Nachts, den Schlaf störend. *(Ng.)*
Heftiges Stechen zwischen den Schultern und im ganzen Rücken, beim Einathmen ärger, mit Spannen am Rückgrate bei Bewegung des Rumpfes, auch Abends, beim Gehen erleichtert. *(Ng.)*
Nagender Schmerz zwischen den Schultern. *(Ng.)*
Zerschlagenheits Schmerz im Rücken, mehrere Tage, zuweilen auch Abends, nach dem Niederlegen, bis ins Genick, oder Nachts, aus dem Schlafe weckend und so heftig, dass sie sich nicht umzuwenden getraut. *(Ng.)*
Brennen und Stechen im Rücken, früh, das nach Aufstehen vergeht; der Rücken bleibt aber empfindlich und wie zerschlagen. (d. 9. T.) *(Ng.)*
725 Kriebeln und jückendes Ameisenlaufen auf dem ganzen Rücken. (n. 2 T.)
Bläschen auf dem Rücken, mit starkem, zum Kratzen reizendem Jücken, besonders Abends, beim Auskleiden. *(Sr.)*

Drücken und Stechen unter dem linken Schulterblatte, mit
Empfindlichkeit beim darauf Drücken. *(Ng.)*
Brennen und Drücken am untern Ende des rechten Schulter-
blattes, öfters; durch Bewegung vergehend. *(Ng.)*
Stechen am rechten Schulterblatte, nach dem Mittag - Essen.
(d. 7. T.) *(Ng.)*

730 Bohren in der Mitte des rechten Schulterblattes, wie bis
an den Schwertknorpel. *(Ng.)*
Der Nacken ist steif, wie verkältet.
Steifheit und Lähmung im Nacken.
Spannen im Nacken, im Sitzen und Gehen, ärger beim Be-
wegen des Kopfes. *(Ng.)*
Krampfhaftes Ziehen im Nacken, mit erschwerter Bewegung
des Kopfes. (d. 21. T.) *(Sr.)*

735 Zieh-Schmerz im Nacken, beim Lesen, mit Missmuth und
Ungeduld. (d. 22. T.) *(Sr.)*
Reissen in den Nacken Muskeln. (d. 1. T.) *(Ng.)*
Ein plötzlich ziehendes Reissen im Nacken, was diesen wie
steif machte, bei Bewegung des Kopfes vermehrt. *(Sr.)*
Stiche im Nacken, öfters wiederholt, Abends. *(Ng.)*
Sie fühlt die Bewegung des Schlundes zum Schlingen hinten
im Genicke.

740 Flüchtig stechende Schmerzen im Nacken.
Lähmiger anhaltender Schmerz im Nacken und zwischen den
Schultern, früh. *(Ng.)*
Knacken der Halswirbel bei Bewegung des Kopfes. *(Sr.)*
Eiternde Blatter im Genicke, nur bei Berührung wund schmer-
zend. *(Sr.)*
An der rechten Hals - Seite, anhaltendes stechendes Reissen.
(d. 16. 17. T.) *(Ng.)*

745 Eine Erbsen grosse Geschwulst an der rechten Hals-Seite,
immer grösser werdend und bei Berührung schmerzend;
dabei Heiserkeit, Versagen der Stimme, Rohheit und Kratzen im Halse, bis in die Brust, durch Husten vermehrt,
und Drücken auf dem Scheitel, dass sie nicht daran fühlen
darf, fünf Tage lang. (n. 11 T.) *(Sr.)*
Drüsen-Geschwulste am Halse.
Die Kropf-Geschwulst am Halse nimmt zu.
Starker Druck in der Kropf-Geschwulst.
Im Schulter-Gelenke, arger Schmerz, dass sie den Arm nicht
heben konnte, zwei Tage lang.

750 Druck-Gefühl auf der linken Achsel, durch darauf Drücken vergehend, aber wieder kommend. (d. 4. T.) *(Ng.)*
Zieh-Schmerz im rechten Achsel-Gelenke.
Reissen und Risse in den Achseln, zuweilen in der linken so, dass sie daran sterben zu müssen glaubt. *(Ng.)*
Reissen im linken Achsel-Gelenke, und von da den Arm herab bis in den kleinen Finger, von Bewegung erst schlimmer, dann dadurch vergehend. *(Ng.)*
Stechen in den Achseln, zuweilen mit Jücken. *(Ng.)*
755 Zerschlagenheits-Schmerz in den Schulter-Gelenken.
Der Arm ist wie steif, sie kann ihn nicht aufheben.
Grosse Schwere im rechten Arme, dass sie ihn nicht aufheben kann.
Reissen im rechten Arme, besonders in der Schulter.
Reissen im rechten Arme, bis ins Hand-Gelenk, das in der Ruhe sehr schmerzt.
760 Reissen im rechten Arme, bis in die Finger, mit Schwäche, besonders Nachts, bei Schweisse, nach dem Aufstehn vergehend. *(Ng.)*
Zucken in den Armen, öfters unwillkührlich, am Tage, dass er zusammenfährt.
Greifen und Wühlen im linken Armknochen, bis an die Haut, wo es mit Brennen endet; Mittags, beim Ausziehen des Rockes. (d. 10. T.) *(Sr.)*
Der Oberarm rechter Seite schmerzt, dass er ihn nicht aufheben kann.
Kneipen in den Oberarm-Muskeln, das durch Reiben vergeht. *(Ng.)*
765 Reissen im rechten Oberarme und den zwei letzten Fingern, die dabei einschlafen, früh, 3 Uhr, durch Reiben nur auf eine Zeit, erst nach dem Aufstehen ganz vergehend. *(Ng.)*
Ein Riss an der hintern Seite des linken Oberarms, wie im Knochen. *(Ng.)*
Reissen in der Mitte des Oberarms, im Stehen. *(Ng.)*
Zerschlagenheits-Schmerz oben in den Muskeln des linken Oberarms und oben in den Brust-Muskeln, doch bloss beim Befühlen und Bewegen des Arms.
Im Ellbogen, Zieh-Schmerz, zwei Abende nach einander beim Niederlegen.
770 Reissen im Ellbogen von der Spitze bis in die Beuge desselben. (d. 1. T.) *(Ng.)*

Natrum carbonicum. 333

Im Vorderarme, unter der linken Ellbogen-Beuge, Fippern. (d. 2. T.) *(Ng.)*

Klamm-Schmerz an der äussern Seite des rechten Unterarmes, durch Bewegen nicht vergehend. (n. 4. St.) *(Lgh.)*

Ziehendes Spannen an der innern Seite des linken Unterarmes, wie in einer Flechse. *(Ng.)*

Ziehen an der obern Fläche des rechten Unterarmes als würde an einer Stelle die Haut durch ein Pflaster in die Höhe gezogen, in Absätzen. *(Ng.)*

775 Reissen in den Unterarmen, bis in die Finger. *(Ng.)*

Ein Stich im rechten Vorderarme. (n. ½ St.) *(Sr.)*

Verrenkungs-Schmerz im rechten Unterarme, als habe er ihn beim Arbeiten verdreht. (d. 5. T.) *(Ng.)*

In den Händen Zucken, besonders wenn sie Etwas anfasst.

Zucken oder zuckende Empfindung im rechten Hand-Gelenke.

780 Schmerzhaftes Zucken auf dem rechten Handrücken, früh. *(Ng.)*

Strammendes Ziehen in den Flechsen des rechten Handrückens, durch darauf Drücken erleichtert. (d. 12. T.) *(Ng.)*

Schmerzhaftes Ziehen im rechten Handballen, beim Schreiben, mit Spannen bis in den Unterarm, bei Bewegung der Hand, und Empfindlichkeit dann bei und ausser Bewegung; beim Ausstrecken des Armes und der Hand vergehend. *(Ng.)*

Ziehendes Reissen im Mittelhand-Knochen des rechten Ringfingers, im Freien, schnell vorübergehend. *(Sr.)*

Heftiges Reissen im Mittelhand-Knochen des rechten Zeigefingers, Abends. (d. 11. T.) *(Ng.)*

785 Bohren in den Mittelhand-Knochen, Abends im Bette. *(Sr.)*

Bohren im Mittelhand-Knochen des rechten Daumens und darauf im Knochen der Vorderarme. (d. 25. T.) *(Sr.)*

Bohren im Erbsenbeine der rechten Hand, früh, im Bette, am empfindlichsten beim Aufdrücken oder darauf Liegen. (d. 8. T.) *(Sr.)*

Steifheit im linken Hand-Gelenke, beim Halten eines Dinges, dass er es weglegen und die Hand bewegen musste, die ihn zugleich schmerzte; dabei auch Steifheit des Genickes. (d. 22. T.) *(Sr.)*

Hitze und schmerzhafte Empfindlichkeit der Handteller und

besonders der Fingerspitzen, beim Streichen und Reiben an irgend einen Gegenstand. (n. 12 T.)
790 Brennen in den Handtellern.
Geschwollne Hände, Nachmittags. (d. 10. T.) *(Ng.)*
Einschlafen der linken Hand, früh im Bette. (d. 8. T.) *(Ng.)*
Fippern, bald in den Händen, bald in den Füssen, vor und nach Mitternacht, im Bette, worüber sie stets erwachte. *(Ng.)*
Zittern der Hände, am stärksten früh. (d. 10. T.) *(Ng.)*
795 Schweissige Hände.
Starker Schweiss der Hände.
Die Haut der Hände ist trocken und spröde. (d. 22. T.) *(Sr.)*
Trockne, kalte Hände. (n. 9 T.)
Aufgesprungene, rissige Hände. (n. 13 T.)
800 Zwei rothe Flecke auf dem Handrücken hinter den Fingerknöcheln. *(Ng.)*
Flechten auf der linken Hand. (n. 14 T.)
In den Finger-Gelenken eine zuckende Empfindung.
Zucken im linken Daumen. *(Ng.)*
Schmerz, als habe sich zwischen dem Ring- und Mittelfinger der Hand eine Flechse abgerissen, beim Aufheben eines Geschirres mit der Hand. *(Sr.)*
805 Spannendes Ziehen im Daumen, bis über das Hand-Gelenk, oft von selbst, oft durch Bewegung vergehend. *(Ng.)*
Klammartiges Reissen und Einbiegen des linken Zeigefingers. *(Lgh.)*
Reissen in verschiedenen Fingern und auf den Rücken derselben, wo es durch Reiben vergeht. *(Ng.)*
Stechen in der Spitze des Zeigefingers und, zuweilen mit Fippern auch im Ringfinger. *(Ng.)*
Ein Stich gerade über dem Nagel des rechten Daumens. *(Ng.)*
810 Kriebeln im rechten Daumen, wie zum Einschlafen, zuweilen mit Fippern. *(Ng.)*
Brennen, als habe sie sich mit Brennesseln verbrannt, auf dem Rücken des linken Mittelfingers, früh. (d. 18. T.) *(Sr.)*
Brennen und Jücken, wie von Nesseln im Gelenke des rechten Zeigefingers, mit einem Knötchen unter der Haut, früh, nach dem Aufstehen. (d. 10. T.) *(Sr.)*
Aufgelaufenheit der Finger, früh, mehrere Morgen. (n. 25 T.) *(Sr.)*

Natrum carbonicum.

Entzündung des linken Daumens und später eine Geschwür-Blase daran.

815 Weisse Bläschen am Zeigefinger, mit rothem Hofe und Brennen, wie von Nesseln. *(Sr.)*

Bläschen auf dem Zeigefinger, mit Brennen, wie von Nesseln, nach Waschen vergehend. *(Ng.)*

Die Gefäss-Muskeln der linken Seite zucken, im Sitzen. *(Sr.)*

Reissen im linken Hinterbacken, im Stehen, das im Sitzen vergeht, Abends. *(Ng.)*

Brenn-Schmerz in der Beuge zwischen Hinterbacken und Schenkeln, wie von einem reibenden Drucke. *(Sr.)*

820 Trockner Ausschlag an den Hinterbacken und am Steissbeine, mit starkem Jücken, früh, beim Aufstehen.

In der Hüft-Gegend rechter Seite, Ziehen und Drücken. *(Ng.)*

Reissen, in der linken oder rechten Hüfte, Abends, nach dem Niederlegen. *(Ng.)*

Reissen und Stechen in der linken Hüfte, mit Aufhören der Rückenschmerzen, durch Bewegung vergehend. *(Ng.)*

Zerschlagenheits-Schmerz der linken Hüfte, beim Aufstehen vom Sitze, im Gehen verschwindend. (d. 5. T.) *(Ng.)*

825 Heftiges Stechen durch die rechte Hüfte, anfallsweise im Gehen; sie musste stehen bleiben und sich krümmen, um es zu erleichtern. (d. 10. T.) *(Ng.)*

Die Beine sind schwer, im Sitzen (n. 21 T.)

Grosse Schwere in den Beinen. (d. 4. T.)

Strammen in den ganzen Beinen, beim Sitzen und Gehen. (n. 5 T.)

Zerschlagenheit der Beine. (n. 2 T.)

830 Einknicken der Beine. (n. 11 T.)

Kälte-Gefühl an den Beinen, selbst am Tage.

Reissen im Beine, von der Mitte des Oberschenkels, bis in die Mitte des Unterschenkels, an der äussern Fläche, Abends, im Stehen. (d. 1. T.) *(Ng.)*

Im Oberschenkel rechter Seite, eine zuckende Empfindung bis hinunter.

Zucken in den Oberschenkel-Muskeln, schnell, als liefe ein Wurm darüber hin.

835 Klammartiges, absetzendes Reissen in der Aussenseite des rechten Oberschenkels, dicht am Knie. *(Lgh.)*

Reissen im linken Oberschenkel, bis ans Knie. (d. 18. T.) *(Ng.)*

Ein heftiger Stich mitten durch den Oberschenkel, wie mit einem Messer im Gehen. (d. 4. T.) *(Ng.)*

Ermüdungs-Schmerz in beiden Oberschenkeln, wie nach starker Anstrengung. (n. 48 St.)

Zerschlagenheits-Schmerz in den vordern Muskeln der Oberschenkel, als wenn das Fleisch los wäre, doch nur beim Gehen und Betasten.

140 Die Kniekehle schmerzt bei Bewegung.

Empfindlicher Schmerz im rechten Knie-Gelenke, beim Auftreten. (d. 6. T.)

Ein stechendes Ziehen im rechten Knie, Abends. *(Sr.)*

Reissen im rechten Knie, Nachts, im Bette, durch warme Tücher erleichtert. *(Ng.)*

Bohren in der rechten Kniescheibe. (d. 1. T.) *(Ng.)*

845 Verrenkungs-Schmerz im rechten Knie, im Gehen. (d. 11. T.) *(Ng.)*

Zerschlagenheits-Schmerz in den Knie-Gelenken.

Jücken am Knie, mit Brennen nach Kratzen. *(Ng.)*

Früh, vom Aufstehn an bis Nachmittag, stumpfer Stich-Schmerz im linken Knie, Schienbein und Oberschenkel, beim Sitzen und Gehen. (d. 5. T.)

Im Unterschenkel Ziehen, vom rechten Knie bis in die Füsse, mit Unruhe darin.

850 Zieh-Schmerz ring's um die Unterschenkel, über den Fussknöcheln.

Ziehen im rechten Unterschenkel, Abends.

Ein drückendes, klammartiges Ziehen, die Schienbeine herab.

Ein drückendes Ziehen in der linken Wade, besonders beim Gehen.

Ein brennendes Ziehen an der äussern Fläche des Schienbeines, wie in der Haut. *(Ng.)*

855 Reissen im rechten Schienbeine, bis in die grosse Zehe, in der es kriebelte, als wollte sie einschlafen. (d. 1. T.) *(Ng.)*

Heftiges Reissen in den Waden und dann auch in den Oberschenkeln, Nachmittags. (d. 18. T.) *(Ng.)*

Reissen am untern Ende beider Unterschenkel und an den vordern Theile der Unterfüsse. *(Ng.)*

Natrum carbonicum.

Kneipen und Strammen in der Wade, wie zu kurz, bei Bewegung des Fusses, nach Gehen.
Bohrender Schmerz im Schienbeine, Abends, im Sitzen; im Gehen fühlte er Nichts. (u. 17. T.)
860 Fippern in den Waden, im Sitzen. (d. 8. T.) *(Ng.)*
Röthe, Entzündung und Geschwulst des linken Unterschenkels, unter argem Jücken und Fressen, und mit vielen jükkenden und stechend schmerzenden Geschwüren.
Die Füsse sind schwer. (d. 3. T.)
Klamm-Schmerz im rechten Fusse und den Zehen. (nach etl. St.)
Klamm an der innern Kante der Sohle, beim einwärts Biegen des Fusses.
365 Klamm im rechten Fusse, Nachts. (n. 14 T.)
Klemmen und Zucken in beiden Fersen. (d. 4. T.) *(Ng.)*
Spannendes Ziehen im rechten Fussrücken, durch Reiben vergehend; Abends im Stehen. *(Ng.)*
Klammartiges Reissen im rechten Fussrücken, nahe bei den Zehen, in jeder Lage. (n. 14 St.) *(Lgh.)*
Klammartiges Drücken, fast wie Reissen in der linken Fusssohle. *(Lgh.)*
870 Reissen im äussern Knöchel des linken Fusses. (d. 2. T.) *(Ng.)*
Reissen und Hitz-Gefühl in der rechten Fusssohle. *(Ng.)*
Reissen im vordern Fusse, am ärgsten bei Bewegung der Zehen. (d. 7. T.) *(Ng.)*
Schmerzhaftes Reissen in der Streck-Flechse der rechten grossen Zehe, durch Reiben vergehend. (d. 1. T.) *(Ng.)*
Stechen unter dem linken äussern Fussknöchel, im Gehen, mehrere Tage lang. *(Ng.)*
875 Stechen in der rechten Fusssohle, wie mit Nadeln. (d. 6. T.) *(Ng.)*
Ein dumpfer Stich im rechten Fuss-Gelenke. (n. $\frac{1}{4}$ St.) *(Sr.)*
Heftiges Fippern, hinten in der linken Ferse, im Gehen. *(Ng.)*
Klopfen und Kriebeln in den Fersen, wie von einem Geschwüre, Abends im Bette. *(Ng.)*
Wundheits-Schmerz am Fussballen, an dem sich Hühneraugen befinden, beim Auftreten. (n. 4 T.)
880 Eingeschlafenheits-Kriebeln im rechten Fusse, im Sitzen, auch früh, im Bette. *(Ng.)*
Einschlafen des linken Fusses, im Sitzen. *(Ng.)*

Unruhe in den Füssen.
Brickeln in den Fusssohlen.
Brennen der Füsse, vorzüglich in den Sohlen, beim Gehn.
885 Brennen in den Fusssohlen, Abends; im Bette vergehts. (*Ng.*)
Brennen in den Fusssohlen.
Geschwulst der Fusssohlen. (n. 7 T.)
Ganz kalte Füsse. (n. 17 T.)
Empfindlich eiskalte Füsse.
890 Schweiss der Füsse, beim Gehen. (n. etl. St.)
Jücken in den Fusssohlen, vorzüglich den Ballen.
Jücken und Stechen an den Sohlen und Fersen.
Schwarze, geschwürige Eiterblase an der Ferse. (*Hg.*)
Zwischen den Zehen, Schründen und Wundseyn.
895 Schmerz, wie unterschworen, im linken grossen Zeh.
Reissen in der rechten grossen Zehe. (*Ng.*)
Reissende Schmerzen im rechten grossen Zeh. (d. 10. T.)
Kriebeln in der rechten Mittel-Zehe, durch Berührung vergehend. (*Ng.*)
Brennen in der rechten kleinen Zehe, im Gehen. (*Ng.*)
900 Fippern und Zucken in der linken grossen Zehe. (*Ng.*)
Geschwulst beider grosser Zehen, mit einer Art heftigem Reissen, wie Wundheits-Schmerz darin, der ihn nicht schlafen liess. (*Lgh.*)
Schmerzhaft brennendes Jücken an beiden grossen Zehen. (*Lgh.*)
Ein rother Fleck (wie von Quetschung) am grossen Zeh, und von da Reissen von Zeit zu Zeit rückwärts, an der Seite der Fusssohle hin.
Im Hühnerauge starke Stiche.
905 Zieh-Schmerz in den Hühneraugen.
Bohrender Schmerz in den Hühneraugen.
Jücken, wie von Flöhen, über den ganzen Körper. (*Rl.*)
Jücken und Beissen, wie von Flöhen am Barte, am Kinne, auf dem Rücken, der Brust, den Handrücken und der Ellbogen-Beuge, zum Kratzen reizend. (*Sr.*)
Starkes Jücken am Körper, Abends, beim Niederlegen, bis er einschlief. (d. 7. T.) (*Sr.*)
910 Stichlichtes Jücken am Unterbauche und den Oberschenkeln, besonders Nachmittags.
Jücken an den Armen und Beinen. (n. 15 T.)
Jücken, das durch Kratzen vergeht, an verschiedenen Stellen zu verschiedenen Zeiten. (*Ng.*)

Natrum carbonicum.

Jücken, das nach Kratzen wiederkommt, am Rücken und im Daumenballen. (*Ng.*)
Jücken, durch Kratzen nicht zu tilgen, an der rechten Bauch-Seite, Hüfte und in der linken Kniekehle. (*Ng.*)
915 Jücken, mit Blüthen nach Kratzen, die zuweilen brennen, im Nacken, an der Aussenseite des linken Unterschenkels und in der linken Ellbogen-Beuge. (*Ng.*)
Arges Jücken, mit Quaddeln nach Kratzen, am Bauche, an den Geschlechtstheilen und Beinen.
Jückende Blüthen und Buckel auf dem Haarkopfe, der Brust und dem Bauche. (n. 18 T.)
Rothe, mit Feuchtigkeit gefüllte Bläschen, die bei Berührung wie wund schmerzen, in der Ellbogen- und Scham-Beuge. (*Sr.*)
Blasige Stellen an allen Zeh- und Finger-Spitzen, wie verbrüht, rund umsiepernd, als wolle es die Nägel abschwären. (*Hg.*)
920 Stechen in der kranken Stelle.
Die Flechte schwitzt eitrige Feuchtigkeit aus, wird grösser und schlimmer.
Die Warzen fangen an zu schmerzen bei geringem Aufdrücken.
Die Warze fängt an zu bluten, wird grösser und vergeht nach 3 Wochen.
Anfänge von Warzen.
925 Die Haut des ganzen Körpers wird trocken, rauh und springt hie und da auf.
Trockenheit der Haut. (n. 3 T.)
Lästige Trockenheit der Haut, Nachts, besonders nach Mitternacht.
Sehr leicht Verkälten und davon Schnupfen.
Leicht Verkälten und davon Leibschneiden und Durchfall oder Schnupfen. (n. 10 T.)
930 Scheu vor der freien Luft, sie ist ihr zuwider.
Furcht vor Verkältung. (d. 2. T.)
Beim Gehen im Freien bekömmt er Kopfweh und Schnupfen.
Nach Spazieren, Durst. (d. 2. T.)
Vermehrte Empfindlichkeit des Körpers, jede Bewegung thut ihr weh. (*Ng.*)
935 Beim Aufstehen vom Sitze thut ihr Alles weh, was sich beim herum Gehen wieder giebt. (*Ng.*)
Klammartiges Reissen, vorzüglich in den Armen oder Beinen,

auch im ganzen Körper, durch Bewegung und Ruhe unverändert. (n. 6 St.) *(Lgh.)*

Reissen in den Beinen herauf und herunter, am meisten in den Knie- und Fuss-Gelenken.

Reissen in den Schulter-, Ellbogen- und Hand-Gelenken.

Mehr Reissen, als Stechen, in den Arm- und Bein-Gelenken, am meisten Abends, beim Niederlegen, und Nachts oft aus dem Schlafe weckend.

940 Reissen und Zerschlagenheits-Gefühl in den Gliedern. (d. 7. T.) *(Ng.)*

Ziehen in den Gelenken, und nach dem Erwachen aus dem Schlafe, Lähmigkeit derselben. (n. 4 T.)

Ziehen und Dehnen in den Beinen und Kinnladen und Ziehen in den Zähnen, Nachts. (n. 21 T.)

Zucken in den Gliedern. (n. 48 St.)

Zucken oder zuckende Empfindung in allen Gelenken.

945 Zucken und Mucken im ganzen Körper, mit empfindlicher Stimmung des Gemüthes.

Muskel-Zucken und Fippern an dieser oder jener Stelle des Körpers, an den Schulterblättern, Waden, Augenlidern und Armen.

Rucke in den Beinen und am übrigen Unterkörper.

Leichtes Verheben; nach Heben von Schwerem gleich zuckender Schmerz vom Kreuze aus, in der Gegend umher und grosse Mattigkeit darauf. (n. 12 T.)

Die meisten Beschwerden entstehen im Sitzen und vergehen durch Bewegung, Drücken oder Reiben. *(Ng.)*

950 Unsicherheit im Gehen, Stolpern, Ausgleiten.

Abmagerung, mit blassem Aussehn, erweiterten Pupillen und dunkelfarbigem Urine.

Gedunsen am ganzen Leibe, früh; Nachmittags besser.

Schmerzhafte Spannung aller Nerven, besonders am Kopfe, mit Uebelkeit.

Unruhe, Abends, in Armen und Beinen, mit Dehnen und Strecken. (d. 2. T.)

955 Unangenehmes Krankheits Gefühl im ganzen Körper. *(Ng.)*

Anfall, Abends; es wird ihm schwarz vor den Augen, bei lähmig reissendem Drücken im Kopfe, den Augen, den Kiefern, mit schwacher Besinnung und verwirrten zerrissnen Gedanken, $1\frac{1}{2}$ Stunde lang; drauf kriebelnder Schmerz in den Lippen, dem rechten Arme und besonders

Natrum carbonicum.

der rechten Hand und den Fingerspitzen, vorzüglich des Daumens, mit Schreckhaftigkeit. (d. 13. T.)

Das Kind klagt über Leibweh, und Uebelkeit, sieht sehr blass aus und muss sich legen; nach einer Stunde Schlaf ist es vorüber.

Grosse Schwere und Abgeschlagenheit im ganzen Körper, früh. (d. 7. T.) (*Ng.*)

Schwer und wie zerschlagen in den Beinen. (*Ng.*)

960 Schwer und träge, früh, beim Aufstehen, während sie im Bette, beim Erwachen, munter war.

Sehr träge, früh.

Sehr träge, mit Gefühl, als wäre Alles an ihr gespannt, und Gesicht und Hände geschwollen; in der Ruhe; durch Bewegung erleichtert. (d. 8. T.) (*Ng.*)

Scheu vor Bewegung, welche auch die Beschwerden mehrt.

Kein Bedürfniss sich zu bewegen.

965 Neigung zum Liegen. (n. 5 T.)

Das Gehen wird ihr sehr sauer; sie ist matt und blass. (n. 24 St.)

Grosse Mattigkeit in den Beinen und Schwere in den Armen. (auch nach 20 Tagen.)

Mattigkeit in allen Gliedern. (n. 3 T.)

Grosse Mattigkeit, eine Woche lang, nach dreitägigem Zahnweh mit Fieber. (n. 5 T.)

970 Mattigkeit, früh. (n. 9 T.)

Mattigkeit im ganzen Körper, früh, die Oberschenkel sind in der Mitte wie abgeschlagen. (*Ng.*)

Grosse Müdigkeit, besonders in den Unterschenkeln, von Nachmittag bis Abend. (d. 5. T.) (*Ng.*)

Lähmigkeit der Glieder, früh, beim Erwachen.

Schwäche und Kraftlosigkeit in Armen und Beinen.

975 Grosse Schwäche, am Tage, bis zum Sterben; der Kopf ist dabei sehr angegriffen. (n. 36 T.)

Grosse Mattigkeit und Tages-Schläfrigkeit. (n. 2 T.)

Müde und matt schlief sie am Tage bei der Arbeit im Sitzen ein.

Tages-Schläfrigkeit, mit Gähnen.

Tages-Schläfrigkeit mit Gähnen, beim Sitzen und Lesen. (*Lgh.*)

980 Stetes beschwerliches Gähnen, den ganzen Vormittag. (*Ng.*)

Gähnen, Thränen der Augen und Schläfrigkeit; er musste

sich legen, wo er über eine Viertelstunde, jedoch nur schlummernd schlief. (d. 10. 11. 12. T.) *(Sr.)*

Häufiges Gähnen, Abends. (d. ersten Tage.) *(Sr.)*

Grosse Vormittags - Schläfrigkeit: statt des gewöhnlichen Mittags - Schlafes dann nur kurzer, leiser Schlummer. (d. 2. T.) *(Sr.)*

Sehr schläfrig, früh, er steht mit Mühe um 7 Uhr auf. (d. erst. Tage.) *(Sr.)*

985 Früh kaum zu erwecken aus halbem Schlummer.

Sehr schläfrig, Nachmittags, mit Gähnen; sie möchte gleich einschlafen. (d. 2. T.) *(Ng.)*

Unüberwindlicher Schlaf, Nachmittags. (n. 11 T.)

Er schläft Abends schwer und spät ein. (d. ersten Tage.)

Abends schlief er spät ein, wie wohl er schläfrig war. (d. 1. T.) *(Sr.)*

990 Sie kann Abends im Bette unter mehreren Stunden nicht einschlafen.

Wenn er sich Abends ins Bette legte, verging ihm der Schlaf, doch schlief er dann bald ein. (d. ersten 6 Tage.) *(Sr.)*

Schwerer, tiefer, dumpfer Schlaf.

Sehr fester Schlaf, die ersten Tage, dann mehrere Nächte unruhig. *(Sr.)*

Unruhige Nacht, sie erwacht öfters und kann nur schwer wieder einschlafen. (n. 7 T.) *(Ng.)*

995 Schlaflosigkeit die ganze Nacht, sie konnte nur auf der linken Seite liegen. *(Ng.)*

Schlaflosigkeit, Nachts, auch ohne Aengstlichkeit, doch auch ohne die Augen öffnen zu können. (n. 10 T.)

Aeusserst unbehagliche, unruhige Nacht, er wälzt sich wohl 20 bis 30 Mal rum und num. (n. 13 T.)

Plötzliches Erwachen um Mitternacht, als wenn ihn Jemand bei der Nase risse. *(Ng.)*

Oefteres Erwachen aus dem Schlafe, wie von Lärm oder Schreck. *(Lgh.)*

1000 Erwachen, Nachts, 2, 3 Uhr, ohne Ursache, und baldiges wieder Einschlafen. (d. ersten 8 T.) *(Sr.)*

Sie wachte Nachts um 1 Uhr auf und konnte nicht wieder einschlafen, da sie kein bequemes Lager finden konnte.

Abends, im Halbschlafe, Phantasie-Täuschung, als marschirten Soldaten vor ihr in der Luft herum; sie ermunterte sich öfters, aber die Gestalten erschienen sogleich wieder

Natrum carbonicum.

und vergingen erst, als sie aufstand und herumging. (d. 1. T.) (*Ng.*)

Traumvoller Schlaf, Nachts.

Viel Träume und Frösteln im Schlafe.

1005 Viele, sehr lebhafte Träume im Schlafe. (n. 10 T.)

Unruhige Träume Nachts und öfteres Erwachen.

Viel bunte Träume, jede Nacht, meist von Vergangenem oder Abends vorher Besprochenem; die ersten 20 Tage gleich beim Erwachen erinnerlich, die folgenden, erst durch Nachdenken ins Gedächtniss zurückzurufen. (*Sr.*)

Sie liegt die Nächte in Schwärmerei.

Verwirrte, wohllüstige Träume in unruhigem Schlafe, mit heftigen Erektionen und Pollutionen.

1010 Wohllüstiger Traum. (d. 13. N.) (*Ng.*)

Wohllüstige Träume Nachts, mit einer Pollution und grossem Wohllust-Reize nach halber Erweckung durch ein Gewitter, dass er ihn bald zur Onanie verleitet hätte. (*Sr.*)

Angenehme, verliebte Träume, die ersten 20 Tage, von Heirathen, Vergnügungen, u. s. w. (*Sr.*)

Aengstliche Träume, die letzte Zeit, von Irregehn, Umbringen eines Menschen u. s. w. (*Sr.*)

Aergerliche Träume; er soll verreisen und kommt nicht vom Flecke. (*Sr.*)

1015 Träume von Reisen, doch konnte sie nicht; es hielt sie Etwas zurück, wie eine Art Alp. (n. 7 T.) (*Ng.*)

Viel beunruhigende Träume die Nacht.

Trauriger, lebhafter Traum, von einem Leichenzuge. (*Lgh.*)

Sehr ängstliche Träume, im ersten Schlafe.

Aengstliche, schreckhafte Träume, von Wasser - Gefahr, Schlägerei, Räubern, Teufeln u. s. w. (*Ng.*)

1020 Aengstliche, verwirrte Träume, gleich nach dem Einschlafen, von denen er nach einer Stunde aufwacht mit aufgeblähtem Bauche und trockner Zunge.

Aengstlicher Traum von einem Verstorbenen, den sie dann auch wachend vor sich zu sehen glaubte, worüber sie laut aufschrie. (d. 3. N.) (*Ng.*)

Aengstlich schreckhafter, lebhafter Traum von Dieben, aus dem er mit lautem Geschrei aufschrickt, kaum im Stande, sich nach dem Erwachen von der Nichtigkeit seiner Furcht zu überzeugen. (n. 6 St.)

Unruhige Nächte mit schreckhaften Träumen.

Oft Aufschrecken aus dem Schlafe.

1025 Zusammenfahren und zuckendes Aufschrecken im Mittags-Schlafe.

Sie redet nach Mitternacht laut im Schlafe, ohne sich dessen am Morgen bewusst zu seyn. *(Ng.)*

Abends, beim Einschlafen, druckartige Stösse im Oberkopfe.

Abends, beim Einschlafen, Blitze vor den Augen.

Abends, nach Niederlegen, drückender Zahnschmerz, mehrere Abende.

1030 Nachts, im Halbschlafe, und beim Erwachen, Druckschmerz in den Zähnen.

Nachts, Trockenheit des Halses und der Zunge, ohne Durst.

Nachts weckt Leibweh sie aus dem Schlafe.

Nachts, starke Kolik. (d. erste Nacht.)

Nach einer Stunde erwacht er mit Stockung in der Milz-Gegend und Beklommenheit über Brust und Magen, wie von Blähungen.

1035 Nachts, vor dem Einschlafen, ängstliches Gefühl, als sey sein ganzer Körper ungeheuer dick und schwer geworden, lange Zeit. *(Lgh.)*

Nachts hustet sie sehr viel, klagt über Kratzen im Halse, und schläft sehr unruhig.

Mehrere Morgen, beim Ausstrecken des Beines im Bette, Wadenklamm.

Nachts, zum Vollmonde, eine Art Alpdrücken; er konnte beim Erwachen sich nicht bewegen. (n. 18 T.)

Nächtlicher Anfall von Schwindel, mit langsamen, starken Herzschlägen, Sausen vor den Ohren, Hitze, Angst, wie zum Sterben; durch die kleinste Bewegung oder Sprechen einiger Worte, vermehrte Blutwallung; zu Ende des Anfalls, Frost und Zittern.

1040 Nachts Wallungen im ganzen Körper, die ihn so angst machten vor nahem Schlagflusse, dass er mehrmals aus dem Bette aufstehen musste.

Sie kann vor Herzklopfen nie auf den Seiten liegen.

Sie kann Nachts nur auf der rechten Seite liegen, weil es sie auf der linken schmerzt. (n. 7 T.) *(Ng.)*

Nachts, Unruhe im linken Beine und Fusse. (n. etl. St.)

Nachts, Unruhe in den Beinen, sie konnte sie still nicht liegen lassen.

1045 Die ganze Nacht Unruhe im Körper; sie konnte erst gegen Morgen einschlafen, wobei sie ungemein viel uriniren musste.

Natrum carbonicum.

Nachts, unruhiger Schlaf, mit Dehnen und Zucken in den Gliedern. (n. 18 T.)

Abends, beim Einschlafen, heftiges Zusammenfahren, vorzüglich des linken Beines, wie durch Schreck. *(Lgh.)*

Nachts, im Schlafe, zuckt er bald mit einem Finger, bald mit einem Arme, bald in den Gesichts-Muskeln, bald am ganzen Körper.

Nachts, Schlagen und Umherwerfen mit den Händen; erweckt, wusste sie Nichts davon. *(Ng.)*

1050 Frostig, den ganzen Tag und kein Stuhl. (d. 15. T.)

Kalte Hände und Füsse. (n. 5 T.)

Anhaltende Eiskälte der Füsse, besonders früh und Abends, bei Schlafengehn meist mit Gesichts-Hitze, starkem Herzschlage und Bangigkeit.

Kalte Hände und Füsse, bei heissem Kopfe.

Stetes Frösteln, früh, nach dem Aufstehen, er konnte sich nicht erwärmen. (n. 20 T.)

1055 Früh und Abends konnte er sich nicht erwärmen.

Frost und Schauder über den ganzen Körper, Vormittags, eine Viertelstunde lang. (d. 13. T.) *(Ng.)*

Frost-Schütteln, oft plötzlich, ohne nachfolgende Hitze, Vormittags. (d. 7. T.) *(Ng.)*

Frösteln, Abends. (d. 12. 13. 14. T.)

Frösteln mit Durst, den Tag über. (d. 9. u. 10. T.) *(Sr.)*

1060 Beständige Frostigkeit, mehrere Tage. *(Ng.)*

Fieber-Anfall, mit Druck-Schmerz, erst, in den Schläfen, Eingenommenheit des Kopfes und Drücken in den Augen; drauf Reiz zum Erbrechen, mit Frieren am ganzen Körper, vorzüglich an der Brust und den Armen; im Bette, durch warmes Zudecken, etwas besser, doch dauerten Dehnen des Körpers, Gähnen, Nacken-Steifheit mit Frösteln bald, bald Hitz-Ueberlaufen, ohne anhaltende Hitze oder Durst darauf, noch fort einige Zeit. (n. ½ St.) *(Sr.)*

Schauder, früh, nach dem Erwachen, der nach dem Aufstehn vergeht. (d. 2. T.) *(Ng.)*

Schauder, früh nach dem Aufstehen und auch öfters Nachmittags. (d. 7. T.) *(Ng.)*

Schauder, von früh bis Abend. (d. 1. T.) *(Ng.)*

1065 Frost-Schauder, am ganzen Körper, den ganzen Tag, bei kalten Händen und warmen Backen; Abends aber mit eiskalten Händen, rothen, glühenden Wangen und heisser Stirn, ohne Durst. *(Lgh.)*

Fieber-Schauder am ganzen Körper, von früh bis Abend, mit heissen Händen, kalten Wangen und lauer Stirn, ohne Durst. *(Lgh.)*

Schauder im Rücken, Abends, nach dem Niederlegen, ohne Hitze darauf. *(Ng.)*

Frost, Abends nach dem Niederlegen, ohne Durst, mit Brennen im Bauche, ¼ Stunde lang; dann Hitze und Schlaf: drauf um 3 Uhr Erwachen in grossem Schweisse, mit Durst, bis früh, und Unerträglichkeit des Aufdeckens. (d. 1. T.) *(Ng.)*

Schauder, Abends, 5 Uhr; nach dem Niederlegen, Hitze mit Durst. (d. 7. T.) *(Ng.)*

1070 Schauder, Abends vor dem Niederlegen, im Bette, bald Hitze mit Unerträglichkeit des Aufdeckens. (d. 3. T.) *(Ng.)*

Hitz-Ueberlaufen mit Zieh-Schmerz, vom Nacken über den Rücken. (d. 22. T.) *(Sr.)*

Hitz-Ueberlaufen, oft, und dabei ganz verstimmt, traurig, ängstlich; darnach sehr angegriffen und matt, ½ Stunde lang.

Kurz dauernde Hitze mit Mattigkeit, in öfteren Anfällen.

Hitze und Schweiss über den ganzen Körper, ohne Durst, unter allgemeiner Erschöpfung, in allen Lagen.

1075 Er schwitzt ungeheuer bei Bewegung, selbst bei kühlem Wetter.

Er schwitzt gleich sehr stark, wenn er geht, oder sich sonst anstrengt, besonders am Rücken. (d. 25. T.) *(Sr.)*

Matter Schweiss am Körper, besonders an den Händen. (n. 37 T.)

Der Schweiss brennt, besonders an der Stirn, wo der Hut aufsitzt. *(Sr.)*

Nacht-Schweiss, mehrere Nächte.

1080 Starker Schweiss, die erste Nacht.

Früh-Schweiss. (auch nach 9 T.)

Gegen Morgen Schweiss mit Durst, mehrere Tage. *(Ng.)*

Natrum muriaticum, Natrium chloratum, Sal culinare, Kochsalz.

(Ein Quentchen gewöhnliches Küchensalz wird, um es von den Neben-Salzen zu befreien, in drei Quentchen siedendem, destillirtem Wasser aufgelöst, durch Druckpapier geseihet, und in einer Wärme von 40° R. dem Krystallisiren durch Abdünstung überlassen. Von den dann auf Druckpapier klingend trocken gewordenen Krystallen (mit Pyramidal-Vertiefungen an den sechs Würfel-Seiten) wird Ein Gran zur Million Verdünnung gerieben und hievon Ein Gran aufgelöst und bis zur potenzirten Decillion-Verdünnung gebracht, Alles nach der Anleitung im ersten Theile dieses Buchs.)

Man hat fast gar keine reine Erfahrung von wirklicher Heilkräftigkeit des Kochsalzes in Krankheiten der Menschen, und, wo man es ja zuweilen, z. B. im Blutspeien und andern Blutstürzen, mit schnellem Erfolge eingab, wirkte die ungeheure Gabe davon (ein voller Esslöffel auf einmal verschluckt) offenbar nur als ein ableitender, heftiger Gegenreiz auf den Magen und die Gedärme, wie etwa der, stärkern Schmerz erregende Senf-Brei, auf die Waden oder die Arme gelegt, zuweilen Zahnschmerzen zum schnellen, temporären Nachlassen zwingt.

Wenn ferner, wie die Erfahrung zeigt, Alles, was Krankheiten zu heilen Kraft haben soll, auf der andern Seite auch das Befinden gesunder Menschen zu beeinträchtigen fähig seyn muss, so wäre schwer einzusehen, wie sich des Kochsalzes, seit vielen Jahrtausenden, alle, selbst nur halb kultivirte Nationen der Erde zum täglichen Gebrauche, um ihre Speisen schmackhafter zu machen, in nicht ganz geringer Menge hätten bedienen können, ohne in dieser langen Zeit nachtheilige Wirkungen auf das Menschen-Befinden (als Winke auf dessen Heilkraft hin) wahrzunehmen, wenn es dergleichen offenbar und deutlich zu äussern vermöchte — denn nur unwahrscheinlich leitet Lind den Scharbock auf langen Seereisen von dem Genusse des Salzfleisches her, indem da noch viele andre, krankmachende Ursachen zusammenkommen, diese Kachexie auszubilden.

Wenn man also annimmt, dass das Kochsalz in seiner natürlichen Beschaffenheit, beim gewöhnlichen, mässigen *), täglichen Gebrauche keine schädlichen Einwirkungen auf die menschliche Gesundheit äussert, wird man auch keine Heilkräftigkeit in Krankheiten von ihm erwarten können. Und gleichwohl liegen die grössten Heilkräfte in demselben verborgen.

Giebt es demnach irgend einen, auch dem Schwachsichtigsten einleuchtenden Beweis, dass die der Homöopathik eigne Zubereitung der Arzneisubstanzen gleichsam eine neue Welt von Kräften, die in den rohen Substanzen, von der Natur bisher verschlossen, lagen, an den Tag bringt, so ist es gewiss die Umschaffung des in rohem Zustande indifferenten Kochsalzes zu einer heroischen und gewaltigen Arznei, die man nach dieser Zubereitung Kranken nur mit **grosser Behutsamkeit** reichen darf. Welche unglaubliche und **doch thatsächliche Umwandlung! — eine anscheinend neue Schöpfung!**

Das reine Kochsalz (wie andre homöopathische Körper-Kraft dynamisirt), ist eine der kräftigsten antipsorischen Arzneien, wie die hier folgenden, eigenthümlichen Wirkungen desselben auf den gesunden menschlichen Körper zu erkennen geben.

---

*) Dass sehr salzige Dinge, im **Uebermasse** genossen, Hitze und Durst erregen, hingegen eine Messerspitze voll Salz den wegen Mangel an Getränken sehr durstigen Gesunden den Durst stillt — diese einzige Erfahrung scheint eine leise Andeutung einiger Schädlichkeit des rohen Kochsalzes zu geben, so wie einige, derselben entsprechende **homöopathische Heilkraft desselben zu verrathen. Doch muss man bedenken, dass auch andre, indifferent scheinende Genüsse durch Uebermass schaden.**

Natrum muriaticum.

Vorzüglich heilkräftig hat sich dieses Mittel erwiesen, wo unter andern folgende Zustände zugegen waren:

Traurigkeit; Kummer und Besorgniss wegen der Zukunft; Aengstlichkeiten; Schreckhaftigkeit; **Aergerliche Reizbarkeit;** Heftigkeit; Schwindel, wo sich alle Gegenstände vor den Augen drehen, zum vorwärts Fallen; Schwindel mit Rucken im Kopfe und Unbesinnlichkeit; Gedächtniss - Schwäche; Denk-Unvermögen; Eingenommenheit des Kopfes; **Düseligkeits-Kopfschmerz;** Tägliche **Kopf-Schwere,** besonders im Hinterhaupte, die Augenlider zuziehend; Früh-Kopfweh; Pressen im ganzen Kopfe und in den Schläfen; **Kopfweh, früh, beim Erwachen;** Kopfweh, als sollte der Kopf zerspringen; Reissend stechender Kopfschmerz, zum Liegen zwingend; Stiche über den Augen; Druck - Schmerz über den Augen; Stiche im Seitenbeine; Klopfen und Ziehen in der Stirn; Schlagen im Kopfe; Hämmernder Kopfschmerz; Schlagen und Klopfen im Kopfe bei Körper-Bewegung; Schorfe auf dem Haarkopfe; Ausschlags-Blüthen an der Stirn; Schründen in den Augen; Entzündung der Augen; Klebrige Materie in den äussern Augenwinkeln; Nächtliches Zuschwären der Augen; Thränen der Augen; Scharfe Thränen; Abendliche Verschliessung der Augenlider; Schwarzwerden vor den Augen, beim Gehen und Bücken; Jählinge Verdunkelung der Augen, beim Antritte reissend stechenden Kopfwehes; Trübsichtigkeit, wie Federn vor den Augen; Florig vor den Augen, dass er gar nicht sehen kann; Langsichtigkeit; Doppelt - Sehen; **Zusammenlaufen der Buchstaben beim Lesen;** Schwarze Punkte und Lichtstreifen vor den Augen; Angehende Amaurose; Stechen in den Ohren; Klopfen und Schlagen in den Ohren; Eiter-Ausfluss aus den Ohren; Klingen im Ohre; Läuten in den Ohren; Brummen und Sausen in den Ohren; Schwerhörigkeit; Geruchs-Mangel; Unterschworenheits-Schmerz in den Backen-Knochen, beim Kauen; Jücken im Gesichte; Gesichts-Blüthen; Flechte um den Mund; Geschwulst der Oberlippe; **Schrundige, aufgeborstne Oberlippe;** Blut-Blasen an der Inseite der Oberlippe, bei Berührung schmerzhaft; Oefteres Anschwellen der Unterkiefer-Drüsen; Zahnfistel; Blasen auf der Zunge; Langwieriges Halsweh, als müsse sie über einen Knoll weg schlucken; Schleim-Rachsen; Schleim-Auswurf, früh; Nüchterner, fauler Mund - Geschmack; Saurer Mund - Geschmack; Bitterkeit im Munde; Aufstossen; **Saures Aufstossen;** Widriges Aufstossen nach Fett- und Milch-Genuss; Soodbrennen; Brennen aus dem

Magen herauf; Appetitlosigkeit; Verlorner Appetit zu Brod; Uebermässiger Appetit, Mittags und Abends; Heisshunger, mit Vollheit und Sattheit nach wenigem Essen; Heftige Begierde zu bittern Dingen und bitterm Biere; Ekel vor fetten Speisen; Steter Durst; Beim Essen, Schweiss im Gesichte; nach dem Essen, leeres Aufstossen; nach dem Essen, Soodbrennen; nach dem Essen, Uebelkeit; Würmerbeseigen, mit windendem Gefühle um den Magen; Würmerbeseigen und darauf saures Erbrechen der Speisen; Erbrechen der Speisen; Magendrücken; Drücken im Magen, früh; Magen-Drücken mit Uebelkeit und jählingem Sinken der Kräfte; Drücken in der Herzgrube; Magen-Krampf; Schmerz der Herzgrube beim Aufdrücken; Geschwollne, beim Anfühlen wie unterschworen, schmerzende Herzgrube; Greifen in der Herzgrube; Rucke in der Herzgrube; Klamm im Zwergfelle beim Bücken; Stiche in der Leber-Gegend; Stechen unter den linken Ribben; Schmerz in der Milz-Gegend, Druck-Schmerz im linken Unterbauche; Aufgetriebenheit des Bauches; Bauch-Geschwulst; Storren in der linken Bauch-Seite; Tägliches Leibschneiden; Blähungs-Versetzung; Kollern im Bauche; Lautes Knurren im Unterleibe; Leibverstopfung, einen Tag um den andern; Langwierige Leibverstopfung; Schwieriger Stuhl-Abgang, mit reissend stechenden Schmerzen im After und Mastdarm; Allzuofter Stuhlgang; langwierig weicher Stuhl; Brennen im Mastdarme beim Stuhlgange; Brennen im After; Stechen im Mastdarme; **Schründen** und Klopfen im Mastdarme After-Blutknoten; **Schmerz der Afteraderknoten;** Unwillkührlicher Abgang des Harns, beim Gehen, Husten, Niesen; **Nacht-Harnen;** Schleimfluss aus der männlichen Harnröhre; Nachtripper; Uebermässige Erregtheit der Geschlechtstheile; Uebermässige Erregtheit der Phantasie zur Begattung; Impotenz; Allzu lange Regel; Allzu starke Regel; Allzu frühe Regel; zögernde Regel; Allzu späte und geringe Regel; Vor, bei und nach der Regel, Kopfschmerz; Vor der Regel, Aergerlichkeit; Vor der Regel, Schwermuth; Bei Eintritt der Regel, Traurigkeit; Bei der Regel, Krampf-Schmerz im Unterbauche; Jücken in der Scham; Weibliche Abneigung vor Beischlaf; **Weissfluss;** Schärfe des Weissflusses.

 Nasen-Verstopfung; **Stock-Schnupfen; Trockenheit der Nase; Schnupfen und Niesen; Versagendes Niesen; Heiserkeit; Räuspern; Belegte Brust mit Husten; Schnärcheln** auf der Brust; Früh-Husten; Kitzel-Husten, beim Gehen und tief Athmen; Langwieriger kurzer Husten; Krampfhafter Stick-Husten, Abends im Bette; Beim Husten, Kopfschmerz, der die Stirn zersprengen will; **Kurzäthmigkeit beim schnell Gehen; Engbrüstigkeit bei Hände-Arbeit;** Giemen beim Athemholen, Abends im Bette; Brustbeengung; Spann-Schmerz in der Brust; Stechen in der Brust beim tief Athmen; Brust-Stechen beim Husten; **Herzklopfen mit Aengstlichkeit;** Herzklopfen bei jeder Körper-Bewegung; Stechen in einer der Brüste; Scharfes Durchziehen in den Hüften und dem Kreuze; Schneiden im Kreuze; Lähmiger Zerschlagenheits-Schmerz im Kreuze; Ziehendes Drücken im Rücken; Spann-Schmerz im Rücken; Müdigkeit im Rücken; Drücken im Nacken; Kropf; Schorfe in der Achselgrube; Lähmige Schwere des Armes; Mattigkeit der Arme; Wühlender Schmerz im Oberarme; Stiche im Hand-Gelenke; **Eingeschlafenheit und Kriebeln der Finger;** Hüft-Schmerz, wie verrenkt; Zieh-Schmerz in den Beinen; **Schmerzhafte Verkürzung der Kniekehl-Flechsen;** Flechten in den Kniekehlen; Mattigkeit in den Knieen und Waden; Geschwür-Schmerz am Fussknöchel, beim Befühlen und Auftreten; Schwere in den Füssen; Brennen der Füsse; Fuss-Geschwulst; Drückendes Ziehen in den Gliedmassen; Beschwerden von vielem Sprechen; Böse Folgen von Aerger; Nachtheile von sauren Speisen; Nachtheile von Brod-Essen; Leicht Verheben und Verrenken; Krampf-Adern; Hühneraugen; **Magerkeit; Verkältlichkeit;** Schwerfälligkeit des Körpers; Trägheit nach dem Aufstehen, früh; **Mattigkeit; Hysterische Mattigkeit; Tages-Schläfrigkeit; Schwärmerischer Schlaf; Aengstliche Träume,** mit Weinen; Schwere Träume, Nachts, und stundenlanges Wachen oder schweres wieder Einschlafen, Nachts, nach Erwachen; Nacht-Durst; Nächtliche Rückenschmerzen; Nächtliches Zittern in den Nerven; Nächtliches allstündiges Harnen; Oefterer innerer Frost; Unruhe mit Frösteln; **Stete Frostigkeit und Mangel an Lebens-Wärme;** Kälte der Hände und Füsse; Schweiss beim Gehen; Allzu leichter und heftiger Schweiss bei Bewegung; Früh-Schweiss; Wechselfieber durch China-Missbrauch verdorben.

Das so zubereitete *Natrum muriaticum* lässt sich nach einem Zwischenmittel auch mit Vortheil wiederhohlen, wenn es noch homöopathisch angezeigt ist.

Kampfer hat wenig antidotische Kraft gegen allzu stürmische Wirkungen dieses Antipsoricums, öfteres Riechen an versüssten Salpeter-Geist aber bei weitem mehr.

Einige Beiträge sind vom Herrn *Dr. Rummel (Rl.)*; mehrere von dem verstorbenen *Dr. Röhl (Rhl.)*, die meisten aber von Herrn *Dr. Schréter* in Ungarn, *(Sr.)*, *Dr. Foissac* in Paris *(Fc.)*

Natrum muriaticum.

Traurig und niedergeschlagen, (auf Nessel - Ausschlag folgend.)
Sehr melancholisch.
Gebeugtes Gemüth.
Melancholische Gemüths-Stimmung; Beleidigungen, die er Jemandem und die man ihm zugefügt, konnte er nicht aus den Gedanken los werden, was ihn so verstimmte, dass er zu Nichts Lust hatte. (d. 2. T.) *(Sr.)*
5 Melancholische Niedergeschlagenheit und traurig bängliche Zaghaftigkeit den ganzen Tag, ohne bewusste Ursache, mit ununterbrochnem Herzklopfen, ohne körperliches Uebelbefinden. (d. 9. T.)
Schnelle, doch kurze Anfälle von Melancholie.
Wehmüthig und kummervoll.
Kummervoll quält er sich selbst, indem er lauter unangenehme Ideen aufsucht, was ihn sehr schwächt.
Stundenlang in Gedanken versunken, was aus ihm werden solle.
10 Er sucht in Gedanken immer die ehemaligen Unannehmlichkeiten auf, um darüber, sich kränkend, nachzudenken.
Sie nimmt Alles von einer bösen Seite und weint und heult.
Wenn sie allein ist, macht sie sich Gedanken und muss weinen.
Wenn sie an die längst vergangene Noth nur denkt, treten ihr die Thränen in die Augen.
Aus jedes Menschen Blicken schloss er, dass man ihn seines Unglücks wegen bedaure und er weinte.
15 Wenn ihn Jemand nur ansah, musste er weinen.
Sie muss unwillkührlich weinen.
Aengstlicher Drang zum Weinen.
Sehr zum Weinen geneigt und aufgeregt.

Sehr zum Weinen gestimmt, mit Arbeits-Unlust.
20 Es griff ihn nur noch mehr an, wenn man ihn tröstete.
Anfälle gänzlicher Hoffnungslosigkeit und innerer Verzweiflung, die ihr alle Kräfte raubt.
Hypochondrisch bis zum Lebens-Ueberdrusse. (d. 2. T.)
Aengstlich um die Zukunft besorgt.
Angst vor Wahnsinn.
25 Angst, sterben zu müssen.
Sie sieht sich oft im Spiegel und wähnt, elend auszusehen.
Plötzliche Aengstlichkeit und Herzklopfen, drei Vormittage.
Beängstigung, als hätte sie Böses begangen, mit Hitze und Nacht-Schweiss.
Aengstlich und unruhig, mit Gleichgültigkeit wechselnd.
30 Er freut sich nur sehr überhingehend.
Freudelos.
Er ist gar nicht munter und doch leicht zum Lachen zu bringen.
Theilnahmlos und traurig.
Theilnahmlos und ängstlich.
35 Unnatürliche Theilnahmlosigkeit.
Trockenheit im Benehmen.
Maulfaul.
Wortkarg; es verdross ihn zu antworten. *(Sr.)*
Sehr träge und keine Lust zur Arbeit.
40 Arbeitsscheu.
Mitten in der Arbeit vergeht ihm plötzlich alle Lust dazu. *(Sr.)*
Er tändelt nur, und ist zu keiner ernsten Beschäftigung zu bringen. *(Sr.)*
Zu Nichts aufgelegt; er möchte nur die Hände in den Schooss legen, oder schlafen, Nachmittags. (d. 2. T.) *(Sr.)*
Unlust zur Arbeit, obwohl aufgelegt zu scharfem Denken.
45 Ungeduldiges Kopf-Kratzen.
Hastigkeit.
Aengstliche Hastigkeit.
Grosse Aufgeregtheit und darauf Einschlafen und Absterben der Gliedmassen.
Grosse Gereiztheit. (sogleich.)
50 Mangel an Besonnenheit.
Mangel an Selbständigkeit.
Von einer Unterredung wird sein Gemüth sehr angegriffen.
Sehr schreckhaft.

Natrum muriaticum.

Abends ward er von einem Schrecke wie gelähmt; dann ward es ihm grausig und Unglück ahnend.
55 Höchst ärgerlich, verdriesslich, maulfaul.
Aergerlich, reizbar, zänkisch, missmuthig.
Scherz übelnehmend.
Leicht ärgerlich, kurz angebunden; er lässt sich nicht viel einwenden. (mehrere Abende.)
Er fühlt sich ärgerlich und vermeidet Gesellschaft, weil er voraussieht, dass er Andern leicht Verdruss machen könne. *(Sr.)*
60 Hitziges Auffahren, ohne besondere Veranlassung.
Hitziges Auffahren über jede Kleinigkeit, gegen Abend: Vormittags maulfaul und träge. *(Sr.)*
Er wird sehr leicht zornig.
Jede Kleinigkeit reizt ihn zum Zorne.
Beleidigungen, die er ehedem Jemandem und die man ihm zugefügt hatte, lagen ihm immer im Gedanken; er konnte sich nicht von ihnen losmachen und diess verstimmte ihn so dass er zu nichts Lust hatte. *(Sr.)*
65 Bei kleinen Vorfällen kann sie sich durch und durch ärgern und ereifern.
Zornige Leidenschaftlichkeit. (d. 1. T.) *(Sr.)*
Zornig, böse, auffahrend.
Hass gegen Personen, die ihn früher beleidigt hatten. *(Sr.)*
Sehr zornmüthig. (d. 2. T.)
70 Gemüth ruhiger und sorgloser, als sonst. (Heilwirkung.)
Innere Zufriedenheit, Hoffnung, Sanftheit. (Heilwirkung.) (d. 5. T.) *(Fc.)*
Heiter, lustig und gut aufgelegt. (d. 2. T.)
Sehr heiter, gegen Abend; sie hätte tanzen und singen mögen.
Sie lacht über gar nicht lächerliche Dinge so heftig, dass sie sich gar nicht stillen kann; dabei kommen ihr die Thränen in die Augen, so dass sie nachher wie verweint aussieht. (d. 18. T.)
75 Auffallende Neigung zum Lachen, Abends.
Auffallender Wechsel von Verdriesslichkeit, Aergerlichkeit, und höchster Ermattung, mit wiederum bald Munterkeit und Leichtigkeit der Glieder.
Gedanken-Schwäche, Stumpfsinn, Muthlosigkeit.
Dummheit und Gedankenlosigkeit, mit Schläfrigkeit; am schlimmsten Nachmittags, von 3 bis 7 Uhr.

Ein gedankenloses für sich Seyn.
80 Gedankenlosigkeit; sie sagt Etwas Falsches.
Er kann mit aller Mühe die Gedanken nicht beisammen halten um über Etwas nachzudenken, so sehr schweifen sie umher, immer auf andere Dinge. *(Sr.)*
Schwieriges Denken, sie musste lange nachsinnen, ehe sie das Richtige traf.
Er hat Abends die Gedanken nicht in seiner Gewalt. (d. 14. T.)
Zerstreutheit; er weiss nicht, was er vorzüglich sagen soll.
85 Zerstreutheit; er geht zweimal nach dem Orte, wo er Etwas suchen wollte.
Er verspricht sich leicht.
Leichtes Verschreiben.
Unbesinnlichkeit; er ging zur Thüre hinaus, ohne es zu wollen und auf Befragen wohin? kam er erst zur Besinnung.
Trödelig, von langsamer Besinnung und Entschliessung.
90 Unentschlossenheit bei geistigen Arbeiten; er kann sich nicht gut zurecht finden. *(Sr.)*
Ungeschickt; Etwas Kleines, das er in der Hand hält, fällt ihm heraus und er stösst überall an. *(Sr.)*
Gedächtniss sehr schwach: es bleibt ihm Alles nur wie ein Traum im Sinne.
Gedächtniss-Verlust; er wusste Nichts von gestern und glaubte den Verstand verloren zu haben. (d. 5. T.)
Vergesslich; es fällt ihm schwer ein, wenn er über Etwas nachdenken will. *(Sr.)*
95 Was er eben schreiben wollte, fällt ihm nicht wieder ein. (d. 2. T.) *(Sr.)*
Verfolgt er einen Gedanken, so entfällt ihm plötzlich das Gedachte und die Ideen bleiben nur Fragmente.
Gedächtniss-Mangel, dass er glaubte, seine (stündlich anwesende) Mutter sey gestorben, weil er sich nicht erinnern konnte, sie gesehen zu haben.
Eingenommenheit des Kopfes, nach starkem Gehen.
Eingenommenheit des Kopfes, auf Nachdenken.
100 Eingenommenheit des Kopfes, wie dumm und als wäre er nicht sein eigener.
Eingenommenheit des Kopfes, die bald zu Druck-Schmerz in einer Schläfe wird, bei trockner Hitze des Körpers.
Eingenommenheit des Kopfes, mit dumpfem Drücken in den Schläfen, am meisten beim darauf Drücken. (d. 7. T.)

Natrum muriaticum.

Leerheit des Kopfes, mit Bangigkeit.
Schwäche des Kopfes, wie nach vielem herum Drehen im Kreise.
105 Verdüsterung des Kopfes, nach Gehen im Freien.
Düseligkeit im Kopfe, früh, erst nach dem Aufstehn, was vergeht, nachdem sie wieder etwas gelegen hat.
Trübe im Kopfe, Nachmittags; Vormittags heiter.
Taumel, der die Augen verfinstert, beim Bücken und wieder Aufrichten.
Taumel, wie von Schwindel, ansatzweise, besonders bei Kopf-Bewegung, wie ein Stoss vom Wirbel bis zur Stirn, der auf Augenblicke die Besinnung raubt.
110 Schwindelartiges Gefühl, als würde sie umgeworfen. (d. 3. T.)
Schwindel, früh, beim Aufrichten im Bette, wie Ohnmacht; es verging ihr die Besinnung und sie musste sich oft wieder niederlegen.
Schwindel beim Aufstehn aus dem Bette und beim Gehen.
Schwindel beim Umdrehen. (d. 4. T.) *(Rl.)*
Schwindel beim Gehen. (d. 1. T.)
115 Schwindel beim Gehen; es drehte sich Alles vor ihr im Kreise herum.
Schwindel, der den Kopf niederdrückt, im Sitzen.
Kopfschmerzen beim Drehen und Wenden des Körpers.
Kopfschmerz in der Stirne, bei und nach Niesen.
Kopfschmerz von Niesen und Husten, der durch äusseres zusammen Drücken des Kopfes sogleich verschwindet.
120 Kopfschmerz beim Laufen und starker Körper-Bewegung.
Schmerz in der Stirn bei schnellen Bewegungen.
Kopfschmerz von kalter Luft.
Kopfschmerz, der beim Spazieren vergeht.
Kopfweh, früh, im Bette, das beim Aufstehen vergeht, mehrere Morgen.
125 Schwere des Kopfes, gleich früh, beim Erwachen, mit taumeliger Eingenommenheit.
Grosse Schwere des Kopfes, vorzüglich beim Sprechen oder Nachdenken.
Schwere und drückender Schmerz in der Stirn, über beiden Augen. (d. 13. T.)
Dumpfes, betäubendes, drückendes Kopfweh, früh, gleich nach dem Erwachen, bis Mittag.
Der Kopf deuchtet wie mürbe, doch ohne besondern Schmerz.
130 Dumpfer Kopfschmerz, fast stets.

Dumpfes Pressen in der Stirne mit Düsterheit. *(Sr.)*
Lästige Empfindung, als sey Etwas im Gehirn verdreht, Vormittags, vorzüglich beim Drehen des Kopfes. (d. 22. T.)
Uebelkeits-Kopfschmerz, von früh bis Abend.
Uebelkeits-Kopfschmerz, mit Drücken in der Stirn, von Nachmittag bis Schlafengehn steigend.

135 Arger Uebelkeits-Kopfschmerz; sie musste liegen und beim Aufrichten drohte Erbrechen und Ohnmacht; der geringste Tritt fuhr ihr in den Kopf: Abends 8 Uhr war der Schmerz schnell weg, aber es blieb Schwäche im Kopfe zurück.
Drückender Kopfschmerz.
Drücken über dem Auge und in der Schläfe, mit Eingenommenheit des Kopfes. (d. 2. T.)
Druck-Schmerz über dem linken Auge.
Drücken im Hinterkopfe. (d. 6. T.)

140 Druck-Schmerz in der Stirn. (n. etl. St.)
Drückender Schmerz, ununterbrochen, in der Stirn und auf dem Scheitel.
Ein wundes Drücken in und oberhalb der Stirne.
Ein harter Druck in der Stirn und den Schläfebeinen, beim Gehen im Freien.
Dumpfer Druck in Stirn und Augen, als wenn der Kopf eingeschlafen wäre, beim Aufstützen desselben auf einen Arm.

145 Drücken im Gehirn zu den Augen heraus, durch Aufdrücken erleichtert. *(Sr.)*
Drücken und drängendes Kopfweh in der Stirn.
Drücken und Drängen des Gehirns zum Schädel heraus, in der Schläfe, der Stirn und den Ohren. (d. 3. T.)
Drängender Schmerz, als sollte der Kopf platzen.
Zusammendrücken von beiden Schläfen, als wäre der Kopf eingespannt. (d. 3. T.) *(Sr.)*

150 Zusammendrücken des Gehirns von allen Seiten, bei Schwere des Kopfes.
Zusammenpressen in den Schläfen, vorzüglich beim Lesen und Schreiben, mit Druck auf dem Scheitel. *(Sr.)*
Zusammenpressen des Schädels und Drücken mitten im Kopfe.
Zusammenzieh-Schmerz im ganzen Gehirne, früh.
Zusammenziehn, zweimal, im Hinterhaupte, hinter den Ohren, mit Stichen im Kopfe.

Natrum muriaticum.

155 Spannungs-Gefühl im Gehirne, das sich immer mehr erhöht, nach einem rührenden Abschiede.
Spannen in der linken Schläfe, wie voll, mehr Abends, als früh.
Vollheit im Kopfe, welche die Augen gleichsam herausdrückt.
Zieh-Schmerz, äusserlich am Kopfe, von der einen Seite über den Backen, nach dem Spitzzahne zu.
Feiner Zieh-Schmerz von der Nasenwurzel in die Höhe, bei Schwere des Kopfes.
160 Feines Ziehen und Pucken in der Stirne hin und her, früh, beim Aufstehen.
Stiche im Kopfe.
Stiche im Hinterkopfe, wie mit Messern.
Stich-Schmerz über der Stirn.
Stechen von der Stirn bis zum Hinterhaupte, das ihr allen Appetit benimmt.
165 Stechen auf dem Scheitel, was beim Aufstützen des Kopfes vergeht.
Ein Stich von hinten nach vorn durch den Kopf, wie mit einem Messer, beim Eintritt aus dem Freien ins Zimmer.
Feines Stechen auf dem Wirbel, mit Brennen.
Fein stechender Schmerz am Seitenbeine und an der Stirn.
Feine Stiche über der Stirn, wie mit Nadeln. *(Sr.)*
170 Ein dumpfer Stich vom Oberkopfe durchs Gehirn, bis in den Gaumen.
Stumpfer Stich-Schmerz im Seitenbeine, Abends, beim Essen. *(Rhl.)*
Stumpfer Stich-Schmerz in der linken Kopfseite, wie von einem Nagel, Nachts.
Stumpfstechender und wie am Knochen nagender Schmerz an verschiedenen Stellen des Kopfes.
Stiche am Kopfe zwischen dem rechten Hinterhaupts-Höcker und dem Zitzfortsatze. *(Fc.)*
175 Bohrender Schmerz an der Seite des Kopfes und Hinterhauptes.
Fein Klopfender Kopfschmerz in der Stirn. (d. 15. T.)
Arg pochender Kopfschmerz, mit Hitze im Kopfe und Gesichte, und Uebelkeit und Erbrechen. (d. 17. T.)
Lockerheits-Gefühl in der linken Stirn-Seite mit stumpfem Stich-Schmerze.

Das Gehirn ist wie lose; beim Schütteln des Kopfes sticht's in den Schläfen.
180 Erschütterung im Gehirne, beim schnell Laufen, wie ein augenblicklicher Ruck oder Druck.
Der Kopfschmerz im Vorderkopfe, wird durch Runzeln der Stirn auf Augenblicke sehr verschlimmert, und dann schmerzt der Stirnknochen, wie wund, beim Befühlen.
Blutwallung nach dem Kopfe, mit Schweiss der Stirn, Mittags. *(Sr.)*
Viel Hitze im Kopfe und Gesichte, Nachmittags.
Hitze im Kopfe mit Neigung, durch Eintauchen in kaltes Wasser ihn zu erfrischen.
185 Hitze der Stirn bei den drückenden Kopfschmerzen.
Gefühl, als sey der Kopf dick und innerlich geschwollen.
Das Seitenbein schmerzt beim Befühlen, wie zerschlagen.
Schmerz oben auf dem Kopfe, wie Wundheit der Haut.
Beim Befühlen des Kopfes, Wundheits-Schmerz, als thäten die Haare weh.
190 Auf einer früher beschädigten Stelle des Kopfes, Schmerz, beim Befühlen. (n. 7 T.)
Zusammenziehen der Haut auf dem Scheitel.
Bewegung der Kopfhaut vom Nacken gegen die Stirn und wieder zurück.
Gefühl, als sey der Kopf umstrickt. (d. 16. T.) *(Rhl.)*
Der Kopf nickt unwillkührlich vorwärts.
195 Ein kurzes Brennen oben auf dem Kopfe.
Kälte-Gefühl auf dem Scheitel, mit schmerzhafter Empfindlichkeit der Kopfhaut und Zudrücken der Augenlider.
Leichte Verkältlichkeit des Kopfes, er muss ihn stets einhüllen.
Wenn er den Kopf am Tage unbedeckt lässt, bekommt er nächtliche Nasen-Verstopfung.
Schweiss am Kopfe, nur früh, beim Aufstehen aus dem Bette.
200 Schweiss am Kopfe, Nachts, beim Erwachen.
Jücken auf dem Haarkopfe, er muss öfters kratzen. (d. 2. T.) *(Sr.)*
Arges Jücken auf dem Kopfe und im Nacken.
Jücken auf dem Kopfe und im Backenbarte; er muss kratzen. *(Sr.)*
Jückender Ausschlag an der Haar-Grenze des Nackens und der Schläfe, so wie in den Augenbrauen.

Natrum muriaticum.

205 Schorfe auf dem Kopfe. *(Rhl.)*
Ein kleiner harter Knoten in der Mitte der Stirn und am Nacken, brennenden Schmerzes bei Berührung.
Friesel-Ausschlag in der Stirnhaut, bloss beim Anfühlen bemerkbar. *(Sr.)*
Rauhe Haut an den Schläfen.
Der Haarkopf richt übel, dumpfig; die Haare kleben zusammen.
210 Ausfallen der Haare.
Die Haare gehen ihm aus, wie er sie nur anfasst, selbst am Backenbarte. (d. 2. T.) *(Sr.)*
Der Augenhöhlrand linker Seite schmerzt, doch bloss beim Berühren, wie gestossen. *(Sr.)*
Empfindung im Auge, wie von Sand darin, früh.
Schmerz der Augen, als sey Etwas fremdes hineingefallen.
215 Spannen in den Augen.
Drücken über dem rechten Auge, wie von Geschwulst, durch Aufziehen der Augenbrauen erhöht, anderthalb Tage.
Drücken im Auge, bei der Abenddämmerung.
Drücken im Auge.
Druck im rechten Auge.
220 Drücken im Auge, wenn er scharf auf Etwas sieht.
Druck-Schmerz in den Augenlidern.
Jücken der Augen im innern Winkel und Thränen.
Jücken der Augen, er muss reiben. *(Sr.)*
Jücken im Auge.
225 Jücken im äussern Winkel des linken Auges. (n. ½ St.)
Arges Jücken im linken innern Augenwinkel.
Ein jückender Stich-Schmerz unter dem linken Auge. (n. 10 St.)
Stechen im rechten Auge. (d. 7. 14. T.) *(Rl.)*
Stechen in den Augenwinkeln. (n. 4 St.)
230 Bohrender Schmerz im Auge.
Schründender Schmerz in den Augen.
Brennschmerz im Auge, auf einem kleinen Punkte.
Arges Brennen der Augen, Abends. (d. 17. T.)
Trocknes Brennen der Augen, Abends, beim Schreiben. *(Sr.)*
235 Brennen im innern Augenwinkel, er muss reiben. *(Sr.)*
Röthe der Augen im Weissen, mit Thränen. (d. 3. 4. T.)
Röthe und Entzündung des Weissen im Auge, mit Gefühl, als seyen die Augäpfel zu gross und gedrückt.
Entzündung der Augen und Thränen bei jedem kleinen Winde.

Wundheit am rechten untern Augenlide.
240 Anhaltende Geschwürigkeit und starke Röthe der untern Augenlider.
Ein grosses Gerstenkorn im innern Winkel des rechten Auges.
Ein Blüthchen am Rande des untern Augenlides, nicht in den Meibomschen Drüsen.
Thränen der Augen in freier Luft.
Beissende Thränen in den Augen, früh.
245 Scharfe Thränen, die den Augenwinkel roth und wund machen.
Das Auge ist früh zugeklebt.
Trockenheits-Gefühl in den Augen, wie nach langem Weinen, (beim Fahren.) *(Sr.)*
Trockenheits-Gefühl, Abends, in den innern Augenwinkeln, mit Drücken.
Zucken in den Augen, öfters des Tages, und darauf starkes Jücken derselben, zum Reiben nöthigend.
250 Zucken im äussern Winkel des linken Auges, besonders Abends. (d. 4. T.)
Zittern des obern und untern Augenlides, einige Wochen lang.
Starkes Fippern der Augen.
Das rechte Augenlid zieht sich, wenn sie einschlafen will, unter Druck-Schmerz krampfhaft wieder auf, dann zittert das obere Lid.
Krampfhaftes Zuziehn der Augenlider, früh, beim Aufstehen, in der Abend-Dämmerung und Nachts; auch wenn sie die Augen zu lässt, fühlt sie die Zusammenziehung.
255 Trübheit der Augen.
Trübsichtigkeit, früh.
Trüber Blick, als müsste er die Augen auswischen. (n. 6 St.)
Trüber Blick, als wären die Augen mit Schleim bezogen.
Trüb und Dunkel vor den Augen.
260 Trübheit der Augen, beim Gehen, im Freien, als sähe er durch ein trübes Glas.
Florig vor den Augen.
Alle Gegenstände deuchten ihm wie mit einem dünnen Schleier überzogen.
Unsicherheit des Blickes, die Dinge verwirren sich im Sehen.
Die Buchstaben und Näh-Stiche fliessen beim Sehen in ein-

ander, so dass sie Nichts erkennen kann, fünf Minuten lang.
265 Früh werden die Augen nicht sobald klar.
Auf weisse Gegenstände schauend, sieht sie Alles undeutlich, wie durch Federn.
Es vergehen ihm die Augen. *(Sr.)*
Die Augen vergehen ihm beim Lesen und Schreiben, und im rechten fühlt er einen Druck, bis in den Kopf, was aber nach etwas herum Gehen verschwindet. *(Sr.)*
Die Gegenstände sind nur auf der einen Hälfte sichtbar, auf der andern dunkel.
270 Kurzsichtigkeit. (d. 4. 9. T.)
Sie kann nicht deutlich in die Ferne sehen; es ist wie ein Regen vor ihren Augen.
Sie wird langsichtig.
Ein kleiner feuriger Punkt vor dem Auge, welcher mitgeht wohin sie sieht.
Feurige Punkte vor den Augen, beim Gehen im Freien.
275 Um alle Dinge sieht sie einen feurigen Zickzack.
Viel Licht- und Schatten-Punkte vor den Augen.
Ohren-Zwängen, in Absätzen.
Zwängen hinter und in dem linken Ohre.
Drücken hinter dem Ohre, beim schnell Trinken. (d. 3. T.) *(Sr.)*
280 Stiche in den Ohren, Vormittags bei ruhigem Sitzen. (d. 2. T.)
Ziehende Stiche im rechten Ohre.
Dumpfer Zieh- und Stich-Schmerz im Ohre und von da den Hals herab, bis ins Achsel-Gelenk.
Wühlender, stumpfer Stich-Schmerz im rechten Ohre, bei und ausser dem Schlingen.
Ins Ohr zieht Zahnschmerz mit vielen Stichen.
285 Ein steter jückender Stich im rechten Ohrläppchen.
Jücken im Innern des rechten Ohres.
Jücken am Ohrläppchen.
Jücken hinter dem rechten Ohre und darauf langes Brennen. *(Rhl.)*
Heisses Ohr oder Ohrläppchen, mehrere Tage. *(Rl.)*
290 Hitze des linken, schwachen Ohres, mehrere Abende.
Röthe, Hitze und Geschwulst der linken Ohrmuschel, mit Brenn-Schmerz.
Geschwulst des Ohrganges und Auslaufen des Ohres.

Auslaufen des Ohres, viele Tage lang.

Jückender, grieseliger Ausschlag hinter dem Ohre, einige Tage lang. (d. 21. T.)

295 Kleine Blüthchen hinter dem linken Ohre. (d. 16. T.)

Taubhörigkeit. (d. 7. T.)

Schwerhörigkeit. (d. 6. 7. 17. T.)

Ein Stoss im linken Ohre, und darauf langes Klingen darin.

Singen im linken Ohre. (sogleich.)

300 Sumsen vor den Ohren, früh, beim Erwachen.

Sausen vor den Ohren, früh, im Bette, und beim Sitzen.

Ein plötzliches Rauschen durch die Ohren.

Unschmerzhaftes Knacken im Ohre, beim Kauen.

Flattern im linken Ohre, wie von einem Schmetterlinge, beim Mittag-Essen.

305 An der Nasenwurzel, am Augenwinkel bläst sich beim Schnauben jedes Mal eine Stelle (der Thränensack?) mit Luft auf und schmerzt darnach, vorzüglich beim Berühren, wie wund. (d. 2. T.) *(Sr.)*

Fippern und Muskel-Zucken an der linken Seite der Nasenwurzel.

Bohrender Schmerz in den Nasen-Knochen, besonders in der Nasenwurzel und gegen das Wangenbein zu. *(Sr.)*

Brennen in der Nase (und den Augen.)

Röthe, Hitze, Entzündung und Geschwulst des linken Nasenflügels; mit Wundheits-Schmerz, vorzüglich beim Schnauben. (d. 2. T.) *(Sr.)*

310 Entzündung und Geschwulst der linken Nasen-Hälfte, mit Jücken, Wundheits-Schmerz bei Berührung, und Gefühl, als wenn das linke Nasenloch verengert wäre. (d. 24. T.)

Innere Wundheit der Nase.

Wundheit und Geschwulst des Innern der Nasenflügel, und viele Blüthen darauf.

Gefühllosigkeit und Abgestorbenheit der innern Nasen-Hälfte.

Jücken im rechten Nasenloche, als wollte sie ein Wurm durchbohren.

315 Jücken am linken Nasenflügel.

Weisse Blüthchen um die Nase.

Viele schründende Bläschen auf der Nasenwurzel, die zu Schorfen werden.

Unter der Scheidewand der Nase, kleine, brennende Blüthen,

Natrum muriaticum.

mit Gefühl, als fliesse aus der Nase eine scharfe Feuchtigkeit. (d. 4. T.)

Sie schnaubt viel geronnenes Blut aus.

320 Bluten der Nase, sehr oft.

Bluten der Nase, beim Bücken.

Arges Bluten der Nase, beim Husten, Nachts, mit Zerschlagenheits-Schmerz aller Glieder.

In den Gesichts- (Backen-) Knochen und am Ohre, drückender Schmerz.

Zieh-Schmerz im rechten Backen-Knochen.

325 Zerschlagenheits-Schmerz im Jochbeine, besonders beim Berühren.

Sichtbares Zucken der Gesichts-Muskeln.

Fettglänzendes Gesicht.

Erdfahles Gesicht.

Gelbliche Gesichts-Farbe, mit viel Schmerz im Unterbauche.

330 Röthe der linken Backe, täglich, vorzüglich Nachmittags.

Viel Hitze im Gesichte.

Geschwulst der linken Gesichts-Seite und der Lippen.

Jücken im Backenbarte, er muss kratzen. *(Sr.)*

Ausschlags-Blüthen im Gesichte.

335 Blüthen Ausschlag auf Stirn und Nase. (d. 7. T.)

Ein Schwär auf der linken Wange.

Ein Blutschwär über dem Auge, aus welchem viel Eiter kam.

Am Backenbarte fallen die Haare aus. *(Sr.)*

Die Lippen sind taub und kriebeln, besonders Abends.

340 Reissend stechender Schmerz von der Oberlippe über den Backen, bis ins Ohr.

Brennen am Rothen der Oberlippe.

Wundheits-Gefühl der Mundwinkel beim Oeffnen des Mundes.

Geschwulst der Unterlippe und Zungenspitze, mit argem Brennen daran, was Nachts aus dem Schlafe weckte.

Geschwulst rings um die Lippen, mit grossen Blasen darauf, das Rothe wund und geschwürig und die Zunge mit schründenden Bläschen besetzt.

345 Ausschlag auf dem Rothen der Lippen, schründenden Schmerzes.

Viele Blasen am Rothen der Unterlippe, die, beim nass Werden der Lippe, brennen und schründen.

Blasen, die zu Schorfen werden, auf dem Rothen der Unterlippe.

Natrum muriaticum.

Ein kleines, schmerzhaftes Blüthchen an der Oberlippe, unter der Nasen-Scheidewand. (d. 2. T.)

Kleine Bläschen um den Mund bilden eine Art Flechte, die sich mit Grinde bedeckt, der sich nach einigen Tagen ablöst, aber zwei Wochen lang einen rothen Fleck hinterlässt. (n. 6 T.)

350 Ausschlag an beiden Mundwinkeln. (d. 25. T.)

Ein kleines, geschwüriges Blüthchen am rechten Mundwinkel, welches am meisten bei Berührung schmerzt. (d. 3. T.)

Ein geschwüriger Mundwinkel.

Abschuppung der Haut vom rothen Rande der Oberlippe.

Trockne, aufgesprungne Lippen.

355 Spröde Werden und Abschälen der Unterlippe, Abends; sie wird schmerzhaft empfindlich und springt beim Niesen in der Mitte auf.

Tiefe, schmerzhafte Spalte in der Mitte der Oberlippe.

Am Kinne ein rother, jückender Fleck, der nach Reiben geschwürig ward.

Jückender, grieseliger Ausschlag am Kinn, einige Tage.

Der Unterkiefer ist bei Berührung schmerzhaft.

360 Zusammen drückender Schmerz im Kiefer-Gelenke, vor dem Ohre, am stärksten bei aufgesperrten Munde. *(Sr.)*

Zieh-Schmerz im Unterkiefer. (d. 10. T.)

Reissen im linken Unterkiefer, bis in die Schläfe, so wie in den Ohr- und Unterkiefer-Drüsen, mit Bohren und Kneipen zuweilen in Drüsen-Knochen, Nachts schlimmer; sie musste zur Linderung sich den Backen verbinden.

Dumpfe Stiche im Kiefer-Gelenke. *(Sr.)*

Die Drüsen des Unterkiefers schmerzen beim Vorbücken.

365 Schmerz der Unterkiefer-Drüsen, als wären sie geschwollen, gedrückt oder gequetscht. (n. 30 St.)

Zahnschmerz mit Backen-Geschwulst, viele Tage lang.

Grosse Empfindlichkeit der Zähne für Kälte.

Empfindlicher Zahnschmerz beim Einziehen der Luft.

Schmerz der Zähne beim Anstossen mit der Zunge und Kauen.

370 Schmerz der Zähne, als stecke Etwas darin, das heraus wolle.

Zahnschmerz in einer Zahnlücke und den Nebenzähnen, der durch Berühren und festes Andrücken gemildert wird.

Drücken und Pressen in den obern Zähnen, einige Stunden lang. *(Sr.)*

Dumpfes Drücken in einem hohlen Zahne.
Ein Drücken und Brechen in den Zähnen aus dem linken Wangenbeine herüber kommend, mit Gefühl, als könne er die ganzen Zähne nicht mehr zusammenbringen. (*Sr.*)
375 Brechen, Dehnen und Ziehen in einem hohlen Backzahne und von da in den Hals und Schlund gehend, so dass sie weder den Mund öffnen, noch schlingen, noch ein lautes Wort sprechen kann; auch bis ins Ohr geht der Schmerz, wo es jückt und sticht; Abends und Vormitternacht am schlimmsten.
Dumpfes Ziehen in den Zähnen. (*Sr.*)
Ziehendes Zahnweh nach dem Essen und Nachts, drauf Bakken-Geschwulst.
Heftiges Ziehen in der rechten Zahnreihe.
Ziehender Zahnschmerz, mit Stichen, selbst bis ins Auge, einen Tag um den andern.
380 Stechen, bloss in den hohlen oder angefressenen Zähnen.
Stechender Schmerz bald in diesem, bald in jenem Zahne, alle Vormittage eine Stunde lang.
Stechen in den Zähnen und an der Kopf-Seite, mit Stechen zu den Ohren heraus, von früh bis Abend. (d. 10. T.)
Stechender und klopfender Schmerz in einem Vorderzahne.
Pochender Zahnschmerz erst, dann Ziehen bis ins Ohr; als wollte es da heraus, mit vieler Hitze im Gesichte und Zahnfleisch-Geschwulst, dabei sind die Zähne höher und länger, Nachmitternacht.
385 Klopfender Schmerz und brennendes Bohren in einem Vorderzahne.
Pochen und Bohren in den Zähnen.
Bohren in einem Zahne.
Wundheits-Schmerz in den Zähnen.
Taubheits-Gefühl der Zähne beim Drücken; es ist als wären sie länger und passten nicht auf einander. (*Sr.*)
390 Die Zähne sind wie höher und länger.
Lockere Zähne.
Lockerheit und Schmerzhaftigkeit der Vorderzähne.
Stumpfheit der Zähne.
Die Fäulniss der Zähne nimmt schnell zu.
395 Zahn-Geschwür an der Innseite des rechten Kiefers, mehr ausser, als bei dem Essen schmerzend. (d. 7. T.)
Das Zahnfleisch ist für Kaltes und Warmes höchst empfindlich.

Höchst empfindliches Zahnfleisch; es sticht darin, wenn sie mit der Zunge daran stösst.

Zieh-Schmerz im Zahnfleische, bald oben, bald unten: es geschwillt dabei und schmerzt sehr bei Berührung.

Entzündung und Geschwulst des Zahnfleisches, mit geschwollnen Backen.

400 Geschwulst des Zahnfleisches über einem hohlen Zahne.

Geschwulst des Zahnfleisches, alle Morgen ein paar Stunden lang; sie konnte auf der Seite nicht kauen.

Geschwulst und Wundheits-Schmerz des Zahnfleisches.

Geschwulst und Wundheits-Schmerz auf der Hinterseite des Zahnfleisches der obern Vorderzähne.

Schmerzhafte Geschwulst des Zahnfleisches.

405 Geschwulst des Zahnfleisches, schmerzhaft bei Berührung und leicht blutend. *(Sr.)*

Bluten des Zahnfleisches, viele Wochen lang. *(Sr.)*

Bluten des Zahnfleisches.

Geschwür am Zahnfleische, Tag und Nacht schmerzend, drei Wochen lang.

Im Munde Blasen und Wundheit, welche sehr schmerzen.

410 Geschwürige Stellen im Munde, am Zahnfleische, an der Zunge, worin die Speisen und Getränke, Beissen verursachen.

Blasen an der Zunge, die beim Essen brennend schmerzen.

Geschwulst unter der Zunge, stechenden Schmerzes.

Wundheits-Gefühl der Zunge, auch ausser dem Essen.

Zunge wie taub und wie steif in der einen Hälfte.

415 Kriebeln in der Zunge; sie ist wie eingeschlafen.

Gefühl in der Zungenspitze, als wenn sie zitterte.

Schwere Zunge.

Sprechen fällt ihm schwer, er kann es nur mit Anstrengung; wie Schwäche in den Sprachorganen, von den Hypochondern aus.

Halsweh, wie von Geschwulst der Unterkiefer-Drüsen, ohne Geschwulst derselben.

420 Halsweh, früh und Abends am schlimmsten.

Halsweh, wie ein Pflock im Halse, beim Schlingen.

Pflock-Gefühl im Halse, auch ausser dem Schlingen, und wie roh, mit brennendem Schmerze und mit ängstlicher Empfindung, als wolle Alles zuschwellen.

Natrum muriaticum.

Pflock-Gefühl und Wundheits-Schmerz im Halse, vorzüglich Nachts aus dem Schlafe weckend, mit ängstlicher Empfindung, als wolle der Hals zuschwellen.
Krampf im Schlunde: beim Schlingen konnte sie den Bissen nicht hinter und nicht wieder vorbringen, so dass sie bald daran erstickt wäre.
425 Wie verengt im Schlunde, das Schlingen geht schwer.
Zusammenschnürung der rechten Hals-Seite bei häufigem Gähnen, bis in den Nacken schmerzend, der davon steif ward. (d. 3. T.) *(Sr.)*
Ein Ruck beim Trinken (nicht beim Essen), in der Gegend des Schildknorpels, die auch beim Befühlen schmerzt, als wenn ein Pflock da stäke.
Stechende, bisweilen kneipende Schmerzen im Halse vom Kehlkopfe bis ins Ohr.
Leicht Verschlückern.
430 Sie verschlückert sich im Lachen beim Trinken, dass das Getränk wieder zur Nase hervor sprudelte und sie bald erstickt wäre.
Stechen in der linken Hals-Seite, beim leer und Speise-Schlingen.
Ein Stich hinter der rechten Mandel, nach dem Ohre zu, beim Gähnen.
Stechen und Brennen im Halse, wie Entzündung, mit Verlängerung des Zäpfchens und verhindertem Schlingen.
Beissen im Schlunde, wie von Entzündung und Verengerung, beim Schlucken. *(Gff.)*
435 Schründend ritzender Schmerz im Umfange der grossen Drüse unter dem Ohre, bloss beim Trinken.
Wie von Hitze des Schlundes deuchtet ihm laues Getränk beim Schlingen kalt darin.
Geschwürige Stellen im Schlunde, beim Halsweh, mit fauliger Entzündung und dunkelrother Geschwulst des Zahnfleisches,
Trockenheit im Schlunde. (d. 3. T.) *(Sr.)*
Ganz trockne Zunge, ohne Durst.
440 Speichel-Zusammenlaufen im Munde, Abends im Bette, wovon er sich verschlückert, was einen heftigen Husten-Stoss zuwege bringt. (d. 1. Abend.)
Stetes Wasser-Zusammenlaufen im Munde, er muss immer spucken.
Wässrichter, geschmackloser Speichel im Munde. (sogleich.)
IV.

Blutiger Speichel.
Viel Schleim im inneren Munde.
445 Viel Schleim im Halse.
Stetes Schleim-Rachsen, bei gewohnten Tabakrauchen. *(Sr.)*
Grüner Rachen-Schleim wird zwei Morgen über ausgerachst. *(Rhl.)*
Geschmacks-Verlust, lange Zeit hindurch.
Wässrichter Geschmack im Munde, Abends, bei Durstlosigkeit und Mangel an Harn-Absonderung.
450 Fader, wässrichter Mund-Geschmack, bei Appetitlosigkeit: doch schmeckt die Speise ziemlich gut.
Fader Mund-Geschmack, früh, bei gelblich belegter Zunge. (d. 3. T.) *(Sr.)*
Pappichter, klebriger Geschmack, doch bei gutem Appetite und gutem Geschmacke der Speisen. (n. 4, 5 T.)
Bitterkeit im Munde. *(Sr.)*
Bitter-Geschmack im Munde, früh. *(Sr.)*
455 Bittergeschmack der Speisen. (sogleich.)
Bitter-Geschmack des Tabacks, beim Rauchen.
Fauler Geschmack im Munde, früh.
Fauler Geschmack und Geruch im Munde.
Saurer Mund-Geschmack, früh.
460 Durst, und doch fast kein Appetit zum Trinken.
Viel Durst, Abends. (d. 3. T.) *(Sr.)*
Das Bier schmeckt Abends fade und wässricht.
Fauliger Geschmack des Wassers.
Appetitlosigkeit und Widerwille gegen das Essen.
465 Widerwille gegen Kaffee.
Kein Appetit zu Fleisch.
Widerwille gegen Schwarzbrod.
Aller Appetit zum Tabackrauchen, woran er sehr gewöhnt war, ist weg, er kann durchaus nicht rauchen.
Tabackrauchen macht ihm Schweiss und Zittern.
470 Kein Appetit Abends.
Mangel an Esslust, Abends, mit Ekel und Uebelkeit nach Essen.
Appetit im Munde auf Essen, aber ohne Hunger.
Kein Appetit und kein Hunger, ohne übeln Geschmack.
Sehr wenig Appetit, er kömmt aber beim Essen.
475 Viel Appetit und doch wenig Geschmack an Speisen. (d. erst. Tage.)

Natrum muriaticum.

Kein Appetit, es ist ihr zu voll, doch schmeckt's, wenn sie isst.
Reiz zum Essen, ohne sonderlichen Appetit, und darnach Vollheit.
Hunger-Gefühl, öfters. *(Sr.)*
Hunger-Gefühl im Magen, Nachmittags, nach Wasser-Trinken, doch ohne Appetit. *(Rhl.)*
480 Grosses Hunger-Gefühl, wie von Leerheit im Magen, und doch kein Appetit. (d. 1. T.) *(Sr.)*
Arges Hunger-Gefühl, wie Leerheit, weckt ihn früh mit Unruhe.
Starker Hunger, sie musste viel essen, den Tag über. (d. 3. T.)
Er muss oft essen, denn nach einer Stunde ist er schon wieder hungrig. *(Sr.)*
Zu viel Appetit zum Essen, Abends.
485 Schmerzhaftes Hunger-Gefühl im Magen und doch gleich Sattheit beim Essen. *(Rhl.)*
Wie übersättigt, Nachmittags.
Nach Tische, Uebelkeit, eine halbe Stunde lang.
Nach Essen, ohne Appetit, Uebelkeit und Anfall von Brust-Krampf.
Nach dem Essen, Säure im Munde, eine halbe Stunde lang.
490 Nach jedem Genusse, Säure im Munde und Trockenheit im Halse.
Nach dem Abendbrode, Soodbrennen.
Nach dem Mittag-Essen, Brennen aus dem Magen herauf und saures Aufstossen, zwei Nachmittage.
Nach Brod-Essen, Aufstossen, 24 Stunden lang.
Nach Essen, langer Nach-Geschmack der Speisen, besonders säuerlicher.
495 Nach dem Essen behält er den Geschmack der Speisen noch lange im Munde, oder riecht sie in der Nase.
Nach dem Essen, Schlucksen.
Nach dem Mittag-Essen, Druck und Vollheit im Magen.
Nach Essen und Trinken, Vollheit und Auftreibung der Magen-Gegend.
Nach Essen, und noch mehr nach Trinken, Aufgetriebenheit des Bauches und Schlaffheits-Gefühl, als wäre Alles los darin.
500 Gleich nach Tische, aufgetriebner Bauch, Gesichts-Hitze,

Schlummer, und darnach Kräuter-Geschmack im Munde, mit Betäubung und Trunkenheit im Kopfe.
Nach dem Essen, Zusammengreifen in der Herzgrube.
Nach dem Essen, wund drückende Empfindung im Magen.
Nach dem Essen, Kollern im Bauche.
Nach Essen und Trinken, kneipendes Schneiden im Bauche.
505 Nach dem Essen, Kopf-Eingenommenheit.
Nach dem Essen, Druck-Schmerz in der Stirne.
Nach dem Abend-Essen, Zusammenpressen in der Stirne. *(Rhl.)*
Nach Durst und Trinken von etwas warmer Milch, früh, gleich heiss im ganzen Körper und zittrig.
Nach dem Mittag-Essen, Neigung zum Liegen, Schläfrigkeit und Unfähigkeit zum Denken. (n. 6 St.) *(Rhl.)*
510 Nach dem Mittag-Essen, schläfrig, doch ist der Schlaf nur leiser Schlummer. *(Sr.)*
Nach wenig mehr als gewöhnlichem Abend-Essen, viel verworrene Träume von Verbrechen, wobei er mit zur Verantwortung gezogen wurde.
Nach Tische, schneller Puls und Herzklopfen.
Nach Tische, schneller Puls, mit Angst und Athem-Beklemmung.
Nach dem Mittag-Essen, Aussetzen des Pulses.
515 Vor dem Essen, grosse Schläfrigkeit.
Nach dem Essen fühlt er sich ein Paar Stunden lang ganz erschöpft und muss sich legen.
Unvollkommnes Aufstossen.
Leeres Aufstossen von Zeit zu Zeit. *(Sr.)*
Leeres Aufstossen nach jedem Genusse, oder im Freien.
520 **Aufstossen nach dem Genossenen, noch nach mehreren Stunden.**
Gallichtes Aufschwulken.
Saures Aufschwulken von Speisen. *(Fc.)*
Aufschwulken saurer Flüssigkeit, spät Abends.
Saures, kratziges Aufschwulken der Speisen.
525 Aufstossen mit kratzigem Sood.
Säuerliches Kratzen im Rachen.
Wie kratziger Sood im Halse.
Sood, den ganzen Tag, Abends stärker.
Schlucksen. (d. 1. T.) *(Sr.)*
530 Starkes Schlucksen.
Mehrtägiges Schlucksen. (n. 25 T.)

Natrum muriaticum. 373

Uebelkeit und Wabblichkeit in der Herzgrube, alle Morgen von 7 Uhr bis Mittag.
Uebelkeit mit Wühlen in der Herzgrube, alle Morgen 8 Uhr, zwei Stunden lang.
Uebelkeit gegen Mittag, wie von Heisshunger.
535 Uebelkeit, öfters, zu verschiedenen Zeiten, nicht am Essen hindernd.
Uebelkeit, sobald sie auf die schmerzende Stelle drückt.
Uebelkeit, ungeheure, nach Trinken eines ihr angenehmen Getränkes, dass sie sich legen musste, auf die rechte Seite, worauf sich dieselbe minderte.
Uebelkeit, gleich nach dem Essen, in mehreren Anfällen, mit Schwere des Kopfes und öfterem bitterem Aufstossen, 2 Stunden lang.
Brech-Uebelkeit, früh, einige Minuten lang.
540 Brech-Uebelkeit, bei vielem Schleim-Rachsen während des (gewohnten) Tabakrauchens. *(Sr.)*
Brech-Uebelkeit, mit Winden und Drehen im Magen. *(Rhl.)*
Reiz zum Erbrechen, nach dem Frühstücke. (d. 3. T.) *(Sr.)*
Brech-Würgen mit Uebelkeit und gänzlichem Schwinden der Lebenskraft, nach dem warmen, ihr angenehmen Früh-Tranke; ohne Erbrechen.
Würmerbeseigen, fast alle Tage nach dem Essen, zuweilen wiederholt.
545 Würmerbeseigen, nach Magen-Drücken auf's Essen, dann Uebelkeit, dann Erbrechen zuerst von Speisen und zuletzt von Galle, unter Leibschneiden.
Im Magen dumpfe, unangenehme Empfindung, durch Bücken gelindert.
Empfindung im obern Magen, Munde und hinter dem Brust-Beine, als stäke da ein fremder Körper.
Es liegt ihm schwer und fest querüber, unter der Herzgrube.
Wie hart geschwollen in der Herzgrube, Nachmittags, wobei es fest quer über die Hypochondern liegt.
550 Drücken in der Magen-Gegend.
Drücken im Magen, früh, wie Verkältung.
Drücken im Magen, bis in die Brust hinein, 4 und 6 Stunden nach dem Mittag-Essen, eine Viertelstunde lang. *(Rhl.)*
Druck in der Herzgrube, als läge Etwas festes im Magen, zum tief Athmen nöthigend. (sogleich.) *(Sr.)*
Drückender und stumpfstechender Schmerz in der Herzgrube abwärts.

555 Druck-Schmerz unter der Herzgrube, über dem Nabel, durch Aufdrücken gemindert. *(Rhl.)*

Beklemmung in der Herzgrube, beim Stehen.

Angst-Gefühl in der Herzgrube.

Krampf im Magen, gegen Abend, die Nacht durch, bis zum andern Morgen.

Zusammenziehender Magen-Krampf, Nachmittags, 5 Uhr, mit Kälte-Gefühl im Magen und Rücken bis Abend. (d. 4. T.)

560 Zusammenzieh-Schmerz am obern Magenmunde, in Anfällen.

Kolikartige Schmerzen im Magen, mit Uebelkeit, früh, beim Erwachen. *(Rhl.)*

Klopfen in der Herzgrube, wie Herzschläge.

Schmerz, wie nach Stoss, links neben der Herzgrube, auch bei Berührung fühlbar.

Stechen in der Herzgrube. (d. 10. T.)

565 Kleine Stiche rechts am Magen, alle Nachmittage, 2, 3 Uhr.

Sehr empfindliches Brickeln im Magen.

Brennen in der Herzgrube, in Anfällen. *(Rhl.)*

Theils Hitze, theils Kälte in der Herzgrube.

Kleine, rothe Haut-Flecke in der Herzgruben-Gegend, bei Berührung fein stechend und zum Reiben nöthigend, später sich zu jückenden Pusteln erhebend. *(Rhl.)*

570 In der Leber-Gegend, starker Druck-Schmerz.

Steifheits-Gefühl in der Leber-Gegend, beim Biegen des Rumpfes auf die linke Seite.

Schmerzhaftes Spannen in der rechten Bauch-Seite.

Kneipender Schmerz im rechten Hypochonder. (d. 19. T.) *(Rhl.)*

Kneipender Schmerz in der rechten Bauch-Seite, was die Lage auf der linken Seite unerträglich macht. (d. 15. T.)

575 Zieh-Schmerz in der Leber-Gegend.

Zieh-Schmerz in der Leber-Gegend abwärts: drauf Kneipen unter dem Nabel.

Stechen in der Leber-Gegend, beim Sitzen, alle Nachmittage 2, 3 Uhr.

Kratziges Gefühl in der Leber-Gegend.

Im linken Hypochonder, Strammen, wie von Blähungs-Versetzung, Nachmittags. *(Sr.)*

580 Drückendes Bohren im linken Hypochonder, und darauf düsterer, drückender Kopfschmerz.

Stechendes Drücken im linken Hypochonder, am meisten beim stark Gehen.
Stiche im linken Hypochonder, beim Athmen.
Brenn-Schmerz im Hypochonder, gegen Abend.
Der Bauch tritt ihm öfters auf und ist wie voll.
585 Auftreibung des Bauches von Getränke, mit Schwappern darin. (*Sr.*)
Spannung um den Bauch, wie von Blähungen, durch Aufstossen erleichtert.
Spannung um die Hüften, als sey da Alles zu eng; sie musste die Kleidung aufmachen.
Schmerz, wie von einer Last, im Unterbauche, beim Gehen fühlbar.
Drücken im Unterbauche, alle Morgen, eine Viertelstunde lang.
590 Drücken im Oberbauche.
Anhaltende Unbehaglichkeit und dumpfer Schmerz im Unterbauche, wie eine Unverdaulichkeit in den Därmen, die oft durch kurzes Drücken oder Kneipen bemerkbarer wird, unter Gefühl von sich erzeugenden Blähungen, die als faul riechende Winde abgehen. (n. 2 T.)
Kolik, früh, beim Erwachen, wie von krampfhaft eingesperrten Blähungen, spannend drückenden Schmerzes, mit argem Jücken neben den Genitalien, nach kurzem Schlafe verging Alles, ohne Winde-Abgang. (n. 36 St.)
Zusammenklemmen in der linken Bauch-Seite, beim Gehen und Liegen.
Zusammenziehender Schmerz im Bauche, gegen Abend; sie musste sich zusammenkrümmen; durch Gehen erleichtert.
595 Zuckende Zusammenziehungen des Bauches, früh, im Bette.
Zusammenziehende, wehenartige Unter Bauchschmerzen, mit Mattigkeit.
Wehenartiges Leibweh, beim Fahren.
Wehenartiges Ziehen im Unter-Bauche bis in die Oberschenkel.
Zieh-Schmerz in der Nabel-Gegend, nach den Oberschenkeln zu.
600 Ziehender kneipender Schmerz in der linken Nabel-Gegend, bis in den Mastdarm und After.
Kneipen im Bauche, wie von Würmern, Abends. (d. 17. T.)
Kneipendes Leibweh, alle Nachmittage.

Kneipen im Fleische, erst unter den kurzen Ribben, dann unter dem Nabel.

Kneipen im Oberbauche, mit Magenschmerz.

605 Oefteres Kneipen täglich, im ganzen Bauche, den Bauch-Seiten und nach dem Kreuze zu.

Kneipendes Leibweh und wie wund, früh, im Bette, dann im Rücken und den Schulterblättern pressend und wie wund, was nach dem Aufstehen vergehend.

Ein stechendes Kneipen über dem Nabel. *(Rhl.)*

Ein drückendes Kneipen im Oberbauche. *(Rhl.)*

Schneidendes Leibweh, früh, im Bette, einige Morgen.

610 Schneidendes Leibweh, früh, beim Aufstehen aus dem Bette.

Schneidendes Leibweh, von früh an, doch Nachmittags schlimmer.

Schneiden im Bauche, mit Kollern.

Stiche im linken Unterbauche, anhaltend.

Schmerz im Bauche, als wollte Alles zerreissen.

615 Beim Gehen schmerzen die Eingeweide des Unterbauches, als wären sie los und zu schwer und wollten herausfallen.

Die Leisten-Gegend schmerzt beim Aufstehen vom Sitze und bei starkem Gehen. *(n. 11 T.)*

Verrenkungs-Schmerz im linken Schoosse.

Der Leisten-Bruch tritt hervor.

Geschwulst einer Schooss-Drüse.

620 Blähungen plagen ihn arg und treiben den Bauch auf.

Blähungs-Versetzung.

Blähungs-Kolik, vorzüglich bei Bewegung. (fast sogleich.)

Viel Blähungs-Erzeugung und davon Spannen und Stiche im Bauche.

Die Blähungen gehen im Bauche und den Bauch-Seiten herum, ohne Abgang; dabei Schwere des Kopfes, Sausen im Oberhaupte, Sumsen vor den Ohren, und Verstopfung beider Nasenlöcher.

625 Gähren im Bauche.

Gurlen im Bauche, wie bei Laxiren,

Quarren und Murren im Bauche, viele Wochen über.

Allzu häufiger Winde-Abgang.

Säuerlich riechende Winde.

630 Fauleier-Geruch der Winde.

Auf Winde Abgang folgt Durchfall. (d. 12. T.) *(Rl.)*

Stuhl nur nach leerem Drängen.

Vergeblicher Stuhldrang.
Hält den Stuhl die ersten Tage zurück.
635 Harter Stuhl nur einen Tag um den andern: sie muss sehr pressen. (n. 15 T.)
Harter Stuhl, alle 2, 3 Tage, mit Anstrengung und oft nach vergeblichem Drange.
Harter, trockner Stuhl.
Oeftere kleine Stühle des Tages.
Unordentlicher, ungenüglicher Stuhl.
640 Heftiger Stuhldrang, ohne Entleerung. (n. 36 St.) *(Sr.)*
Oefteres Nöthigen zum Stuhle, dessen wenig erfolgt. (d. 6. T.)
Heftiger Drang zum Stuhle; er konnte ihn kaum Augenblicke zurückhalten, der Stuhl ist breiartig. *(Sr.)*
Stuhl zu rechter Zeit, doch mit viel Anstrengung beim Abgange. (d. ersten Tage.)
Die ersten Tage harter Stuhl, die folgenden, weicher. *(Rhl.)*
645 Durchfall, wie Wasser.
Mit Blut vermischter Stuhl.
Etwas Blut im Stuhle.
Geronnenes Blut geht mit dem guten Stuhle ab.
Vor dem Stuhle, Druck im Unterbauche, in der Blasen-Gegend.
650 Vor dem Stuhle, Pressen im Bauche, nach dem Mastdarme zu, als wenn Blähungen sich verstopften.
Vor jedem Stuhle und Winde-Abgange, Wundheits-Schmerz im Unterbauche.
Vor dem Stuhle, Leibschneiden. *(Sr.)*
Beim Abgange des (nicht harten) Stuhles, oder eines Windes, wehenartiges Pressen im Bauche nach unten; sie muss sich mit den Händen anstämmen; nach Abgang des Stuhles aber ist der Schmerz gleich weg.
Bei hartem Stuhle, Kratzen im Mastdarme.
655 Nach dem Stuhle noch starkes, vergebliches Noththun.
Nach dem Stuhle, Drängen im Mastdarme.
Nach hartem Stuhle, Brennen im After.
Nach weichem Stuhle, Brennen im After.
Nach dem Stuhle, Ritzen am After.
660 Nach dem (etwas blutigen) Stuhle, Jücken am After.
Nach dem Stuhle, Leibkneipen wie zu Durchfall, ohne Erfolg, früh.
Im Mastdarme Drängen und Zwängen, ohne Stuhl, nach Tische. (d. 3. T.) *(Sr.)*

Press-Schmerz im Mastdarme.

Krampfhaftes Zusammenschnüren des Afters.

665 Wie Verengerung des Mastdarmes, beim Stuhlgange, es erfolgt mit der grössten Anstrengung zuerst harter Koth, der den After aufreisst, dass er blutet und wund schmerzt, wornach jedesmal flüssiger Stuhl kommt; einen Tag um den andern ist sie verstopft.

Kneipen öfters im Mastdarme, mit Noththun, und doch nur Abgang von Winden mit Schleim.

Stiche öfters im Mastdarme, besonders Nachmittags. *(Sr.)*

Stiche am After, den Mastdarm herauf, ausser dem Stuhle.

Stiche und Jücken am After.

670 Jückende Stiche im Mastdarme, Abends im Bette.

Jücken am After, mehrere Tage.

Brenn-Schmerz am After.

Brennen am After, vorzüglich nach Aerger, anhaltend.

Beissende Wundheit am After, nach dünnem Stuhle.

675 Wunder, heisser After.

Wundheit um den After und zwischen den Hinterbacken.

Flechte am After.

Aderknoten am After, mit Feuchten und Stich-Schmerz.

Austreten des Mastdarms und Brennen des Afters, mit Abgang vieler, blutiger Jauche, so dass er die Nacht vor Schmerz nicht schlafen konnte. (n. etl. St.)

680 Drang zum Harnen, ohne Abgang. (n. 17 T.)

Drängen auf die Blase, ausser dem Harnen. *(Sr.)*

Oefteres Drängen zum Harnen mit vielem Lassen gehörig gefärbten Harnes. *(Sr.)*

Oefteres Harnen, alle halbe Stunden.

Oftes, reichliches Lassen heissen Harnes.

685 Reichliches Harnen mit starkem Drange, wohl alle halbe Stunden, so wenig er auch trinkt; Nachts weckt's ihm aus dem Schlafe.

Nachts, öfteres Uriniren und auch leerer Harndrang.

Er muss Nachts viermal Urin lassen.

Arges Drängen zum Harnen und Unaufhaltbarkeit des Urins, der reichlich abfliesst. (n. 10 St.)

Es treibt ihn einige Male so stark zum Harne, dass er ihm fast unwillkührlich abgegangen wäre.

690 Unwillkührlicher Abgang des Harnes im Gehen.

Sehr hellfarbiger Harn. *(Sr.)*

Weisstrüber Harn, nach Kneipen in der Harnröhre.

Natrum muriaticum.

Ziegelmehlartiger Satz bald im Harne.
Rother Satz im lehmfarbigen Harne.
695 Rother Sand im Harne.
Beim Harnen, Drücken auf die Blase und im Unterbauche.
Beim Harnen, Beissen in der Harnröhre.
Beim Harnen, Beissen in der weiblichen Scham.
Beim Harnen, Brennen in der Harnröhre.
700 Nach dem Harnen, Zusammenziehen im Unterbauche, wie Krampf, fünf Minuten lang.
Die Harnröhre schmerzt beim Drücken, wie wund. *(Sr.)*
Ziehen in der Harnröhre, nach dem Harnen. *(Sr.)*
Schneiden in der Harnröhre, etwas nach dem Harnen. *(Sr.)*
Heftige Stiche in der Harnröhre, ausser dem Harnen.
705 Stechendes Jücken an der Harnröhr-Mündung, die wie mit Gummi (Prostata-Saft?) verklebt ist. *(Sr.)*
Jückende Stiche in der Harnröhre, ausser dem Harnen, einige Tage nacheinander.
Jücken an der Harnröhr-Mündung und darnach Harndrang (d. 2. T.) *(Sr.)*
Jücken und Brennen in der Harnröhr-Mündung, Abends, bei Schlafengehn. (d. 1. T.) *(Sr.)*
Brennen und Schneiden in der Harnröhre, nach Harnen, mit Ausfluss dünnen Schleimes, der durchsichtige, steife Flecke im Hemde macht. *(Sr.)*
710 Flüssigkeit kommt nach dem Harnen aus der Harnröhre, die erst Jücken, dann Brennen macht. (d. 3. T.) *(Sr.)*
Milchartiger Ausfluss nach dem Harnen. (Prostata-Saft?)
Gelber Eiter-Ausfluss aus der Harnröhre, welcher Flecke in der Wäsche macht, wie wirklicher Tripper, doch ohne Schmerz beim Harnen, nur mit einiger Spannung in den Schooss-Drüsen, die nicht sichtbar geschwollen sind. (n. 29 T.)
Die Geschlechtstheile riechen sehr stark und übel.
Unerträgliches, beissendes Jücken neben den Geschlechtstheilen, mit Schründe-Schmerz nach Reiben, viele Wochen lang. (n. 24 St.)
715 In der Ruthe, Zucken.
Ein Ruck in der Ruthe, ausser dem Harnen. *(Sr.)*
Stechen in der Ruthe, bei und ausser dem Harnen. (d. 26. T.)
An der Eichelkrone, Jücken und Kriebeln; er muss kratzen. *(Sr.)*
Jücken an der Eichelspitze, mit Reiz zum Kratzen. *(Sr.)*

720 Röthe der Spitze der Eichel.
Starkes Jücken und Nässen an der Eichelkrone.
Einige rothe Flecken an der Eichel. *(Sr.)*
Die Vorhaut zieht sich hinter die Eichel zurück; davon ein reibendes Trockenheits-Gefühl, wenn die Eichel die Kleider berührt.
In den Hoden, Kneipen.
725 Ziehendes Weh in den Hoden, vom Bauchringe aus.
Schlaffer Hodensack, mehrere Tage. (n. 20 T.)
Starkes Jücken an und unter dem Hodensacke, und am linken Oberschenkel, auf einer rothen entzündeten Stelle.
Wundheit neben dem Hodensacke, am Oberschenkel.
Jückende, scharf umgränzte, feuchtende Flechte am Hodensacke und daneben am Oberschenkel.
730 Schwäche-Gefühl in den Geschlechtstheilen.
Schlafender, sehr unregsamer Geschlechtstrieb.
Wenig Geschlechtstrieb und beim Beischlafe später Samen-Abgang. (n. 13 T.) *(Rl.)*
Erregte die 12 ersten Tage den Begattungs-Trieb, die Erektionen und die Wohllust-Empfindung beim Beischlafe ungemein, liess aber Alles dies späterhin desto tiefer sinken.
Geilheit, Abends im Bette. *(Sr.)*
735 Wohllust-Reiz, plötzlich im Sitzen, der beim herum Gehen verschwand. *(Ng.)*
Mehr physischer Geschlechtstrieb. (n. 8 T.)
Keine Erektion und keine Pollution, fünf Wochen lang.
Starke Erektion. (d. 5. 10. T.)
Erektionen, früh, ohne Geschlechts-Trieb. *(Sr.)*
740 Nach der Früh-Erektion, Brennen in der Harnröhre. *(Sr.)*
Mangel an Erektionen. (d. erst. T.)
Starke Erektion, Nachts und früh (n. 6 St.); später gar keine, oder nur selten.
Mangel an Pollutionen, bei Enthaltung vom Beischlafe, 5 Wochen lang.
Pollution (bei einem Ehemanne.) (d. 1. 10. N.)
745 Neben gehöriger Ausübung des Beischlafs, dennoch öftere Pollutionen.
Ein ihm höchst ungewohnter nächtlicher Samen-Erguss. (d. 1. N.)
Pollution mit Beissen an der Eichel.
Starke Pollution bei einem Impotenten, mit viel Wohllust-

Natrum muriaticum.

Gefühl, und darauf die ganze Nacht heftige Ruthen-Steifheit, die fast schmerzhaft war. (n. 6 T.)
Begattung schwach, ziemlich kalt und schneller Samen-Erguss. (d. 7. T.)
750 Unkräftige Begattung, und doch gegen Morgen etwas Pollution. (d. 1. N.)
Feuriger Beischlaf, doch schneller-Samen-Erguss. (d. 26. T.)
Von einem lange nicht geübten Beischlafe wird er sehr angegriffen, und die Nacht drauf, in tiefem Schlafe, eine sehr ermattende Pollution. (n. 56 T.)
Auf Beischlaf, nach 5 Stunden, Pollution. (d. 18. T.)
Kurz nach Beischlaf, Pollution, und die dritte Nacht drauf wieder. *(Rhl.)*
755 Auf Beischlaf, scharfes Stechen in der Harnröhre, nach dem Harnen. (d. 9. T.)
Nach Pollutionen, Kälte in den Gelenken und Mattigkeit.
Nach einer Pollution, Schneiden in der Harnröhre. *(Sr.)*
Ausfluss vielen Vorsteher-Drüsen-Saftes, beim Denken über geile Dinge, ohne Aufregung der Phantasie oder der Geschlechtstheile, und ohne Erektion.
Nach den Geburtstheilen zu ein Pressen und Drängen aus der Seite des Bauches, früh, dass sie sich ruhig hinsetzen musste, um einen Mutter-Vorfall zu verhüten.
760 Trockenheit der Scheide und schmerzhafter Beischlaf, (in der Nachwirkung?)
Auf Beischlaf ist's ihr gleich sehr leicht und angenehm zu Muthe, bald darauf aber wird sie sehr reizbar und ärgerlich.
Jücken im weiblichen Schamhügel.
Ausschlags-Blüthe am Schamberge.
Ausgehn der Haare am Schamhügel. *(Sr.)*
765 Regel um 4 Tage zu spät. (n. 22, 27 u. 33 T.)
Regel nur 3 Tage und darauf Kopf-Eingenommenheit und viel Blutdrang nach dem Kopfe.
Regel nur ein Drittel so stark, als gewöhnlich, doch zur rechten Zeit. (d. 5. T.)
Regel den ersten und 2ten Tag gering, den dritten aber, unter Leibweh, wie Wundheit, sehr reichlich.
Unterdrückt die sonst pünktliche Periode sehr hartnäckig, acht Wochen lang (n. 14 T.)
770 Kürzt zuerst den Regel-Termin ab und verlängert ihn hinterdrein.

Regel nach 18 Tagen; dann nach 7 Wochen, dann nicht wieder.

Regel 7 Tage zu früh. (n. 8 T.)

Bringt die Regel, wenn sie nächstens zu erwarten ist, fast augenblicklich hervor, und stärker, als gewöhnlich: in der Nachwirkung dagegen scheint sie sich zu verspätigen, und des Blutes weniger zu kommen.

Regel um 3 Tage zu früh.

775 Regel um 7 Tage zu früh, gering, dabei Kopfschmerz beim Husten, Bücken und Niesen, als wollte der Kopf zerspringen.

Die 85 Tage zurückgebliebene Regel kommt wieder, mit grosser Schwere der Beine gleich darauf. (d. 15. T.)

Das bei einer 50jährigen Frau ein halbes Jahr unterbliebene Monatliche erscheint wieder. (d. 3. T.)

Vermehrt die schon fliessende Regel.

Regel stärker, als sonst, zur gehörigen Zeit und mit weniger Leibweh; doch Frost dabei, den ganzen ersten Tag, mit vielem Gähnen, besonders Nachmittags. (d. 3. T.)

780 Regel sehr stark, auch Nachts, schwärzlichen Blutes. (n. 45 T.)

Verlängert das schon fliessende Monatliche bis zu 8 Tagen.

Vor der Regel, Beängstigung.

Vor Eintritt der (verspäteten) Regel wird es ihr früh, einige Stunden zuvor ängstlich und weichlich; es kommt süsslich im Schlunde heran, worauf sie etwas Blut mit dem Speichel ausspuckt.

Bei der Regel, grosse Traurigkeit.

785 Bei der Regel, ängstlich und ohnmächtig, bei kalten Becken und innerer Hitze.

Bei der Regel, Abends, Hitze im Gesichte.

Bei der Regel, reissender Zahnschmerz, mit Stichen, wenn freie Luft in den Mund kommt.

Bei der Regel, Schwere im Unterleibe.

Bei der Regel, öfteres Brennen und Schneiden im Schoosse, während des Harnens, so wie beim Mittag-Essen im Sitzen.

790 Bei der Regel, nach ihrem Ausbruche, Nachts, starkes Fieber, mit argem Durste und gänzlichem Schlaf-Mangel.

Bei der Regel, sehr harter Stuhl.

Nach der Regel, Eingenommenheit und Schwere des Kopfes, wie von Blut-Andrang.

Nach der Regel, weibliche Impotenz, Abneigung vor Bei-

Natrum muriaticum. 383

schlaf, und trockene, bei der Begattung schmerzhafte
Scheide. (d. 12. T.)
Scheide-Fluss, Nachts.
795 Scheidefluss nach vorgängigem Leibweh, früh, wie zur
Regel, zusammenziehend und nach unten zu pressend.
Sehr starker Scheide-Fluss. (n. 4 St. u. 2 T.)
Scheide-Fluss, mit Jücken an der Scham beim Abgange.
Scheide-Fluss, mehr beim Gehen, grünlichen Ansehens.
Beim Scheide-Flusse, schründender Schmerz.

800 Häufiges Niesen, mehrere Tage.
Kriebeln in der rechten Nasen-Seite, mit Druck im
rechten Auge, wie zum Niesen, durch Schneuzen nicht ver-
gehend. *(Sr.)*
Oft versagendes Niesen.
Schnupfen-Gefühl, alle Morgen.
Stock-Schnupfen, mit Verstopfung beider Nasenlöcher.
805 Ungeheurer Stock-Schnupfen, dass er fast keinen Athem
bekommen kann.
Trockenheits-Gefühl in der Nase.
Wasser tröpfelt unvermerkt aus der Nase.
Sehr dicker Schleim geht aus der Nase. *(Sr.)*
Fliess-Schnupfen mit Niesen, nur einen Tag lang.
810 Arger Fliess-Schnupfen, drei Tage lang, dann Stock-
Schnupfen.
Mässiger Schnupfen, mit gänzlichem Verluste des Geruches
und Geschmacks.
Ungeheurer Fliess-Schnupfen, mit Verlust alles
Geruches und Geschmackes.
Trockenheits-Gefühl an den hintern Nasen-Oeffnungen.
Trockenheit des Kehlkopfes, früh, beim Erwachen.
815 Kratziges, scharriges Wesen im Kehlkopfe, wie nach ran-
zigem Soodbrennen. (n. 6 St.)
Scharrig und kratzig am Kehlkopfe, die Stimme wird rauh.
(n. 20 St.)
Anhaltendes Kratzen mitten in der Brust.
Rauhe Stimme mit stockschnupfiger Nasen-Verstopfung und
einigem Niesen.
Arge Heiserkeit. (d. erst. Tage.)
820 Heiserkeit, früh, nach gutem Schlafe, mit vielem
Schleim im Halse und Husten.

Starke Früh-Heiserkeit.
Katarrh und Kitzel-Husten, als hätte er sich verkältet.
Husten von Kitzel im Halse.
Husten von Kitzel in der Herzgrube, bei grosser Engbrüstigkeit.
825 Rauhes, heiseres Hüsteln.
Husten-Reiz von leer Schlingen.
Husten-Reiz und Brust Beklemmung von Sprechen.
Husten, der den Knaben ganz athemlos macht, Tag und Nacht.
Früh-Husten.
830 Abend-Husten, nach dem Niederlegen, im Bette.
Husten, am schlimmsten Abends, von 8 bis 11 Uhr.
Nachts stärkerer Husten, als am Tage.
Nachts, Kotzen und trockner Kitzel-Husten, nicht am Tage.
Heftiger Husten, fast bis zum Erbrechen, doch nicht abmattend, 4 Wochen lang,
835 Husten mit Erbrechen des Genossenen.
Brech- und Würge-Husten, mit Auswurf blutigen Schleimes, welcher von einem trocknen Fleckchen im Kehlkopfe herzukommen schien.
Hüsteln, mit Schnärcheln auf der Brust und etwas Schleim-Auswurf.
Husten mit Auswurf, Tag und Nacht.
Schleim auf der Brust, der dieselbe beengt und beim Gehen im Freien sich ablöst.
840 Uebelschmeckender Auswurf, früh, nach einigem Aufhusten, mit Schmerz auf der Brust, als würde sie aufgerissen.
Eiterartiger Auswurf mit Husten, der fast stets nur aus einem Stosse besteht.
Blut-Husten.
Beim Husten, Schmerz im Halse und in der Brust.
Beim Husten, Schmerz in den Hals-Drüsen und tief in der Brust.
845 Beim Husten, schneidender Schmerz in der linken Brust.
Beim Husten, oft Wundheits-Gefühl im Kehlkopfe und der Luftröhre.
Beim Husten, Schmerz im Bauchringe, bis in die Hoden, als wolle der Samenstrang zerreissen.
Beim Husten will es die Stirn zersprengen.
Oefteres tief Athmen, mit Schmerz im Bauche.

Natrum muriaticum.

850 Beim Ausathmen, heiserer, pfeifender Ton in der Brust-
röhre.
Heiss scheinender Athem.
Riechender Athem.
Engbrüstigkeit.
Beklemmung der Brust, Abends.
855 Beklemmung beim Athemholen, mit Brust-Schmerz.
Beklemmung der Brust im Zimmer; er musste, so schwach
er auch war, in die freie Luft gehen, was ihn erleichterte.
Schmerzhafte Beklemmung der Brust, alle Tage, wie Druck,
beim gerade Richten nach krumm Sitzen.
Beklemmung der Brust, mit Druck mitten im Brustbeine, bei
Bewegung. *(Rhl.)*
Beklemmung der Brust, wie zusammengeschnürt, bei Bren-
nen in den Händen. (d. 8. T.)
860 Beengung der Brust, wenn er sich ins Bette legt und auch
Nachmittags.
Engbrüstigkeit und kurzer Athem beim schnell Gehen.
Bangigkeits-Gefühl in der Brust. *(Sr.)*
Bänglichkeit und Aengstlichkeit in der Brust, mit Druck in
der Herzgrube, am stärksten nach tief Athmen. *(Sr.)*
Die Brust schmerzt ihr unter dem linken Arme, sowohl bei
Bewegung des Armes, als beim Athmen.
865 Schmerz in der Mitte des Brustbeins, durch tief Athmen
vermehrt.
Einfacher Schmerz im Brustbeine, in kurzen Anfällen.
Drücken vorn auf der Brust. *(Sr.)*
Drückender Brust-Schmerz nach Stehen oder vielem Spre-
chen.
Drücken in der linken Brust. (d. 15. T.)
870 Druckschmerz in der Herzgegend, früh.
Spannung auf der Brust, früh.
Spann-Schmerz in den rechten Brust Muskeln, Vormittags,
dass er sich vor Schmerz nicht gerade richten kann, sondern vorgebückt gehen muss; auch bei andern Wendungen
des Rumpfes grosser Schmerz.
Spannung in der Brust, beim Dehnen und Strecken, am ärgsten beim tief Athmen. *(Sr.)*
Spann-Schmerz am Schlüsselbeine, und die Hals-Muskeln herauf, selbst beim Befühlen schmerzhaft.
875 Stechen in der rechten Brust, mit Heiserkeit.

Stich-Schmerz, quer durch die Lunge, in öfteren Anfällen, nach stundenlangen Pausen.

Einzelne Stiche längs dem Brustbeine.

Stich-Schmerz in der Mitte des Brustbeins, wie von Nadeln.

Stechen mit Athem-Beengung erst im Brustbeine, dann in der Leber-Gegend.

880 Oefteres Seiten-Stechen.

Stechen in der rechten Seite mit Beklemmung. (d 12. T.)

Stichschmerz in der rechten Brust-Seite, bloss beim Gehen, so stark, dass er die Hand aufdrücken muss, sich zu erleichtern.

Stechen in der linken Seite, mit Spann-Schmerz unter dem Arme. (d. 5. T.)

Stumpfes Stechen in der linken Brust-Seite. *(Sr.)*

885 Anhaltender Stich-Schmerz in der linken Brust, Abends, der ihm den Athem benahm, im Freien aber verging.

Reissender Stich-Schmerz von der linken oberen Brust-Gegend, bis ins Achsel-Gelenk.

Wundheits-Schmerz in der Brust.

Zerschlagenheits-Schmerz an den untersten linken Ribben, durch Berührung der Kleidung und jeden Druck vermehrt. *(Sr.)*

Zerschlagenheits-Schmerz der äussern Brust.

890 Zerschlagenheits-Schmerz im Brustbeine.

Zerschlagenheits-Schmerz an der linken Brust, beim Vorbiegen und Athemholen, nicht beim Anfühlen.

Schmerz, wie zerstossen, an einer Stelle der linken Brust-Seite.

Schmerz, wie geschlagen, an einer Stelle des Brustbeins.

Unangenehme Wärme in der Brust, früh, beim Erwachen.

895 Mattigkeits-Gefühl in der Brust, von Gehen im Freien (in der Sonne), welches leise zu reden nöthigt. *(Rhl.)*

Im Herzen anhaltende Schmerzen, besonders Nachts.

Heftige Stiche im Herzen.

Zuckender Schmerz in der Herz-Gegend.

Quetschungs-Schmerz am Herzen, früh, beim Liegen im Bette. *(Sr.)*

900 Heftiges Drücken unter dem Herzen, wie vom Bauche nach der Brust zu, Abends, im Bette, mit Herzklopfen, mehr schnell, als stark, vermehrt durch Liegen auf der linken, vermindert durch Liegen auf der rechten Seite, bis zum Einschlafen anhaltend. *(Sr.)*

Herzklopfen öfters, zu 6, 8, 10 Schlägen.
Herzklopfen von der geringsten Bewegung.
Herzklopfen beim Stehen.
Herzklopfen mit Beängstigung.
905 Herzklopfen mit Aengstlichkeit, alle Tage.
Aengstliches Herzklopfen, ohne ängstliche Gedanken, die meisten Tage, zu 5 Minuten auch wohl zu ganzen Stunden.
ohne ängstliche Gedanken. (n. 7 T.)
Herzklopfen mit Druck am Herzen, wie Herz-Abdrücken, beim Aufdrücken mit der Hand etwas nachlassend. (sogleich.) *(Sr.)*
Flatternde Bewegung des Herzens.
Kälte-Gefühl um das Herz, bei Anstrengung des Geistes.
910 Aeusserlich auf der Brust, starkes Jücken.
Jücken auf der Brust, vorzüglich im Freien.
Die Knochen der rechten Brust stehen weiter hervor.
Knarren im Brustbeine, bei Bewegung.
Zuckungen unter dem rechten Arme, die Seite herab.
915 Kreuzschmerz beim Aufrichten nach langem Bücken.
Schmerz des Kreuzes nach Bücken.
Ein Stich im Kreuze zuweilen. (n. 26 T.)
Scharfe Stiche quer durch das Kreuz, dicht über den Hüften.
Starkes Pulsiren im Kreuze. (d. 1. T.)
920 Schmerzhaftes Pochen im Kreuze, auch Abends, nach dem Niederlegen ins Bette.
Schmerz, wie zerbrochen im Kreuze.
Zerschlagenheits-Schmerz im Kreuze, beim Bücken und wieder Aufrichten. *(Sr.)*
Lähmiges Kreuzweh, am stärksten beim gerade Aufrichten. *(Sr.)*
Lähmung im Kreuze, früh, beim Aufstehen.
925 Schwach im Kreuze, wie lendenlahm, er konnte weder recht stehen, noch recht gehen, im Liegen ist's ihm am besten, den ganzen Tag, am schlimmsten nach dem Mittag-Essen. *(Sr.)*
Lähmigkeit im Kreuze und Rücken, früh, beim Aufstehen.
Starkes Jücken am Kreuze, Abends im Bette. *(Sr.)*
Des Rückens linke Seite schmerzt, wie von Druck auf eine entzündete Stelle.
Druck-Schmerz unter dem rechten Schulterblatte, anhaltend.
930 Drücken über die Lenden, mit Gefühl in den Unterschenkeln, als wären sie steif und umwunden.

Strammen in der linken Rücken-Seite.
Spannen im Rücken, was zum Dehnen und Strecken nöthigt.
Spannung und Hitze in der Nieren-Gegend, selbst im Sitzen; dann macht Spazieren bald müde.
Zieh-Schmerz im Rücken aufwärts. (d. 14. T.)
935 Zieh-Schmerz oben im Rücken.
Ziehen und Reissen im rechten Schulterblatte; es nöthigt zum tief Athmen. (*Sr.*)
Reissen und Brech-Schmerz in den Schulterblättern, mit Steifheit des Rückens und Nackens. (*Sr.*)
Ein Stich unter dem linken Schulterblatte, beim Einziehen der Schulterblätter, nicht beim Athmen. (*Sr.*)
Starke Stiche in der Lenden-Gegend, beim tief Athmen.
940 Brennen im linken Schulterblatte, wie mit heissem Wasser begossen. (*Sr.*)
Brennendes Schründen am obersten Rückgrat-Wirbel.
Schmerz des Rückens, wie zerbrochen.
Zerschlagenheits-Schmerz in den Schulterblättern und Hüften.
Arger Zerschlagenheits-Schmerz im Rücken und zwischen den Schulterblättern, im Sitzen und am schlimmsten beim Liegen; nicht beim Gehen oder bei Handarbeit.
945 Blüthen-Ausschlag auf dem Rücken, mit Jücken, Abends, im Bette. (*Sr.*)
Das Genick schmerzt bei einigem Umdrehen des Kopfes.
Arger Schmerz im Genicke, dass sie sich nicht umdrehen kann.
Spannung im Nacken mit Geschwulst der Hals-Drüsen.
Steifheit im Nacken und am Hinterkopfe.
950 Steifheit des Genickes und Halses.
Steifheit und Storren im Nacken und oben über den Rücken. (*Sr.*)
Arger Zieh-Schmerz im Genicke, dass er sich nicht drehen kann, mehrere Tage.
Schmerz wie verstaucht, zerschlagen, oder ermüdet, im Nacken.
Die Hals-Muskeln schmerzen beim Befühlen und Wenden des Kopfes. (*Gff.*)
955 Steifheits-Schmerz an der rechten Hals-Seite; sie konnte den Kopf nicht wenden. (d. 2. T.)
Zieh-Schmerz am Halse, in der Gegend des Kehlkopfs.

Stechen äusserlich am Halse herab, selbst die Nacht durch.
Die Drüsen am Halse schmerzen bei Berührung.
Schmerz der Halsdrüsen beim Husten
960 Blutschwäre am Halse.
In der Achselgrube dumpfes Stechen und Reissen. *(Sr.)*
Beissendes Brennen in den Achselhöhlen, mit Anschwellung nach Kratzen.
Geschwulst der rechten Achsel-Drüse.
Das Achsel-Gelenk schmerzt, dass sie den Arm nicht bewegen kann. (d. 6. T.)
965 Spannen und Ziehen im Achselgelenke, früh, im Bette, wie Verkältungs-Schmerz, bei Entblössung. *(Rhl.)*
Ziehen und Reissen in der rechten Achsel, dann im Oberarme.
Reissen an der Hinterseite des Achsel-Gelenkes und der Achselgrube, Tags und im Bette, Nachts.
Wühlender Schmerz um das rechte Achsel-Gelenk, früh, beim Erwachen, wovon der Arm wie gelähmt war.
Lähmungs-Schmerz und Reissen in der Achsel. (d. 3. 4. T.)
970 Zerschlagenheits-Schmerz im Achsel-Gelenke, wovor er die Schulter nicht aufheben kann.
Verstauchtheits- oder Ermüdungs-Schmerz im Achsel-Gelenke.
Der Arm linker Seite schmerzt ziehend, dass sie ihn beständig ausstrecken muss.
Abgestorbenheit (Eingeschlafenheit), Fühllosigkeit und Kriebeln im linken Arme, mit Kriebeln in den Finger-Spitzen. (n. 8 St.)
Mattigkeit, Schwere und Niedersinken der Arme.
975 Schmerz, wie von Zerbrechen, in den Arm-Knochen. *(Sr.)*
Kleine, rothe, jückende Bläschen an den Armen, hie und da.
Jückende weissliche Quaddeln an Armen und Händen, nach Reiben roth werdend, mit ärgerem Jücken.
Viele runde, jückende Flechten Flecke auf den Armen.
Die Oberarme schmerzen Nachts, beim darauf Liegen.
980 Schmerz im Delta-Muskel des Oberarms, wenn sie Etwas aufhebt.
Zerschlagenheits-Schmerz im Oberarme, am empfindlichsten im Achsel-Gelenke, beim Heben und vor und hinter Bewegen; nicht aber in der Ruhe.

Brennen im rechten Oberarme; die Hitze ist auch äusserlich fühlbar.
Grosse Empfindlichkeit der Oberarme für Kälte.
Das Ellbogen-Gelenk knarrt schmerzhaft bei Bewegung.
985 Stiche in der Ellbogen-Spitze.
Ein Ruck im linken Ellbogen, dass ihm die Hand vor Schmerze gelähmt ward, der aber durch Ausstrecken des Armes aufhörte. *(Sr.)*
Oefteres Rucken im linken Ellbogen, wobei ihn fast Alles aus der Hand fiel. *(Sr.)*
In den Vorderarm-Knochen, dumpfer Schmerz, erhöht durch herunter Hängen der Hände, gemindert durch Bewegen der Arme. (d. 3. T.) *(Sr.)*
Ziehen in den Vorder-Armen, wie im Ellbogenröhr-Knochen.
990 Lähmiges Reissen an der Inseite des Unterarmes. *(Rhl.)*
Eingeschlafenheit des Vorderarmes von der Hand bis zum Ellbogen, wie Lähmung; das Hand-Gelenk knickt um, wenn sie die Hand gebrauchen will.
Ermüdungs-Schmerz in den Unterarmen. (d. 2. T.)
Zerschlagenheits-Schmerz im linken Vorder-Arm-Knochen, beim Aufdrücken unleidlich stark. *(Sr.)*
Muskel-Zucken im Unterarme, fühlbar dem Finger.
995 Rothe, linsengrosse Erhabenheiten an der Inseite des rechten Vorderarmes, mit starkem Jücken, 24 Stunden lang. *(Sr.)*
In der Hand, Klamm, beim Anfassen eines kalten Steines. *(Rhl.)*
Reissender, ungeheurer und schnell kommender Schmerz an der äussern Kante der linken Hand, wie im Mittelhand-Knochen des kleinen Fingers.
Fein stichlichte Empfindung in der Hand, wie beim Einschlafen derselben.
Ein jückender Stich-Schmerz auf der Hand und dem Finger-Rücken.
1000 Zerschlagenheits-Schmerz im Hand-Gelenke.
Einschlafen der Hand, beim Liegen auf dem Arme.
Schwäche in den Händen, vorzüglich beim Zusammenballen derselben.
Zittern der Hände beim Schreiben. (d. 2. T.)
Geschwulst der rechten Hand, von früh bis Abend. (d. 8. T.)
1005 Jücken und Beissen im linken Handteller; er muss lange kratzen. *(Sr.)*

Natrum muriaticum.

Jückendes Brennen an der linken Hand, wie von Nesseln.
Jücken am innern Rande des Hand-Gelenkes; nach Kratzen, Blasen.
Jückende Blasen auf der linken Handwurzel und beiden Händen, als bilde sich da eine Flechte.
Viele kleine Bläschen auf den Händen, die nach und nach vertrocknen, wo sich dann die Haut abschält.
1010 Braune, schmerzlose Flecken auf den Handrücken, als hätte sie sich da verletzt, (d. 18. T.)
Die Haut der Hände wird trocken und aufgerissen.
Eine etwas aufgeriebene Stelle auf der Hand entzündet sich und wird zu einer Eiter-Blase.
Trockne, spröde Haut der Hände, besonders um die Finger und bei den Nägeln.
Schweissige Hände, viele Tage lang. (n. 8, 10 T.)
1915 Die Finger-Gelenke lassen sich nur schwer biegen.
Eine Spannung im rechten Zeigefinger.
Reissen in der Streck-Flechse des rechten Zeigefingers, in den Vorderarm hinan.
Arges Reissen im hintersten Gelenke des linken Daumens, als würde es zerrissen.
Ritzender Schmerz, in Anfällen, im Daumen zurück und im Zeigefinger vor, die ganze Hand lähmend.
1020 Stechen in den Fingern.
Stechen im linken Daumen. *(Rhl.)*
Ein Stich im Finger-Gelenke des rechten Zeigefingers, wie mit einer Nadel oder einem feurigen Funken. *(Sr.)*
Stechen in beiden kleinen Fingern. (d. 8. T.)
Ein jückend reissendes Stechen im Mittel-Gelenke des Zeigefingers.
1025 Verrenkungs-Schmerz in den hintersten Gelenken des Daumens. (sogleich.)
Verrenkungs-Schmerz in den hintersten Finger-Gelenken, beim Schreiben.
Zerschlagenheits-Schmerz in den Knochen der vordersten Finger-Glieder, beim Aufdrücken unerträglich. *(Sr.)*
Brickeln in den Fingern, besonders in ihren Spitzen.
Arges Jücken der Finger, Abends, im Bette, Einschlafen hindernd.
1030 Ein jückendes Bläschen auf dem kleinen Finger.
Ein dunkelroth marmorirter Fleck beim Nagel des dritten linken Fingers.

Entzündung und Schmerz an der Seite des Nagels des dritten und vierten Fingers. *(Sr.)*

Neidnägel entstehen häufig am Finger, so oft er sie auch abschneidet. *(Sr.)*

Nach Abschneiden der Neidnägel wird die Stelle roth, geschwollen und schmerzhaft beim Aufdrücken wie wund. *(Sr.)*

1035 Im Hinterbacken, Zieh-Schmerz.

Reissendes Stechen über den Hinterbacken, nach dem Schoosse und den Hüften zu.

Er geht sich wund zwischen beiden Hinterbacken.

Das Hüft-Gelenk schmerzt spannend und thut auch beim Befühlen weh.

Spannung in beiden Hüft-Gelenken, fast wie verrenkt, auch im Sitzen fühlbar.

1040 Schmerzhafter Klamm in der Hüfte.

Rheumatismus der linken Hüfte; er konnte 8, 9 Tage nicht gehen.

Stiche im rechten Hüft-Gelenke, mehr im Gehen, als im Sitzen.

Schmerz, wie zerstossen, auf der linken Hüfte.

Verrenkungs-Schmerz in der linken Hüfte.

1045 Verrenkungs-Schmerz im Schoosse, oben am Oberschenkel.

Verrenkungs-Schmerz in der rechten Hüfte, der bald in das Kreuz geht, so dass er ohne Schmerz nicht vom Sitze aufstehn, noch sich gerade strecken oder gehen konnte, vorzüglich schlimm beim tief Athmen.

Lähmigkeits Gefühl in den Hüften. *(Sr.)*

Unfestigkeit der Hüften; die Oberschenkel wanken.

Jücken innerlich in den Hüften.

1050 Im Beine und Fusse linker Seite, krampfhafter Zieh-Schmerz.

Zieh-Schmerz das ganze Bein herab.

Unruhe in den Beinen, Abends, spät, als wären die Gelenke, z. B. der Knie, allzu fest gebunden; er muss sie oft ausstrecken.

Starke Zuckungen in den Beinen, wachend und im Mittags-Schlafe.

Schwere der Beine, selbst beim Ruhen.

1055 Schmerz im linken Beine, als wäre eine Senne übergesprungen.

Natrum muriaticum.

Einschlafen des linken Beins, bei der Mittags-Ruhe.
Schwäche im rechten Beine.
Lähmigkeit der Beine, früh.
Lähmigkeit, plötzlich (nach Schreiben) in beiden Beinen; durch angestrengtes Gehen sich verlierend.

1060 Viel Jücken an den Beinen.
Die Oberschenkel schmerzen und spannen beim Gehen.
Zieh-Schmerz im Oberschenkel, vorzüglich beim Gehen, bis ans Knie. (d. 6. T.)
Zieh-Schmerz im rechten Oberschenkel, bis ans Knie, Absatzweise in Ruhe und Bewegung, selbst Nachts. (d. 14. T.)
Reissen im rechten Oberschenkel, (nach Fahren im Wagen. (d. 4. T.)

1065 Muskel-Zucken in den Oberschenkeln.
Grosse, jückende Blüthe mit rothem Hofe, am Oberschenkel, beim Kratzen wund schmerzend. *(Sr.)*
Die Knie knacken Abends beim Gehen.
Steifheits-Gefühl bald in dem, bald im andern Knie, nach Aufstehn vom Sitze.
Spannung in beiden Kniekehlen, beim Aufstehn vom Sitze und beim Gehen, von früh an und den Tag über sich mehrend. (n. 3 T.)

1070 Zusammendrückender Schmerz, wie von grosser Ermüdung, in den Knieen und Fuss-Gelenken, und darauf ein dumpfes Ziehen in den ganzen Beinen.
Zieh-Schmerz in den Knieen, im Sitzen. *(Rhl.)*
Ein lähmiges Ziehen im linken Knie, Abends. *(Rhl.)*
Ein reissendes Ziehen in den Kniekehlen, am meisten im Gehen.
Ein stechender Zieh-Schmerz über und unter dem Knie, im Sitzen.

1075 Stechen im linken Knie.
Verrenkungs-Schmerz im linken Knie, beim Gehen.
Verrenkungs-Schmerz des Gelenkes des Kniees, beim Gehen.
Mattigkeit in den Knieen, als sollten sie einknicken. (d. 2. T.) *(Sr.)*
Gluckern unter der Haut des linken Kniees, wie von Wasser.

1080 Eine rothe Flechte in der Kniekehle.
Blutschwär am Knie.

Die Unterschenkel strammen in den Waden bis zum Knie, bloss beim Gehen, nicht im Sitzen.

Spannen der Waden im Gehen, als wären die Muskeln zu kurz.

Klammartiger Zusammenzieh - Schmerz der Waden beim Gehen.

1085 Klamm der Waden beim Wenden des Fusses im Sitzen.

Krampfhaft lähmiges Ziehen im rechten Unterschenkel, das zuletzt bis in den Oberschenkel geht, mit Kraftlosigkeit des Beines im Stehen. *(Sr.)*

Leises Klopfen in der linken Wade.

Schmerz, wie nach Stoss auf einer Stelle des Schienbeins, doch nicht beim Befühlen.

Grosse Schwere der Unterschenkel; beim Treppen-Steigen sind die Beine wie zerschlagen.

1090 Zittrige Unsicherheit in den Waden, im Gehen und Stehen, selbst im Sitzen.

Friesel-Ausschlag an den Unterschenkeln, in einzelnen Gruppen, vorzüglich bei Berührung fressend jückend. *(Rhl.)*

Kleinkörniger Friesel-Ausschlag an der Aussenseite der Waden, bis über die Oberschenkel hin.

Die Füsse schmerzen beim Gehen von den Zehen bis ins Gelenk.

Klamm-Schmerz im linken Fusse. (d. 5. T.)

1095 Klammartiger, stechender Schmerz im linken Fusse, wie vertreten, beim Gehen und Auftreten auf die ganze Sohle.

Klamm in der Fussohle, Abends.

Reissen im Knöchel des rechten Fusses, von früh bis Abends so zunehmend, dass er die Nacht vor Schmerz keinen Augenblick schlafen kann; dabei auch Schmerz im Rücken.

Flüchtiges Reissen im linken Fusse.

Feines Klopfen im ganzen Fusse.

1100 Geschwür-Schmerz am Fussknöchel, beim Auftreten und bei Berührung, bis in die Wade heran; beim Sitzen schmerzt es nur spannend.

Unangenehmes Brennen der Füsse, beim Gehen.

Stichlichtes Kriebeln in der rechten Sohle.

Sehr kalte Füsse. (n. 1. St.)

Verstauchungs - Schmerz im Fuss-Gelenke, mehrere Tage. *(Rhl.)*

Natrum muriaticum.

1105 Knicken in den Gelenken zwischen dem Mittel-Fusse und den Zehen.

Lähmigkeit des Fuss-Gelenkes, oder wie innere Eingeschlafenheit, im Sitzen und Gehen; sie konnte den Fuss nur wenig bewegen.

Lang dauernde Eingeschlafenheit des Fusses.

Grosse Schwere der Füsse,

Schwere der Füsse, den zweiten Tag, den dritten sind sie sehr leicht.

1110 Schweiss der Fuss-Sohle verstärkt.

Bringt den verlornen Fuss-Schweiss wieder hervor.

Jücken auf dem Fussrücken.

Die Zehen schmerzen schründend stechend.

Zieh-Schmerz im grossen Zeh.

1115 Jücken auf den Zehen.

Röthe und Kälte des hintern Gelenkes der grossen Zehe, mit Schmerz, wie Blutschwär, beim Berühren; beim Stehen und Gehen reisst und sticht es darin, im Sitzen nicht.

Die Hühneraugen schmerzen stechend. *(Sr.)*

Stiche im Hühnerauge, den ganzen Nachmittag.

Stechen im Hühnerauge, früh nach dem Erwachen.

1120 Stiche in den Hühneraugen, ohne äussern Druck.

Bohrender Schmerz im Hühnerauge.

Jücken über den ganzen Körper. (d. ersten 3 Wochen.)

Jücken auf dem Rücken und den Oberschenkeln; er muss kratzen.

Feine, jückende Haut-Stiche, Abends im Bette.

1125 Jückendes Stechen hie und da in der Haut, unter innerer, sie durchlaufender Hitze, ohne Gesichts-Röthe.

Rothe Flecke, wie ein Nadelkopf, über den ganzen Körper, nach vorgängiger Hitz-Empfindung im Gesichte, am Bauche, an den Armen und Beinen; die Flecke jücken und nach Reiben war der ganze Körper roth, eine halbe Stunde lang.

Kleine Blüthen am Bauche und an den Beinen.

Friesel-Ausschlag am ganzen Körper, mit Stichen in der Haut.

Hirsekörniger Ausschlag am ganzen Körper, am Halse und an den Armen; aber am Unterleibe, den Hinterbacken und Oberschenkeln, anfangs bloss als kleine Knötchen fühlbar, später als kleine Linsen sichtbar, durch Kratzen röther und härter; das Jücken hindert am Einschlafen. (d. 4. T.)

1130 Quaddeln, „grosse und rothe, mit argem Jücken am ganzen Körper und am Halse.

Nessel-Ausschlag, nach starker Bewegung, eine Stunde lang jückend. (d.2.T.)

Bückelchen und kleine Schwäre am Körper hie und da.

Viel Blutschwäre am Körper. (n. 14 T.)

Warzen entstehen im Handteller, mit Schmerz beim Aufdrücken.

1135 Schründender Schmerz in den alten Warzen.

Die Haut des Körpers ist schmerzhaft empfindlich, auch ein geringer Stoss oder Quetschung schmerzt sehr.

Schmerz und Röthe an einer längst vernarbten Stelle.

Eine Wunde wird weit schmerzhafter, entzündet sich, fängt an, unter erhöhter Geschwulst stark zu eitern, bei sehr wehmüthigem und reizbarem Gemüthe, wobei sie die Wunde nicht berühren lässt, ohne zu weinen.

Ein kleiner Stich im Finger fängt mehre Tage nach einander wieder zu bluten an.

1140 Leichte Verkältlichkeit. (n. 24 St.)

Ungemein leichtes Verkälten und davon Husten und Heiserkeit.

Scheu vor der freien Luft. (n. 12 St.)

Die Beschwerden entstehen, erneuen oder erhöhen sich am meisten im Liegen, selbst am Tage; Nachts muss sie aufrecht im Bette sitzen, um sich zu erleichtern.

Bei Bewegung schmerzen alle Muskeln, besonders der Oberschenkel und Oberarme, als wenn das Fleisch los wäre.

1145 Krampfhafte Empfindung in den Gliedern, besonders in den Händen, als wenn die Theile eingeschlafen wären.

Die Heftigen Nacht-Schmerzen (z. B. von einem Blutschwäre im Rücken) benehmen den Athem bis zum Ersticken und verursachen eine Art halbseitiger Lähmung, so dass ihm Arm und Bein den Dienst versagen.

Nagendes Drücken, bald in der Herzgrube, bald um den Nabel, bald in der Brust, in Anfällen, Abends. *(Rhl.)*

Arge Zusammenschnürung des Magens und der Brust.

Stiche hie und da.

1150 Zerschlagenheits-Schmerz aller Glieder. (d. 2. T.)

Steifheit in den Schulterblättern, den Hüft-Gelenke und Kreuze.

Natrum muriaticum.

Arge Steifheit aller Gelenke des Körpers.
Zuckende Empfindung im Rücken und Nacken gegen den Kopf.
Zucken in den Gliedern; beide Arme werden vorwärts geruckt.
1155 Zucken mit dem oder jenem Gliede, wenn er schreiben wollte.
Aufzucken des Oberkörpers, Nachmittags, beim Hinlegen, im Wachen.
Muskel-Zucken hie und da.
Häufiges und sichtbares Muskel-Zucken im Oberarme und den Beinen.
Bewegungen der Glieder und des Kopfes, weiter, als er will.
1160 Knacken in den (Achsel- und Hüft-) Gelenken, bei Bewegung derselben.
Abmagerung.
Nach Genuss wenigen Weins, starke, lange Hitze im Blute.
Er schnaubt und spuckt Blut aus.
Blut-Andrang nach oben, nach Brust, Magen und Kopf, mit Kälte der Beine.
1165 Gehemmter Blutlauf im Arme, beim Auflegen auf den Tisch, und so, oft in allen Theilen des Körpers.
Jede Bewegung erregt den Blutumlauf.
Wogen des Pulses im ganzen Körper, auch in der Ruhe.
Pulsiren im ganzen Körper, dass sich oft alle Theile an ihm bewegen.
Pulsiren in Armen und Beinen.
1170 Voller, schneller Puls, beim aufrecht Stehen.
Schnellerer Puls und schnelleres Athmen vorzüglich nach Trinken.
Aussetzen einige Pulse.
Aussetzen der Herzschläge, bei der Mittags-Ruhe.
Abspannung der Geistes- und Körper-Kräfte.
1175 Abspannung des Geistes und Körpers, bei vieler Esslust.
Nach körperlicher Anstrengung, sogleich Unfähigkeit zu denken, und Theilnahmlosigkeit.
Von Aergerniss, Stechen oben in der linken Brust, Appetitlosigkeit und Kopfschmerz; sie fühlt jeden Tritt im Kopfe, wird sehr matt und die Füsse werden schwer.

Nach einem kleinen Verdrusse weint sie die ganze Nacht. und hustet sehr, mit vergeblichem Brech-Würgen.

Anfälle von Schwere im Kopfe, dass er sich legen muss, täglich zwei, dreimal, zehn Tage lang; nach dem Niederlegen sogleich Schweiss am ganzen Körper, von dem die Kopfschwere nach $\frac{1}{2}$ Stunde vergeht.

1180 Anfall von Uebelkeit, früh, mit Schwäche und Leichen-Blässe des Gesichtes; er musste sich legen. (d. 4. T.)

Anfall, es lief ihr vom steifen Genicke in den Kopf, die Augen thaten ihr weh, es ward ihr sehr übel, unter Frost und Besinnungslosigkeit. (d. 8. T.)

Anfälle, wie Mutterstaupe; es zog ihr aus der linken Achsel nach dem Kopfe; presste dann in den Schläfen, als wollte der Kopf platzen; das Gehirn schmerzte wie wund und zerschlagen, unter stetem Zieh-Schmerze aus der Achsel nach dem Kopfe, und steter Brech-Uebelkeit, wie vom Magen aus; sie musste sich legen, unter Frost bei Gesichts-Hitze. (d. 8. T.)

Anfälle von Uebelkeit, zur Zeit des Abend-Essens (ohne dass sie vorher gegessen) mit argem Froste bei jedem Anfalle; nach dem Niederlegen ins Bette, wird sie bald warm, ohne Hitze darauf, und Nachts zweimaliges Erwachen mit empfindlichem Ziehen in der Stirne hin und her und leisem Pochen dazwischen.

Anfall von Drücken und Wühlen unter den rechten Ribben, mit Ziehen im Rücken nach dem Kopfe, den Nacht-Schlaf hindernd, und mit Stichen im Kopfe; Alles nach anhaltendem Sprechen und bei Körper-Anstrengung, so wie durch Kollern im Bauche und Winde-Abgang, oder nach Essen gemindert.

1185 Anfall grosser Aufregung, worauf es unter grosser Angst, in den Fingerspitzen, der Hand und den Armen zu kriebeln anfängt; der Arm schläft ein, wie abgestorben, und das Kriebeln steigt herauf bis an den Hals, in die Lippen und die Zunge, welche wie steif wird, unter Bohren in einem Zahne; drauf Kopf-Schwäche mit fehlerhaftem Sehen; auch das Bein schläft ein und ist im Gelenke wie abgestorben; Alles meist gegen Abend.

Anfall von Uebelkeit, früh, (nach Milch-Trinken), mit Zittern in den Gliedern, eine Stunde lang; es ward ihr schwindlig und vor den Augen schwarz, und sie musste sich anhalten, um nicht zu fallen.

Natrum muriaticum.

Anfall von Brecherlichkeit, Vormittags, mit Schwindel und Wühlen in der Herzgrube, bei Frost, wie mit kaltem Wasser übergossen; wo sie hinsah, ging Alles mit ihr im Kreise herum, als wolle sie vorwärts fallen; der Kopf war so schwer, dass sie kaum gehen konnte und deuchtete ihr schwerer, als der übrige Körper.
Empfindung, einige Zeit, wie von einem Epilepsie-Anfalle.
Scheu vor Gehen.

1190 Beim Spazierengehn wankt er nur so hin.
Beim Gehen sehr ängstlich, er möchte fallen.
Grosse Abspannung des Körpers; die Kräfte reichen nicht zur gewohnten Arbeit hin, mehrere Wochen lang.
Schwäche, früh, beim Aufstehen, wie eine Lähmung im Rücken und Kreuze, zuweilen über den Unterleib herüber.
Sehr matt den Tag nach einer unruhigen Nacht, mit elendem Aussehen und Traurigkeit. (n. 12. St.)

1195 Ohnmacht, eine halbe Stunde lang.
Mattigkeits-Gefühl im Sitzen.
Mattigkeit im ganzen Körper, die Füsse schwer, beim Stehen gleich müde, unter grosser, schmerzhafter Empfindlichkeit der Haut, gegen die leiseste Berührung, am meisten um die Lenden; besser beim Gehen, Fahren, Sitzen und Liegen.
Das Stehen fiel ihr so schwer, dass sie sich gleich setzen musste.
Reiten greift ihn von Zeit zu Zeit immer mehr an. (d. 3. T.)

1200 Nach wenigem Spazieren sehr abgemattet. (d. 2. T.)
Sie darf die Beine durchaus nicht mit Gehen anstrengen, sonst wird's ihr vor Mattigkeit ganz schwach und übel.
Beim Aufstehen nach Sitzen zittern ihr die Beine, vor Mattigkeit, was sich beim weiter Gehen bessert.
Am mattesten ist sie früh im Bette und beim Sitzen; im Gehen fühlt sie keine Mattigkeit.
Mattigkeit im ganzen Körper z. B. bei Bewegung der Arme.

1205 Müdigkeits-Schmerz in den Beinen, früh, beim Erwachen.
Kitzelnder Müdigkeits-Schmerz.
Nach dem Schlafe, unerquickt.
Müde und zittrig hinfällig, gleich nach dem Mittags-Schlafe.
Grosse Mattigkeit. (d. 6. T.)

1210 Grosse Müdigkeit täglich und stetes Gähnen.

Sehr häufiges Gähnen. *(Sr.)*

Gähnen und Strecken. (n. ¼ St.) *(Sr.)*

Ungeheures, krampfhaftes Gähnen, nach gutem Schlafe.

Sehr häufiges Gähnen; das erste Mal schnürte es ihm die rechte Hals-Seite zusammen, mit Schmerz bis in den Nakken, der davon steif ward.

1215 Gähnen und Schläfrigkeit.

Grosser Hang zum Schlafen, am Tage, und sehr müde.

Sehr schläfrig am Tage; es kostet ihr grosse Ueberwindung, sich früh vom Bette zu trennen, etliche Wochen lang. (n. 10 T.)

Tages-Schläfrigkeit mit Gähnen; ehe man sich's versieht, ist sie eingeschlafen.

Er schläft beim Lesen ein. (n. 4 St.)

1220 Unbeschäftigt, schläft er gleich im Sitzen ein, und wacht doch alle Augenblicke wieder auf.

Abends sehr zeitig schläfrig und am Morgen spätes munter Werden. *(Sr.)*

Abends zeitiges Einschlafen und am Morgen spätes Erwachen. *(Sr.)*

Er legt sich Abends ohne Schläfrigkeit zu Bette und schläft doch bald ein. *(Sr.)*

Schweres Einschlafen, ob er gleich später als gewöhnlich schlafen geht. *(Sr.)*

1225 Er wollte gern schlafen und konnte doch nicht dazu kommen, ein Kampf zwischen Schlaf und Wachen.

Gänzliche Schlaflosigkeit Nachts, aus reiner Munterkeit, ohne Unwohlseyn.

Schlaflosigkeit wegen innerer Unruhe.

Schlaflose Nacht.

Er bringt zwei Nächte ganz schlaflos zu, doch ohne Beschwerde. (d. 11. 12. T.)

1230 Sie wacht alle Nächte 2, 3 Stunden in Aengstlichkeit.

Er erwacht Nachts mehrmals mit Unruhe.

Er erwacht Nachts alle halbe Stunden.

Unruhiger Schlaf; er wirft sich herum unter lebhaften Träumen.

Viele Träume beim Nachmittags-Schlafe, auch ängstliche.

1235 Bunte Träume, Nachts, bei festem Schlafe. (d. 1. 3. T.)

Allzu lebhafte Träume, Schwärmen im Schlafe.
Schwärmerischer Schlaf.
Er träumt die ersten zehn Nächte oft schwermerisch, wacht oft auf, wirft sich im Bette herum, und ist dann am Tage so müde, dass er nicht arbeiten kann.
Beim Einschlafen kamen ihr, nach Schliessen der Augen, lauter Bilder vor, und Drang, Verse im Geiste zu schmieden, was ihr beim Erwachen lächerlich ward.

1240 Verliebte Träume. *(Sr.)*
Geile Träume. (d. 22. N.)
Von wohllüstigen Träumen, Pollutionen und langdauernden Erektionen gestörter Nacht-Schlaf.
Viel unerinnerliche Träume im Morgen - Schlafe. (d. 20. N.) *(Sr.)*
Träume, deren Inhalt sie noch lange nach dem Wachen beschäftigt.

1245 Im Traume macht er sich selbst Vorwürfe über begangene Fehler, voll Unruhe und Angst.
Aergerliche Träume.
Aergerliche und zugleich ängstliche Träume.
Viele ängstliche Träume, Nachts.
Aengstlicher Traum, als würde sie geschlagen, was sie so ängstigte, dass sie schwitzte, über und über, und auch den ganzen Tag ängstlich blieb.

1250 Sehr ängstliche Träume.
Aengstliche Träume von Mord und Schlägerei; als sie erwachte, war sie in Hitze und Angst-Schweiss.
Er träumt Nachts, er sey vergiftet worden. (d. 4. T.) *(Fc.)*
Schreckliche Träume von Mord, Feuer u. dgl.
Träume von Feuersbrunst.

1255 Grausige, ekelhafte Träume.
Grausamer Traum, den sie nach dem Erwachen für wahr hielt.
Traurige Träume; denselben Traum träumt er nach Erwachen und wieder Einschlafen noch einmal auf gleiche Art.
Sehr ängstliche Träume mit Weinen im Schlafe.
Traurige, ängstliche Träume, meist mit Weinen darin und Schlaf nur nach Mitternacht.

1260 Weinen im Traume.
Wimmern im Schlafe.
Sprechen im Schlafe und unruhige Nacht.

Schlafwandlerisch steht er Nachts aus ängstlichen Träumen auf und geht im Zimmer umher.

Im Anfange des Schlafes geht er aus dem Bette, erwacht mitten im Zimmer, legt sich wieder ins Bett und schläft wieder ein. *(Fc.)*

1265 Erschrecken im Schlafe.

Oefteres Aufschrecken aus dem Schlafe, Nachts. (d. 5. N.)

Beim Einschlafen, als Jemand ins Zimmer trat, erschrickt er so, dass er heftiges Herzklopfen bekommt. *(Sr.)*

Er erwacht Mitternachts von Furcht, glaubt es seyen Diebe im Zimmer und getraut sich nicht wieder ins Bett zu gehen bei Brustbeklemmung und Herzklopfen eine Viertelstunde lang. *(Fc.)*

Zucken im Schlafe.

1270 Ein zuckender Schlag im Mittags-Schlafe, wie vom Herzen aus.

Nachts, äusserer Kopfschmerz, beim Liegen auf dem Hinterhaupte.

Nachts im Bette, Hitze im Kopfe.

Abends, nach dem Niederlegen, ängstliches Gefühl im Kopfe, als sey es aus mit ihm und werde er den Verstand verlieren.

Nachts, drückend stechender Schmerz im Vorderkopfe.

1275 Nachts, arges Pulsiren im Kopfe, bei Hitze des Körpers.

Nachts muss er unaufhörlich spucken.

Nachts, Nasenbluten.

Er wacht vor Mitternacht auf über Schmerz in den linken Backzähnen und dem Zahnfleische derselben, zwei Nächte nach einander um dieselbe Zeit. *(Fc.)*

Nachts, Stichschmerz im Halse, beim Schlingen.

1280 Nachts, Kratzen im Halse, viel Speichel-Zufluss, Blut-Räuspern und Schlaflosigkeit.

Abends im Bette, ein Zusammenziehn im Magen.

Vor Mitternacht, Leibschneiden mit Unruhe und beängstigendem Zusammenzieh-Gefühle in der Magen-Gegend. (n. 10 T.)

Alle Nächte Leibschneiden, ohne Durchfall.

Alle Morgen, um 5 Uhr, im Bette, Leibschneiden ohne Durchfall.

1285 Nachts, Blähungs-Versetzung, mit Schwere und Vollheit im Bauche.

Nachts, Leibweh von Blähungen, die im Bauche umher gehen,

Natrum muriaticum.

mit Drücken und Kneipen und keinen Ausgang nehmen, mit oberflächlichem, oft unterbrochnem Schlafe.

Nachts, Aengstlichkeit im Unterbauche von stetem, vergeblichem Harndrange.

Nachts, zweimal Harndrang, ohne Abgang.

Nacht-Harnen, alle Nächte.

1290 Er muss die Nacht zum Harnen aufstehen.

Nachts, Brennen im Mastdarme.

Nachts, im Bette, beim tief Athmen, ein Stich im rechten Schulterblatte,

Abends, beim Niederlegen, Athem-Mangel.

Nachts, Anfall von Kurzäthmigkeit und Herzklopfen, doch ohne Aengstlichkeit.

1295 Nachts trockner Kitzel-Husten und Kratzen.

Nachts, Zieh-Schmerz im Rücken, sie musste sich oft wenden, sich zu erleichtern.

Nachts, Stechen im Genicke.

Nachts heftiges Stechen im linken Oberschenkel.

Nachts, Klamm im Unterschenkel.

1300 Nachts, Brennen im Hühnerauge.

Die ganze Nacht, empfindliches Stechen im Hühnerauge.

Nachts kann sie nicht auf der rechten Seite liegen, wegen Zerschlagenheits-Schmerz in den Hüft- Knie- und Fuss-Gelenken.

Nachts eine Art Alp-Drücken als hätte es ihr den Leib zugeschnürt, mit Angst, sie wollte rufen, konnte aber nicht, auch die Augen nicht aufthun, kein Glied rühren; wie sie rufen konnte, war Alles weg. (d. 7. N.)

Nachts erwacht er mit Blut-Wallung.

1305 Nachts, beim Erwachen, heftiges Schlagen der Adern, ohne Hitz-Empfindung.

Nachts viel Unruhe in den Beinen.

Nachts, grosse Unruhe, viel Hitze und viel Trinken. (n. 18 T.)

Nachts Hitze, wovor sie nicht schlafen kann, ohne Durst, bei wehenartigen Schmerzen im Unterbauche. (d. 7. N.)

Nachts, Aengstlichkeit mit Hitze; sie musste sich aufdecken; beim Einschlafen bunte Träume; (dabei starker Fluss der Regel.) (d. 5. T.)

1310 Nachts, ängstlicher Schlaf mit Schweiss.

Nachts grosse Angst beim Gewitter; der Angst-Schweiss treibt sie aus dem Bette. (d. 2. T.)

Frostig, den ganzen Tag.

Frost und kalte Hände. (sogleich.)

Kalte, nicht zu erwärmende Hände und Füsse. (n. 6 St.)

1315 Kaltes Ueberlaufen des Rückens zuweilen, mit kaltem Stirn-Schweisse, Aengstlichkeit und Schauder.

Kälte im Rücken, Nachts, mit Unruhe.

Frösteln auf der Haut, Abends im Bette.

Frösteln, Abends, mit Durst, zwei Abende nach einander. *(Sr.)*

Frösteln, selbst Vormittags, mit sehr kalten Händen, woran ihn im warmen Zimmer so friert, dass er Handschuhe anziehen muss.

1320 Frost-Schauder, Abends im Bette, der ihn so schüttelte, dass er an Händen und Füssen zitterte und mit den Zähnen klappte, ohne Durst oder Hitze darnach; er schlief noch vor Ende des Frostes ein; zwei Abende nach einander. *(Sr.)*

Starker Frost mit kurzem, scharfem Schmerze in den untern Schneidezähnen. (d. 2. T.) *(Fc.)*

Frost, früh im Schlafe, und darauf Schweiss, kurz vor dem Erwachen.

Schauder und Gefühl, wie von Gänsehaut.

Schauder ohne Frost, im Sitzen.

1325 Schauder und Frösteln im Rücken, ohne Durst. *(Sr.)*

Schauder im Rücken, besonders beim Sitzen. (d. ersten Tage.)

Frost-Schauder, Abends, unter Zunahme der Schmerzen, mit Hitze darauf, besonders am Kopfe, und Gesichts-Röthe. *(Gff.)*

Frost-Schauder, mit grossem Hange zum Schlafen, auch am Tage; er schläft viel, wird dann, selbst im Sitzen, warm und schwitzt etwas.

Fieber kurz vor dem Mittag-Essen, erst ungeheure Mattigkeit, dass er sich nicht auf den Beinen erhalten konnte, und sich legen musste, dann im Bette arger Frost, dann mässige Hitze, dann Schweiss einige Stunden.

1330 Fieber mit Kopfschmerz, beim Erwachen nach kurzem Abend-Schlafe, erst Frost, dann Hitze, in mehreren Anfällen, doch mehr Hitze.

Frost und Dröhnen im Kopfe, im Bette, mit grosser Mattigkeit; nach starker Erhitzung.

Arger Frost, Abends; die Nacht drauf, starker Schweiss über und über, wobei heftiges Jücken ausbrach.

Fieber, Nachmittags, Frost und Kälte mit vielem Durste, ohne Hitze darauf. (n. 6 St.)

Fieber, früh, 8 Uhr, erst starker Frost bis Mittag, dann Hitze bis Abend, ohne Schweiss und ohne Durst in Frost und Hitze; sie lag ohne Besinnung, mit argem Kopfschmerzen. (n. 10 T.)

1335 Hitze nach dem Mittags-Schlafe, und darauf wieder Schauder, bis Abend.

Hitze, Abends, mit Ueberlaufen von Kälte und Schauder über den Rücken, ohne Durst. (d. 2. Ab.) *(Sr.)*

Hitz-Ueberlaufen auf Augenblicke.

Fliegende Hitze und leichteres Schwitzen.

Hitze, mit Schweiss unter den Armen und auf den Sohlen.

1340 Viel Schweiss am Tage.

Leicht starker Schweiss bei Bewegung, obgleich er sehr frostig ist.

Steter Schweiss, auch im Mittags-Schlafe, doch nicht im Nacht-Schlafe.

Allgemeiner Schweiss. (n. 24 St.) *(Rhl.)*

Starker Nacht-Schweiss, mehrere Nächte.

1345 Nacht-Schweiss vor Mitternacht.

Sie erwacht die Nacht in starkem Schweisse.

Früh-Schweiss, sehr starker, mehrere Morgen.

Früh-Schweiss am ganzen Körper, einige Tage.

Säuerlicher Früh-Schweiss.

Nitri Acidum, Salpetersäure.

Man pülvert ein Loth vollkommen reinen Salpeter (trockner Salpeter in grossen Krystallen, in 6 Theilen heissem Wasser aufgelöst und in grosser Frostkälte daraus wieder angeschossen), füllt zuerst diess Pulver mittels eines krummschnabeligen gläsernen Trichters in eine kleine, mit Lehm beschlagene Retorte, giesst dann durch eben diesen Trichter ein Loth (nach der Anweisung im fünften Theile der reinen Arzneimittellehre bereitete, glühend geschmolzene und an der Luft zerflossene) Phosphorsäure von ölichter Konsistens, hinzu, schwenkt beides ein wenig um und destillirt über Lampen-Feuer in eine locker angesteckte, kleine Vorlage die reine Salpetersäure über, welche nicht raucht, etwa von 1,200 spezifischer Schwere.

Ein Tropfen dieser Säure wird mit 100 Tropfen destillirtem Wasser fünfmal geschüttelt und ein Tropfen hievon mit 100 Tropfen gewässertem Weingeiste, wieder mit fünf Armschlägen, geschüttelt, wodurch die Salpetersäure zu zehntausendfacher Verdünnung ($\overline{10000}$) potenzirt wird. Von dieser Verdünnung wird dann ein Tropfen — da nun keine innige Vereinigung des Weingeistes (wie in versüsster Salpetersäure) mit einer so weit gewäserten Säure mehr möglich ist — mit 100 Tropfen gutem Weingeiste fort verdünnt und jedesmal mit fünf Armschlägen potenzirt bis zu $\overline{VI}$, $\overline{VIII}$ und $\overline{X}$.

Nur dieser drei potenzirten Verdünnungen bedient sich der homöopathische Arzt zu antipsorischen Zwecken, zu 1, 2 damit befeuchteter, kleinster Streukügelchen auf die Gabe — für die schwächsten Kranken nur der Decillion-Verdünnung.

Man wird finden, dass diese Arznei mehr für Kranke von straffer Faser (Brünette), aber weniger für die von schlaffer Faser (Blondine) wohlthätig wirkt. Auch eignet sie sich mehr für solche chronisch Kranke, welche sehr zu weichen Stühlen geneigt sind, während sie bei, zu Leib-Verstopfung aufgelegten Kranken selten anwendbar ist.

Am dienlichsten erweist sie sich wo folgende Krankheits-Zustände vorherrschend oder doch mit zugegen sind:
Traurigkeit; Unheiterkeit; Aengstlichkeit über seine Krankheit, mit Furcht vor dem Tode; Ueberreiztheit; Aergerlichkeit und Eigensinn; Arbeits-Unlust; Schwindel beim Gehen und Sitzen; Schwindel, der zum Liegen nöthigt; Uebelkeits-Kopfweh; Reissen in der Stirn, dem Scheitel und Hinterhaupte; Klopfendes Kopfweh; Blutdrang nach dem Kopfe; Jücken auf dem Haarkopfe; Haar-Ausfallen; Lähmung des obern Augenlides; Drücken in den Augen; Stechen in den Augen; Schwären der Augen; Schwierige Verengerung der Pupille; Fliegende, schwarze Punkte vor den Augen; Stiche im Ohre; Balg-Geschwulst am linken Ohrläppchen; Ohr-Ausfluss; Treten vors Ohr; Ohr-Verstopfung; Schwerhörigkeit; Brausen in den Ohren; Pochen im Ohre; Knickern im Ohre; Schorfe im rechten Nasenloche; Nasenbluten; Hässlicher Geruch beim Luft-Einziehen durch die Nase; Gestank aus der Nase; Blüthen im Gesichte; Gesichts-Blässe; Aufgesprungene Lippen; Geschwür im Rothen der Lippe; Lockerheit der Zähne; Bluten des Zahnfleisches; Brennen im Halse; Wundheits-Schmerz im Halse; Bitterer Geschmack, auch nach Speisen; Süsslicher Mund-Geschmack; Durst, bei Lungen-Eiterung; Ekel vor Fleisch-Speisen; Unverdaulichkeit der Milch; Von Fett-Essen, Uebelkeit; Bei und nach dem Essen, Schweiss; Nach dem Essen, Vollheits-Gefühl im Magen; Nach dem Mittag-Essen, Mattigkeit; Saures Aufstossen; Brech-Reiz; Würmerbeseigen nach schnell Trinken; Stiche in der Herzgrube; Spannendes Drücken unter den linken Ribben; Oefteres Bauchkneipen; Leibschneiden; Stechen im Bauche, beim Befühlen; Geschwür-Schmerz im Unterbauche; Geschwulst der Leisten-Drüsen; Leistenbruch bei Kindern; Blähungs-Anhäufung im Bauche; Blähungs-Versetzung früh und Abends; Kollern im Bauche; Knurren im Bauche; Erkältlichkeit des Bauches; Hartleibigkeit; Pressen auf den Stuhl; Ungeregelte und schwierige Stuhl-Ausleerung; Allzu ofter Stuhl; Trockner Stuhl; After-Jücken; Alte After-Aderknoten; Schmerzhaftes Harnen;

Unaufhaltsamkeit des Urins; Gestank des Urins; Wundheit der Eichel; Feigwarzen; Herabhangen des Hodens; Mangel des Geschlechtstriebes und der Funktionen desselben; Mangel an Erektionen; Allzu viel Pollutionen; Weissfluss.

Versagendes Niesen; Verstopfung der Nasenlöcher; Trockenheit der Nase; Schnupfen; Stock - Schnupfen; Heiserkeit; Rauhheit auf der Brust; Hals - Schwindsucht; Husten am Tage; Husten, Abends, beim Niederlegen; Brech-Husten; Kurzäthmigkeit; Engbrüstigkeit; Keuchen bei der Arbeit; Knotige Verhärtung der weiblichen Brust; Schwinden der Brüste; Kreuzschmerz; Rückenschmerz; Genick-Steifigkeit; Geschwulst der Hals - Drüsen; Stechen in der Schulter; Druck - Schmerz am Achsel - Gelenke; Rauhe Haut der Hände; Flechten zwischen den Fingern; Einschlafen der Finger; Weisse Flecke auf den Finger - Nägeln; Jücken an den Oberschenkeln; Abendliche Unruhe in den Beinen; Kälte der Beine; Schmerz der Oberschenkel, beim Aufstehen vom Sitze; Knie - Schwäche; Klamm und Strammen in den Waden, beim Gehen, nach Sitzen; Zucken in den Waden; Stechen in der Ferse beim Auftreten; Stinkender Fuss - Schweiss; Reissende Schmerzen in den Ober- und Untergliedern; Leicht Verkälten, und davon Kneipen und Schneiden im Bauche; Schmerzen in alten Narben und Wunden beim Wetter - Wechsel (Kalender in den Gliedern); Schwarze Schweisslöcher; Bei geringer Kälte erfrorne, entzündete, jückende Glieder; Jükkender Nessel - Ausschlag an freier Luft, selbst im Gesichte; Jückende Flechten; Braunröthliche Flecke auf der Haut; Warzen; Schmerz der Hühneraugen und Frostbeulen; Schwäche; Früh - Mattigkeit; Zittrige Mattigkeit; Langwierige Mattigkeit und Schwere der Füsse; Schweres Erwachen, früh; Oefteres Erwachen; Nacht - Unruhe; Aufschrecken aus dem Schlafe; Traumvoller Schlaf; Aengstliche Träume; Geile Träume; Schmerzen im Schlafe; Stete Frostigkeit; Nachmittags - Fieber, Frost und Hitze; Trokkenheit der Haut; Nacht - Schweiss; Stinkende Nacht-Schweisse.

Die Symptome mit *(Bth.)* bezeichnet sind vom Herrn *Dr. Bethmann*, die mit *(Rl.)* vom Herrn *Dr. Rummel*.

Nitri acidum.

Trübes Gemüth, ohne eigentlichen Schmerz.
Niedergeschlagen, wie verzagt und wie in tiefen Gedanken.
Traurig und wie gedrückt.
Er kann die traurigen Gedanken nicht los werden.
5 Heimweh.
Gedrücktes, niedergeschlagenes Gemüth, nicht weinerlich.
Sehr weinerlich, ohne Ursache.
Sehr leicht gerührt und zum Weinen geneigt.
Bei der kleinsten Ermahnung fängt das Kind an, sehr zu weinen.
10 Heftigste Schwermuth und Beängstigungen.
Wehmüthig und sehr ängstlich, Abends (den Tag vor Eintritt der Regel.
Sie fällt in Gedanken über eine längst vergangene ängstliche Begebenheit, von denen sie sich nicht wieder los machen kann, fast wie in einem wachenden Traume; von Zeit zu Zeit erwacht sie gleichsam daraus mit einem Schrecke, fällt aber immer wieder in jene Vorstellungen tief hinein, ohne bei grösster Mühe, Etwas anderes denken zu können.
Aengstlichkeiten, den ganzen Tag.
Aengstlichkeiten mit Herzklopfen, das den Athem versetzt.
15 Beängstigung mit Stichen über dem Herzen, und einer Phantasie, als ob er irre spräche, unter Kälte des Körpers und Neigung, hinzustürzen.
Aengstlichkeit, als lebe er in einem beunruhigenden Processe oder Streite.
Anwandlung ängstlicher Gedanken, ohne Ursache.
Abends wird es ihm ganz ängstlich; er kann nicht sitzen, muss herum gehen.
Aengstlicher beim Gewitter, als sonst. (n. 15 T.)

20 Schreckhaftigkeit.
Leicht sehr schreckhaft und furchtsam.
Zaghaft und leicht von Etwas unangenehm ergriffen. *(Rl.)*
Hoffnungslosigkeit, Verzweiflung.
Gränzenlose Verzweiflung.
25 Sie bildet sich ein, bald zu sterben, ist aber dabei nicht körperlich krank.
Lebenssatt.
Sie wünscht sich den Tod und fürchtet sich doch vor demselben.
Unzufrieden, Leben verachtend.
Freudenlos, gleichgültig.
30 Gleichgültig, ohne Theilnahme.
Wortkarg.
Verschlossen, schweigsam, bei der Traurigkeit.
Unzufriedenheit mit sich selbst, in starkes Weinen sich auflösend und darauf leichter.
Sehr verdriesslich und niedergeschlagen.
35 Sehr verdrossen und unbehaglich, früh, nach dem Aufstehen.
Missmuth, früh, beim Erwachen.
Missmüthig und ärgerlich.
Sehr missmüthig und ärgerlich über sich selbst.
Sehr ungeduldig, Nachmittags.
40 Ungeduld. (n. 6 St.) *(Foissac.)*
Aergerliche, reizbare Stimmung.
Aergerlichkeit, mit Traurigkeit und störrischer Laune, bei Unruhe, dass sie nicht weiss, wohin sie sich wenden soll.
Aergerlich im Gemüthe, wie nach einer Aergerniss.
Aergerlich über die geringste Kleinigkeit, auch über sich selbst, wenn er Etwas nicht recht macht.
45 Leicht erregte, angreifende Aergerlichkeit.
Bei Streitigkeiten, Zittern an allen Gliedern.
Er ist zu Heftigkeit und zum Zanken geneigt. (n. 5 St.) *(Foissac.)*
Zornigkeit, in Schimpfworte sich auslassend.
Er geräth über Kleinigkeiten in Heftigkeit den ganzen Tag, und muss dann über sich selbst lachen.
50 Anfälle von Wuth und Verzweiflung, mit Flüchen und Verwünschungen.
Langer Groll; gegen Abbitte und Entschuldigungen unempfindlich. (n. 4 T.)
Keine Lust zur Arbeit. (d. 2. T.)

Zur ernsten Arbeit unaufgelegt. *(Rl.)*
Veränderliche Laune, bald heiter, bald traurig. (n. 16 St.)
55 Grosse Gedächtniss-Schwäche.
Bei Zunahme der Körper-Schwäche nimmt zugleich das Gedächtniss auffallend ab.
Vermindertes Denk-Vermögen, zu keiner wissenschaftlichen Arbeit aufgelegt. *(Bth.)*
Wenn sie, ihr wichtige Dinge durchzudenken, sich bestrebt, so vergehen ihr die Gedanken.
Oft vergehen ihm die Gedanken und seine Ideen-Reihe verschwindet. *(Bth.)*
60 Sie hat gar keine Gedanken und kann gar Nichts begreifen, auch nicht verstehen, was man zu ihr sagt, gleich, als höre sie nicht wohl, was doch nicht der Fall ist. (n. 5 T.)
Gedankenlos, fast ohne Bewustseyn.
Eingenommenheit des Kopfes, dass sie gar nicht lange merken und denken kann.
Benommenheit des Kopfes, wie Bewusstlosigkeit, zuweilen, am stärksten im Freien.
Befangener, unfreier Kopf, besonders nach Tische. (d. 2. T.) *(Rl.)*
65 Benebelung und Düseligkeit im Kopfe.
Düsterheit und Schwäche im Kopfe. (n. 4 T.)
Es steigt ihm sehr nach dem Kopfe und es wird ihm schwindlicht.
Schwindel, beim Aufrichten vom Bücken. (d. 4. T.) *(Rl.)*
Schwindel, beim Bücken.
70 Schwindel, Abends, gleich nach dem Niederlegen ins Bette.
Starker Schwindel, Abends; beim Aufstehen vom Sitze konnte sie sich kaum erhalten.
Schwindel, früh, beim Aufstehen, mit Gesichts-Verdunkelung, er musste sich setzen.
Schwindel, als wolle er die Besinnung verlieren.
Schwindel und Mattigkeit, früh, gleich nach dem Aufstehen, dass sie sich anhalten musste.
75 Schwindel, Nachts, beim Aufstehen, dass sie nicht wusste, wo sie war.
Schwindel mit Uebelkeit, früh, nach einigen Minuten, Aufstossen.
Schwindel mit Pulsiren im Kopfe und Drücken in der Mitte des Gehirns, Abends.

Kopfschmerz im Hinterhaupte, vorübergehend nach einer kleinen Anstrengung, besonders im Denken.

Kopfschmerz, früh, beim Erwachen, der nach dem Aufstehen vergeht.

80 Empfindlichkeit des Kopfes gegen Wagen-Gerassel und hartes Auftreten. (n. 13 T.)

Kopfschmerz, wie von einen gestrigen Rausche, durch Bücken sehr verschlimmert, mit Schmerz in den Augen, wie von Rauch.

Dumpfer Kopfschmerz und Schwere im Kopfe.

Schwere und Eingenommenheit des Kopfes, mit Uebelkeit.

Schwere des Kopfes in den Schläfen, mit öfterem Froste.

85 Schmerzhafte Schwere im Kopfe, wie von Kohlen-Dunst, weckt ihn früh.

Gefühl, als drücke ihr Jemand den Kopf mit Gewalt vor.

Vollheits-Gefühl im Kopfe.

Schmerzhaftes Vollheits-Gefühl im Kopfe, als wolle er platzen, mehrmals des Tages, zu halben Stunden.

Schmerz wie von Blut-Fülle in dem Kopfe, den Augen und oben in der Nase, beim Kopf-Schütteln und Schneuzen.

90 Empfindung im Kopfe, wie von starkem Schnupfen, doch ohne besondern Schleim-Ausfluss.

Kopfschmerz mit Spannung in den Augen, beim Bewegen derselben.

Schmerzhafte Spannung im Innern des Kopfes und in den Augenlidern.

Kopfschmerz, als wäre der Kopf fest zusammengebunden.

Kopfweh-Anfall, erst früh, im Bette, dumpfer Schmerz, nach dem Aufstehen heftiges Drücken in der rechten Schläfe, mit Frostigkeit, Weichlichkeit in der Nabel-Gegend, zuletzt sehr lästigem Bauchweh, wie von versetzten Blähungen und öfterem Aufstossen. (d. 8. T.) *(Rl.)*

95 Drückender Zerschlagenheits-Schmerz im Hinterkopfe.

Drücken im Oberkopfe, in den Schläfen und den Augen, wie ein Aufdrücken mit dem Daumen. (n. 9 T.)

Drücken in der Stirn, täglich früh, eine halbe Stunde lang.

Drücken im Vorderkopfe und auf den Augen, die dann unbeweglicher sind.

Ungeheures herab Drücken im Kopfe, mit sehr heftigem Schnupfen.

Nitri acidum.

100 Druck im Kopfe und Schwere in den Beinen. *(d. erst. T.)*
Sehr empfindliches ziehendes Drücken von der Stirn an aufwärts.
Scharfer Druck-Schmerz in beiden Stirnhügeln, mit untermischten Stichen.
Zusammendrückender Kopfschmerz vorn in der Stirn, den ganzen Nachmittag. (n. 2 St.)
Ziehender Kopfschmerz. (n. 2 St.)
105 Zieh-Schmerz in der rechten Schläfe. (n. etl. St.)
Ziehen in den Schläfe-Muskeln. *(Bth.)*
Ziehen, bald in der rechten Kopf-Seite über der Augenhöhle, bald in der linken, in der Ohr-Gegend.
Krampfhaft klemmendes Ziehen im Kopfe, der düster und befangen ist. *(Rl.)*
Ziehen und Stechen in den Kopf-Bedeckungen. *(Bth.)*
110 Zucken im untern Theile des linken Gehirnes, von vorn bis hinten.
Zucken in der linken Gehirn-Hälfte, nach der Schläfe zu.
Schneidender Kopfschmerz.
Stechen in der linken Schläfe, Abends, nicht Nachts.
Stechen in fast allen Theilen des Kopfes.
115 Stiche in beiden Hinterhaupts-Hügeln bis in den Unterkiefer.
Stechender Schmerz im Oberkopfe, alle Tage, mehr Nachmittags, als wollte es ihr den Kopf von einander reissen; sie musste sich legen und konnte Nachts davor nicht schlafen.
Arger Stich-Schmerz an der rechten Kopf-Seite und am Hinterhaupte, auch beim Berühren thut es weh. (n. 3 T.)
Stechen in den Schläfen. (n. 3 T.)
Heftige Stiche in der rechten Schläfe. (n. 16 T.)
120 Heftige Stiche im linken Hinterhaupte, beim Frühstücke, dass der Kopf rückwärts gezogen und der Athem gehemmt ward.
Heftige Stiche, plötzlich, Abends, rechts im Hinterkopfe, und dann anderer starker Kopfschmerz im Hinterhaupte, beides beim Schlafengehn verschwunden.
Stechen über den Augen, täglich, früh, eine halbe Stunde lang.
Stechen über dem linken Auge. *(Bth.)*
Bohrende Stiche im Scheitel, Abends.
125 Stechender, puckender Kopfschmerz in der linken Schläfe, den ganzen Nachmittag. (n. 16 T.)

Stechender, zuweilen pochender, Kopfschmerz im linken Stirnhügel, mit Gefühl, als zöge es die Augen zu, von Nachmittags 4 Uhr an, Abends schlimmer, bis in die Nacht hinein, wo es ihn auch aufweckt.

Ruckweise Schläge im Kopfe, beim Bücken und beim Niederlegen.

Rucke im Kopfe. Abends.

Klopfender Kopfschmerz in der linken Kopf-Seite, den ganzen Nachmittag. (n. 8 T.)

130 Pochender Kopfschmerz in den Schläfen.

Klopfen im Hinterkopfe.

Klopfendes Kopfweh in der rechten Schläfe, mit Uebelkeit, früh, beim Erwachen, mehrere Tage lang. (n. 29 T.)

Unerträglich schmerzhaftes Hämmern im Kopfe, am meisten.

Blut-Andrang nach dem Kopfe.

135 Auf Bücken schiesst es ihm plötzlich in den Kopf, als würde er zentnerschwer. (n. 16 T.)

Schmerz im Kopfe, wie von Blut-Andrange, so dass sie sich gar nicht besinnen konnte; dabei wie Flor vor den Augen.

Blutdrang nach dem Kopfe, mit Hitze darin.

Hitze im Kopfe, den ganzen Tag.

Viel Hitze und Schmerz im Kopfe, mit Schwindel beim Gehen. (n. 6 T.)

140 Sausen im Kopfe.

Stetes Dröhnen im Kopfe.

Der äussere Kopf schmerzt bei Berührung wie unterköthig. (n. 24 St.)

Schmerzhafte Empfindlichkeit der Kopfhaut, selbst die Mütze drückte ihn; Abends, mit Aengstlichkeit. (n. 3 T.)

Knochen-Schmerz der ganzen linken Kopf-Seite, auch in den Zähnen und den Ohrgange, drückend und ziehend.

145 Zerschlagenheits-Scmerz der ganzen rechten Kopf-Seite.

Spannung der Haut am Kopfe.

Sehr schmerzhafte Stlln auf dem Haarkopfe, bei Berührung.

Grosse, schmerzhafte Empfindlichkeit der Kopf-Haare.

Schmerz der Haarwurzeln bei Berührung, auf einer Handgrossen Stelle des Scheitels. *(Bth.)*

150 Kriebeln auf der rechten Kopf-Seite, um das Ohr. *(Bth.)*

Kriebelnde Eingeschlafenheits- und Taubheits-Empfindung am Kopfe.

Nitri acidum.

Empfindung am Kopfe; wie von brennenden Punkten oder Funken.
Es wird ihm oft wie heiss um den Kopf.
Der Kopf schwitzt sehr leicht.
155 Oefterer Stirn-Schweiss.
Schorfiger, nässender, jückender Ausschlag auf dem Haarkopfe.
Der grindige Haarkopf stinkt sehr.
Haar-Ausfallen.
Starkes Ausfallen der Kopf-Haare. *(Bth.)*
160 Um den Kopf, am Kinne, im Nacken u. s. w. viele Blutschwäre.
Die Augen sind matt und thun weh, wie müde.
Drücken in den Augen, wie Druck auf ein Geschwür.
Drücken, wie Sand, in den äussern Augenwinkeln.
Drücken im Auge, wie von einem Sandkorne.
165 Drücken in den Augen, wie bei Sehen in die Sonne; es setzt sich Augenbutter an und das Auge wird roth und jückt.
Drücken in den Augenlidern, Abends. *(Rl.)*
Drücken und Schründen im linken Auge. (d. 6. T.) *(Rl.)*
Periodisches Drücken auf der innern Fläche der Augenlider, vorzüglich der untern, wodurch grössere Empfindlichkeit der Augen gegen das Licht und Blinzeln entsteht.
Kneipender Schmerz in den Augen.
170 Zusammenziehender Schmerz im linken Auge. *(Bth.)*
Gefühl als werde das rechte Auge zusammengedrückt. (d. 1. T.) *(Fc.)*
Zusammenzieh-Schmerz über dem linken Auge, äusserlich.
Zieh-Schmerz über dem linken Auge.
Starker Zieh-Schmerz in den Augen.
175 Stiche in den Augen. (auch d. 6. T.)
Stechen in das rechte Auge und linke Ohr, aus dem Kopfe her; davon Augen-Entzündung; das Augenweiss wird sehr roth; im Freien konnte er nicht sehen.
Ein Stich neben dem linken Augapfel, nach dem innern Winkel zu, äusserlich. (n. 11 St.)
Jücken im innern Winkel der Augen.
Jücken und Drücken in den Augen.
180 Beissen in den Augen.
Brennen in den Augen und der linken Schläfe.
Brennen in den Augenlidern, früh.
Röthe des Weissen im Auge.

Ganz rothe Augen, ohne Zuschwären.
185 Entzündung der Bindehaut im rechten Auge.
Geschwulst der Augenlider.
Geschwulst des oberen Augenlides und ein jückendes Blüthchen darauf.
Dunkle Flecke in der Hornhaut.
Eine kleine Warze neben dem Blüthchen am obern Augenlide.
190 Trockenheit unter den obern Augenlidern.
Gefühl, als wären die Augen voll Thränen.
Thränen der Augen, öfters. *(Rl.)*
Thränen und Jücken der Augen.
Thränen des rechten Auges, in freier, milder Luft. *(Rl.)*
195 Thränen der Augen, durch Lesen sehr vermehrt und Schmerzen darin.
Scharfe Feuchtigkeit in den Augen.
Klebrigkeit in den Augen, wie von Augenbutter.
Trockne Augenbutter in den Winkeln.
Zuschwären des rechten Auges über Nacht.
200 Zittern des rechten Augenlides.
Anhaltendes Zucken unter dem rechten Auge, nach dem Mittag-Essen.
Schwieriges Oeffnen der Augen, früh.
Schwieriges Oeffnen und Erheben der obern Augenlider, früh.
Pupillen erweitert. *(Th. M.)*
205 Verdunkelung der Augen, beim Lesen.
Wenn er Etwas genau sieht, ist er wie verblendet, es deuchtet ihm zu dunkel.
Das Gesicht trübt sich, die Gegenstände werden dunkel; er sieht nichts mehr und glaubt, es sey eine Sonnen-Finsterniss oder er selbst sey blind. (n. 2 St.) *(Fc.)*
Sein Gesicht trübt sich und die Augen werden dunkel, eine Stunde lang.
In freier Luft ward er jähling wie blind und wie irr im Kopfe; die Gedanken gingen hin und her, und es war ihm wie ohnmächtig, ein paar Minuten lang. (n. 39 T.)
210 Er muss in der Dämmerung eher zu lesen aufhören, als sonst.
Der Nebelschein um das Kerzenlicht verstärkt sich.
Nebel vor den Augen, beim Sehen.
Beim Lesen sieht er neben jeden Buchstaben einen grünen Fleck.

Nitri acidum.

Kurzsichtig, er sah die Gegenstände mittlerer Entfernung undeutlich.
215 Kurzsichtigkeit; schon bei geringer Entfernung kann er die Gegenstände nicht deutlich unterscheiden.
Doppel-Sehen der wagerechten Gegenstände in einiger Entfernung.
Sie konnte Nichts deutlich erkennen und sah Alles wie doppelt.
Vorübergehender Schleier vor dem rechten Auge.
Graue Flecken in einiger Entfernung vor den Augen, die ihn am deutlich Sehen hindern. *(Th. M.)*
220 Einzelne schwarze Flecke vor den Augen.
Wie Spinnweben schwebt es ihm bei Kerzen-Lichte vor den Augen, was beim Zudrücken der Augen oder bei Bewegung derselben wieder verschwindet.
Feuerfunken vor den Augen: es ward ihm schwarz vor dem Gesichte: er konnte, den Tag über in 4 Anfällen, eine Stunde lang, Nichts erkennen.
Empfindlichkeit der Augen gegen das Licht.
Die Augen werden vom Tages-Lichte geblendet, wie sonst Abends vom Kerzen-Lichte.
225 Ohr-Schmerz, als wenn Etwas darin platzen sollte.
Schmerz im linken Ohre, als würde es ausgedehnt.
Schmerz, als würde das Trommelfell nach innen gedrückt. (n. 12 St.) *(Bth.)*
Zwängen in den Ohren.
Klamm-Schmerz in den Ohren. (n. 24 St.) *(Bth.)*
230 Zucken im innern Gehörgange. (n. 6 T.)
Ziehen im äussern Gehörgange. (n. 4 St.)
Ziehen im rechten Ohre und rechten Backen. *(Rl.)*
Reissen, bald am rechten, bald am linken Ohrbocke. *(Bth.)*
Stechen im rechten Ohre, bei Drücken in der Stirne.
235 Stiche im rechten Ohre und Sausen darin, drei Tage lang. (n. 12 T.)
Stichartiger Ohrzwang.
Klopfen am Trommelfelle. *(Bth.)*
Jückende Hitze der Ohren. (n. 5 T.)
Jücken in den Ohren.
240 Trockenheits-Gefühl in den Ohren, die geschwollen sind. (n. 6 T.)
Röthe, Eiterung und arges Jücken hinter dem linken Ohre.
Wundheit hinter dem linken Ohre. (d. 11. T.) *(Rl.)*
IV.

Linsengrosse Knöthchen an der hintern Fläche der Ohrläppchen, mit Schmerz beim Befühlen.

Drüsen-Geschwulst unter und hinter dem linken Ohre, mit Stechen und Reissen darin durch das Ohr hindurch, Abends, (6 Uhr) bis sie im Bette warm wird.

245 Jücken in der geschwollnen Ohr-Drüse. (n. 3 T.)

Verstopftheits-Gefühl im Ohre, nach vorgängigem Wehthun darin.

Es fällt ihm plötzlich vor's rechte Ohr, als wäre er stocktaub, auf kurze Zeit. *(Rl.)*

Sie hört schwerer. (n. 5 T.)

Gehör wie abgestumpft: sie konnte nicht gut verstehen, was gesprochen ward.

250 Nachhall in den Ohren vom eigenen Sprechen.

B ummen in den Ohren, als wäre Wasser darin.

Sumsen in den Ohren und Schwerhörigkeit, 14 Tage lang. (n. 14 T.)

Sausen im linken Ohre. (n. 16 T.)

Brausen vor den Ohren.

255 Plötzliches Fauchen vor dem linken Ohre, Nachmittags, einige Minuten lang.

Einige starke Knalle im Ohre. (nach einig. T.)

Knacken im Ohre beim Kauen (Frühstücke.)

In der Nase, heftiges Jücken.

Schründender Schmerz in der Nase.

260 Stiche in der Nase, wie Splitter, beim Berühren derselben. *(Rl.)*

Stechen in der aufgetriebenen Nasenwurzel, besonders bei Niesen und Husten. *(Hg.)*

Brennen in der Nase.

Wie Wundheit im Innern der Nase. *(Rl.)*

Wie Wundheit an den Nasenflügeln. (n. 4 St.) *(Rl.)*

265 Wundheit und Bluten der innern Nase, bei starkem Schnupfen.

Wundheit und Schorfe im Innern der Nase. *(Rl.)*

Geschwüriges Nasenloch, böse Nase. *(Rl.)*

Jückende Flechten an den Nasenflügeln.

Röthe der Nasenspitze und schorfige Bläschen darauf.

270 Blut-Schnauben, früh.

Bluten der Nase, von Weinen.

Heftiges Bluten der Nase. (n. 24 St.)

Starkes Bluten der Nase, früh.

Nitri acidum.

Abgang schwarzen Blutes aus der Nase.
275 Unangenehmer Geruch in der Nase, Abends, nach dem Niederlegen, drei Abende.
Beim Essen drängen sich kleine Stückchen Speise in die Choanen, mit übler Empfindung; sie werden erst später mit dem Schleime herabgezogen.
Die Gesichts-Knochen schmerzen für sich und bei Berührung.
Spannen der Gesichts-Haut, früh.
Spannen der Stirnhaut.
280 Heftiger Klamm-Schmerz in den Gesichts-Knochen, besonders in den Wangenbeinen. *(Bth.)*
Wie ein Zusammenziehen an der Nase, den Jochbeinen und um die Augen.
Ziehen im rechten Backen, nach der Nase zu. *(Rl.)*
Reissen in den Backen-Knochen vom Winkel des Unterkiefers her.
Heftiges Reissen in der Tiefe der Gesichts-Muskeln, oder in der Beinhaut des Jochbeins weckt ihn nach Mitternacht. *(Bth.)*
285 Heftiger Schmerz in den Jochbeinen, als würden sie aus einander gerissen. (n. 10 T.) *(Bth.)*
Zerschlagenheits-Schmerz des Jochbeins.
Stiche im Gesichte, wie mit Nadeln.
Zucken, bald in diesem bald in jenem Gesichts-Muskel, besonders in den Kau-Muskeln. *(Bth.)*
Heftiges, schmerzhaftes Pulsiren auf der linken Gesichts-Seite.
290 Hitze des Gesichtes, Nachmittags. *(Rl.)*
Gesichts-Hitze, Abends.
Grosse Hitze des Gesichtes, Abends, mit Zittrigkeit. *(Rl.)*
Starkes Gefühl innerer Gesichts-Hitze, besonders in den Augen, dass er sie schwer offen halten konnte, bei Blässe des Gesichtes.
Hitz-Gefühl in den Backen, ohne äusserliche fühlbare Hitze.
295 Entzündete Geschwulst (Rose) des linken Backens, stechenden Schmerzes, mit Uebelkeit und Frost; drauf Hitze: beim Aufrichten im Bette kehrte stets der Schauder wieder (n. 10 T.)
Geschwulst des Backens, mit einem rothen, rauhen Fleck in der Mitte und Zahn-Reissen.
Geschwulst des Backens und der Oberlippe.
Aufgedunsen um die Augen, früh, beim Erwachen. (d. 3. T.)

Tiefliegende Augen. (n. 11 T.)

300 Gelbes, krankes Aussehen unter den Augen, früh, nach dem Aufstehen, und Erschlafftheits-Gefühl. (n. 9 T.)

Gelbheit um die Augen, bei rothen Backen.

Gelbheit des Gesichtes.

Schuppige Haut des ganzen Gesichtes.

Schwarze Schweisslöcher in der Gesichts-Haut.

305 Kleine Ausschlags-Blüthen im Gesichte, besonders auf der Stirn.

Ausschlags-Blüthen an der Stirne.

Viel kleine Blüthchen an der Stirn, dicht unter den Haaren.

Blüthen-Knoten am Haar-Rande der Schläfe. (d. 5. T.) (*Rl.*)

Ausschlags-Blüthen an den Schläfen.

310 Jückend brennende, rothe Ausschlags-Knoten, mit Eiter in der Spitze, hie und da im Gesichte, an der Stirn, den Schläfen, den Lippen, dem Kinne u. s. w.

Feiner, sehr jückender Ausschlag am Barte.

Jückende Flechten im Backenbarte.

Dicht am Munde ein Schwinden-Fleck, der sich nach dem Kinne hinzieht.

Die Lippen sind geschwollen und jücken.

315 Geschwulst der Oberlippe und des obern Zahnfleisches. (n. 10 T.)

Geschwulst der Unterlippe. (d. 2. 9. T.)

Schneidender Schmerz in der Oberlippe.

Stiche, wie von Splittern, in der Oberlippe, beim Berühren.

Viel Jücken an der Oberlippe.

320 Einige Blüthen an der Lippe, mit fressendem Jücken.

Jückender Ausschlag an der Oberlippe.

Geschwürige Ausschlags-Blüthen an der Unterlippe. (n. 9 T.)

Geschwürige, schorfige Mundwinkel.

Am Kinne, Eiter-Bläschen. (n. 48 St.)

325 Mehrere Blüthen am Kinne, mit rothem, hartem Umfange, Anfangs bei Berührung schmerzhaft; was vergeht; sobald Eiter in ihrer Spitze erscheint; sie lassen dann eine Verhärtung mit rothem Umkreise mehrere Tage zurück. (n. 33 T.) (*Bth.*)

Ein grosser Blutschwär an der Seite des Kinnes.

Schmerz in den Kinnladen, wie von Quecksilber. (*Scott* in Hufel. Journ. IV. S. 353.)

Klammartiger Schmerz im rechten Kiefer. (*Rl.*)

Zucken im rechten Unterkiefer, von den Ohr-Gegenden nacn vorn.
530 Ein anhaltender Stich in der Gegend des Kiefer-Gelenkes.
Grosser Schmerz, Schwäche und Kraftlosigkeit in den Unterkiefern, Abends. *(Bth.)*
Knacken im Kiefer-Gelenke beim Kauen und Essen.
Die Drüsen des Unterkiefers schmerzen. *(Rl.)*
Eine Unterkiefer-Drüse rechter Seite schmerzt lange.
535 Gefühl von Geschwulst der Unterkiefer-Drüsen.
Geschwulst der Unterkiefer-Drüsen. *(Bth.)*
Die geschwollnen Unterkiefer-Drüsen sind bei Bewegung und Berührung des Halses schmerzhaft. *(Bth.)*
Dumpfes Drücken in den Unterkiefer-Drüsen und am Halse. *(Bth.)*
Zahnschmerz der obern Reihe, der jedoch nicht am Kauen hindert; dabei Backen-Geschwulst mit Strammen darin.
540 Die Schmerzen in den Zähnen werden gleich ärger, wenn sie sich mit dem Kopfe an das Kissen anlehnt.
Zusammenziehendes Zucken und Glucksen in einem hohlen Zahne.
Zuckende Zahnschmerzen, am meisten in hohlen Zähnen und Abends. (d.1.T.) *(Bth.)*
Ziehen in den Zähnen.
Zieh-Schmerz in den Zähnen, bis zum Kehlkopfe.
545 Ziehen und Mucken in den Zähnen und Kiefern, Nachts.
Scharfes Ziehen in der rechten Zahnreihe und im Kopfe. *(Rl.)*
Reissen in den Zähnen. (d. 15. T.)
Stechendes Zahnweh mit Backen-Geschwulst, zwei Tage lang. (n. 3 T.)
Starke Stiche in den obern Backzähnen nach der Krone herab. (n. 3 St.)
550 Anhaltender Stich-Schmerz in den Zähnen. (n. 24 St.)
Ein Stich fährt in den Zahn, wenn Kaltes oder Warmes in den Mund kommt.
Stechen und Brennen in den Zähnen, Nachts.
Bohrende Schmerzen in den Zähnen, bei Berührung von Kaltem oder Warmem.
Peinigendes, pochendes Zahnweh, am ärgsten Abends im Bette, mehrere Stunden am Schlafe hindernd, bald in einem, bald in allen Zähnen. (n. 12 T.) *(Bth.)*
555 Kälte-Gefühl in den Zähnen.

Lockerheit und Schmerz der Zähne beim Kauen.
Ein unterer Backzahn schmerzt beim Kauen.
Die vordern obern Zähne und ein unterer hohler Backzahn schmerzen wie locker und stumpf, als hätten sie sich vorgebogen und wackelten, Abends, nach warmem Essen vergehend.
Das Gefühl von Weichheit der Zähne vergeht bei der Mahlzeit. *(Fc.)*
360 Gefühl, als wären die Zähne weich und schwammig; er getraut sich nicht sie zusammen zu beissen, aus Furcht, sie möchten herausfallen; beim mindesten Saugen fliesst Blut aus dem Zahnfleische und er fühlt Wohlbehagen im ganzen Munde. (d. 11. T.)
Die Zähne sind aufgetreten und wie länger.
Gelb Werden der vorher ganz weissen Zähne. *(Bth.)*
Im Zahnfleische der obern Zähne, schneidender Schmerz.
Drückender Schmerz im Zahnfleische und wie wund.
365 Jücken am Zahnfleische. *(Rl.)*
Weisses, geschwollenes Zahnfleisch.
Geschwulst des oberen Zahnfleisches, selbst in den Zahnlücken. (n. 8 T.)
Geschwulst des Zahnfleisches und solche Lockerheit der Zähne, dass sie sie hätte herausnehmen können. (n. 5 T.)
Des Mundes innere Theile sind früh, beim Erwachen, wie steif und geschwollen. *(Rl.)*
370 Empfindung im Munde, als wäre Alles darin eingeschlafen. (d. 29. T.)
Zusammenziehendes Gefühl im Munde. *(Bth.)*
Die innere Backenhaut kommt leicht zwischen die Zähne, dass er sich im Kauen darein beisst. (d. 10. T.) *(Rl.)*
Geschwürige Stelle am innern Backen, stichlichten Schmerzes, wie von einem Splitter.
Geschwüre im Munde und Rachen. *(Blair*, neuste Erfahr. Glog. 1801. — *Scott.)*
375 Ein um sich fressendes Geschwür an der Seite des Zäpfchens. *(J. Ferriar*, Samml. f. prakt. Aerzte. XIX., 11.)
Bläschen auf der Zunge und ihrer Kante, brennenden Schmerzes bei Berührung.
Kleine Bläschen an den unter der Zunge befindlichen Drüsen, welche schmerzen.
Kleine schmerzhafte Blüthen auf der Zungen-Seite.

Nitri acidum.

Die Zunge ist sehr empfindlich, auch milde Speisen verursachen ein scharfes Beissen. *(Rl.)*
380 Beim Kauen beisst er sich in die Zunge.
Wundheits - Schmerz des rothen Theiles der Zunge.
Wundheit der Zunge, des Gaumens, des inseitigen Zahnfleisches, stechenden Schmerzes, mit Geschwürigkeit des Mundwinkels. (5 Tage lang.) (n. 28 T.)
Anstossen mit der Zunge, im Sprechen.
Belegte Zunge.
385 Stark belegte Zunge, (mit Fieber-Bewegungen.)
Stark belegte, trockne Zunge, früh.
Weisse, trockne Zunge. (n. 24 St.)
Sehr trockne, am Gaumen klebende Zunge, früh, beim Erwachen.
Mund-Trockenheit. *(Stapf.)*
390 Trockenheit im Munde, ohne Durst, mit geschwollnen, heissen Lippen.
Grosse Trockenheit im Munde, mit grossem Durste.
Trockenheit im Munde, früh. *(Rl.)*
Trocken und kratzig im Munde, früh, wie nach vielem Tabakrauchen.
Trockenheit oben am Gaumen.
395 Sie hat den Mund immer voll Wasser und muss viel Spucken. (n. etl. St.)
Er spuckt viel zähen Speichel aus.
Viel Speichel-Fluss. (d. 13. T.) *(Rl.)*
Speichel - Fluss, ohne Zahnfleisch - Beschwerde. *Kellie,* Samml. f. pr. Aerzte. — *Dürr,* Hufel. Journ. — *Scott.*)
Speichel-Fluss und Rachen-Geschwüre. *(Bth.)*
400 Blutiger Speichel wird früh ausgespuckt. (n. 48 St.)
Mit Blut gefärbter Speichel, vorzüglich nach Geistes-Arbeit.
Fauler Geruch aus dem Munde.
Aashaft stinkender Mund-Geruch. *(Blair.)*
Sehr zäher Schleim im Munde.
405 Viel Schleim hinten im Halse. *(Rl.)*
Schleim-Rachsen.
Halsweh drückenden Schmerzes.
Drücken im Halse, beim Schlingen der Speisen, als könnten diese nicht hinunter.

Ein **Druck** im Halse hinten, beim Schlingen der Speisen, der sich wie innerhalb des Rückens hinab zieht.

410 **Drücken im Halse, wie Geschwulst und wie dick, am Tage und Abends, mit Wundheits-Schmerz.**

Wie ein **Knoll** im Halse, beim leer Schlingen.

Gefühl wie von einem in der Speiseröhre aufsteigenden Knoten.

Klemmen des Bissens im Schlunde, beim Essen, als wäre dieser verengert.

Beim Essen drängen sich kleine Stückchen Speise nach den Choanen und kommen hinten nach der Nase heraus, als habe der Schlundkopf sie nicht gehörig umfasst und sie entschlüpfen lassen, dass sie nach den Choanen hingepresst würden.

415 Halsweh beim Schlingen, wie Geschwulst im Halse, und wie roh und geschwürig.

Stechen im Halse, nach langem Sprechen.

Stechend schmerzendes Halsweh.

Stiche im Halse, Abends im Bette, wie in der Zungenwurzel, ausser dem Schlingen.

Stechen in den Mandeln und Brennen im Rachen, hinter dem Zäpfchen.

420 Brennen im Halse, nach dem Abend-Essen, $\frac{1}{2}$ Stunde lang.

Schmerz in den Mandeln, mit Wundheit des Zäpfchens.

Wie Wundheit im Halse.

Wundheits-Schmerz des Schlund-Kopfes. (n. 10 T.) (*Bth.*)

Innere Hals-Geschwulst mit stechenden Schmerzen.

425 Geschwulst der Mandeln. (*Aloye in Mem. d. l. Soc. démul.*)

Hitze und **Trockenheit im Halse.**

Trockenheit tief hinten im Halse, mit Hitze, die Nacht, ohne Schweiss.

Sehr scharrig, kratzig und trocken im Halse. (*Rl.*)

Scharrig im Halse, als hinderte da Etwas die Sprache und das Schlingen.

430 Kratzen im Halse.

Kitzel im Halse.

Säure im Halse.

Heftige Säure im Halse, nach Fett-Genuss.

Säure im Munde, die heftig im Halse brennt.

435 Säure im Munde, nach dem Essen.

Saurer Geschmack im Munde. (n. etl. St.)

Saurer Mund-Geschmack, Abends.

Nitri acidum.

Saurer Mund-Geschmack, früh.
Bitterkeit im Halse.
440 Bitterkeit im Munde.
Bittrer Geschmack im Munde, Nachmittags.
Sehr bittrer Geschmack im Munde, den ganzen Vormittag.
Bittrer Geschmack und weissgelb belegte Zunge. (n. 24 St.)
Süsslicher Geschmack im Munde, früh. (n. 13 T.)
445 Süsslicher Speichel im Munde.
Salziger Geschmack des reinen Wassers beim Mund-Ausspülen.
Steter, grosser Durst.
Viel Sehnsucht nach Trinken.
Wasser-Durst, früh, beim Erwachen.
450 Er muss beim Essen trinken.
Appetitlosigkeit, das Essen wollte nicht schmecken, am schlimmsten früh.
Appetit sehr gering, ohne übeln Geschmack.
Gar kein Hunger, und isst sie dennoch, so wirds ihr bald wabblicht und es entsteht entfernte Uebelkeit nach dem Halse zu.
Das Essen schmeckt nicht, er ist gleich satt und es stösst ihm nach dem wenigen Genossenen auf.
455 Er hat keinen Appetit, es ist ihm Alles zum Ekel.
Abneigung gegen gekochtes Fleisch. *(Rl.)*
Abneigung vor Fleisch-Speisen.
Abneigung vor Süssigkeiten.
Sie kann kein Brod zu sich nehmen, bloss Gekochtes kann sie geniessen.
460 Von schwarzem Brode bekommt sie sauern Geschmack und muss sich erbrechen.
Appetit zu Fettem und Hering.
Appetit wohl, doch zu Anfang des Essens gleich weg.
Immer Appetit, doch beim Essen gleich satt.
Sattheits-Gefühl mit Kopf-Eingenommenheit.
465 Starker Hunger, mit Lebens-Ueberdruss. (n. 2 T.)
Heisshunger. *(Ritter, in Hufel. Journ.)*
Nach dem Essen, langer Nach-Geschmack der genossenen Speisen.
Nach dem Mittag-Essen, starkes Aufstossen und Blähungen.
Nach dem Essen, Uebelkeit.
470 Gleich nach dem Essen, Uebelkeit im Halse, die nach kurzer Bewegung vergeht.

Einige Stunden nach Tische, Wabblichkeit im Bauche, mehrere Tage nach einander. *(Rl.)*

Gleich nach dem Mittag-Essen, Erbrechen und Kopfschmerz über den Augen und in den Seitenbeinen, als wolle der Kopf springen.

Nach dem Essen, viel Aufstossen, mit bitterm und saurem Erbrechen.

Nach dem Essen, Aufstossen, und dann (Sood-) Brennen von der Herzgrube bis in den Hals.

475 Gleich nach sehr mässigem Mittag-Essen, gespannter Magen und Bauch und die Kleider wie zu enge.

Nach dem Essen, lautes Knurren im Bauche.

Während des Essens, beim Wasser Trinken, oft Leibkneipen.

Nach Trinken zu Anfange der Mahlzeit, reissender Wundheits-Schmerz im Schlunde, der Brust und im Magen.

Nach dem Essen, Kälte-Gefühl und Drücken im Magen.

480 Nach jedem Essen, Kopfschmerz über den Augen, mehr Stechen, als Drücken. (n. 16 T.)

Nach dem Essen, Hitze und Röthe des Gesichtes.

Nach dem Essen, öfters Kotz-Husten, mit Reiz und Kriebeln in der Kehle.

Beim Essen, Wundheits-Schmerz im Innern der Brust.

Nach dem Mittag-Essen, ungeheure Mattigkeit, es lag ihm in allen Gliedern, vorzüglich in den Knieen und Ellbogen; sie waren wie erschlafft.

485 Nach Tische, viel Gähnen. *(Rl.)*

Nach Tische wird sie schlafmüde und muss schlafen.

Nach dem Abend-Essen, unüberwindliche Neigung zu schlafen, mit Dehnen und Ungeduld.

Nach dem Mittag-Essen, Frost, mit blassem Aussehen und belegter Zunge.

Beim Essen, Schweiss an der Stirn.

490 Nach dem Essen (früh und Mittags), Schweiss über und über. (n. 5 T.)

Nach dem Essen, eine Art Aengstlichkeit.

Gleich nach dem Mittag-Essen, sehr unwohl; es wird ihr warm, alle Glieder sind wie abgeschlagen und zittern; sie muss sich legen.

Nach und vor dem Essen, viel Aufstossen.

Aufstossen nach den 4 Stunden zuvor genossnen Mittags-Speisen.

495 Leeres Aufstossen. (fast sogleich.) *(Rl.)*

Nitri acidum.

Leeres Aufstossen, auch früh, nüchtern.
Saures Aufstossen.
Gallichtes Aufstossen, beim Essen, besonders Abends.
Aufschwulken halb verdauter Speisen, mit Lätschigkeit im Munde.
500 Gar leicht, Aufstossen und Soodbrennen dabei.
Brennen im Schlunde herab, bis zur Herzgrube, wie Sood.
Schlucksen. (d. 3. T.) *(Rl.)*
Schlucksen, von früh bis Abend. (d. 4. T.) *(Rl.)*
Uebelkeit, wie von Hitze, nicht zum Erbrechen, viele Stunden.
505 Uebelkeit mit Aengstlichkeit und Zittern. (n. 41 St.)
Uebelkeit mit Aengstlichkeit, ohne Brech-Neigung, unter den kurzen Ribben, öfters des Tages.
Uebelkeit, Unwohlseyn und Bewegung im ganzen Körper, wie nach Einnahme eines Brechmittels.
Uebelkeit um den Magen, den ganzen Tag.
Wabblicht, unwohl, frostig, nach (gewohntem) Kaffee; sie musste sich legen.
510 Uebel und weh oft, wie ohnmächtig und ängstlich, als wollte es ihr (besonders bei Bewegung) aufstossen, mit Heisshunger wechselnd und Leerheits-Schmerz im Magen, als sollte sie essen, unter Wasser-Zusammenlaufen im Munde, wie Würmerbeseigen; täglich in öftern Anfällen zu 5 bis 10 Minuten lang.
Stete Uebelkeit und Brecherlichkeit, den ganzen Tag, viele Tage nach einander, mit Hitze von der Herzgrube bis zum Halsgrübchen; die Uebelkeit kommt nicht bis zum Würgen, unterbleibt während des Essens und Trinkens, zu welchen beiden sie Appetit hat.
Unausstehliche Uebelkeit, die in Erbrechen überging. *(Walters, im phys. med. Journ. 1810.)*
Bittres und saures Erbrechen mit viel Aufstossen, nach dem Essen.
Schmerz in der Gegend des obern Magenmundes beim Schlingen der Speisen.
515 Schmerz über dem Magen, vor dem er sich nicht gerade strecken darf, durch Aufstossen erleichtert.
Drücken im Magen, durch Aufdrücken mit der Hand vermehrt.
Drücken im Magen, vorzüglich vor dem Essen, auch wenn

er nur seit einer Stunde nichts gegessen; es wird durch Essen beseitigt; dabei leeres Aufstossen.

Starker Druck, über dem Magen und der Herzgrube, beim Gehen im Freien.

Drücken im Magen, sehr schmerzhaft, nüchtern.

520 Drücken in der Herzgrube und plötzliches Brennen, als sollte er Blut brechen. (d. 2. T.)

Pressen im Magen, als wenn er wund wäre, früh und am Tage.

Krampf im Magen, wie von Verkältung.

Krampfhafter Schmerz in der Herzgrube. (n. 6 T.)

Krampfhaft zusammenziehender Magenschmerz.

525 Zusammenziehender Magen-Krampf; es griff und knipp sehr widerlich, in Anfällen. (n. 24, 48 St.)

Heftiges krampfhaftes Kneipen im Magen.

Krampfhaft ziehender Schmerz in der Herzgrube, mit Anspannung bis zum Nabel, die den Athem verkürzt.

Raffen im Magen, früh, nach dem Aufstehen, bis in die Brust heran, drauf kleine Anfälle von Bauch-Kneipen.

Anhaltender Stich vorn unter der Herzgrube.

530 Nagen am Magen, früh, nüchtern.

Pulsiren in der Herzgrube.

Wallung in der Herzgruben-Gegend. (d. 4. T.)

Hitz-Empfindung im Magen. *(Scott.)*

Brenn-Gefühl im Magen.

535 Kälte im Magen. *(Blair.)*

Eine schmerzlose Bewegung links neben der Herzgrube. (d. 11. T.)

In der Leber-Gegend, Drücken und Spannen.

Stiche in der Leber-Gegend, bei der mindesten Bewegung zum laut Schreien.

Gelbsucht; Gilbe der Haut mit Hartleibigkeit.

540 Im linken Hypochonder, Drücken, mehr nach vorn. (d. 4. T.)

Drücken in der linken Bauch-Seite.

Gefühl von Geschwulst der Milz.

Stechen in der Milz-Gegend, bei jeder Bewegung. (d. 4. T.)

In der Nieren-Gegend, Drücken.

545 Bauchweh drückenden Schmerzes.

Drücken mitten im Bauche, als wäre ein Kloss darin.

Druck Schmerz und zuweilen ein Stich im Unterbauche, bei Berührung desselben.

Nitri acidum.

Drücken in der Nabel-Gegend, mit Gefühl, als würde es nach Stühle vergehen.
Schmerz an einer kleinen Stelle des Bauches, als wollte da Etwas heraus.
550 Aufgetriebenheit des Bauches, früh, beim Erwachen.
Auftreibung des Bauches von Blähungen, mit Knurren darin, von früh bis Abend, viele Tage lang.
Wie aufgeblasen in der Nabel-Gegend.
Anhaltend gespannter Bauch.
Starke Spannung im Unterleibe. (n. 24. St.)
555 Zusammenziehung im Unterleibe mit Jücken.
Zusammenziehender Schmerz in der Nabel-Gegend.
Krampfhafte Zusammenziehung des Unterleibes.
Krämpfe im Unterleibe.
Ziehender Leibschmerz im Unterbauche, mit Schauder.
560 Zieh-Schmerz im Bauche, bis in die Oberschenkel.
Ziehen und Greifen in der Nabel-Gegend, besonders beim Bewegen und Biegen des Leibes.
Oefteres Kneipen im Bauche, ohne Durchfall.
Kneipen öfters im Bauche, früh, nach gutem Stuhle.
Schneidendes Leibweh, früh, im Bette, und nach dem Aufstehen; drauf weiche Stühle. (d. 3. T.) (*Rl.*)
565 Schneidendes Bauchweh mit Durchfall-Stühlen und nicht zu erwärmenden kalten Füssen.
Schneiden und Spannen in der rechten Unterbauch-Seite.
Stechendes Bauchweh, besonders beim Drücken auf den Unterleib.
Wühlendes Leibweh unter dem Nabel.
Wühlen und Kneipen im Unterbauche, ohne Durchfall.
570 Verkältungs-Leibweh.
Der Unterleib ist äusserst empfindlich. (n. 3 T.)
Ein angeborner, warzenähnlicher Auswuchs am Unterleibe wird empfindlich, wund und schorfig. (*Rl.*)
Die Bruch-Stelle ist sehr aufgetrieben.
Stechen in der linken Bruch-Stelle.
575 Zerbrochenheits- und Bruch-Schmerz in der linken Leisten-Gegend, durch Gehen gemindert.
Die Drüsen in den Leisten schwellen an. (*Lescher*, in *Römers* und *Kühns* Annal. d. Arzneim l. II., 1.)
Geschwulst der Leisten-Drüse, ohne Schmerz.
Zusammenzieh-Schmerz in der Schooss-Drüse.
Ein leiser Stich in der Schooss-Beule, beim Anfühlen, und

für sich, stechendes Jücken an der harten Stelle derselben.
580 Eiter-Geschwulst der Schooss-Drüsen, sehr schmerzhaft beim Gehen; das ganze Bein wie gelähmt und die Muskeln wie angespannt.

Blähungs-Erzeugung in grosser Menge; sie gehen mit übler Empfindung im Bauche herum, ohne Ausgang zu finden.

Viel Noth von Blähungen, mit Leibschmerz; es gehen wenige oder keine fort, selbst wenn (auf Wasser-Klystier) Stuhl erfolgt.

Unruhe im Bauche, mit vielem Kollern und Durchfall-Stuhle, über eine Woche lang. (n. 20 St.)

Kolikartige Unruhe, früh und Auftreibung im Bauche, die Blähungen gehen schmerzhaft und knurrend im Unterleibe umher, und auch der weiche Stuhl erleichtert nicht. (n. 16 T.)

585 Arge Blähungs-Kolik, früh, nach dem Aufstehen.

Poltern im Unterleibe.

Gurksen im Bauche, ohne Hunger, sondern oft nach dem Essen.

Viel Winde-Abgang, früh, nach Bauch-Kneipen. *(Rl.)*

Abgang vieler stinkender Winde.

590 Es bringt sogleich viele Blähungen fort. (auch d. 2. T.)

Uebermässiger Winde-Abgang. (n. etl. St.)

Vor Winde-Abgang, Leibweh. *(Rl.)*

Vor Winde-Abgang, ziehend windender Schmerz im Bauche. *(Rl.)*

Stuhl-Verstopfung. (d. 1. T.)

595 Unschmerzhafte Leib-Verstopfung, mehrere Tage. (Samml. f. prakt. Aerzte. XV., 1.)

Nur einen Tag um den andern harter, in Schleim gewickelter Stuhl, die ersten Tage, dann wieder täglich.

Hartleibigkeit; es trieb ihr den Bauch auf und die Blähungen gingen nicht fort. (n. 3, 4, 5 T.)

Harter, geringer Stuhl.

Der Stuhl geht in harten Knoten ab.

600 Stuhl, wie Schaf-Lorbeeren, unter vielem Pressen und mit Schleim dabei. (2, 3 T.)

Drängen auf den Mastdarm zum Stuhl, doch geringer Abgang.

Nitri acidum.

Langes Drücken und Pressen auf den Stuhl; er konnte ihn nicht los werden, und doch war er nicht hart.
Steter Drang zu Stuhle, ohne Erfolg.
Stuhl abwechselnd fest und flüssig. *(Stapf.)*
605 Weicher Stuhl, nach Kneipen im Bauche.
Zweimal weicher Stuhl, täglich, mehrere Wochen lang.
Drei, vier Stühle täglich, mit Schauder und Weichlichkeit unter den kurzen Ribben. (d. erst. 13 T.)
Brei-Stuhl.
Empfindung, als sollte Durchfall kommen, was nicht geschah. (n. 2 bis 8 St.)
610 Durchfall-Stuhl, 2, 3 Mal täglich. (d. ersten 10. T.)
Durchfall mit Uebelkeit nach dem Essen. (n. 20 T.)
Durchfall einen Tag um den andern.
Oeftere Stühle blossen Schleimes, zuweilen mit Leibschneiden und heftigem Drange. (d. ersten 4 T.)
Mit Schleim bewickelter Stuhl.
615 Unverdaute Speisen gehen mit dem Stuhle ab.
Dünner, gilblich weisser Stuhl.
Faul riechender Stuhl und faul riechende Winde.
Beissende Schärfe beim Stuhle.
Blutige, ruhrartige Stühle, mit Stuhlzwang, bei Fieber und Kopfschmerz. *(Walters.)*
620 Vor dem Stuhle, Bauchweh, auch ziehendes. *(Rl.)*
Vor dem guten Stuhle, Leib-Kneipen. (n. 14 T.)
Beim Stuhle, Schmerz, als wenn im Mastdarme Etwas zerrissen würde.
Beim Stuhle, Stechen, Schneiden und Drängeln im Mastdarme und After.
Beim Stuhle, starker Blut-Abgang.
625 Beim harten Stuhle, Brennen im After.
Beim Stuhle, Stechen im Mastdarme und krampfhaftes Zusammenziehen des Afters, viele Stunden lang. (n. 2 T.)
Nach dem Stuhle, wieder vergeblicher Drang.
Nach dem Stuhle, Gefühl, als ob noch mehr kommen müsste. (d. 6. T.)
Nach dem Stuhle, Brennen im After.
630 Nach dem Stuhle, Stechen und Kratzen im Mastdarme und After.
Nach weichem Stuhlgange, Uebelkeit.
Nach dem Stuhlgange, völlige Abspannung. (n. 9 T.)

Nach dem Stuhle, Ueberreiztheit, Aengstlichkeit und allgemeines Unwohlseyn.

Nach öfterem, zum Theil vergeblichem Stuhldrange; Leibweh.

635 Der Mastdarm scheint unthätig und zu Austreibung des Kothes unfähig.

Drücken im Mastdarme. (n. 7, 17 T.)

Druck-Schmerz am After, als wollte eben ein Aderknoten entstehen.

Drängen nach dem Mastdarme und darauf schmerzhafte Aderknoten am After entstehend.

Aderknoten am After, nach starkem Drücken im Rücken herab, im Stehen.

640 Aderknoten und Brickeln im Mastdarme.

Schmerz der Aderknoten am After.

Brennen der After-Aderknoten.

Anschwellung der After-Aderknoten.

Stetes heraus Pressen der Mastdarm-Aderknoten.

645 Hervortretende, unschmerzhafte Aderknoten am After und bei jedem Stuhle etwas Blut-Abgang.

Bluten der After-Aderknoten beim Stuhle.

Starkes Kneipen im Mastdarme.

Zusammenziehen des Afters, fast täglich.

Schmerzhafter Vorfall des Mastdarms.

650 Jücken im Mastdarme.

Jücken im After, beim Gehen im Freien und nach dem Stuhle.

Jücken im Mastdarme von Bewegung der Maden-Würmer.

Jücken und Brennen im Mastdarme, mit Abgang von Maden-Würmern.

Stiche im Mastdarme, Abends.

655 Stiche im Mastdarme, beim Husten.

Schründen am After, Abends.

Schründen, mehr im Mastdarme, als im After, gleich nach dem Stuhle, zwei Stunden lang.

Hitze im Mastdarme.

Brenn-Gefühl im Mastdarme.

660 Brennen und Kneipen im Mastdarme.

Brennen am After. (d. 2. T.)

Brennen im Mastdarme, nach dem Mittelfleische zu, mit vergeblichem Stuhldrange.

Nitri acidum.

Empfindliches Brennen im After (Mastdarme), den ganzen Tag, besonders nach Harnen.
Wundheit am After. (n. 4 T.)
665 Feuchtende Wundheit am After und zwischen den Hinterbaken, beim Gehen.
Nässen und Jücken am After. *(Rl.)*
Schmerzhafte Blüthe im Mittelfleische.
Scharf ziehendes Stechen im Mittelfleische, nach dem After zu.
Harn-Unterdrückung, ohne Schmerz, mehrere Tage. (Samml. f. pr. Aerzte.)
670 Viel Drang zum Harnen.
Drücken auf den Urin.
Oefterer Harn-Drang, mit wenig Abgang.
Nachts, starker Harndrang und wenig Urin. (n. 4 T.)
Nachts, Harndrang mit Leibschneiden.
675 Er muss die Nacht oft zum Harnen aufstehen.
Sehr wenig Urin.
Dünner Harnstrahl, wie von Verengerung der Harnröhre.
Sehr weniger, trüber, übelriechender Harn.
Sehr häufiger, leichter Harn-Abgang.
680 Sehr vieler, blassfarbiger Harn.
Harn-Fluss. *(Scott.)*
Das Kind lässt den Harn unwillkürlich laufen.
Der Urin geht kalt von ihm.
Ganz dunkler Harn.
685 Sehr dunkler Urin, der sich bald weiss trübt; nach dem Harnen vermehrte Trockenheit im Halse.
Ganz brauner Urin, der braune Flecke in der Wäsche macht, wie Kaffee-Flecke.
Heller Urin, wird beim Stehen Anfangs molkig und faserig, und macht einen hellrothen, fest am Geschirre anhängenden Satz. (n. 33 T.) *(Bth.)*
Rother Satz im Urine.
Viel braunrother Gries im Urine. (n. 7 T.)
690 Der Urin setzt einen Sand ab.
Weisslicher Satz und sehr ammoniakalischer Geruch des Harns.
Unerträglich stark riechender, beissender, bräunlicher Urin.
Beissender Geruch des Urins, wie Tabak.
Uebelriechender, säuerlicher Urin, wie Pferde-Harn.
695 Beim Harnen, Brennen in der Harnröhre. (n. 17 T.)

Beim Harnen, heftiges Brennen in der Harnröhre. *(Hartmann.)*
Beim Harnen, Stiche im Unterbauche, gleich über der Scham.
Beim Harnen, Schründen in der Harnröhre.
Beim Harnen, Wundheits-Schmerz in der Eichel-Spitze.
700 Beim Harnen, Wundheits-Schmerz in der ganzen Harnröhre.
Schneiden in der Harnröhre.
Nach dem Harnen, heftiges Brennen. (n. 7 T.)
Nach der Blase zu ein krampfhafter Zusammenzieh-Schmerz von den Nieren aus.
Die Harnröhre schmerzt bei Berührung.
705 Nadelstiche vorn in der Harnröhr-Mündung.
Brenn-Gefühl vorn in der Harnröhre, das zum Harnen treibt, als würde es dadurch beseitigt werden, doch wird es darnach nur ärger.
Stark geschwollne, wulstige, dunkelrothe Harnröhr-Mündung. *(Hartmann.)*
Ein Geschwür in der Harnröhre. *(Blair.)*
Gelbliche Materie läuft aus der Harnröhre.
710 Schleim tröpfelt ausser dem Harnen aus der Harnröhre.
Einige Tropfen dünnen Schleimes, der sich nicht, wie Prostata-Saft in Faden dehnt, kommen nach dem Harnen aus der Harnröhre.
Abgang zähen Schleimes aus der Harnröhre, nach Harnen.
Blutiger Schleim-Ausfluss aus der Harnröhre.
An den Schamtheilen gehen die Haare stark aus. *(Bth.)*
715 Jücken an den Geschlechtstheilen. *(Stapf.)*
Viel Jücken an den Zeugungstheilen.
Jückender Kitzel, wie von Mückenstich an dem ganzen Zeugungs Gliede.
Jücken an der ganzen Ruthe, vorzüglich an der Eichel, unter der Vorhaut.
Eine wundgeriebene Stelle an der Ruthe wird geschwürig und will nicht heilen. *(Rl.)*
720 Oefteres Jücken an der Eichel.
Jückende Blüthen an der Eichel.
Rothe Flecke auf der Eichel, die sich mit Grind überziehen.
Mehrere braune, Linsen grosse, schmerzhafte Flecke auf der Eichelkrone. *(Bth.)*
Zehn, bis zwölf kleine, fleischfarbne Auswüchse an der Ei-

Nitri acidum.

chelkrone, die nach einigen Tagen sich verkleinern, stinkende Feuchtigkeit von sich geben und bei Berührung bluten. *(Bth.)*

725 Ein vertieftes Geschwür auf der Eichel, mit erhabenen, bleifarbenen, höchst empfindlichen Rändern. *(Bth.)*

Flache Geschwüre auf der Eichelkrone, rein aussehend, aber übelriechenden Eiter von sich gebend. *(Bth.)*

Nässen der Eichel. (Eicheltripper.)

Schleim unter der Vorhaut, hinter der Eichelkrone. *(Rl.)*

Klopfen und Drücken an der Eichel. (n. 2 T.)

730 In der Vorhaut scharfe Stiche. *(Bth.)*

Jücken an der Vorhaut und nässende Stellen an ihrer innern Fläche. (n. 28 T.)

Entzündung und Geschwulst der Vorhaut, mit Brenn-Schmerz; an ihrer innern Fläche, Wundheit, und kleine, sehr stinkende Jauche absondernde Geschwüre, welche Flecke in der Wäsche machen, wie blutiger Eiter. *(Bth.)*

Starke Geschwulst und Phimose der Vorhaut, ohne viel Röthe, und an ihrer innern Fläche und ihrem Rande, so wie in der Harnröhr-Mündung, schankerähnliche, eiternde Geschwüre mit flachen Rändern, ohne Entzündung, und heftig stechendem Reissen, das vorzüglich gegen Abend stärker wird, die Nacht fortdauert, und den Schlaf hindert, und gegen Morgen durch die heftigen Erektionen sich noch weit mehr verschlimmert. *(Hartmann.)*

Kleine, jückende Bläschen an der Vorhaut, die nach einigen Tagen aufspringen und sich mit kleinen trocknen Schorfen bedecken.

735 Ein Blüthchen brennenden Jückens am Innern der Vorhaut; nach Reiben ein flaches Geschwür, eben mit der Haut und gelb von Farbe, wie mit dickem Eiter belegt und schmerzlos, bloss mit einiger Röthe umher.

Flache, gelbe, geschwürige Stellen, wie flache Schanker, feuchtend, doch schmerzlos, am Innern der Vorhaut, zu beiden Seiten des Bändchens.

Am Hodensacke heftiges Jücken.

Kriebeln im Hodensacke, bis durch den Schooss.

Jücken am Hodensacke, mit wunden Stellen. (d. 2. T.) *(Rl.)*

740 Im Hoden, Zieh-Schmerz.

Drehender Schmerz im linken Hoden.

Quetschungs-Schmerz im linken Hoden.

Brenn-Schmerz im linken Hoden.

Geschwulst des Hodens. *(Leschen.)*

745 Geschwulst des rechten Hodens, mit Schmerz beim Anfühlen.

Reissen in den Samensträngen, bei schmerzhafter Empfindlichkeit der Hoden beim Befühlen.

Geschlechtstrieb mangelnd.

Vermindertes, zuweilen sehr mangelhaftes Geschlechts Vermögen, die ersten 18 Tage, und langsame ungenügliche auch wohl nur durch weibliche Betastung zu erregende Ruthe-Steifheit, welche die folgende Zeit nur desto wünschenswerther und untadelhafter ward: (bei einem 51 jährigen Manne.)

Mangel an Ruthe - Steifheit.

750 Geschlechts-Trieb und Erektion, ohne Phantasie-Bilder. (d. ersten 2 T.)

Oefterer Trieb zur Begattung, nach mehreren Wochen. (Nach-Wirkung.)

Viel Neigung zum Beischlafe. (d. 15. T.)

Anhaltende Regsamkeit des Geschlechts - Triebes. (n. 10 T.)

Geilheit, wobei viel Vorsteher-Drüsen-Saft abgeht.

755 Vorsteher-Drüsen-Saft geht trübweiss nach schwerem Stuhle ab. (n. 3 T.)

Grosse Neigung zu Erektionen. (n. 5 T.)

Erektionen, früh im Bette, mit Schmerz in der Harnröhre. (n. 24 St.)

Erektionen mit Brennen und Stechen in der Harnröhre. (n. 4 T.)

Erektionen, Abends, nach dem Niederlegen.

760 Heftige Erektionen, Nachts, beim Erwachen.

Arge Erektion, Nachts, selbst nach einer Pollution. (n. 16 T.)

Mehrstündige, krampfhafte unangenehme Erektionen, nach Mitternacht; er muss sich mehrere Stunden unruhig umherwerfen. (n. 15 T.) *(Bth)*

Heftige Erektionen, Nachts, und Samen-Erguss. (n. 9 T.)

Oeftere Pollutionen.

765 Beim Beischlafe wenig Wohllust-Gefühl.

Beim Samen-Ergusse im Beischlafe, geringe Wohllust-Empfindung.

Der Beischlaf, auch bei hinreichendem Triebe, in zu kurzer

Nitri acidum.

Zeit wiederholt, erregt allgemeine Schwäche und erneuert alte vergangene, Beschwerden.

Nach dem Beischlafe, Zieh-Schmerz im Kreuze, Rückgrat und Oberschenkel.

An der weiblichen Scham, arges Jücken, gegen Abend.

770 Jücken an der Scham; das Kind reibt sie sich Nachts fast wund.

Jücken an der Scham, beim Gehen; sie wird wund.

Reiz und Entzündung an den grossen Scham-Lippen und der Mutter Scheide. (d. 2. T.)

Stiche in der Mutter-Scheide herauf beim Gehen im Freien.

Heftiges Stechen in der Scheide.

775 Trocknes Brennen an den Geburtstheilen.

Geschwulst der einen Seite der Mutterscheide und der Wasser-Lefzen, mit brennendem Jücken.

Ein wie mit gelbem Eiter belegtes, mit der Haut ebenes Geschwür in der Mutterscheide, brennend jückenden Schmerzes.

Regel um 3 Tage zu spät. (n. 11 T.)

Regel um 7 Tage zu spät, (bis zum Vollmonde), bei einer jungen Person, und etwas zu stark, unter Leib und Kopfschmerzen. (n. 29 T.)

780 Regel um 2 Tage zu früh. (n. 10. T.)

Regel um 3 Tage zu früh. (n. 19 T.)

Regel-Wiederkunft um 3 Tage beschleunigt. (n. 4 T.)

Regel um 7 Tage zu früh. (n. 11 T.)

Regel um 8 Tage zu früh. (n. 19 T.)

785 Regel um 11 Tage zu früh. (n. 11 T.)

Regel schon den 14 Tag wieder, doch nicht stark.

Die Regel erscheint einige Tage nach Verfluss der Periode wieder, blass röthlich.

Zu starke Regel. (n. 21 T.)

Einen Tag vor Eintritt der Regel, und bei derselben, Zerschlagenheit der Glieder.

790 Bei Eintritt der Regel, heftiger Krampf-Schmerz im Unterbauche.

Bei Eintritt der Regel, arge Kreuzschmerzen, eine Stunde lang. (n. 48 St.)

Bei der Regel, alle Tage, Brennen in den Augen.

Bei der Regel, Zahnweh.

Bei der Regel, Zahnfleisch-Geschwulst.

795 Bei der Regel, starkes Pressen in der Leber-Gegend.

Bei der Regel, Drücken im Bauche und Kreuzschmerzen.

Bei der Regel, Auftreibung des Bauches.

Bei der Regel, heftige Krampfschmerzen im Unterbauche, als sollte der Leib zerspringen, mit stetem Aufstossen; sie konnte an keiner Stelle ruhig bleiben.

Bei der Regel, arge Schmerzen, erst wehenartig, dann mehr Drängen im Unterbauche, bis in die Scheide.

800 Bei der Regel, arges Pressen im Unterbauche, als sollte Alles zu den Geburtstheilen heraus, mit Kreuzschmerz; es zog in den Hüften die Beine herab.

Bei der Regel, ein Zusammenziehen nach den Schamtheilen zu.

Bei der Regel, bald nach ihrem Eintritte, Anfall von Herzklopfen, Hitze und Angst, eine halbe Stunde lang; alle Glieder zittern. (n. 11 T.)

Bei der Regel so grosse Schwäche, dass es ihr die Sprache und die Luft benahm und sie liegen musste. (n. 17 T.)

Weissfluss, dehnig-schleimig, fleischfarben. (n. 24 St. u. 15 T.)

805 Starker Weissfluss. (d. 2. T.)

Grünlich schleimiger Scheide-Fluss, gleich nach der Regel.

Scheide-Fluss von übelm Geruche.

Ausfluss aus der Scheide von kirschbrauner Farbe und faulichtem Geruche.

Viel Niesen, alle Tage, ohne Schnupfen.

810 Oefteres Niesen mit Nasen-Verstopfung.

Oefteres heftiges Niesen, (n. etl. St.)

Heftiges Niesen, früh und Abends, ohne Schnupfen.

Viel Niesen, Kriebeln in der Nase und Empfindung, als wolle Nasenbluten entstehen.

Viel Niesen des Tags, und Abgang vielen Nasen-Schleimes.

815 Verstopfung der Nase.

Verstopfung der linken Nasen-Hälfte.

Gänzliche Verstopfung der Nase, früh, beim Erwachen; es träufelt Wässrichtes heraus; nach einigen Tagen sind sie wieder offen und frei.

Vieltägige Neigung zu Schnupfen.

Stock-Schnupfen. (n. einigen Tagen.)

820 Stock-Schnupfen mit Nasen-Verstopfung; der Nasen-Schleim geht bloss durch die Choanen aus dem Munde ab.

Nitri acidum.

Stock - Schnupfen, mit Trockenheit im Halse und in der Nase, bei entzündeten, geschwollnen Nasenflügeln. (n. 5 T.)
Arger Stock-Schnupfen, ohne Ausfluss.
Arger Stock-Schnupfen, Nachts bis früh. (n. 16 St.)
Es läuft Nachts scharfes Wasser aus der Nase.
825 Er schnaubt Gelbliches aus der Nase von üblem Geruche.
Abfluss dicken, die Nasenlöcher anfressenden Nasen-Schleimes. (*Dürc,* in Hufel. Journ.)
Heftiger Schnupfen mit Kopfschmerz. (n. 4 T.)
Heftiger Schnupfen mit etwas Husten. (n. 48 St.)
Schnupfen und Husten. (n. 9 T.)
830 Schnupfen mit Wundheits-Gefühl der Nasenlöcher.
Schnupfen mit Kopfschmerz und trocknem Husten.
Schnupfen mit Würmerbeseigen.
Arger Schnupfen mit Geschwulst der Nase und Oberlippe und vorzüglich nächtlichem Husten.
Fliess-Schnupfen mit etwas Nasen-Verstopfung. (d. 2. T.)
835 Arger Fliess- und zugleich Stock-Schnupfen, mit erschwertem Athmen selbst durch den Mund, und mit Stechen im Halse beim leeren und Speise-Schlucken.
Starker Fliess-Schnupfen. (n. 2 T.)
Starker Fliess-Schnupfen, mit Reissen in allen Gliedern, nur einen Tag lang. (d. 4. T.)
Aeusserst starker Fliess-Schnupfen mit grosser Heiserkeit und Husten mit Stichen im Halse bei jedem Stosse. (n. 12 T.)
Heftiger Fliess - Schnupfen, nach Niesen und Frostigkeit. (d. 31. T.) *(Rl.)*
840 In der Kehlkopf-Gegend stechende Schmerzen.
Stechen im (Kehlkopfe?) Halse, bei langem Sprechen.
Scharfe, kratzende Empfindung in der Luftröhre. (n. 9 T.
Kratzen im Halse und Hustenreiz beim laut Lesen.
Kratzen im Halse und Husten.
845 Rauhheit des Halses, wie ein Reibeisen, nicht beim Schlingen, sondern beim Athmen fühlbar; mit Beklommenheit der Brust und Fliess-Schnupfen.
Unreine Sprache zuweilen.
Heiserkeit. (n. etl. St. u. 2 T.)
Heiserkeit, dass sie nicht sprechen konnte.
Festsitzender Schleim auf der Brust.
850 Viel Husten. (n. 3, 4 T.)
Kitzel-Husten, mit Wundheit im Halse.

Husten von einer zusammenziehenden Empfindung im Halse, vorzüglich Nachts im Schlafe.
Husten beim tief Athmen.
Früh-Hüsteln. (d. 3. T.) *(Rl.)*
855 Abends im Bette, Kotz-Husten.
Abends vorzüglich, trockner, bellender Husten.
Nachts arger Husten, gleich nach Mitternacht, 1 Stunde lang.
Vor Mitternacht, rauher, trockner Husten.
Nachts vorzüglich, Husten, der keine 5 Minuten Ruhe liess, mit Erschütterung des ganzen Körpers, wobei oft der Athem ausblieb, wie bei Keuchhusten; dabei Brust-Stechen, Halsweh und Fieber.
860 Nachts weit mehr Husten, als am Tage, er kann nur gegen Morgen schlafen; auch am Tage, weit mehr Husten beim Liegen und Einschlummern.
Krächziger Husten von der Herzgrube aus, in Anfällen, nur Nachts nicht.
Trockner Husten, wie nach Erkältung.
Schleim-Auswurf durch Husten.
Gelber, bitterlich schmeckender Auswurf.
865 Blutiger Auswurf durch Kotz-Husten, früh, im Bette, nach Schnärcheln in der Luftröhre: drauf Krankheits-Gefühl, Frost, u. s. w.
Auswurf schwarzen, geronnenen Blutes, durch Kotz-Husten.
Er hustet und kotzt schwarzes Blut aus und schnaubt auch solches aus der Nase.
Bei und vom Husten, Schmerz unterm Magen.
Beim Husten, jedes Mal ein Drücken im Kopfe.
870 Beim Husten, Schmerz in den Hypochondern.
Beim Husten, Niesen.
Beim Husten, Stiche im Halse.
Von Husten, Schmerz in der Brust.
Beim Husten und Athmen, manche Abende, Stechen in der Mitte der linken Brust, fast bei jedem Athemzuge, besonders bei Liegen im Bette.
875 Beim Husten, Wundheits-Schmerz in der Brust, wie von Etwas bösem darin.
Beim Husten ein Stich im Kreuze.
Beim Husten fährt's ins Knie, dass es knickt und es schmerzt dann beim Gehen in der Kniescheibe.

Nitri acidum.

Athemlosigkeit beim Gehen im Freien, und Schwere der Füsse.

Athemlosigkeit, Herzklopfen und Beängstigung, beim Treppen-Steigen.

880 Plötzlicher Athem-Mangel und Herzklopfen beim sachte Gehen.

Kurzäthmigkeit. (d. 1. T.)

Beengung des Athems, früh, so arg, dass sie kaum noch einige Luft holen konnte. (n. 30 T.)

Engbrüstigkeit beim Gehen im Freien.

Engbrüstigkeit, wie von Blutdrang nach der Brust.

885 Beklemmung der Brust, dass sie keinen Athem holen konnte. (n. 22 T.)

Beklemmung und Aengstlichkeit, wenn sie etwas schnell geht, mit Schweiss auf Rücken und Brust.

Beengung der Brust.

Beklemmung auf der Brust; kurzer, ängstlicher, beschwerlicher Athem.

Engheit auf der Brust, beim Sitzen und Gehen, vorzüglich aber beim zurück Biegen. (n. 3 T.)

890 Keichender Athem.

Beim Athemholen, Giemen und Schnärcheln auf der Brust.

Athem matt und langsam, dass er wohl eine Minute aushalten konnte, ohne zu athmen.

Bei jedem Athmen, Schmerz in der Brust, wie wund.

Auf der Brust so voll.

895 Gepresstheit auf der Brust.

Pressen auf der linken Brust, als wollte das Blut nicht durch's Herz.

Druck-Schmerz in der rechten Brust, früh, nach vielem leeren Aufstossen, eine halbe Stunde lang. (n. 16 T.)

Druck-Schmerz vorn an den Ribben und wie zerschlagen, auch beim Athmen fühlbar.

Arges Drücken auf der Brust, vom Halsgrübchen an, bis in die Herzgrube, ganz in der Frühe. (d. 4. T.)

900 Krampfhaftes Ziehen in der Brust.

Krampfhafter Schmerz in der Vorderbrust und im Rücken wecken ihn aus dem Schlafe.

Brust-Krampf auf Augenblicke. (d. 19. T.)

Krampfhafter Zusammenzieh-Schmerz in den rechten obern Brust-Muskeln; er musste vor Schmerz sich ganz zusammenkrümmen, einige Minuten lang. (n. 26 St.)

Nitri acidum.

Zusammenziehender Schmerz in der rechten Brust, am meisten im Sitzen.
905 Zusammenziehender Schmerz in der linken Brust, über dem Herzen, welcher den Athem beengt. (n. 27 T.)
Stechen und Ziehen am Brustbeine. *(Bthm.)*
Ein heftiger Stich durch die Lungen, Vormittags.
Stechen in der rechten Brust-Seite und dem Schulterblatte. (n. 15 T.)
Stechen in (an) der rechten Brust, beim Athmen, nicht beim Husten.
910 Ein heftiger Stich, oben innerhalb der rechten Ribben zum Unterleibe und zum Rücken heraus.
Stiche in und unter der linken Brust, wie von versetzten Blähungen.
Heftige Stiche in der linken Brust, früh, den Athem erschwerend.
Stechen in der Brust-Seite mit Uebelkeit.
Stiche und Schmerz, wie unterschworen, in beiden Brust-Seiten, beim Bücken, tief Athmen und hoch Langen.
915 Stiche, wie äusserlich an der Brust.
Drehender Schmerz in der rechten Brust-Seite.
Hitze in der obern Brust, früh, am Tage zuweilen wiederkehrend.
Hitz-Gefühl in der Brust. *(Scott.)*
Brennen auf der Brust, wenn sie nur das Mindeste salzige geniesst.
920 Blutdrang nach dem obern Theile der Brust.
Viel Blutdrang nach dem Herzen und Angst dabei.
Blutwallen nach dem Herzen und Herzklopfen. (d. 1. T.)
Wallung des Blutes im Herzen.
Klopfen in der Brust, über dem Magen, wie Herzklopfen, besonders nach stark Gehen; durch Weintrinken einige Stunden beseitigt, dann aber wiederkehrend.
925 Herzklopfen, bald schwächer, bald stärker, vorzüglich nach einiger Bewegung, mit Mattigkeit und Beängstigung, als solle er ohnmächtig werden.
Herzklopfen, in Anfällen, mit Aengstlichkeit und davon Athem-Beklemmung, eine Stunde lang.
Heftiges Herzklopfen, auf Augenblicke; bei Durchfall.
Herzklopfen, Abends im Bette. (n. 3 T.)
Eine kleine Gemüths-Erregung macht Herzklopfen.
930 Beben am Herzen, in Anfällen.

Zusammenziehende Empfindung in der Herz-Gegend, wobei es ihr ängstlich wird, was aufhört, sobald das Herz einen starken Schlag thut.

Aeusserer Schmerz der Brust, vorzüglich beim Bücken.

Wundheit in der Falte unter den Brüsten.

Jückende Fleckchen, wie Sommersprossen, äusserlich auf der Brust.

935 Zwei kleine Warzen mitten auf dem Brustbeine.

Kreuzschmerz, wie steif. (d. 12. T.) *(Rl.)*

Schmerz im Kreuze, dass er nicht auf dem Rücken liegen kann, sondern Nachts auf dem Bauche liegen muss.

Arger Schmerz im Kreuze, fast nur bei Bewegung, so dass er fast nicht gehen konnte, wie im Knochen.

Drückender Schmerz im Kreuze.

940 Zieh-Schmerz im Kreuze, gegen Abend.

Schmerzhaftes Spannen im Kreuze, dass er nicht tief athmen kann.

Stechen im Kreuze, wenn er hustet.

Pulsiren im Kreuze.

Rückenschmerz nach der geringsten Verkältung.

945 Schmerz zwischen den Schulterblättern. (n. 2, 3 T.)

Steifheit im Rückgrate.

Zusammenkneipen im Fleische des Rückens, bei Ruhe und Bewegung.

Kneipen zwischen den Schulterblättern, wie mit einer Zange.

Zieh-Schmerz im Rücken, Abends.

950 Reissen und Stechen im Rücken und in der Brust, bei Bewegung, vorzüglich Nachts.

Heftiger, anhaltender Stich in den Rücken-Wirbeln, beim Stehen.

Ein Stich zwischen den Schulterblättern von Zeit zu Zeit, worauf es ihr allemal aufstösst.

Stiche zwischen den Schulterblättern und vorn in der Brust, die den Athem hemmen, mehr beim Bücken, als beim ruhig Sitzen.

Starker Brenn-Schmerz im Rücken.

955 Brenn-Schmerz in der rechten Lenden-Gegend (Leber-Gegend?) auf einer Hand grossen Stelle, der ihn äusserst missmüthig, traurig und zum Denken und Arbeiten unfähig macht.

Krampfhafte Rucke in den Rücken-Muskeln, bei der Hand-Arbeit. (n. 12 T.)

Starkes Jücken im Rücken und nach dem Kratzen, Schmerz.

Nacken-Steifheit. (n. 24 St.)

Spann-Schmerz in den Nacken-Muskeln.

960 Haltlosigkeit im Nacken.

Knacken der Halswirbel.

Jücken im Nacken.

Schweiss im Nacken.

In den Hals-Muskeln, Ziehen, als hinge Etwas schweres daran.

965 Drüsen-Geschwulst an der rechten Hals-Seite; der Hals und die Zunge sind etwas steif. (n. 20 T.) *(Bth.)*

Kropfähnliche Geschwulst der rechten Hals-Seite.

Jücken am Halse, beim Gehen im Freien. (n. 24 St.)

Starkes Jücken unter den Armen.

Die Achsel-Drüse der rechten Seite ist schmerzhaft empfindlich, den ganzen Vormittag. (n. 3 T.)

970 Ein Drüsen-Knoten in der Achsel-Grube.

Schmerzhafte Geschwulst und Entzündung der Achsel-Drüsen. (n. 14 T.) *(Stapf.)*

Stinkender, streng riechender Achselgruben-Schweiss. (n. 4 T.)

Die Achsel linker Seite schmerzt wie von einem Schlage. *(Rl.)*

Drücken auf der rechten Achsel. (d. 2. T.)

975 Druck-Schmerz auf der Achsel, als habe sie Schweres darauf getragen.

Stiche in der linken Achsel, beim Befühlen, Athemholen, oder wenn sie friert; bei Bewegung des Armes sticht's nicht.

Die Arm-Gelenke linker Seite schmerzen.

Drücken im rechten Arme. (n. 37 T.)

Arges Spannen und Zusammenziehen in den Schultern und Armen; es zog die Arme an den Leib heran.

980 Ziehen in Arm und Hand, als hätte er sich verrenkt.

Zieh-Schmerz in beiden Armen.

Ziehen in der Armröhre.

Reissen im Arme, besonders bei Bewegung, was auch den Schlaf stört.

Hämmernder Schmerz in den Arm-Knochen, als sollten sie zermalmt werden.

985 Zerschlagenheits-Schmerz des rechten Armes. (n. 4 T.)

Nitri acidum.

Verrenk-Schmerz des linken Armes; sie kann ihn nicht vor noch hinter bringen. (n. 18 T.)

Dumpfer Müdigkeits-Schmerz und Dröhnen in den Muskeln des ganzen Armes.

Einschlafen des rechten Armes, Nachts.

Lähmigkeit im rechten Arme. *(Rl.)*

990 Nach dem Schütteln ist der Arm wie gelähmt. *(Rl.)*

Mattigkeit, der Arme, wie nach Fieber.

Rucken und Ziehen in den Armen und Fingern. (n. 3 T.)

Der Oberarm schmerzt wie zerschlagen; er kann ihn vor Schmerz nicht aufheben, und die Hand wird dabei kalt.

Zucken in den Muskeln des Oberarms, vorzüglich im dreieckigen, ohne Schmerz, den ganzen Tag.

995 Zittern in den Muskeln des rechten Oberarmes?

Das Ellbogen-Gelenk schmerzt beim Ausstrecken der Arme.

Reissen im Ellbogen-Gelenke und strahlendes Zucken von da zum Hand-Gelenke. (n. 4 St.)

Dumpfer Schmerz und Stiche im Vorderarme bis zum Rücken der Hand und der Finger. (d. 1. T.) *(Foissac.)*

Zerschlagenheits-Schmerz aussen am Vorderarme bei Bewegung und Befühlen.

1000 Dumpfer Schmerz und Stechen im Vorderarme bis zu dem Handrücken und den Fingern.

Im Vorderarme, lähmiger Zieh-Schmerz, fast den ganzen Tag. *(Rl.)*

Ziehen in der Tiefe der Vorderarm-Muskeln, an den Knochen hin. (n. 28 T.) *(Bth.)*

Reissen im linken Vorderarme und der Hand, mit Schmerz beim Befühlen.

Hitz-Gefühl in beiden Vorderarmen.

1005 In der linken Handwurzel und dem Handteller Hitze.

Anhaltendes, stetes Zittern des Vorderarmes und der Hand. (*Andry*, vom Magnete. S. 164.)

Im Hand-Gelenke rechter Seite, Druck-Schmerz.

Kneipender Druck-Schmerz im rechten Hand-Gelenke, im Nachmittags-Schlummer.

Klamm-Schmerz der Hand, beim Zugreifen. *(Rl.)*

1010 Steifheits-Schmerz in der linken Handfläche, beim Zugreifen. *(Rl.)*

Einzelne, sichtbare Zucke in den Händen.

Zieh-Schmerz in den Händen, gegen Abend. *(Rl.)*

Ziehen in der rechten Handwurzel, Secunden lang. (n. etl. St.) *(Rl.)*
Ziehen in den Händen. (d. 2. T.)
1015 Reissen im linken Hand-Gelenke.
Reissen um die Handwurzel.
Stiche in der rechten Hand. (d. 12. T.) *(Rl.)*
Starke Stiche im linken Handteller.
Zerschlagenheits-Schmerz im Hand-Gelenke.
1020 Sehr kalte Hände.
Ganz kalte Hände bei höchster Verdrieslichkeit.
Eingeschlafenheit der Hand, früh, im Bette.
Einschlafen und Taubheit der Hand, sogleich beim Auflegen. *(Rl.)*
Zittern der Hände.
1025 Schweissige Hände.
Heisser Schweiss in den Handtellern, bei Hitze und Röthe des Gesichtes.
Starkes Jücken an der linken Hand.
Jücken an den Händen, mit Frostbeulen und Geschwulst der Hände; (zu Ende April.)
Grosse blaue Buckel und Flecke an beiden Händen, Nachts am meisten jückend.
1030 Ausschlag an den Händen und zwischen den Fingern, jückenden Brennens, das durch Reiben verging.
Die Finger schmerzen bei ihrer Bewegung, in den Mittel-Gelenken spannend.
Oefterer Zieh-Schmerz in der Streck-Flechse des Zeigefingers, nach vorn zu.
Lähmiger Zieh-Schmerz im hintern Daumen-Gelenke und der Hand, beim Einschlafen und Erwachen. (n. 2 T.)
Stiche in den mittleren Finger-Gelenken; er konnte sie nicht ohne Schmerz zubiegen.
1035 Brenn-Schmerz in den Fingern der linken Hand.
Zerschlagenheits-Schmerz im linken kleinen Finger.
Arges Reissen im linken kleinen Finger. (n. 1 St.)
Absterben der Finger bei kalter Luft.
Eingeschlafenheit aller Finger, mit Kriebeln darin.
1040 Geschwulst der Finger, früh, beim Erwachen.
Schmerzhafte Geschwulst des einen Finger-Gelenkes.
Kleine, jückende Bläschen am vierten Finger, wie der Anfang einer Flechte.
Eine Eiter- (Fress-) Blase, an der Spitze des Daumens.

Nitri acidum.

Die Hinterbacken schmerzen beim Befühlen, wie wund.
1045 Die Hinterbacken schmerzen (Nachts) beim Fahren.
Schmerz in der Gegend der rechten Gefäss-Muskeln. *(Bth.)*
Das Hüft-Gelenk rechter Seite schmerzt drückend spannend, beim Aufstehen vom Sitze und Anfange des Gehens als wollte sich der Kopf des Schenkelknochens ausrenken.
Zieh-Schmerz um die Hüften.
Das Kind hinkt und kann nur mit den Zehen auftreten.
1050 Wundheit oben, zwischen den Beinen, beim Gehen.
Ein Schwär unter dem rechten Hüft-Gelenke, spannenden Schmerzes.
Wundheit oben am Oberschenkel, neben dem Hodensacke.
Jücken, oben zwischen den Beinen.
Die Beine sind schwer, vorzüglich beim Sitzen schmerzhaft.
1055 Drückendes Ziehen in beiden Beinen, von oben bis unten, Abends.
Zieh-Schmerz im rechten Beine.
Ziehen von den Hinterbacken bis in den Fuss.
Reissen in den Knochen der Beine, dass sie laut wimmern musste.
Zerschlagenheit der Beine, wie von allzugrosser Ermüdung.
1060 Zerschlagenheit und Schwere der Beine.
Grosse Schwere der Beine, dass er sich nur mühsam fortschleppen konnte.
Lähmiger Schmerz im linken Ober- und Unterschenkel, in Zwischenräumen von ein Paar Stunden. *(Rl.)*
Mattigkeit in den Beinen, bloss im Liegen, nicht beim Gehen.
Kriebeln in den Beinen, von den Hüften bis zu den Zehen, öfters bei Tag und Nacht.
1065 Hitz-Gefühl mit Lassheit in den Bein-Gelenken.
Heftig brennendes Jücken am rechten Beine, ohne Ausschlag.
Kälte und Kälte-Gefühl im ganzen rechten Beine. (n. 2 St.)
Nach Spazieren, Schwäche im linken Oberschenkel, mit Gefühl, als stocke das Blut darin.
Am Oberschenkelkopfe, Stich-Schmerz.
1070 Am Oberschenkel ein drückender Schmerz, über dem Knie, unten und innen, der das Bein schwächer und steifer macht. (n. 3 T.)
Krampfhaftes Zusammenziehen in der Mitte des Oberschen-

kels und unter beiden Waden, öfters des Tages, ein Spannen, als wären die Theile mit einem Bande zusammengezogen.

Ziehen in den Oberschenkel-Muskeln, als hinge Schweres daran.

Ziehen in den Oberschenkeln, Abends, und Jücken in ihrer Haut.

Ziehen und Reissen im Oberschenkel, vom Knie heran, beim Niedersetzen; im Sitzen nachlassend.

1075 Reissen im Oberschenkel, vom Knie heran, beim Gehen.

Klopfen und Pucken in den Oberschenkeln; als wären sie innerlich geschwürig, nicht die leiseste Berührung vertragen sie und sind bald heiss, bald kalt.

Zerschlagenheit im linken Oberschenkel.

Zerschlagenheits-Schmerz unten am Oberschenkel, beim Vorschreiten.

Zerschlagenheits-Schmerz, wie zerbrochen in beiden Oberschenkeln. (n. 6 St.)

1080 Brieckeln in der Oberschenkeln.

Jücken an den Oberschenkeln; sie musste sich blutig kratzen.

Starkes Jücken an der Aussenseite des Oberschenkels, Nachts im Bette, das nach Kratzen bald wieder kam.

Eine trockne Flechte an der Aussenseite des Oberschenkels, die bei Berührung schmerzt. *(Rl.)*

Ein Blutschwär am Oberschenkel. *(Rl.)*

1085 Die Kniekehle ist sehr gespannt und wie zusammengeschnürt, den ganzen Nachmittag. (n. 72 St.)

Schmerz in der linken Kniescheibe, dass er kaum auftreten und gar nicht gehen kann. (n. 11 T.)

Steifheits-Schmerz in der Kniekehle, dass er beim Gehen Anfangs hinken muss. *(Rl.)*

Steifheit des rechten Kniees. *(Rl.)*

Spann-Schmerz im Knie, bei Bewegung.

1090 Strammen in der Kniekehle, als wären die Sennen zu kurz. *(Rl.)*

Schmerzhaftes Zusammenziehen im Knie.

Heftiges Ziehen in den Knieen, das mit einem Zuck endet.

Reissen im Knie, bis in die Hüfte, Nachts, im Bette, nach vielem Gehen.

Stechen im Knie, beim Stehen.

1095 Stiche in der Kniekehle, Nachts.

Stich-Schmerz an der Aussenseite des Kniees, beim Gehen.

Verrenkungs Schmerz der Kniee, besonders beim Treppen-Absteigen.

Verrenkungs-Schmerz und wie zerschlagen, in der Kniescheibe, beim Gehen, vorzüglich beim Absteigen der Treppe; bei Gehen auf Ebenem mindert sich der Schmerz allmählig, hört auch wohl einige Zeit auf; auch beim stark Biegen schmerzt es, und das Knie knackt.

Knicken der Knie, beim Gehen, dass er manchmal nicht von der Stelle konnte.

1100 Geschwulst-Gefühl in den Kniekehlen, beim Gehen im Freien.

Kalte Kniee. (d. 14. T.)

Im Unterschenkel, auf Augenblicke, scharfer Schmerz vom Knie bis zu den Zeh-Spitzen herablaufend, bei Tag und Nacht.

Klamm-Schmerz des ganzen untern Theiles des Unterschenkels, in den Muskeln und Flechsen, anhaltend, und auch beim Betasten schmerzhaft.

Klamm in der Wade, gegen Morgen.

1105 Heftiger Waden-Klamm, Nachts.

Arger Klamm in der Wade, beim Anziehen des Unterschenkels.

Arger Klamm in der Wade beim Ausstrecken des Fusses, z. B. beim Stiefel-Anziehen.

Ziehen in der Mitte der Wade, in Ruhe und Bewegung, zuweilen in krampfhaftes, schnelles Zucken übergehend, in öfteren Anfällen, zwei Stunden lang. (sogleich.)

Ziehen in den Unterschenkeln bis ins Knie.

1110 Lähmiges Ziehen auf den Knochen des Unterschenkels. (Rl.)

Lähmigkeits-Schmerz im ganzen Unterschenkel, mit solcher Schwere und Lassheit, dass er nicht wusste, wohin er ihn legen solle; bloss in der Ruhe, nicht beim Gehen.

Grosse Mattigkeit und Müdigkeit am untern Theile der Unterschenkel, nach wenigem Gehen.

Hitz-Gefühl in den Unterschenkeln, die doch kalt anzufühlen sind.

Die Füsse schmerzen; er kann keine Schuhe daran vertragen.

1115 Schmerz in der Beinhaut des Ferse-Knochens. (d. 6. T.)

Ziehen in den Füssen, bis ans Knie.

Zieh-Schmerz in den Füssen, beim Gehen.

Nitri acidum.

Ziehen im obern Theile des rechten Mittelfusses. (n. 9 St.)
Zieh-Schmerz vom Fussballen bis zur Ferse, mit Schwäche-Gefühl.
1120 Reissen im rechten Fusse, früh.
Reissen im linken Fusse.
Reissen im rechten Mittelfusse. (n. 11 St.) *(Th. Mo.)*
Reissen und Stechen im rechten Fusse.
Stiche in den Fussknöcheln.
1125 Einige Stiche im rechten Fusse. (d. 10. T.) *(Rl.)*
Verrenkungs-Schmerz des Fuss-Gelenkes, früh, beim Aufstehen.
Schwere in den Fussknöcheln bis durch den Fuss, beim Gehen und Auftreten, als wären sie sehr zusammengedrückt worden.
Knicken des Fuss-Gelenkes, beim Gehen.
Starke Geschwulst der Füsse, nach Gehen im Freien.
1130 Brennen über den Fussknöcheln,
Brennen der Füsse.
Jücken an den Füssen.
Eiskalte Füsse und Beine, gegen Mittag.
Beständige Kälte der Füsse, bis an die Waden, am Tage.
1135 Schweiss des linken Fusses. (d. 6. T.)
Heftiger Schweiss der Sohlen und davon Wundheit der Zehen und Ballen mit stichlichtem Schmerze, als ginge er auf Stecknadeln.
Schweiss der Füsse, auch kalter Schweiss.
Stellt den unterdrückten Fuss-Schweiss wieder her, (in der Nachwirkung.)
Die Zehen, Sohlen und Hühneraugen sind schmerzhaft empfindlich, wie entzündet.
1140 Schmerz im Ballen der kleinen Zehe, beim Gehen.
Heftige Stiche in der rechten grossen Zehe, und in der Fusssohle, die sie lange vom Schlaf abhalten.
Schmerz unter dem Nagel der grossen Zehe. *(Rl.)*
Heftiges Brennen unter dem Nagel des linken grossen Zehes, Abends, im Bette.
Arges Kriebeln und Jücken im grossen Zeh, Abends.
1145 Röthe, Entzündung und Geschwulst des einen Zehes, mit Brennschmerz; nach Nasswerden des Fusses
Röthe und Hitze des grossen Zehes und dessen Ballen, mit Stechen darin, als wäre er erfroren gewesen.

Nitri acidum.

Frost-Beulen an den grossen Zehen.
Fress-Blasen an den Zehen.
Ein Hühnerauge brennenden Schmerzes entsteht am mittlern linken Zeh.
1150 Die Hühneraugen fangen an zu schmerzen.
Schründender Schmerz in den Hühneraugen.
Weh in allen Gliedern, wie in den Knochen.
Schmerzen in den bisher schmerzlosen Gichtknoten.
Krampfhafte Steifheit des Rückens und ganzen Körpers.
1155 Steifheit in den Untergliedern.
Spannen in Armen und Beinen.
Wie gespannt im Kopfe und ganzen Körper.
Erstarrungs-Schmerz im linken Arme und Beine.
Allgemeine Spannung der Nerven, mit viel Durst.
1160 Ziehen in allen Gliedern, wobei Renken und Dehnen sehr behaglich ist.
Zieh-Schmerz in der Beinhaut aller Knochen, wie vor Wechsel-Fieber.
Ziehen und Reissen im ganzen Körper.
Ziehen vom Fusse herauf, bis in den Rücken, bei Bewegung.
Ziehen und Brennen in den Gliedern.
1165 Häufige Zieh-Schmerzen in fast allen Theilen, schnell kommend und schnell vergehend,
Drückender Zieh-Schmerz um die Gelenke der Kniekehle, Fussknöchel u. s. w. (*Rl.*)
Zucken an allen Theilen des Körpers.
Zucken und Recken der Glieder weckt im Mittags-Schlafe zweimal auf.
Zucken und Reissen in den Gelenken.
1170 Viel Muskel-Zucken; auch Fippern der Augenlider.
Brennen in den Gelenken.
Nach Gehen schmerzen die Gelenke wie ausgerenkt.
Grosse Empfindlichkeit, früh, in den Gelenken, ohne deutlichen Schmerz.
Knacken in allen Gelenken bei Bewegung.
1175 Wie durch Laufen ermüdet, in allen Gelenken.
Stiche in allen Theilen des Körpers, bald hie bald da.
Stiche durch den ganzen Körper.
Wallungen im Blute und Mattigkeit in den Gliedern.
Fühlbares Ader-Klopfen im Oberkörper.

1180 Leicht erhitzt bei warmer Witterung und nach kleinen Bewegungen.

Eine geringe Bewegung macht Herzklopfen und Schweiss.

Bald nach dem Mittag-Essen erhitzt jede kleine Bewegung und macht Herzklopfen.

Er ist sehr verkältlich.

Er wird sehr verkältlich, was er sonst nie war.

1185 Neigung zum Schweisse und zur Verkältung.

Er kann sich Abends, in kaltem Winde, sehr leicht am schwachen Theile verkälten, und davon ziehende Schmerzen darin bekommen.

Empfindlichkeit des ganzen Körpers gegen freie Luft.

Sehr empfindlich gegen kalten Wind und sehr frostig, lange Zeit.

Leichtes Verkälten und davon Rückenschmerzen.

1190 Beim Gehen im Freien, Schweiss, drauf Kopfweh und Uebelkeit.

Beim Gehen im Freien, kurzer, doch heftiger Kopfschmerz.

Beim Gehen im Freien, reissendes Stechen im Schulterblatte, auf dem er auch Nachts nicht liegen konnte.

Beim Gehen im Freien, starker Druck über Magen und Herzgrube.

Beim Gehen im Freien, Schmerz im linken Schulterblatte und der Nieren-Gegend.

1195 Nach Spazierengehn bleiben die Füsse kalt, bei Hitze im Kopfe.

Durch Fahren im Wagen vergehen die meisten Beschwerden.

Die Beschwerden vermehren sich gegen Abend, besonders der Zieh-Schmerz hie und da. *(Rl.)*

Die Schmerzen, auch mindere, greifen ihn übermässig an, dass er ganz ausser sich ist.

Jücken über den ganzen Rücken. (n. 7 T.)

1200 Jücken über den ganzen Körper.

Starkes Jücken am ganzen Körper, ohne Ausschlag.

Arges jücken in den Kniekehlen und Ellbogen-Beugen.

Arges Jücken an der Ellbogen-Spitze, auf der Kniescheibe und auf dem Fussrücken.

Beim Kratzen der jückenden Stellen bluten sie.

1205 Jückende Stiche über den ganzen Körper, und nach Kratzen grosse Quaddeln.

Blüthen-Ausschlag. (*Blair.*)
Häufige Blutschwäre, besonders grosse, im Schulterblatte, Nacken, an den Hinterbacken, Ober- und Unterschenkeln.
Eine wundgeriebene Stelle will nicht heilen, sondern wird zum Geschwüre. (*Rl.*)
Im Geschwüre, stechender Schmerz, am meisten die ersten Tage.
1210 In dem Geschwüre und um dasselbe, flüchtige Stiche, doch noch mehr Brennen, wie von Nesseln.
Starkes Bluten des Geschwüres beim Verbinden. (n. 6 T.)
Die blutige Jauche des Geschwüres frisst, wo sie hin fliesst, die Haut an, mit beissendem Schmerze.
Dunkle Sommersprossen.
Kleine Warzen entstehen am Halse.
1215 Eine 8 Jahr alte grosse Warze (auf der Oberlippe) fängt an, schründend zu schmerzen; sie blutet beim Waschen und schmerzt beim Berühren.
Jücken in den Warzen.
Stechen und Picken in der Warze.
Geschwulst der Hände und Füsse. (*Hg.*)
Ausnehmende Magerkeit. (*Ritter.*)
1220 Abmagerung am ganzen Körper, besonders an den Oberarmen und Oberschenkeln.
Sie wird mager. (nach etl. Tagen.)
Im ganzen Körper, wie krank,
Wüstheit im Körper, nicht im Kopfe, wie nach einer grossen Krankheit.
Krank im ganzen Körper, mit Schwäche in den Gelenken und Hitze im Kopfe.
1225 Den ganzen Tag über ein recht ohnmächtiges Gefühl.
Oft so ein leises Beben durch den ganzen Körper.
Zittriges Wesen, Abends und grosse Müdigkeit, wie nach starken Strapazen. (n. 36 St.) (*Rl.*)
Zittrig, empfindlich und schwächlich im ganzen Körper.
Zittern über und über. (*Blair.*)
1230 Grosse Müdigkeit und Trägheit, wie ganz entkräftet, und zerschlagen, im Sitzen und Gehen.
Gefühl in allen Muskeln, wie bei Erholung nach starker Ermüdung. (*Stapf.*)
Schwerfällig. (n. 24 St.)
Schwere des Kopfes und der Beine.

Schwere-Gefühl der Glieder in den Gelenken, wie von Müdigkeit, früh im Bette, bei grösster Ruhe.
1235 Schwere des Körpers, beim Gehen im Freien, dass er sich kaum fortschleppen kann.
Unlust zu gehen.
Schwäche und Zerschlagenheit in allen Gelenken, wie nach starker Strapaze.
Wie zerschlagen in allen Gliedern, sie konnte kaum Arme und Beine rühren.
Sehr erschöpft, früh, nach dem Aufstehen, bis 10 Uhr.
1240 Wie gelähmt in den Gliedern.
Schwäche in allen Gelenken.
Zittern und Schwäche in allen Gelenken.
Hände und Glieder werden beim Drücken oder in falscher Lage, wie matt und lahm, als wäre der Blutlauf durch eine Binde gehemmt. (d 12. T.) *(Rl.)*
Sehr matt in den Füssen und niedergeschlagen.
1245 Sehr matt, gegen Mittag.
Grosse Mattigkeit, Nachmittags, welche Abends vergeht.
Mattigkeit, dass Alles an ihr zittert.
Schlaffheit des Geistes und Körpers.
So schwach, dass er fast immer liegen musste. (auch *Hg.*)
1250 Abends ist die Mattigkeit am grössten, besonders in den Beinen.
Anwandlungen von Schwäche bei geringer Bewegung.
Ohnmachtartige Schwäche, einen Morgen um den andern, mit Beängstigung.
Anfall von Kopfschmerz, Nachmittags, mehrere Tage nach einander, dann Uebelkeit und Aengstlichkeit; die Nächte, Erbrechen mit Ohnmacht und Durchfall.
Anfälle, täglich zweimal, erst Ziehen im Rücken, wie ein Greifen in den Seiten unter den Ribben herum in die Herzgrube gehend, wo es dreht und unter Aufstossen vergeht.
1255 Epileptischer Anfall, erst zogs in der linken Brust-Seite, dann zog's convulsivisch die Arme hin und her, eine Minute lang im Sitzen, bei ziemlicher Besinnung. (n. 12 T.)
Epileptischer Anfall, Nachmitternacht; es kam ihm in die linke Seite wie eine Maus, die sich auf und nieder bewegte, dann verlor er die Besinnung, die Arme zuckten, es zog den Kopf und den Mund hin und her, dass er sich in die Zunge biss; dann ward er ganz steif und schnarchte.

Nitri acidum.

Anfall von Kopfschmerz, früh, beim Erwachen, mit Uebelkeit und Empfindung, als wären alle Theile im Munde taub und eingeschlafen.
Starke Müdigkeit, Abends und Uebelkeit; drauf starkes Gähnen. (d. 10. T.)
Früh, nach dem Aufstehen, einige Stunden lang noch sehr zum wieder Einschlafen geneigt.
1260 Oftes Gähnen.
Tages-Schläfrigkeit. (n. 4, 22 St.)
Schläfrig und matt den ganzen Tag. (n. 32 T.) *(Bth.)*
Viel Schläfrigkeit, Nachmittags. (d. 8. T.)
Schlummersucht am Tage.
1265 Schwindelige Schläfrigkeit, dass er fast im Gehen und Stehen eingeschlafen wäre, unter Zieh-Schmerz in der Haut der Oberschenkel an der Inseite.
Abends schläfrig und frostig. *(Rl.)*
Er konnte mehrere Nächte nicht einschlafen und das Einschlafen war nur Schlummer.
Sein Nacht-Schlaf ist nur ein Halbschlaf; früh war's ihm, als hätte er gar nicht geschlafen.
Sie konnte 8 Nächte hindurch gar nicht in Schlaf kommen.
1270 Er kann Nachts vor 1 Uhr nicht einschlafen.
Sie konnte vor Munterkeit drei Nächte nicht schlafen. (d.1.N.)
Er wacht früh, 4 Uhr auf und bleibt ganz munter.
Er erwacht die Nacht allzu zeitig und kann nicht wieder einschlafen.
Er wacht alle Nächte um 2 Uhr auf und kann dann nicht wieder einschlafen, ohne eine Beschwerde zu haben.
1275 Sie wacht Nachts 1 Uhr auf und kann nicht wieder einschlafen, ohne Beschwerde, als etwas Schweiss an der linken Kopf- und Hals-Seite.
Sie erwacht Nachts fast alle halbe Stunden. (d. 2. N.)
Er wacht Nachts wohl acht bis zehn Mal auf.
Schlaflosigkeit, Nachts und Unruhe, bis früh, 4 Uhr; dann Schlaf mit ängstlichen Träumen.
Er wacht Nachts oft auf und kann dann lange nicht wieder einschlafen.
1280 Oefters Erwachen die Nacht, und Umwenden von einer Seite zur andern.
Unerquicklicher, unruhiger Schlaf.

Unruhiger Schlaf, er schläft spät ein, erwacht öfters und träumt viel und schreckhaft.

Sie springt Nachts mehrmals im tiefsten Schlafe aus dem Bette auf, ganz wach über ein eingebildetes schreckhaftes Ereigniss, geht umher und besinnt sich dann erst, dass es nur Täuschung sey.

Nachts schwatzt sie im Schlafe mit über dem Kopfe liegenden Händen, und schnarcht.

1285 Nachts, unruhiges Erwachen mit Angst.

Nachts wacht er zwei, drei Mal auf mit Kopfschmerz und kann dann unter 1, 2 Stunden nicht wieder einschlafen.

Nachts, Nasenbluten.

Nachts, im Schlafe und Halbschlafe, schwerer, gepresster Kopf.

Um Mitternacht, ziehendes und stechendes Zahnweh mit etwas Zahnfleisch-Geschwulst.

1290 Nachts, Erwachen zum Trinken und Harnen.

Nachts; Durst. (n. 13 T.)

Nachts, viel Durst, zuweilen.

Nachts, die erste Hälfte, heftiges Aufstossen und Magenkrampf.

Nachts, starkes Magen-Drücken.

1295 Nachts erwacht sie mit Magenweh. (n. 50 St.)

Früh, beim Erwachen, Drücken im Magen und Rücken.

Nachts, Unruhe im Bauche und öfteres Erwachen.

Nachts, im Schlafe, Magenweh, was beim Erwachen vergeht.

Nachts, Unruhe und Angst im Unterleibe, bei Hitze im Kopfe und den Händen.

1300 Nachts, Leib-Kneipen und unruhiger Schlaf.

Nachts, Krämpfe im Bauche.

Nachts, beim Erwachen, und früh, viel Brennen im Mastdarme.

Nachts, Schlaflosigkeit, wegen kalter Füsse.

Nachts, Eiskälte der Fusssohlen, die ihn nicht schlafen lässt.

1305 Abends, nach Niederlegen, ein starker Stich in der rechten Brust.

Im halben Schlafe, Schmerzen, deren er sich beim Erwachen nicht deutlich erinnert. *(Rl.)*

Nachts unterbrochner Schlaf, wegen Athem-Beengung.

Nachts, nach 3 Uhr, erwacht er mit lebhaftem Herzschlage, und Pulsiren unter dem Schlüsselbeine, ohne Angst.

Nitri acidum.

Nachts erwacht er mit Angst, muss husten, und wenn er Nichts zu trinken hat, sich erbrechen.
1310 Vor Mitternacht, im Schlafe, trockner Husten.
Nachts, Stechen und Zwicken, bald unter der Brust, bald im Rücken.
Nachts, Stiche am Herzen, Hitze und Durst.
Nach Mitternacht, krampfhafte Schmerzen in der Brust und gegenüber im Rückgrate, durch Einathmen erhöht.
Nachts, im Bette, Zucken im linken Beine.
1315 Abends, im Bette, die Unterschenkel wie taub und todt, drauf Klamm darin, am meisten in den Waden, endlich Stechen und Brickeln in den Fersen.
Nachts vorzüglich, Reissen in den Beinen.
Nachts, heftiges Stechen im rechten Oberschenkel.
Nachts bloss, Müdigkeit in den Füssen; am Tage keine, selbst nicht vom grössten Spaziergange.
Nachts, Blutdrang nach Brust und Herz.
1320 Nachts, kurz nach dem Einschlafen, Alpdrücken.
Gleich nach dem Einschlafen, ängstliche, alpartige Beklemmung, als läge Jemand unter ihm und fasste ihn mit den Armen um den Bauch, dass er sich nicht losmachen könne.
In wunderlichen, geilen Träumen, eine Art Alpdrücken mit Schweiss.
Nachts, beim Erwachen, und früh, beklemmter Athem und Aengstlichkeit.
Nachts erwacht er mit Beängstigung. (n. 5 T.)
1325 Einen Augenblick nach dem Erwachen ist er voll Furcht.
Nachts, schwerer, unerquickender Schlaf, aus dem er früh schwer und nur mit ängstigender Mühe erwachen kann.
Früh, beim Erwachen, Beben durch den ganzen Körper.
Früh, beim Erwachen, innere Unruhe, besonders in den Armen.
Nachts im Bette, Angst, wie Herzklopfen mit Uebelkeit, ohne Brecherlichkeit, als hätte sie Böses begangen; sie konnte nicht im Bette bleiben; mit der Hand fühlte sie kein Herzklopfen; es dauerte zwei Stunden.
1330 Nachts, viel Phantasiren.
Alle Nächte, Schwärmerei statt Schlafes.
Nachts, schwärmerische Träume von Schmauserei und Trink-Gelagen.

Abends, im Bette kamen ihm allerlei Gestalten vor, welche
gingen, liefen, verschwanden, entstanden, grösser und
kleiner wurden; dabei Frost.
Sehr lebhafte, schwärmerische Träume von Tages-Geschäften, früh, dann sehr müde.

1335 Beim Einschlafen, Zusammenfahren, wie durch Schreck.
Aufschrecken im Schlafe und Zucken der Glieder. (n. 20 T.)
Während des Mittags-Schlummers im Sitzen, Aufschrecken,
wie von einem elektrischen Schlage.
Nachts, beim Liegen auf dem Rücken, schreckt er auf und
bekömmt einen Stich in die rechte Brust.
Oefteres ängstliches Erwachen aus unruhigem Schlafe.

1340 Beängstigende Träume und heftiges Aufschrecken.
Sehr ängstliche Träume, Nachts, viele Nächte.
Aengstlicher Traum, Nachts, als müsse er sterben.
Aengstliches Träumen Nachts, dass ihr beim Erwachen alle
Pulse schlugen.
Aengstlichkeit, Nachts.

1345 Aengstlicher Schlaf, mit Wimmern.
Ae͏̈ngstliche, lebhafte, traurige Träume.
Aengstliche Träume und Schreien im Schlafe.
Wüste Träume und halbes Schlaf-Wachen, Nachts. *(Rl.)*
Träume von Verbrechen, die er begeht.

1350 Träume von Leichen.
Schreckhafte Träume.
Fürchterliche Träume.
Grausiger Traum, erst heiterer Traum.
Aergerliche Träume im unruhigen Früh-Schlafe. *(Rl.)*

1355 Aergerlicher Traum die ganze Nacht, der sich auch nach
Erwachen im zweiten Schlafe fortsetzte.
Nachts wenig Schlaf, unter vielem Gähnen; sie konnte
sich vor Mitternacht nicht erwärmen.
Kälte der Haut am ganzen Körper, Nachts.
Frost, Abends vor Schlafengehn und beim Nieder-
legen, am ganzen Körper, $\frac{1}{4}$ Stunde lang.
Frostigkeit des ganzen Körpers, bei warmen Füssen. (n. 2 T.)

1360 Kälte der Hände und Füsse. (n. 2 T.)
Kälte der Haut am ganzen Körper.
Kühle-Empfindung am Leibe und Kopfe, ohne Ursache, 2
Stunden lang.
Frösteln, vorzüglich Abends.

Nitri acidum.

Frost, Nachmittags, ohne Hitze darauf; den ganzen Tag war ihm so dämlich.
1365 Frösteln, Abends, bei Bewegung im Bette.
Frostigkeit.
Frost-Schauder, selbst im warmen Zimmer.
Frost und Schauder, wie von Gänsehaut, mit Haar-Sträuben.
Oefterer Schauder, vorzüglich Vormittags.
1370 Anhaltender innerer Frost, Abends, bei äusserer Wärme des Körpers, die er nicht fühlt, (er drängt sich zum Ofen), und Kopfschmerz, als wäre der Kopf fest zusammengebunden.
Heftiges Fieber mit Frost, vorzüglich im Rücken; er ist nicht zu erwärmen und hat doch innere Hitze. *(Bth.)*
Frostigkeit, selbst früh, im Bette, und den ganzen Tag; Nachmittags erst, Gesichts-Hitze.
Frost und Schütteln, Abends, dann fliegende Hitze mit Trockenheit im Halse.
Frostigkeit, Abends, im Bette, von Schlafengehn bis Mitternacht (im August); dann trockne Hitze an Beinen, Kopf und Körper.
1375 Fieberhaft abwechselnd, kalte Hände und Hitze am Kopfe.
Fieber-Frost, Nachmittags, eine Stunde lang; dann Hitze über und über, eine Viertelstunde; drauf zweistündiger allgemeiner Schweiss; Durst weder im Froste noch in der Hitze. (n. 4 T.)
Eintags-Fieber, nach (Erkältung von) langem Fahren in heftigem Winde, Frost, drei Stunden lang, drauf sechsstündige Hitze mit ungeheurem Schweisse. (n. 36 T.)
Fieber-Frost, Nachmittags, im Freien, anderthalb Stunden; dann, im Bette, trockne Hitze, mit halbwachem Phantasiren, ohne Schlaf; erst gegen Morgen Schweiss und Schlaf.
Erst trockne Hitze, dann starker Frost, früh, im Bette.
1380 Fieber-Hitze mit schnellem Pulse.
Grosse Hitze im Gesichte, Abends, mit eiskalten Händen, ohne Durst. (n. 3 T.)
Fliegende Hitze in den Backen, mit Durst, und Abends drauf sehr schläfrig.
Hitze im Gesichte und Kälte am übrigen Körper.
Hitze im Gesichte, früh, beim Erwashen, und Neigung zum Schweisse.
1385 Fliegende Hitze, gegen Abend, über und über, und schnell überhingehender Schweiss.

Hitze und Durst, bei wenigem und trübem Urin.

Innere, trockne Hitze, mit Durst und fiebriger Mattigkeit.

Hitze in den Augen, Kreuzschmerz und grosse Aengstlichkeit.

Fliegende Hitze von Zeit zu Zeit. *(Stapf.)*

1390 Anfälle fliegender Hitze, mit Feuchten der Hände, öfters des Tages.

Fliegende Hitze und Uebelkeit, Abends, vor Schlafengehn.

Vielmal fliegende Hitze, am Tage.

Fliegende Hitze in den Backen, ohne Durst. (n. 30 St.)

Trockne Hitze am ganzen Körper. (n. 5 T.)

1395 Vermehrte, beständige Wärme im Körper, bei Tag und Nacht, wie nach geistigen Getränken, mit vermehrter Neigung, auszudünsten.

Stete Hitz-Empfindung im ganzen Körper, ohne Durst; sie kann Tag und Nacht fast keine Bedeckung und nur kühle Zimmer leiden.

Kann die warme Stube weniger vertragen, als sonst.

Das nicht warme Zimmer deuchtet ihr zu heiss. *(Rl.)*

Hitze, Abends, besonders an den Füssen.

1400 Gesichts-Hitze, Abends. *(Rl.)*

Hitze in der Haut. *(Rl.)*

Hitze oft im Gesichte und den Händen, bei vieler Mattigkeit in den Gliedern.

Trockne Hitze, Nachts. (n. 8 T.)

Grosse Hitze, Nachts, und Schlaflosigkeit.

1405 Nachts, viel Hitze, besonders in den Oberschenkeln.

Nachts, wie heiss im Blute vorzüglich in den Händen; sie konnte davor wenig schlafen.

Hitze über den ganzen Körper weckt sie Nachts öfters, ohne Schweiss, mit argem Durste, von Trockenheit im Halse, tief unten; sie muss sich öfters im Bette umwenden; der Durst währte 20 Stunden.

Ungleicher Puls; nach einem regelmässigen Schlage folgen zwei kleine schnell hinter einander; der vierte blieb ganz aus.

Schweiss bei kalten Händen und blauen Nägeln.

1410 Früh-Schweiss.

Nächtliches Duften.

Nacht-Schweiss, eine Nacht um die andere stark

Nacht-Schweiss, alle Nächte.

Nacht-Schweiss, zwanzig Tage nach einander. (n. 10 T.)

Nitri acidum.

1415 Nacht-Schweiss, worin er unter angenehmen Ideen erwacht.
Nacht-Schweiss, am meisten an den Füssen.
Nachts, Schweiss auf der Brust.
Nacht-Schweiss bloss an den Theilen, auf denen sie liegt.
Nacht-Schweiss, sogleich, wenn er sich mit dem Bette zudeckt.
1420 Nacht-Schweiss im Schlafe.
Uebelriechender Schweiss, mehrere Nächte.
Mehr und übelriechender Schweiss, bei Körper-Arbeit.
Saurer, sehr übelriechender Schweiss, wie Pferde-Harn.
Säuerlicher Nacht-Schweiss, mehrere Nächte.

Nitrum, Kali nitricum, Salpeter.

(Die aus einer Auflösung Eines Theils trocknen, sogenannt gereinigten, käuflichen Salpeters in 6 Theilen heissen Wassers bei tiefen Frost-Graden angeschossenen Krystalle sind zum Behufe homöopathischen Gebrauchs die vorzüglichsten, da sie fast absolut frei von Kochsalze sind. Sie werden wie andre trockne Arznei-Substanzen dynamisirt.)

Den Aerzten älterer Schulen war, ausser den (noch jetzt wüthenden) Blut-Entziehungen, das Hauptmittel, um vermehrten Blutumlauf und Entzündungs-Fieber zu mindern und wie sie wähnten, zu stillen — ihr arzneiliches Haupt-Antiphlogistikum. Fast zu keiner andern Absicht wussten sie sich desselben in Krankheiten zu bedienen. Da aber der Salpeter beim innern Gebrauche seine grosse, Frost und Kälte erzeugende Kraft nur in seiner Erstwirkung hervorbringt und ihnen nicht einfiel, die Krankheits-Symptome, welche durch Arzneien bei gesunden Menschen erzeugt werden, auf die ähnlichen der natürlichen Krankheiten (homöopathisch) anzupassen und so nach dem einzig wahren Heil-Gesetze der Natur zu heilen, so konnten sie auch mit den palliativem Salpeter-Gebrauche nur Schaden anrichten und mittels der bei ihnen eingeführten Art, die Arzneien (und so auch den Salpeter) in grossen Gaben zu reichen, bei Entzündungs-Krankheiten mit diesem Salze bloss Sinken der Kräfte und dauernde Schwäche-Fieber, sonst auch Nervenfieber genannt, erzeugen, die oft den Tod herbeiführten, wie die Erfahrung mehrer Jahrhunderte gelehrt hat.

Eine ganz andre und entgegengesetzte Anwendung desselben lehrt uns die Homöopathik, verbunden mit der Kenntniss der eigenthümlichen und reinen Wirkungen der Arzneien und so auch des Salpeters auf gesunde Menschen, wovon die hier folgenden den Anfang machen, welche der Fortsetzung in hohem Grade werth sind.

Bisher erwies sich dasselbe hülfreich, wo unter andern auch folgende Zustände zugegen waren.

Appetit-Mangel, mit Durst; Heftigster Magen - Krampf; Nachmittägige Blähungs-Versetzung; Durchfall, ohne Leibweh; Husten im Freien, und beim Treppen-Steigen; Husten, bei jedem Anhalten des Athems; Blut-Husten; Engbrüstigkeit, darf nicht niedrig mit dem Kopfe liegen; Stiche in der Brust beim tief Athmen; Stiche im Schulterblatte; Ermattende Schweisse; Tägiges Fieber mit Zieh-Schmerz in den Beinen.

Hr. *Dr. Schréter* fand den ätherischen Salpetergeist als Milderungs-Mittel allzu heftiger Wirkungen des Salpeters, besonders der Kopfschmerzen davon; Kampher steigerte die Beschwerden.

Die Namens-Verkürzungen der Mitbeobachter sind: *Ng.*, der Ungenannte in Hartlaub und Trink's rein. Arzneimittellehre; *Sr., Dr. Schréter; T., M. Pr. Tietze.*

Nitrum.

Aengstlichkeit öfters, **Nachmittags**. (n. 20 T.) *(Sr.)*
Aengstlich, mit Schweiss am ganzen Körper. *(Ng.)*
Aengstlich, matt, mit Schweiss in der Herzgrube, Nachmittags bis Abend. (d. 30. T.) *(Ng.)*
Langeweile, Weinerlichkeit, trübsinniges Aussehen. *(Ng.)*
5 Nachdenklich und sorglich.
Verzagtheit; sie glaubt sterben zu müssen. *(Ng.)*
Verdriesslichkeit. (d.1.T.) *(Jörg, Mater. z. e. k. Arzneimittellehre.)*
Verdriesslich, missmuthig, unaufgelegt. *(Sr.)*
Unruhig, bange, furchtsam, empfindlich, ärgerlich. *(Sr.)*
10 Dumm im Kopfe und schläfrig. (d. 9. T.) *(Ng.)*
Unaufgelegt zum Denken und abgespannt, früh, bei Wärme-Gefühl im Gesichte und heisser Stirn. *(T.)*
Betäubt und schwer im Kopfe, früh, wie nach Rausch. *(Sr.)*
Duselig im Kopfe, früh, wie nach Trunkenheit. *(Ng.)*
Düster, eingenommen im Kopfe, schwerfällig im Denken, vergisst Alles unter der Hand. *(T.)*
15 Schwindel und Kopf-Angegriffenheit. (sogleich.) *(Jörg.)*
Schwindel und leichte Eingenommenheit des Kopfes. *(Jörg.)*
Torkeln im Gehen, ohne Schwindel. *(Ng.)*
Kopfweh, früh, wie von Nacht-Schwärmen. *(T.)*
Schwere-Gefühl im Kopfe. (n. 2 St.) *(T.)*
20 Schwere-Gefühl und Kopfschmerz vorn in der Stirn. (d. 1. T.) *(Ng.)*
Schwere-Gefühl und Eingenommenheit in der Stirn, zwei Stunden lang. *(Ng.)*
Anhaltende Schwere und Schmerz über den ganzen Kopf. (d. 1. 2. T.) *(Jörg.)*
Eingenommenheit und Klopfen in der Stirn. (d. 9. T.) *(Ng.)*

Kopfweh in der linken Schläfe und Stirn-Gegend, mit Taumel, Schwindel-Gefühl, Torkeln und schweissiger Aengstlichkeit. *(Ng.)*

25 Zerschlagenheits-Schmerz und grosse Empfindlichkeit auf dem Scheitel. (d. 2. T.) *(Ng.)*

Kopfweh nach dem Mittag-Essen. (d. 21. T.) *(Ng.)*

Kopfweh im Scheitel, nur früh, beim Aufstehn, fünf Tage lang. *(Ng.)*

Kopfweh, das den Schlaf hindert, die ganze Nacht, selbst früh noch. (n. 40 T.) *(Ng.)*

Kopfschmerzen über den Augenbrauen, nach mässigem Genusse von Kalbfleisch. *(Jörg.)*

30 Kopfweh, beim Erwachen, Vollheit im Bauche, Durchfall mit Frostigkeit. *(Ng.)*

Drücken im Vorderkopfe den ganzen Tag, als sollten ihr die Augen herausspringen, und als lägen Steinchen um sie herum. *(Sr.)*

Arger Druck-Schmerz in der Tiefe des Kopfes, hinter dem linken Auge. (n. 10 St.) *(T.)*

Druck-Schmerz in der rechten Schläfe. *(T.)*

Drücken auf dem Scheitel, als läge ein Stein darauf. (d. 7. T.) *(Sr.).*

35 Drücken auf dem Scheitel, stärker beim Hand-Auflegen. (d. 3. T.) *(Sr.)*

Heftiges zusammen Drücken im Hinterhaupte, dass ihr Alles steif wird; dann Schmerz im Nacken, wie Ziehen an den Haaren, bis auf die Schultern, und mit Spannen und Stichen über das Gesicht und den Hals, unter Verhinderung des Schlingens, Aengstlichkeit, und Athem-Versetzung; von 11 Uhr Vormittags bis 4 Uhr Nachmittags. (d. 3. 4. T.) *(Sr.)*

Beim herunter Bücken des Kopfes war der Kopf-Schmerz beinah unerträglich. *(Sr.)*

Vor Kopfschmerz konnte sie nicht essen. (d. 27. T.) *(Sr.)*

Beim Kopfschmerz zieht es ihr die Augenlider zu. *(Sr.)*

40 Der Kopfschmerz im Hinterhaupte lindert sich vom Haar-Aufbinden. *(Sr.)*

Kopf- und Halsschmerz dauert von Abend bis über Nacht, und den Tag darauf, besonders ist die linke Seite angegriffen. *(Sr.)*

Drückender Schmerz nach dem Hinterhaupte zu, der sich nach und nach in Stechen verwandelt, das durch Berührung vermehrt wird, auch in der Ruhe, als taktweises Stechen erscheinend. *(T.)*

Druck- und Schwere-Gefühl im Hinterhaupte, öfters. (d. 13. T.) *(Ng.)*

Drückender Kopfschmerz, Abends. (d. 14. T.) *(T.)*

45 Drückender Kopfschmerz, vorzüglich Nachmittags. (d. 12. T.) *(J.)*

Ein reissendes Drücken in der rechten Stirn-Seite, hinter dem Auge, nach dem Hinterhaupte zu, ärger nach Kaffee, wie auch beim Gehen, tacktmässig stechend; beim Fahren (im Freien) gemildert. *(T.)*

Spannender Schmerz in der Tiefe des Kopfes, nach dem Mittag-Essen. *(T.)*

Auseinander treibender Schmerz im Kopfe, mit Stichen im linken Ohre und den Schlüsselbeinen, von wo der Schmerz bis in die Ellbogen ging. (d. 22. T.) *(Sr.)*

Zusammenziehender Schmerz in der Stirn und den Augen, der sich in der Nasenspitze vereinigt und hier grabst und greift *(Sr.)*

50 Zusammenzieh-Schmerz im Scheitel, zwei Stunden lang. *(Ng.)*

Zusammenzieh-Schmerz im Scheitel, mit Schwere im Kopfe, Nachmittags und die folgende Nacht. (n. 6 T.) *(Ng.)*

Ziehen und Reissen im Hinterhaupte, dass sie den Kopf nicht bewegen konnte, mit Steifheit im Nacken, eine Stunde lang; drauf, nach 2 Stunden, Ziehen und Reissen in den Schulterblättern, mit grosser Mattigkeit; sie konnte die Füsse kaum rühren; zugleich Kälte, ohne Durst, Nachts Hitze ohne Durst, und ohne Schweiss darauf. (d. 6. T.) *(Sr.)*

Reissen in der rechten Schläfe, von Abend bis früh, durch Aufdrücken etwas erleichtert. (n. 30 T.) *(Ng.)*

Reissen in der linken Schläfe von Zeit zu Zeit. (d. 8. T.) *(Sr.)*

55 Stechen und auseinander Pressen in der linken Stirn-Seite, beim Vorbücken. *(T.)*

Stechender Schmerz in taktmässigen Absätzen, am schlimmsten beim Gehen, in der Stirn hinter den Augen; in der Ruhe nur einzelne Stiche in langen Pausen, den ganzen Nachmittag und Abend. *(T.)*

Feines Stechen in der linken Schläfe, gleich nach dem Mittag-Essen. (d. 15. T.) *(Ng.)*

Einzelne Stiche auf der linken Scheitel-Seite. *(T.)*
Ein heftiger Stich in der linken Hinterhaupt-Seite, während der Regel. (n. 29 T.) *(Ng.)*
60 Lockerheits-Gefühl und Stechen im Gehirn. *(Ng.)*
Hacken und Stechen im Kopfe, mit Drücken um die Augen und Schläfrigkeit bei Zunahme der Schmerzen. *(Sr.)*
Kopfweh auf dem Scheitel, wie Ziehen an den Haaren. *(Ng.)*
Schmerz auf einer Stelle rechts am Scheitel, wie Zusammenziehung der Kopf-Bedeckungen früh, nach dem Aufstehn. *(Ng.)*
Zuckender Schmerz im Hinterhaupte, wie im Knochen, und nach $\frac{3}{4}$ Stunden auch im Hüftbeine, wo er sich erst nach einigen Stunden verlor und endlich mit einem Spann-Schmerz hinter dem rechten Ohre wechselte, der die ganze Nacht fortdauerte. *(T.)*
65 Brennendes Klopfen an der linken Hinterhaupt-Seite, Abends im Bette. *(Ng)*
Blut-Andrang nach dem Kopfe. (n. 20 M.) *(Jörg.)*
Grosse Empfindlichkeit des Scheitels beim Befühlen. *(Ng.)*
Grosse Empfindlichkeit der äussern Kopfhaut, sie schmerzt beim Drücken. (n. 5 T.) *(Sr.)*
Die Haare gehen ihr stark aus. (n. 30 T.) *(Ng.)*
70 Kleine räudige Stellen auf dem Haarkopfe, mit Jücken. (n. 28 T.) *(Ng.)*
Viel Blüthen am Nacken und Hinterhaupte, die den folgenden Tag wieder vergehen.) (n. 30 T.)
Die Augen schmerzen drückend, als wäre Sand oder Staub hinein gerathen, den ganzen Vormittag. (n. 16 T.) *(Ng.)*
Drücken im linken Auge unter dem obern Lide, wie von einem Haare. *(Sr.)*
Heftiges Jücken an beiden obern Augenhöhl-Rändern, öfters. (d. 4. T.) *(Ng)*
75 Jücken im rechten Auge und stete scharfe Thränen, welche herabrollen.
Brennendes Beissen, besonders im linken Auge, wie von Salzwasser. (d. 28. T.) *(Ng.)*
Brennendes Beissen in den Lidern des rechten Auges; er muss reiben. *(T.)*
Brennen der Augen, die das Licht nicht vertragen. (n. 17 T.) *(Ng.)*
Heftiges Brennen der Augen, mit Röthe in den Winkeln, drei Tage lang. *(Ng.)*

80 Heftiges Brennen der Augen, früh, nach dem Aufstehen, aber nach Waschen vergehend. (d. 14. T.) *(Ng.)*
Brennen der Augen und Schwäche, wie von Schlaf. (d. 6. T.) *(Ng.)*
Brennen in den äussern Augenwinkeln. (d. 3. T.) *(Ng.)*
Heftiges Brennen und Thränen der Augen, früh, nach Waschen mit kaltem Wasser. *(Ng.)*
Brennen und Thränen der Augen, früh. (d. 22. T) *(Ng.)*
85 Aus dem rechten Auge fliesst immer unwillkührlich Wasser heraus.
Reissen, beständig, in den innern Augenwinkeln. *(Ng.)*
Verklebtheit des rechten Auges, mit Schleim, früh. (d. 15. T.) *(Ng.)*
Verklebtheit beider Augen, früh. (d. 19. T.) *(Ng.)*
Farbige, bunte Räder vor den Augen, bei guter Seh-Kraft, zwei Tage lang. *(Sr.)*
90 Regenbogenfarbiger Kreis um das Licht, Abends. *(Jörg.)*
Vorübergehende Blindheit. *(Geiseler,* in Hufel. Journ.)
Nach eingenommenem Salpeter ward es ihr von Kampher-Geruch oft schwarz vor den Augen, dass sie Nichts sah. *(Sr.)*
Ohrenschmerz, ein Spannen im rechten Gehörgange. *(Ng.)*
Reissen im rechten Gehörgange. (d. 7. T.) *(T.)*
95 Stechen im rechten Ohre, dass sie Nachts nicht darauf liegen konnte. (d. 34. T.) *(Sr.)*
Stumpfer Stich-Schmerz im rechten Ohre. *(T.)*
Ein Stich im rechten Ohre, dann Zwängen darin. *(Ng.)*
Stechen im Ohre, mit Kopfschmerz. (d. 35. T.) *(Sr.)*
Klingen vor den Ohren. (sogleich.) *(Jörg.)*
100 Klingen der Ohren. (d. 37. T.) *(Ng.)*
Helltönendes Läuten im linken Ohre. *(Ng.)*
Anhaltende Taubheit. *(Geiseler.)*
Heftiges Jücken im äussern Gehörgange. (d. 15. T.) *(Ng.)*
Entzündung und Geschwulst des rechten Ohrläppchens, mit heftigem Brennen und Zucken, dass er kratzen muss, bei Hitze und Röthe des Ohrläppchens. *(T.)*
105 Spann-Schmerz hinter dem rechten Ohre, den ganzen Tag, mit Stechen hinter dem linken Ohre, bei Abnahme des Schmerzes. *(T.)*
Reissen hinter den Ohren, zwei Stunden lang. (d. 14. T) *(T.)*
Heftige Stiche hinter dem linken Ohre, nach dem Kiefer-Gelenk hin. *(T.)*

Nitrum.

Stechen hinter dem rechten Ohre, wie in der Tiefe des Kopfes. *(T.)*

In der rechten Nasenhöhle, Geschwulst-Gefühl; sie schmerzt beim Drucke. *(Ng.)*

110 Wundheits-Schmerz der rechten Nasenhöhle, oben, mit Empfindlichkeit bei äusserm Drucke. *(Ng.)*

Brennen in der rechten Nasenhöhle, wie wund, beim Schnauben. (d. 4. T.) *(Ng.)*

Ein Geschwür tief in der rechten Nasenhöhle, das sich nach einigen Tagen mit Schorfe bedeckt. (n. 19 T.) *(Ng.)*

Bluten aus dem Grindchen der Nasenspitze; den Tag darauf, Nasenbluten, doch keine Erleichterung im Kopfe davon. *(Sr.)*

Bluten der Nase, dreimal in einer Woche; das Blut war scharf, wie Essig. (n. 20 T.) *(Sr.)*

115 Bluten der Nase, Nachmittags. (n. 20 T.) *(Ng.)*

Blut aus dem linken Nasenloche beim Schnauben. *(Ng.)*

Geronnenes Blut oder kleine Blut-Kügelchen kommen beim Schnauben aus der Nase. (n. 17 T.) *(Ng.)*

Jücken an der rechten Nasen-Seite und später feines Stechen an der Spitze derselben, gegen Abend. (d. 5. T.) *(Sr.)*

Jücken und Kriebeln an der Nasenspitze. (d. 22. T.) *(Sr.)*

120 Eine spannend schmerzende Pustel an der linken Nasenseite. *(Ng.)*

Greifen und Brennen um die Nasenflügel herum. *(Sr.)*

Schmerz der Nasen-Spitze, als sollte ein Eiter-Blüthchen darauf entstehen. (d. 6. T.) *(Sr.)*

Brennen der Nase, rings herum, mit Wühlen und Greifen, durch Berührung vermehrt, mit Geschwulst des rechten Nasenloches, als wenn ein Ausschlag darin wäre und mit Luft-Mangel darin. *(Sr.)*

Schmerz der Nasen-Knochen, besonders beim Anfassen.

125 Rothe Nasenhaut, wie entzündet.

Entzündete Nasenspitze. (d. 37. T.) *(Sr.)*

Im Gesichte, Spann-Schmerz in den Wangen, mit Röthe derselben, bei vermehrtem Klopfen im Kopfe, wie in der Mitte des Gehirns. *(T.)*

Reissen in den Jochbeinen. *(T.)*

Empfindliches Reissen, in den linken Gesichts-Knochen. *(Ng.)*

130 Reissen, erst in der rechten Kinn-Seite, dann unter dem äussern rechten Fussknöchel, im Sitzen. *(Ng.)*

Stechen auf der linken Wange, wie mit Nadeln, und darnach
  Brennen. (d. 38. T.) *(Sr.)*
Nagender Schmerz im linken Oberkiefer, dicht am Nasenflügel. (d. 5. T.) *(Ng.)*
Zuckender Schmerz im rechten Jochbeine, Nachts. *(T.)*
Zuckender, aussetzender Schmerz im Jochbeine, nach dem
  Scheitel zu, den ganzen Tag, zuweilen auch im Hand-
  Gelenke. *(T.)*
135 Zuckender Schmerz im Oberkiefer und den Jochbeinen. *(T.)*
Blässe des Gesichtes wie nach langer Krankheit. (n. 30 T.)
  (Ng.)
Blasses, krankes Aussehen. *(Ng.)*
Oefteres starkes Jücken im Gesichte.
Eine warzenartige Erhöhung auf der linken Wange wird
  grösser und jückend. *(Ng.)*
140 An der Oberlippe, Blasen mit entzündetem Umkreise und
  spannendem Schmerze. (n. 16 St.) *(Ng.)*
Im Kiefer-Gelenke rechter Seite, Drücken und stumpfes
  Stechen, bei Bewegung und beim Schlingen. (d. 5. T.) *(T.)*
Reissen im linken Unterkiefer bis in den Kopf und mit Zahn-
  weh derselben Reihe, durch Drücken und Liegen darauf
  erleichtert, Abends, im Bette. *(Ng.)*
Zahnschmerz, ziehend und stechend, bald rechts, bald links,
  in den obern Backzähnen, im Freien, wie im Zimmer.
  (T.)
Zuckender Zahnschmerz in der linken obern Reihe, wie
  Geschwür. *(Ng.)*
145 Oefteres Zucken in einem obern Backzahne. *(Ng.)*
Reissende Zahnschmerzen, mit Reissen im Kopfe, von früh
  bis Mittag. *(Sr.)*
Ein heftiger Riss in einem linken obern Zahne. *(Ng.)*
Schiessendes Reissen in den obern Vorderzähnen, im Freien;
  Abends und den andern Morgen. (n. 39 T.) *(Ng.)*
Stiche in einem hohlen Zahne bei Berührung, dabei das
  Zahnfleisch entzündet, geschwollen, roth, schmerzhaft,
  leicht blutend. (n. 20 T.) *(Sr.)*
150 Bohrende Zahnschmerzen, mit Drücken im Kopfe, und bald
  Hitze, bald Kälte, gegen Mittag; Abends leichter. *(Sr.)*
Geschwür-Schmerz in den obern, besonders den hintern
  Zähnen. (d. 8. T.) *(Ng.)*
Klopfender Zahnschmerz weckt sie früh um 3, und Nachts

Nitrum. 471

12 Uhr aus dem Schlafe, durch Kaltes sich verschlimmernd, durch Warmes unverändert. *(Ng.)*
Pochendes Zahnweh in der linken obern Reihe, Abends, beim Gehen im Freien. (d. 17. T.) *(Ng.)*
Toben in einem obern, faulen Backzahne, als wenn die Luft ein und auszöge. *(Ng.)*
155 Zuckende Schmerzen in den Zähnen. (d. 8. T.) *(T.)*
Leise zuckendes Zahnweh in einem obern linken Backzahne. *(T.)*
Der Zahnschmerz wird durch Einziehen der Luft heftiger und erstreckt sich bis in die Schneidezähne. *(T.)*
Wackeln eines obern Backzahns, mit Geschwür - Schmerz darnach, einen Tag lang. *(Ng.)*
Das Zahnfleisch der Inseite der rechten Oberzähne scheint geschwollen, mit heftigem Klopfen darin. *(Ng.)*
160 Geschwulst des rechten obern äussern Zahnfleisches, mit grosser Schmerzhaftigkeit. *(Ng.)*
Scorbutischer Zustand. *(Richter, Arzneimittellehre IV.)*
Die Zunge brennt an der Spitze und vordern Fläche, wie wund (zerschnitten), Abends. (d. 15. 16. T.) *(Ng.)*
Kleine, brennende Blüthchen an der Zungen-Spitze, die sich Abends vermehren. (n. 14 T.) *(Ng.)*
Eine brennende Blase an der Spitze der Zunge. (d. 18. T.) *(Ng.)*
165 Weissschleimig belegte Zunge, ohne Veränderung des Geschmackes und Appetites, die ganze Zeit. *(Jörg.)*
Sprachlosigkeit. *(Geiseler.)*
Mund-Gestank, den sie selbst nicht merkt. *(Ng.)*
Kälte vom Munde bis in den Magen, sogleich, und einige Stunden darauf, Brech-Uebelkeit. *(Jörg.)*
Trockenheit des Mundes, nach der Kühlung desselben. (d. 5. T.) *(Jörg.)*
170 Ungewöhnliche Trockenheit des Mundes, vor und nach dem Mittag-Essen; er muss oft trinken. (d. 1. T.) *(Jörg.)*
Trockenheit im Munde, ohne Durst, nach dem Frühstück vergehend. (d. 11. T.) *(Ng.)*
Schleimiger Mund, früh. (d. 3. T.) *(Ng.)*
Geschwulst der Speichel- und Unterkiefer-Drüsen, mit Härte und Schmerz und vermehrter Speichel-Absonderung. *(Jörg.)*
Sie verschlückert sich leicht, bei jedem Genusse. *(Ng.)*
175 Halsweh, Tag und Nacht, mit Entzündung des Gaumensegels und Zäpfchens, 4 Tage lang. (n. 10 T.) *(Ng.)*

Halsweh, Nachts, sehr heftig, als wolle der Hals zuwachsen, und könne sie keinen Athem bekommen. *(Ng.)*

Druck-Schmerz im Halse, wie bei beginnender Entzündung, 24 Stunden lang. (n. 9 St.) *(T.)*

Schneidendes Halsweh, wie im Kehlkopfe, mit verhindertem Schlingen. (n. 8 T.) *(Sr.)*

Stichlichter Schmerz im Halse, beim Schlingen vermehrt. *(Ng.)*

180 Stechendes Halsweh, früh beim Aufstehn, auch äusserlich, bei Druck auf den Kehlkopf und beim Essen. *(Ng.)*

Stechender Schmerz im Halse, links, beim Schlingen und Sprechen; durch Genuss von Speise erleichtert. (d. 16. 17 T.) *(Ng.)*

Stechen in der Mitte des Halses und Rachens, beim Schlingen. *(T.)*

Kitzeln im Halse; er muss rachsen, leert aber Nichts aus. *(Ng.)*

Rauheit im Halse. (sogleich.) *(Ng.)*

185 Rauh und kratzig im Halse; sie muss oft rachsen, wobei es in der Brust schmerzt; Abends und früh. (n. 8 T.) *(Ng.)*

Rauh im Halse, mit Heiserkeit und Brennen im Schlunde, wie Sood. *(Ng.)*

Brennen im Schlunde, drei Tage lang, durch kalt Trinken nur auf kurze Zeit erleichtert. *(Ng.)*

Schleim-Rachsen, Nachmittags, mit Auswurf eines Stückes an Gestalt und Derbheit wie Leber, mit süsslichtem Geschmacke. *(Ng.)*

Unangenehmer, ekelhafter Geschmack im Munde, den ganzen Tag. (n. 18 T.) *(Ng.)*

190 Saurer Geschmack im Halse, früh, nach dem Aufstehen. *(Ng.)*

Säuerlicher Geschmack und vermehrter Speichel-Zufluss im Munde, bis nach dem Mittag-Essen. (d. 8. T.) *(Jörg.)*

Appetitlosigkeit mit vermehrtem Hunger. (d. 2. T.) *(Jörg.)*

Verminderter Appetit, mit aufgetriebenem Bauche, Abgang vieler Winde und Pressen und Zwängen im Mastdarme. *(Jörg.)*

Verminderte Esslust. *(Richter.)*

195 Der Appetit scheint ganz unterdrückt und das mässige Mittag-Brod will nicht schmecken. *(Jörg.)*

Kein Appetit, doch isst sie aus Gewohnheit, ohne Beschwerde. *(Ng.)*

Nitrum. 473

Guter Appetit, trotz aller Beschwerden und Schmerzen.
(n. 30 T.) *(Sr.)*
Heisshunger, Vormittags, jedesmal eine Viertelstunde, mit
leichtem Schneiden um den Nabel wechselnd. *(Jörg.)*
Heftiger Heisshunger, Vormittags, mehrere Male. *(Jörg.)*
200 Durstlosigkeit und guter Appetit, die meisten Tage. *(Ng.)*
Durst, ohne sonderlichen Appetit.
Vermehrter Durst. (n. 2 St.) *(Jörg.)*
Heftiger, anhaltender Durst. (d. 1. T.) *(Jörg.)*
Vermehrter Durst, von früh bis Abend. (d. 9. T.) *(Jörg.)*
205 Durst, Nachmittags, mit Brennen im Schlunde, nach Wasser-
trinken vergehend. (d. 20. T.) *(Ng.)*
Aufstossen. (d. 1. T.) *(Jörg.)*
Aufstossen, öfters, und Uebelkeit. (sogleich.) *(Jörg.)*
Schlucksen, früh, nüchtern. (d. 14. T.) *(Ng.)*
Soodbrennen. (n. $\frac{1}{2}$ St.) *(Jörg.)*
210 Soodbrennen und Heisshunger, ohne Appetit. (n. 2 St.) *(Jörg.)*
Uebelkeit. (d. 8. T.) *(Jörg.)*
Uebelkeit weckt sie Nachts aus dem Schlafe und vergeht
erst nach Schleim-Aufschwulken. *(Ng.)*
Brech-Uebelkeit im Magen. (bald.) *(Ng.)*
Brech-Uebelkeit im Magen, und schmerzhaftes Umgehen
im Bauche, dann Abführen. *(Ng.)*
215 Brech-Uebelkeit mit Drücken im Magen und Ekel vor Spei-
sen, früh 5 Uhr, im Bette. *(Ng.)!*
Brech-Uebelkeit im Magen, mit Wasser-Aufschwulken. *(Ng.)*
Brech-Uebelkeit, Zittern am ganzen Körper, Kopfweh, wie
zerschlagen und drückend, Würgen im Halse, Brennen
der Augen, matt, wie schläfrig, Reissen und Stechen im
Scheitel und Hinterhaupte, Schneiden in den Därmen, und
zuletzt Abführen erst weichen Kothes, dann blossen Schleimes; Abends, 9, 10 Uhr. *(Ng.)*
Brech-Uebelkeit und Würgen. *(Ng.)*
Brech-Uebelkeit, Nachmittags, herauf Dämmen aus dem
Magen, Brech-Würgen, dann Aufschwulken bittern Wassers mit Erleichterung; nach $\frac{1}{2}$ Stunde und Abends wiederholt. (n. 50 T.) *(Ng.)*
220 Heftiges Erbrechen. *(Richter.)*
Erbrechen mit Salpeter-Geschmacke, nach vorgängiger Uebel-
keit. (sogleich.) *(Jörg.)*
Erbrechen, erst von Schleim und Wasser, dann blutigen
Schleimes. *(Ng.)*

Heftiges Erbrechen. *(Falconer*, mem. of thermed. soc.)

Blutiges Erbrechen. *(Falconer.)*

225 Magenschmerzen. *(Falconer. — Alexander*, med. Vers. und Erfahr. *— Richter.)*

Magenweh, wie von Verderbniss desselben, doch ohne Brecherlichkeit. (n. 50 T.) *(Ng.)*

Heftiger Schmerz im Magen und ganzen Körper. (sogleich.) *(Jörg.)*

Wabblicht im Magen, mit Wasser-Ansammlung im Munde, (während der Regel.) *(Ng.)*

Drücken im Magen und Leibschneiden, ohne Ausleerung, von Nachmittag bis Abend. *(Jörg.)*

250 Neigung zu Magen-Krampf. *(Richter.)*

Leises Drücken und Brennen in der Magen-Gegend, nach und nach zu dumpfem Bohren vermehrt, nach einer halben Stunde, ein Schneiden nach dem Laufe der Därme. *(Jörg.)*

Scharfe, stechende Schmerzen im Magen und ganzen Körper, so heftig, dass er ohne die empfindlichsten Schmerzen nicht athmen kann. *(Jörg.)*

Unangenehmes Gefühl im Magen, als wolle sich darin Etwas umdrehen, früh, nach dem Aufstehen. *(Ng.)*

Pulsiren in der Gegend des Magen-Mundes. *(Jörg.)*

255 Kälte-Gefühl im Magen. *(Richter.)*

Kälte und Schmerz im Magen. (bald.) *(Jörg.)*

Eiskälte im Magen, mit Schmerz bei Berührung; Abends vergehend nach dem Niederlegen; dabei Brech-Uebelkeit und Wasser-Aufschwulken; Ebenso am 20. Morgen, nach Milch-Suppe, doch ohne Brecherlichkeit. *(Ng.)*

Brennen im Magen mit heftigen Stichen in der Magengegend. (d. 2. T.) *(Jörg.)*

Entzündung des Magens. *(Richter.)*

240 Druck-Schmerz in der Herzgrube. *(T.)*

Drücken in der Herzgrube, zwei Stunden lang, Nachmittags. (d. 18. T.) *(Ng.)*

Drücken und Nagen in der Herzgrube, die auch bei äusserem Drucke schmerzt. (d. 22. T.) *(Ng.)*

Druck in die Herzgrube hinein, wie von einem Knopfe, mit Empfindlichkeit auch gegen äussern Druck; gleich nach dem Mittag-Essen. (d. 20. T.) *(Ng.)*

Schwere und Vollheit in der Herzgrube-Gegend. *(Jörg.)*

245 Ohnmachtartige Schwäche um die Herzgrube. *(Ng.)*

Schneidendes Stechen in der Herzgrube und Oberbauch-Gegend, nach dem Frühstücke. *(T.)*

Im linken Hypochonder, Schmerz, wie nach einem starkem Schlage; mit Kreuzschmerzen, die oft so stark waren, dass sie nicht liegen konnte, und denen Weissfluss folgte, 8 Tage lang, der mit den Kreuzschmerzen erst nach der Regel aufhörte. *(Sr.)*

Stechen in der linken Ribben-Gegend in taktmässigen Absätzen, nach Heben einer Last. *(Ng.)*

Bauch-Schmerzen. *(Falconer.)*

250 Heftiger Bauch-Schmerz, vorzüglich in der rechten Seite, auf Kalbfleisch-Genuss, nach zwei Stunden in drückendem Magenschmerze endend, bei Leere-Gefühl im Magen; drauf, nach einigen Stunden wieder Leibschneiden, abnehmend und die ganze Nacht fortdaurend. *(T.)*

Heftiger Bauch-Schmerz und Winde-Abgang darauf. *(T.)*

Dunkles Schmerz-Gefühl in den Nerven-Gegenden. (d. 4 T.) *(Jörg.)*

Stumpfer, brennender Druck, bald hier, bald da, an mehreren Stellen des Bauches über dem Nabel. *(Ng.)*

Heftige Druck-Schmerzen in der Lenden-Gegend, in der Ruhe ärger, dass sie umher gehen muss, sich zu erleichtern; durch gelindes Streichen lässt der Schmerz nach, vermehrt sich aber beim Husten so heftig, dass sie schreien muss. *(Sr.)*

255 Vollheits-Gefühl im Bauche, ohne Schmerz, früh; Nachmittags zwei Mal ein mehr flüssiger Stuhl. (d. 5. T.) *(Jörg.)*

Auftreibung des Bauches, bis zum Platzen, Abends. *(Ng.)*

Aufgetriebner, gespannter Bauch. (d. 5. T.) *(T.)*

Auftreibung und Stechen in der linken Bauch-Seite, durch Zusammenkrümmen erleichtert. *(Ng.)*

Starke Auftreibung des Bauches, mit Abgang vieler stinkender Winde, bei ordentlichem Stuhle. (d. 20. 21. T.) *(Ng.)*

260 Auftreibung des Bauches und Winde-Abgang, (mit Stuhldrang) bald nach einer neuen Gabe. *(Ng.)*

Heftiger Zusammenzieh-Schmerz in der linken Weiche, im Gehen; sie musste öfters innehalten; es benahm ihr den Athem; dann halbflüssiger Stuhl mit Schleim, unter Aufhören des Schmerzes, der öfters auch stechend war, Abends. (d. 11. T.) *(Ng.)*

Zieh-Schmerz in den dünnen Gedärmen, gegen Abend. *(Jörg.)*

Empfindlicher Zieh - Schmerz in der Lenden - Gegend, durch Bewegung des Körpers verstärkt; bei vermehrtem Harne. *(Jörg.)*

Kneipendes Umgehn im Bauche, ohne Stuhldrang, öfters aussetzend. (d. 4. T.) *(Ng.)*

265 Kneipen im Bauche, bald hier, bald da, öfters. (d. 5. T.) *(Ng.)*

Umkollern im Bauche, mit Kneipen bis an den Magen herauf; der auch äusserlich empfindlich ist, und bis unter die linke Bauch-Seite, wo es sticht, mit Auftreibung, häufigem Winde-Abgange, und Gefühl wie zum Durchfalle; zwei Stunden lang. (n. 38 T.) *(Ng.)*

Kneipende, dann stechende Schmerzen im Bauche und Kreuze, besonders früh und Abends. (d. 8. T.) *(Ng.)*

Kneipender Schmerz im ganzen Bauche, Abends, mit herum Poltern; es geht bis unter die linke Brust, wo es stach. *(Ng.)*

Schneiden zuweilen in der Nabel-Gegend, mit Gefühl, als solle er öfters zu Stuhle; doch nur die gewöhnliche Leibes-Oeffnung. (d. 5. T.) *(Jörg.)*

270 Leichtes Leibschneiden, das bald an Heftigkeit zunimmt. (sogleich.) *(Jörg.)*

Schneiden im Bauche, früh, und Abends, mehrere Tage. *(Ng.)*

Stiche plötzlich, heftig und schmerzhaft, an verschiedenen Stellen des Bauches, Abends. (d. 10 T.) *(Ng.)*

Stiche, Abends, in beiden Nieren-Gegenden, am Heftigsten in der rechten, und sehr empfindlich beim tief Athmen. *(T.)*

Stechen in der Mitte beider Darmbeine, im Sitzen. *(Ng.)*

275 Schmerzhaftes Stechen in der linken Leisten-Gegend, durch das Darmbein heraus, im Gehen. *(Ng.)*

Ein heftiger Stich im rechten Schoosse, und zugleich im Darmbeine. (d. 8. T.) *(Ng.)*

Stechen und Brennen im Unterbauche, wie auch im Mastdarme, nach dem Mittag-Essen, durch Bewegung verschlimmert. (d. 10. T.) *(Ng.)*

Plötzliche Stösse in der linken Bauch-Seite, wie von Etwas lebendigem. *(Ng.)*

Schmerzhaftes Würgen um den Nabel herum, mit Uebelkeit, nach dem Mittag-Essen im Gehen. *(T.)*

280 Leerheits-Gefühl in der Gegend des Quer-Darms. *(T.)*

Brenn-Schmerz im Bauche, beim gebückt Sitzen, bis in das
Kreuz; durch Aufrichten vergehend. (d. 21. T.) *(Ng.)*
Heftig reissendes Brennen wie in der Tiefe des Beckens,
Abends, mehr in der Ruhe, als bei Bewegung; schien auch
im Hüftbeine oder im Hüft-Gelenke zu seyn. *(T.)*
Drängen und Drücken nach dem Bauchringe zu. (d. 5. T.)
(T.)
Heftiges Kollern und Poltern im Bauche, Nachts. (d. 9. T.)
(Jörg.)
285 Herumgehen im Bauche. (n. 25 Min.) *(Jörg.)*
Knurren im Bauche, ohne Stuhl, von früh bis Abend. (d. 29. T.)
(Ng.)
Viel Winde-Abgang Abends, mit Kratzen im Mastdarme.
(T.)
Der Stuhl setzt einen und zwei Tage aus. *(Ng.)*
Vergeblicher Stuhldrang. (d. 10. T.) *(Ng.)*
290 Oefterer Stuhldrang, ohne dass mehr Ausleerungen folgen.
(Jörg.)
Oefteres Pressen auf den Mastdarm, und doch erst Abends
Stuhl. *(Jörg.)*
Beim gewöhnlichen Stuhle, Pressen und Zwängen im After.
(Jörg.)
Pressen und Zwängen auf den Stuhl, nach zwei Stunden nach
der Ausleerung. *(Jörg.)*
Stuhldrang und darauf gewöhnlicher Stuhl mit anhaltendem
Drange darnach. *(Jörg.)*
295 Zweimal gewöhnlicher Stuhl, den ersten Tag, mit starkem
Drücken, obgleich in dünnem Zuge. *(Ng.)*
Stuhl, Abends, mit starkem Pressen. (d. 19. T.) *(Ng.)*
Träger Stuhl. (d. 4. u. 5. T.) *(T.)*
Harter, geringer Stuhl, um Mittag. (d. 2. T.) *(Jörg.)*
Harter, schwieriger Stuhl. (d. 5. T.) *(T.)*
300 Harter Stuhl, wie Schaflorbeeren geformt. *(T.)*
Mehr harter, als weicher Stuhl. (n. 14 T.) *(Ng.)*
Abends zum zweiten Male harter Stuhl, mit Stechen zuvor
in beiden Schössen, dann auch im After; wiederholt am
folgenden Morgen. *(Ng.)*
Harter Stuhl, Abends, mit starkem Drücken, und mit Stechen
in der Scham. *(Ng.)*
Harter Stuhl, mit Brennen im After darnach. (d. 8. T.)
(Ng.)

305 Harter Stuhl, mit solcher Anstrengung, dass der Mastdarm heraustrat. (n. 15 T.) *(Ng.)*
Harter Stuhl, gegen Abend zweimal, mit Anschwellung der Blut-Aderknoten. (d. 35. T.) *(Ng.)*
Gewöhnlicher Stuhl, mit Kneipen und Schneiden im Bauche zuvor. *(Ng.)*
Eiliger Drang zu gewöhnlichem Stuhle, zweimal erfolgend, nach vorgängigem stechendem Kneipen im Bauche und von da rückwärts nach dem Kreuze gehend; wie von Blähungen; früh, nach dem Erwachen. *(Ng.)*
Ordentlicher Stuhl, nach vorgängigem Kneipen und Schmerzen im Bauche und Kreuze. *(Ng.)*
310 Dreimal harter Stuhl. (d. 9. T.) *(Ng.)*
Der Stuhl wird weicher und dünner. (d. 2. T.) *(Jörg.)*
Weicher oder durchfälliger Stuhl, die ersten Tage, mit Kollern und Umgehen. *(Ng.)*
Weicher Stuhl. (sogleich.) *(Ng.)*
Weicher Stuhl nach dem Mittag-Essen, dann Brennen und Stechen im After, dass sie nicht sitzen konnte. *(Ng.)*
315 Weicher Stuhl, und zuvor Kneipen und Schneiden im Bauche. (d. 35. T.) *(Ng.)*
Zwei sehr weiche Stühle, Abends, zuvor schmerzhaftes Kneipen im Bauche und Stuhldrang. *(Ng.)*
Zweimal weicher Stuhl, an einem Tage, mit heftigem Kneipen unter dem Nabel, bis in die Brust, wo es stechend ward. *(Ng.)*
Breiartiger Stuhl, dreimal, und bei dem dritten, Schneiden im ganzen Darmkanale, das auch nachher noch anhält. (d. 1. T.) *(Jörg.)*
Durchfall wechselt die ersten Tage öfters mit Stühle ab. *(Ng.)*
320 Zweimal weicher Stuhl, und einmal Durchfall mit Zwang darnach. (d. 29. T.) *(Ng.)*
Zweimaliger Durchfall. (d. 4. T.) *(Sr.)*
Durchfall. (d. 14. u. 27. T.) *(Ng.)*
Mehrere Durchfall-Stühle, ohne Leibweh.
Durchfälle (Bauchflüsse.) *(Alexander.)*
325 Drei dünne Stühle, ohne Leibschneiden. (d. 3. T.) *(Jörg.)*
Vormittags zwei gewöhnliche und Abends zwei mehr flüssige Stühle. (d. 1. T.) *(Jörg.)*
Weicher, durchfälliger Stuhl, mit Kollern und Poltern zuvor. (d 6. T.) *(T.)*

Zweimaliger Durchfall mit viel Winde-Abgang. *(Ng.)*
Durchfall mit heftigen Bauchschmerzen. *(Richter.)*
330 Durchfall und zuvor Leibschneiden. (d. 20. T.) *(Ng.)*
Drei Durchfall-Stühle, früh, nach nächtlichem heftigem Leibschneiden. (d. 4. T.) *(Jörg.)*
Zwei dünne Stühle, mit Leibschneiden zuvor und Stuhldrang, der auch nachher noch fortdauert; Abends viel Winde-Abgang unter Verschwinden des Bauchwehes und Stuhldranges. (d. 3. T.) *(Jörg.)*
Vier wässrichte Stühle, mit Leibschneiden den ganzen Tag. (d. 8. T.) *(Jörg.)*
Durchfall und fast stetes Kneipen um den Nabel, nur selten aussetzend. (d. 41. 42. T.) *(Ng.)*
335 Schleimige Ausleerungen, drei Tage lang. *(T.)*
Mit Schleim überzogener Stuhl. (d. 25. T.) *(Ng.)*
Blutige Stühle. *(Richter.)*
Blut-Abgang vom After, beim harten Stuhle, doch ohne Schmerz. (d. 24. T.) *(Ng.)*
Die Mastdarm-Aderknoten vergrössern sich und schmerzen stechend. (d. 5. T.) *(T.)*
340 Die Blut-Aderknoten sind mehr hervorgetrieben, doch ohne Schmerz, und werden bald wieder kleiner. (d. 36. T.) *(Ng.)*
Ein Brennender Druck am After, Ausser dem Stuhle. (d. 27. T.) *(Ng.)*
Harn vermindert. (n. 10 T.) *(Ng.)*
Seltener Abgang gelblichen, mit einer Wolke versehenen, klaren, durchsichtigen Harnes, bis spät in die Nacht. (d. 1. T.) *(Jörg.)*
Oefterer Drang zum Harnen, bis tief in die Nacht. (d. 8. T.) *(Jörg.)*
345 Harndrang, zuerst nur ein Paar Tropfen und dann erst der ordentliche Strahl, öfters. (d. 23. T.) *(Ng.)*
Oefterer Harndrang mit geringem Abgange, bis Abend. *(Jörg.)*
Vermehrter Harndrang, mit geringem Abgange jedes Mal, ins Ganze aber Vermehrung des den Tag über gelassenen Harnes. *(Jörg.)*
Dreimaliges Harnen von 10 Uhr früh bis Nachmittags, jedes Mal zwei Unzen, ohne dass er Etwas getrunken hatte. *(Jörg.)*
Vermehrter Harn die ersten Tage. *(Ng.)*

350 Vermehrter Harn-Abgang, selbst Nachts ; bei festem Stuhlgange. (d. ersten Tage.) *(Ng.)*
Oefterer, reichlicher Harn-Abgang, bis Abends 10 Uhr. (d. 5. T.) *(Jörg.)*
Vermehrter Harn, mehrere Tage. (n. 16 T.) *(Ng.)*
Vermehrte Harn-Absonderung. *(Richter.)*

Vermehrte Absonderung hellen Harnes. *(Jörg.)*
355 Wässrichter, heller Harn, Vormittags alle 2 Stunden Nachmittags und Abends fast alle Stunden. (d. 2. 3. T.) *(Jörg.)*
Häufiger Abgang blassen, trüben Harnes, und öfteres Drängen und Pressen nach dem After, bei gewöhnlicher Stuhl-Ausleerung. (d. 1. T.) *(Jörg.)*
Der Harn mehrt sich täglich und bildet röthliche Wolken, längere Zeit. *(Jörg.)*
Harn reichlicher, dunkler und röther; nach mehreren Stunden ein Satz darin, der sich nach Schütteln in Flocken erhebt. (n. etl. St.) *(Jörg.)*
Harn nicht sparsam und schnell hinter einander abfliessend, durchsichtig, klar, wenig gelb; nach 24 Stunden wenige Flocken oder Wolken darin. (d. 1. u. 2. T.) *(Jörg.)*
360 Röthliche Wolken im vermehrten Harne. (d. 2. T.) *(Ng.)*
Schleimiger Satz im vermehrten Harne. (d. 3. T.) *(Jörg.)*
Harn mehr geröthet und getrübt, aber nicht reichlicher. (d. 1. T.) *(Jörg.)*
Beim Harnen, empfindliche Stiche in der Gegend der Vorsteher-Drüse. *(T.)*
Brennen in der Harnröhre beim Harnen. (d. 8. T.) *(Ng.)*
365 Brennen in der Harnröhre beim Harnen, und sehr verminderter Harn. (n. 50 T.) *(Ng.)*
Feine Stiche an der Mündung der Harnröhre. *(T.)*
Ein jückender Stich in der Ruthe, Nachmittags, im Sitzen. (d. 32. T.) *(Ng.)*
Geschlechtstrieb vermehrt. *(T.)*
Erektion früh im Bette. (d. 27. T.) *(Ng.)*
370 Erektion, Mittags, ohne wohllüstige Gedanken. (d. 17. T.) *(Ng.)*
Nach einer unbefriedigten Geschlechts-Aufregung, früh, heftiges Ziehen, Drücken und Spannen in beiden Hoden und längs der Samenstränge bis in die Bauchhöhle, mehrere Stunden lang; dabei die Hoden sehr schmerzhaft, selbst

Abends noch Spannen darin bis in die Samenstränge. *(T.)*
Die Regel bleibt aus. *(Ng.)*
Regel 5 Tage zu spät. *(Ng.)*
Regel einige Tage früher und stärker als sonst, drei Tage lang, doch fast nur 2 Tage fliessend, mit schwarzem Blute, wie Dinte. *(Sr.)*
375 Regel um einen Tag zu früh, mit Schmerzen im Kreuze und den Untergliedern. *(Ng.)*
Regel etwas länger und stärker, als gewöhnlich. *(Ng.)*
Die am 4ten Tage nur geringe Regel ward nach einer neuen Gabe gleich stärker, dicker, mit Stücken Blutes, am folgenden Tage aber wieder weniger. *(Ng.)*
Die schon zu Ende gehende Regel verstärkt sich nach einer neuen Gabe sogleich, mit Bauch- Kreuz- und Schenkel-Schmerzen, kommt aber nach etlichen Stunden wieder in Ordnung. *(Ng.)*
Monatliches viel flüssiger, als sonst. *(Ng.)*
380 Während der Regel Durst. (d. 19. T.) *(Ng.)*
Empfindlichkeit im Magen, mit Wasser-Ansammlung im Munde bei der Regel. *(Ng.)*
Bei der Regel Bauch- und Kreuzschmerzen. *(Ng.)*
Bei der Regel, Mattigkeit und Schmerz in den Beinen; sie torkelt im Gehen. *(Ng.)*
Während der Regel Brennen in der rechten Weiche, beim gebückt Sitzen. *(Ng.)*
385 Bei der (verstärkten) Regel, Kneipen im Bauche. *(Ng.)*
Weissfluss, dünn, weiss, das Hemde steifend, mit Zerschlagenheits-Schmerz im Kreuz, eine Woche lang. (n. 30 T.) *(Sr.)*

Viel Niesen. (fast sogleich.)
Oefteres Niesen. (d. 19. 20. T.) *(Sr.)*
Starkes Niesen, früh. (d. 30. 40. T.) *(Ng.)*
390 Schnupfen mit Niesen, bald nach erneuter Gabe. *(Ng.)*
Schnupfen, bald trocken, bald fliessend, doch beständig. *(Ng.)*
Heftiger Schnupfen, mit Verstopfung der Nase, Geruchs-Verlust und unreiner Sprache. (d. 11. 12. T.) *(Ng.)*
Schnupfige Sprache. (n. 50 T.) *(Ng.)*

IV.

Verstopfung der Nase, mit öfterem Niesen (d. 19. T.) *(Ng.)*

395 Verstopfung der Nase, 2 Tage lang, dann eiterartiger, stinkender Nasen-Schleim mit Niesen. (n. 48 T.) *(Ng.)*

Mehr Stock- als Fliess-Schnupfen, mit Brennen äusserlich um die Nase.

Es laufen ihm einzelne Tropfen Wasser aus der Nase, ohne Schnupfen.

Heiserkeit und Husten; sie rachset ganze Stücken Schleim aus; dabei Stock-Schnupfen; (während der Regel.) *(Ng.)*

Im Kehlkopfe, Spann Schmerz beim Athmen. (n. 35 T.) *(Sr.)*

400 Husten Tag und Nacht, mit Wundheits-Schmerz in der Brust; dann Schnupfen mit Verstopfung und Jücken in der Nase. (d. 13. T.) *(Ng.)*

Husten mehr früh, als am Tage. *(Sr.)*

Husten und betäubender Kopfschmerz weckt sie Nachts, um 3 Uhr; wie sie sich hebt und rührt, wird der Husten ärger. (d. 22. T.) *(Sr.)*

Der Husten benimmt ihr fast den Athem. *(Sr.)*

Husten mit Wundheit in der Brust, nebst Kopf- und Halsweh. (d. 17. T.) *(Ng.)*

405 Husten von einem Kitzel in der Mitte der Brust nach Eintritt ins Zimmer, anhaltend. *(Ng.)*

Husten-Reiz von Kitzel in der Luftröhre. (d. 4. T.) *(Ng.)*

Trockner Husten. (d. 4. u. 5. T.) *(Ng.)*

Trockner Husten, mit Rauhheit im Halse und Schwere auf der Brust. (d. 6. T.) *(Sr.)*

Trocknes Hüsteln, den ganzen Tag, dabei schlägt das Herz, dass sie es fast hört. (d. 20. T.) *(Sr.)*

410 Trocknes Hüsteln, 14 Tage lang, mit dumpfem Spannen, Zusammenziehen und Drücken in der Brust; unter dem Brustblatte eine Rauhheit, die sie zum Husten reizt, und die einige Minuten darnach nachlässt. *(Sr.)*

Beim Husten, Rückenschmerz.

Beim Husten, Schneiden unter dem Brustblatte. *(Sr.)*

Beim Husten, Gefühl, als sey Etwas in der Brust los. (d. 30. T.) *(Sr.)*

Bis sich früh der Auswurf lösst, hat sie starkes Brennen in der Brust, bis in den Hals hinauf. (d. 26. T.) *(Sr.)*

415 Husten mit erleichterndem Auswurfe. (d. 23. T.) *(Sr.)*

Husten und Auswurf, am meisten Abends, nach Niederlegen.

Nitrum.

Säuerlich riechender Brust-Auswurf.
Schleim-Auswurf mit Blut, beim Husten.
Blut-Auswurf bei geringem Husten.
420 Blut-Husten zum Vollmonde.
Blut-Auswurf, Nachmittags, 2 Mal bei trocknem Husten. (d. 14. T.) *(Ng.)*
Auswurf geronnenen Blutes, nach Schleim-Rachsen, (während der Regel.) (d. 25. T.) *(Ng.)*
Der Athem im Steigen beklemmt, Stechen in der Brust und Husten mit Auswurf klaren Blutes. (d. 24. T.) *(Sr.)*
Krampfhaftes Zusammenziehen der Brust, mit Beängstigung und Erstickungs-Furcht, wechselnd mit krampfhaftem Ziehen im Hinterkopfe und Nacken, linker Seite, so dass sie den Kopf rückwärts halten musste, und so heftig zuweilen, dass sie aufschrie. (d. 25. T.) *(Sr.)*
425 Engbrüstigkeit in der Gegend des Halsgrübchens.
Engbrüstigkeit. *(Alexander,* med. Vers. u. Erfahr.)
Eng um die Herzgrube, wie von schmerzhaftem Zusammenziehen, im Gehen und Stehen, früh. *(Ng.)*
Zusammenschnürung der Brust, mit ängstlicher Athem-Verkürzung, Vormittags im Stehen. (d. 22. T.) *(Ng.)*
Zusammenziehen, früh, im Liegen, vom Rücken in die Brust, als würde die Lunge zusammengeschnürt, mit Verhinderung des tief Athmens; will sie diess, so muss sie vorher nach Luft schnappen, und dann hustet sie darauf. (d. 4. T.) *(Sr.)*
430 Schwere und Beengung der ganzen Brust. (d. 1. T.) *(Ng.)*
Beim tief Athmen und Schnauben, schmerzhafte Empfindung in der Herzgrube und Magen-Gegend. *(T.)*
Drückender Brustschmerz, kurz dauernd. *(T.)*
Druck-Schmerz auf der Brust, Nachmittags. (d. 23. T.) *(T.)*
Druckschmerz am untersten Ende des Brustbeins. (n. 38 St.) *(T.)*
435 Spann-Schmerz über die Brust, von Nachmittag bis Abend. (d. 1. T.) *(Jörg.)*
Stiche oben in der rechten Brust, vorzüglich beim Liegen auf der rechten Seite und tief mit dem Kopfe.
Stiche in der rechten Brust beim Husten und tief Athmen.
Stechen in der Mitte der Brust, nach beiden Seiten und gegen die Achselgrube hin sich verbreitend, im Gehen (während der Regel.) *(Ng.)*

Stechen oben in der Mitte der Brust, nach dem Mittag-Essen. (d. 28. T.) *(Ng.)*

440 Ein heftiger Stich in den obern Theil des Brustbeines, links. (d. 18. T.) *(Ng.)*

Stich-Schmerz auf den untern rechten Ribben, durch Husten und Lachen erregt, zwei Tage lang. (n. 20 T.) *(Ng.)*

Feine Stiche auf der rechten Brust-Seite. (bald.) *(Ng.)*

Stechen unter den rechten kurzen Ribben, in der Seite nach dem Rücken zu, wie hinter der Leber. *(T.)*

Einzelne Stiche in der linken Seite unter den Ribben, von Nachmittag bis Abend. (d. 1. T.) *(T.)*

445 Stechen unterhalb der linken Brust, mehr beim Gehen, als in der Ruhe. *(Ng.)*

Schmerzhaftes Stechen in der linken Brust-Seite, das den Athem verkürzt. (d. 7. T.) *(Ng.)*

Stechen in der linken Brust-Seite, mehr nach dem Rücken zu. (d. 27. T.) *(Ng.)*

Oefteres Stechen unterhalb der linken weiblichen Brust. (d. 32. T.) *(Ng.)*

Ein Stich in der linken Brust-Seite, beim Tragen einer Last. (d. 21. T.) *(Ng.)*

450 Ein schmerzhafter Stich in der linken Brust, beim Einathmen, (d. 17. T.) *(Ng.)*

Stechende Empfindung in der linken Brust-Seite, neben dem Brustbeine, beim tief Athmen. *(T.)*

Schmerzhafte Stiche in der Gegend der untern Spitze des linken Schulterblattes, beim Athmen. *(T.)*

Stechen und Schmerz in der linken Brust-Seite, ein Paar Stunden lang, beim Gehen im Freien nachlassend, gegen Abend heftiger zurückkehrend, als Schneiden und Reissen in der Lunge, durch tief Athmen vermehrt; dann, nach $\frac{1}{2}$ Stunde Frösteln und Reissen in beiden Beinen, von den Knieen bis in die Zehen; sie musste sich ins Bett legen, wo sie sich erwärmte, und einschlief. (d. 7. T.) *(Sr.)*

Ein heftiger Stich in der Herz-Gegend. (n. 5 St.) *(T.)*

455 Brennen und Stechen auf der Brust, Abends. (d. 9. T.) *(T.)*

Brenn-Gefühl vorn in der Brust. (d. 3. T.) *(Ng.)*

Blutdrang nach der Brust.

Klopfen und drückende Schwere vorn in der Brust, mit Neigung zu Ohnmacht; im Sitzen. (d. 9. T.) *(Ng.)*

Augenblickliches Herzklopfen, zeitweise. (n. 15 T.) *(Sr.)*

Nitrum.

460 Starker Herzschlag, Abends, im Bette, wovon er erwacht. *(Ng.)*

Heftiges Herzklopfen in der Rückenlage, dass sie Nachts 12 Uhr erwacht und sich voll Angst aufsetzt. (d. 13 T.) *(Ng.)*

Heftiges Herzklopfen, Nachts, 12 Uhr, im Liegen auf der rechten Seite. (d. 14. T.) *(Ng.)*

Herzklopfen, bei schneller Bewegung und Aufstehen, mit Gesichts-Hitze und Brust-Beklemmung. *(T.)*

Kreuzschmerz, früh, beim Erwachen, bis in den linken Hypochonder, einige Stunden lang. (d. 12. T.) *(Sr.)*

465 Kreuzweh, früh, beim Erwachen, sie konnte nicht liegen bleiben, sondern musste aufstehen. (d. 29. T.) *(Sr.)*

Heftige Kreuzschmerzen, Nachts, die sie aufweckten und nicht wieder schlafen liessen. (n. 52 T.) *(Ng.)*

Kreuzschmerz, Nachmittags, mit Kneipen im Bauche wechselnd, und Abends darauf harter Stuhl. (d. 9. T.) *(Ng.)*

Klemmendes Drücken im Kreuze, den ganzen Tag. *(T.)*

Heftiger Kreuzschmerz, der die Rückenlage nicht gestattete, weckt sie Nachts, 2 Uhr. (n. 27 T.) *(Ng.)*

470 Kreuzschmerz, früh, beim Erwachen, wie darauf geschlagen. *(Sr.)*

Zerschlagenheits-Schmerz des Kreuzes, Nachts, 3 Uhr; sie konnte sich nicht wenden vor Schmerz. (n. 23 T.) *(Ng.)*

Zerschlagenheits-Schmerz im Kreuze, in allen Lagen, Abends, (während der Regel.) *(Ng.)*

Gefühl wie Zusammenhalten oder Drücken über dem linken Darmbeine, im Gehen. (d. 6. T.) *(Ng.)*

Stechen im rechten Hüft-Knochen, im Stehen, nach Bewegung vergehend. *(Ng.)*

475 Rückenschmerz. (n. 27 T.) *(T.)*

Rückenschmerz beim Bücken. *(T.)*

Drücken und Brennen im Rücken, durch Gehen erleichtert, durch Sitzen und Liegen im Bette vermehrt. *(T.)*

Klemmender Rückenschmerz, Abends. (n. 38 St.) *(T.)*

Zerschlagenheits-Schmerz im ganzen Rücken, auf vorheriges Stechen in der Hüfte. (d. 20. T.) *(Ng.)*

480 Heftiges Stechen, wie mit Messern, zwischen den Schultern; es weckt aus dem Schlafe, verkürzt den Athem, erscheint in der Rückenlage und wird durch Liegen auf der rechten Seite erleichtert. (n. 26 T.) *(Ng.)*

Nacken-Steifigkeit. *(Sr.)*

Steifheits-Schmerz im Nacken, beim Nicken und Drehen des Kopfes, wie verrenkt, 3 Tage lang. (n. 33 T.) (*Ng.*)

Schmerzhaftes Klopfen in einem Halswirbel, nach Aufrichten des Kopfes vom Bücken. (*Ng.*)

Viele Blüthen im Nacken. (*Ng.*)

485 Kleine, schmerzlose Pustel mit rothem Grunde, im Nacken. (*Ng.*)

Reissen in der rechten Seite der Hals-Muskeln, von der Schulter bis in den Kopf. (*T.*)

Auf der Achsel linker Seite ein Druck. (n. 22 T.) (*Ng.*)

Reissen in der rechten Achsel, bis in die Finger, Nachts, 11 Uhr aus dem Schlafe weckend, bis 4 Uhr, mit Gefühl als stehe die Achsel weiter heraus; sie konnte auf keiner Seite liegen. (*Ng.*)

Schmerzhaftes Reissen in der linken Achsel, öfters erneut. (n. 13 T.) (*Ng.*)

490 Reissen und Schwere in der rechten Achsel, mit Taubheits-Gefühl im Arme; der Schmerz geht später auch ins Hand-Gelenk und weckt sie Nachts aus dem Schlafe, um 2 Uhr. (n. 4 T.) (*Ng.*)

Heftiges Reissen in der rechten Achsel, Nachts, von 2 bis 5 Uhr, nach Aufstehen vergehend. (*Ng.*)

Reissen in der Achsel, bald, bei Entblössung derselben, bald unter der Decke, weckt sie Nachts, 12 Uhr auf. (d. 12. 13. T.) (*Ng.*)

Reissen in der rechten Achsel, mit Einschlafen der Finger, weckt sie Nachts, 3 Uhr. (n. 23 T.) (*Ng.*)

Oefteres Reissen in der linken Achsel. (*Ng.*)

495 Müdigkeits-Schmerz in der linken Schulter. (n. 4. St.) (*T.*)

Zerschlagenheits-Schmerz auf der Achsel, früh. (n. 19 T.) (*Ng.*)

Ein kleines Blüthchen auf der Schulter, das heftig stechend schmerzt, und zum Aufkratzen reizt. (*T.*)

Ein Blutschwär auf der rechten Achsel, mit Spann-Schmerz. (*Ng.*)

In den Armen und Beinen schmerzloses Zucken, Abends im Bette. (d. 5. T.) (*Ng.*)

500 Klammartiger Zieh-Schmerz, bald im rechten, bald im linken Arme, bald in den Schenkeln, vorzüglich um die Knie, am meisten in der Ruhe. (*T.*)

Zieh-Schmerz in den Armen, wenn er sie lange hangen lässt.

Reissen im rechten Arme, besonders in der Schulter, Nachmittags und Abends ärger. (*T.*)

Aeusserst schmerzhaftes Reissen im rechten Arme, bis an das Hand-Gelenk, bei Bewegung, mit Starrheit des Armes, die nicht durch Reiben, sondern durch stärkere Bewegung erleichtert wird. (d. 27. T.) (*Ng.*)

Reissen im Arme, aussetzend, und Nachts beim Liegen auf der rechten Seite wiederkehrend; (während der Regel.) (*Ng.*)

505 Ziehendes Reissen im Arme, von der Achsel bis in die Finger, gegen Abend. (d. 4. T.) (*Sr.*)

Der Schmerz in den Armen kommt aus dem Ellbogen ins Hand-Gelenk, wo er reisst und bricht, als wolle er die Knöchel verdrehen; von da in die Finger-Knöchel, wo er die Zwischenräume derselben auftreibt, mit Anschwellung dieser Theile, von da geht er, als Quetschungs-Schmerz bis unter die Nägel; durch Reiben der Hand wird es etwas besser; dabei Gefühl von grösser und hölzern Werden, Schwere und Taubheit der Hand, mit lähmiger Kraftlosigkeit darin, doch nur Nachts. (*Sr.*)

Reissen in den Gelenken der Ellbogen- Hand- und Finger-Gelenke und unter den Nägeln, am Tage. (n. 7 T.) (*Sr.*)

Taubheits-Gefühl und Kriebeln im Arme, mit Schmerz in der Achsel, was lange vorher dagewesen, vergeht; dafür Schmerz im rechten Daumen-Gelenke bei Bewegung desselben, mehrere Wochen lang. (n. 13. T.) (*Ng.*)

Eingeschlafenheit des linken Armes, Nachts, in der Rükkenlage; es weckt sie früh um 3 Uhr. (n. 11 T.) (*Ng.*)

510 Schwäche in den Armen.

Lähmung des Armes, (von einer Drachme täglich.) (*Alston*, bei *Monro* Vol. I, Sect. 4.)

In den Oberarmen ziehend klemmender **Schmerz**. (n. 38 St.) (*T.*)

Ziehendes Reissen im Delta-Muskel des linken Oberarmes, in Ruhe und Bewegung. (d. 5. T.) (*T.*)

Heftiges Reissen im Oberarm-Knochen. (d. 26. T.) (*Ng.*)

515 Stechen und Klopfen öfters im rechten Oberarme. (d. 17. T.) (*Ng.*)

Lähmige Schwäche im rechten Oberarme. (*T.*)

Im Ellbogen-Gelenke, Ziehen, am rechten Oberarme hinauf, an der hintern Fläche. (d. 2. T.) (*Ng.*)

Ziehen, Spannen und Brennen in der linken Ellbogen-Beuge. (n. 2 St.) *(T.)*

Im Vorderarme, Zeigefinger und Daumen rechter Seite, Reissen, Nachts aus dem Schlafe weckend. *(Ng.)*

520 Reissen in einer Flechse des linken Unterarmes an der äussern Seite, mit lähmiger Schwäche daran nach dem Schmerze. (d. 17. T.) *(Ng.)*

Reissen im rechten Unterarme vom Ellbogen bis in den Ring- und Mittelfinger, mit Schwere und Taubheit der Theile. *(Ng.)*

Lähmiges Reissen im linken Vorderarme, bis aus Hand-Gelenk. (d. 22. T.) *(Ng.)*

Aeusserst schmerzhaftes Nagen in der linken Ellbogen-Röhre, eine Handbreit über dem Hand-Gelenke, in kurzen Pausen, mit Lähmigkeits-Gefühl darnach, dass sie den Arm sinken lassen muss, Nachmittags, im Sitzen; vergeht durch Reiben, darauf Drücken, oft auch von selbst, kommt aber immer wieder. (d. 17. T.) *(Ng.)*

Lähmige Schwäche im rechten Vorderarme, Nachts. *(Ng.)*

525 Jücken am rechten Vorderarme, mit Blüthen nach Kratzen. *(Ng.)*

Viel jückende Knöthchen am rechten Unterarme, die beim Kratzen Wasser aussiepern. *(Ng.)*

Ziehen, Klopfen und arger Schmerz vom rechten Hand-Gelenke bis in den Ellbogen, beim Mittag-Essen, später in beiden Armen. (n. 20 T.) *(Ng.)*

Reissen im rechten Hand-Gelenke. *(T.)*

Schmerz an der innern Fläche des rechten Hand-Gelenkes, als würde ein Theil mit Gewalt nach innen gezogen; auch äusserlich entsteht eine Vertiefung. *(Ng.)*

530 Brechen und Reissen in der rechten Hand, Abends. *(Sr.)*

Reissen in den Händen, mit Schauder und Durst. (d. 8. 9. 10. T.) *(Sr.)*

Reissen auf dem linken Handrücken, nach Reiben besser. *(Ng.)*

Empfindliches Reissen, Abends, im äussern Knöchel der rechten Hand, auch bei Bewegung fortdauernd. *(T.)*

Reissendes Stechen im Knochen des linken Handballens, hinter dem kleinen Finger. (d. 2. T.) *(Ng.)*

535 Schmerzhaftes Graben und Nagen im Ballen der rechten Hand, hinter dem kleinen Finger. (d. 17. T.) *(Ng.)*

Schwere der Hand, wie Blei. (n. 27 T.) *(Sr.)*

Schwäche in Händen und Fingern; sie kann Nichts recht fassen und halten; bei Anstrengung schmerzt es im Hand-Gelenke. *(Sr.)*
Ziehen im rechten kleinen Finger. (d. 23. T.) *(Ng.)*
Krampfhaftes Reissen in den Fingerknöcheln, mit den Kopfschmerzen abwechselnd. *(Sr.)*
540 Starkes Reissen im vordern Daumen-Gliede der linken Hand (d. 19. T.) *(Ng.)*
Klemmendes Reissen im linken Daumen. *(T.)*
Stechen unter dem Nagel des linken Daumens, wie mit Nadeln. (d. 20. T.) *(Ng.)*
Zuckendes Stechen im rechten Ring- und Mittelfinger. *(Ng.)*
Verrenkungs-Schmerz im rechten Daumen-Gelenke, bei Bewegung nach hinten und Schmerz beim Drücken auf das Gelenk an einer kleinen Stelle. *(Ng.)*
545 Verrenkungs-Schmerz im rechten Zeigefinger und Knacken der Gelenke bei jeder Bewegung der Hand. *(T.)*
Verrenkungs-Schmerz in den Fingern beim Halten eines grossen Gegenstandes; beim Ausstrecken, das er erst nicht konnte, dünken sie ihm zu lang, und will er Etwas damit halten, so muss er sie erst rückwärts biegen. *(Ng.)*
Schmerz im Daumen-Gelenke der rechten Hand, beim rückwärts Biegen, des Daumens, als sey dasselbe verrenkt und geschwollen, mit Knacken darin. *(T.)*
Steifheit der Finger zuweilen. (n. 18 T.) *(Sr.)*
Blutschwär unten am Daumen.
550 Hüft-Schmerz, gleich früh, beim Erwachen, nach dem Aufstehn sich vermehrend bis Mittag. *(T.)*
Reissen im Hüft-Gelenke, Nachmittags und Abends. *(T.)*
Stechen in der rechten Hüfte, im Stehen, vergeht bei Bewegung. *(Ng.)*
Stechen und Brennen, öfters, in der rechten Hüfte, in Ruhe und Bewegung. (d. 15. 19. T.) *(Ng.)*
Reissen im linken Hinterbacken, im Stehen, vergeht bei Bewegung. *(Ng.)*
555 Jückende Knoten am rechten Hinterbacken, nach Kratzen. (n. 32 T.) *(Ng.)*
Im rechten Beine ein dumpf drückender Schmerz in den Knochen von der Hüfte bis in die Zehen, von 1 Uhr Nachts bis 4 Uhr früh, beim Aufstehen und Gehen leichter, bloss um die Knöchel blieb der Schmerz. *(Sr.)*
Empfindlicher, quetschender Schmerz im linken Schenkel,

früh beim Erwachen, der beim Umwenden bis ins Kreuz geht und mit Stechen in der Ferse aufhört. (d. 7. T.) *(Sr.)*

Mattigkeit und Schmerzhaftigkeit in den Beinen, Abends, (während der Regel. *(Ng.)*

Allgemeine Müdigkeit und Abgestumpftheit in den Untergliedern, nach dem Mittag-Essen. *(Jörg.)*

560 Ausserordentliche Schwäche der Unterglieder, mit Gähnen. (d. 23. T.) *(Ng.)*

Schwäche in den Beinen, mit Zieh-Schmerze von Zeit zu Zeit.

In den Oberschenkel-Muskeln grosse Zerschlagenheit. *(Ng.)*

Mattigkeit in der Mitte des rechten Oberschenkels und im Schienbeine wie lähmig; im Sitzen und Stehen etwas erleichtert, später aber im Sitzen verschlimmert; (drei Tage vor der Regel.) (n. 22 T.) *(Ng.)*

Im Knie rechter Seite, Reissen in der Ruhe. *(T.)*

565 Reissen im rechten Knie. (d. 9. T.) *(Ng.)*

Reissen und Schwäche im rechten Knie, öfters, dass sie nicht recht auftreten konnte. (n. 11 T.) *(Sr.)*

Reissen im linken Knie, lange Zeit. *(T.)*

Reissen in beiden Kniekehlen, im Gehen. *(Ng.)*

Empfindlicher Schmerz unter der rechten Kniescheibe, wie von Verrenkung im Gehen, vergeht in der Ruhe. *(T.)*

570 Schmerzhaftes Klopfen im linken Knie, in Absätzen, Nachts, im Bette. *(Ng.)*

Schmerzloses Reissen an der äussern Fläche des rechten Knies. (d. 25. T.) *(Ng.)*

Schwäche-Gefühl im Knie-Gelenke, bis in den Oberschenkel, vorzüglich beim Gehen. *(T.)*

Krampfhaftes Zusammenziehen in der linken Wade, im Gehen. *(Ng.)*

Zieh-Schmerz im rechten Unterschenkel, fühlbarer, wenn er den linken darüber legt. *(T.)*

575 Reissen und Müdigkeit im rechten Unterschenkel und Knie, in der Ruhe; er muss die Lage des Schenkels oft verändern; bei weiterem Gehen verschwand der Schmerz. *(T.)*

Reissen im rechten Schienbeine hinab, Abends und den folgenden Morgen. (n. 19 T.) *(Ng.)*

Reissen in beiden Schienbeinen hinab und in den Knieen, Abends. *(Ng.)*

Klamm in der linken Wade, gegen Abend. (d. 7 T.) *(Sr.)*

Gefühl grosser Müdigkeit und lähmiger Schwäche in den

Unterschenkeln, in Ruhe und Bewegung, nach einem unbedeutenden Fusswege. (n. 36 St.) *(T.)*

580 Feines Stechen im obern Theile des rechten Fersenbeines, in der Ruhe. *(T.)*

Ziehen und Reissen im äussern Knöchel des rechten Fusses, im Stehen. (d. 17. T.) *(Ng.)*

Reissen, Abends, im rechten Fussrücken, um die ersten Zeh-Gelenke. *(T.)*

Zuckendes Reissen in beiden Fusssohlen, (bei der Regel.) *(Ng.)*

Heftiges Reissen in der linken Fusssohle, Nachmittags. (d. 27. 30. T.) *(Ng.)*

585 Reissen im Ballen der linken Fusssohle, Abends. (d. 25 T.) *(Ng.)*

Flüchtiges, zuckendes Reissen in der linken Sohle, wie von einem Geschwüre. *(Ng.)*

Ein Stich in der rechten Sohle, Nachts, mit Geschwür-Schmerz. *(Ng.)*

Stechen und Brennen, bald in der rechten, bald in der linken Fusssohle, das durch Reiben vergeht, aber öfters wieder kommt. *(Ng.)*

Greifender, heftiger Schmerz in der rechten Sohle, wie Geschwür, öfters von Nachmittags bis Abends. *(Ng.)*

590 Brennen beider Fersen und Fussballen, Nachts, im Bette. *(Ng.)*

Brenn-Schmerz an der Verbindung des Fersenbeins mit dem äussern Fussknöchel, in der Ruhe; bei Bewegung wie verrenkt; beim Befühlen wie geschwürig. *(T.)*

Grosse Mattigkeit in den Füssen, besonders beim Stehen und Gehen. (n. 20 T.) *(Sr.)*

Reissen in der grossen Zehe des linken Fusses. (n. 10 T.) *(Ng.)*

Zuckendes Stechen in der rechten grossen Zehe, Nachts. *(Ng.)*

595 Stiche an einer Stelle der zweiten linken Zehe, wo früher ein Hühnerauge war. *(T.)*

Schmerzhaftes Krummziehen der Zehen, Abends, im Sitzen. *(Ng.)*

Zucken, ohne Schmerz, bald hie, bald da, im ganzen Körper. *(Ng.)*

Schmerzhaftes Reissen, das immer einige Zeit aussetzt, plagt ihn Tag und Nacht, durch Reiben vergeht es nur kurz. (d. 22. T.) *(Ng.)*

Kriebeln in Händen und Füssen, wie von Ameisen; auch in der Zunge später. *(Ng.)*

600 Zuckungen. *(Richter.)*

Anschwellung des Körpers, des Halses, der Schenkel, so schnell, dass man Mühe hat, ihr die Kleider zu lösen. (sogleich.) *(Jörg.)*

Anfall von Ohnmachts-Schwindel, früh, beim Stehen, im Niedersetzen besser; dann Schwarzwerden vor den Augen, mit grosser Mattigkeit und Schläfrigkeit, Schmerz im Kreuze und Zusammenschnüren im Bauche, eine Viertelstunde lang, Vormittags drei Mal; beim Aufhören geht der Schmerz die Beine herab in die Fussknöchel, wo er den ganzen Tag bleibt; Nachmittags Kälte mit Durst, im Bette verschlimmert, bis nach Mitternacht, wo sie einschlief unter angenehmer Wärme. *(Sr.)*

Anfall von Ohnmachts-Gefühl, Abends, 10 Uhr, (während Blasens eines Instrumentes und enger Bekleidung); es war ihm, als ob Alles im Zimmer sich drehte, er sank um, raffte sich aber im Sinken wieder, dabei im Kopfe bald heiss, bald kalt, und unsicheres Stehen, mit Gefühl, als wolle der Anfall wiederkehren. *(T.)*

Lähmung des Rückenmarkes mit Tetanus. *(Geiseler.)*

605 Lähmung der Glieder. *(Richter.)*

Lähmung der Sinnes-Organe. *(Richter.)*

Tod. (n. 36 St.) *(Richter.)*

Langwieriges Siechthum. *(Falconer.)*

Tod binnen 2 Tagen, von 6 Drachmen bei einem Knaben. (Allgem. Liter. Zeit. 1788.)

610 Tod, von einer Unze. *(La Felize, Journ. de med.)*

Tödtliche Entzündung und Brand, von $1\frac{1}{2}$ Unzen, bei einer Frau. *(Soville, Journ. de med.)*

Die meisten Beschwerden erscheinen Nachmittags und Abends. *(T.)*

Die am Tage entstandenen Beschwerden vergehen meist Abends, beim Niederlegen. *(Ng.)*

Im Liegen fühlt sie sich leichter. (n. 34 T.) *(Sr.)*

615 Im Bette verschlimmern sich die Schmerzen. *(Sr.)*

Im Gehen ist sie weniger matt, als im Sitzen. *(Sr.)*

Riechen an versüsstem Salpeter-Geist erleichtert sogleich den Zustand, besonders die Kopfschmerzen. *(Sr.)*

Riechen an Kampher steigert die Beschwerden. *(Sr.)*

Jücken an mehreren Stellen, auch auf dem Haarkopfe;

Nitrum.

sie muss sich zuweilen blutig kratzen, worauf es mitunter brennt und schmerzt. *(Ng.)*
620 Jückendes Beissen im linken Knie *(Ng.)*
Jücken, Abends, hie und da, er muss kratzen. *(T.)*
Jücken, Abends, nach dem Niederlegen, bald hie, bald da, mit Stichen. *(Ng.)*
Stechen wie mit Nadeln, und dann Brennen auf der Haut, besonders im Gesichte. *(Sr.)*
Einzelne Stiche auf der Haut, besonders auf der Brust, bei jeder Bewegung. *(Ng.)*
625 Rothe, (bei Berührung) jückende kleine Flecke am Halse und auf dem linken Vorderarme. *(Ng.)*
Jücken, besonders an den Schenkeln und Schienbeinen, dass sie sich blutig kratzt, mit rothen Fleckchen hie und da. (n. 20 T.) *(Sr.)*
Jückende, zuweilen brennende oder beissende Blüthen, im Nacken, vor der Nase, am Halse, und am rechten Ellbogen, wo sie sich blutig kratzen muss. *(Ng.)*
Brennende Bläschen voll dünner gelblicher Flüssigkeit, hie und da; nach Kratzen zerplatzen sie und das Brennen hört auf. (n. 34 T.) *(Sr.)*
Kleine Eiter-Bläschen im Gesichte und auf andern Hautstellen. *(Jörg.)*
630 Erbsengrosse, jückende Ausschlags-Knoten am Körper, selbst im Gesichte, nur an den Händen und Füssen nicht.
Grosse Abgeschlagenheit, wie nach starker Anstrengung, mit Schwere im Kopfe; sie stöst im Gehen überall an. *(Ng.)*
Mattigkeit im ganzen Körper. (d. 1. 2. T.) *(Jörg.)*
Grosse Mattigkeit im ganzen Körper, von Nachmittag bis Abend. (d. 5. T.) *(Ng.)*
Schwäche, dass sie nicht stehen, kaum sitzen konnte. *(Ng.)*
635 Schnell so angegriffen, matt und schläfrig, dass sie sich legen musste, ohne die Augen aufthun zu können; sie schlummerte, und wie sie erwachte, konnte sie sich nicht besinnen.
Gähnen. (d. 1. T.) *(Jörg.)*
Gähnen und Schläfrigkeit am Tage. *(Sr.)*
Schläfrigkeit, Gähnen und Abspannung, Vormittags. (d. 7. T.) *(Ng.)*
Schläfrigkeit im Gehen und in der Ruhe. (d. 1. T.) *(Ng.)*
640 Schläfrig und abgespannt, Nachmittags. (d. 2. T.) *(Ng.)*

Unruhige Nächte, oft nur Schlummer, mit stetem Erwachen, oder von Schmerzen geweckt; 20 Tage lang. *(Sr.)*
Betäubter Schlaf gewöhnlich, mit Phantasieen, über die sie erschrack und aufwachte. *(Sr.)*
Betäubter Schlaf, wie trunken; sie hört Alles um sich herum. (n. 6 T.) *(Ng.)*
Schwärmerischer Schlaf; viele Ideen drängen sich und lassen sie nicht zur Ruhe kommen; dabei sehr ängstlich. *(Ng.)*
645 Sie konnte vor 12 Uhr nicht einschlafen, schlief dann aber gut. *(Ng.)*
Sie schläft spät ein, erwacht zeitig und muss sich dann herum wälzen. (n. 28 T.) *(Sr.)*
Sie erwacht um 1 Uhr und kann dann nicht mehr einschlafen. *(Ng.)*
Unruhiger Schlaf mit öfterem Erwachen. (n. 10 T.) *(Ng.)*
Unruhiger Schlaf mit vielen Träumen. (d. 1. T.) *(Jörg.)*
650 Unruhige Nacht, nur seltener, schwerer Schlaf. *(Jörg.)*
Unruhige Nacht, bis gegen Morgen mässiger Schweiss kommt. *(Jörg.)*
Unruhe im Körper lässt des Nachts wenig Schlaf zu. (d. 1. T.) *(Jörg.)*
Unruhiger Schlaf, wegen Fülle der Gedanken, die er nicht abweisen kann. *(Ng.)*
Unruhige Nacht; grosses Wärme-Gefühl lässt sie nicht einschlafen. *(Ng.)*
655 Alpdrücken. (d. 8. T.) *(T.)*
Nachts, die Brust von Husten beengt.
Nachts, Stiche unter dem rechten Schulterblatte.
Sehr traumvoller Schlaf, die ganze Zeit hindurch. *(Ng.)*
Traum von Reisen, sie kam aber nicht fort; das ärgerte. *(Ng.)*
660 Aengstliche, schwärmerische Träume, während der Hitze, mit öfterem Aufschrecken und Schweiss; den Morgen drauf kurzer Schauder und Vormittags Durst. (n. 27 T.) *(Ng.)*
Aengstliche, schmerzhafte Träume, als habe sie eine schmerzhaft geschwollene Wange, oder werde ihr Kind geschlagen. *(Sr.)*
Träume von Krankheit oder Ausbrechen eines Zahnes. *(Ng.)*
Träume von Gefahr, Wasser, Feuer u. dergl. *(Ng.)*
Träume von Schlägereien, Ekel, Aerger. *(Ng.)*
665 Lebhafte Träume voll Streit und Disputiren.

Traum vom Sterben eines Bekannten. *(Ng.)*
Wohllüstige Träume. (u. 22 T.) *(Ng.)*
Kühlung und Erfrischung. (sogleich.) *(Jörg.)*
Oefteres Frösteln, Nachmittags. *(T.)*
670 Arger Frost mit Zittern am ganzen Körper. *(Jörg.)*
Frost-Schütteln, Vormittags, im Freien, ¼ Stunde lang, ohne Hitze darauf. *(Ng.)*
Frost, Nachmittags 3 Uhr. (d. 23. T.) *(Ng.)*
Frost, Abends 7 bis 8 Uhr, ohne Hitze darauf. (d. 39. T.) *(Ng.)*
Frost, Abends 9 Uhr, der nach dem Niederlegen vergeht. *(Ng.)*
675 Frost, Abends, mit Kälte-Ueberlaufen über den Rücken, was beim Niederlegen vergeht. *(Ng.)*
Frost, Abends 6 Uhr; sie musste sich legen, worauf der Frost verging; nach einer Stunde stand sie auf und der Frost kam wieder mit Zähneklappen und Schütteln, verging aber wieder nach Niederlegen, und so öfters bis 10 Uhr; (bei der Regel.) *(Ng.)*
Kurzer Frost-Schauder, Abends, 7 Uhr. *(Ng.)*
Frost, Abends 8 Uhr, der nach Niederlegen vergeht. (d. 12. u. 17. T.) (bei der Regel.) *(Ng.)*
Kälte, Abends, sie kann sich nicht erwärmen; dabei Kopfschmerz vom Scheitel herab. *(Sr.)*
680 Frost, gegen Abend im Freien, und im Zimmer Gesichts-Hitze; später allgemeiner Schweiss. *(T.)*
Schauder, Abends, ½ Stunde lang, dann aufwallende Hitze und nach Niederlegen, Schweiss, ohne Durst. (d. 9. T.) *(Ng.)*
Frost-Schütteln, Nachmittag bis Abend, was nach Niederlegen vergeht, mit Schmerz und Schwere-Gefühl im Kopfe, dann Hitze im Bette. (d. 24. T.) *(Ng.)*
Frost, Abends, 9 Uhr, der im Bette vergeht, drauf Schweiss im Schlafe, ohne Durst. *(Ng.)*
Frost, Abends 7 Uhr, mit Schütteln und Reissen im Kopfe, bei Aergerlichkeit, 4 Minuten lang; dann, beim Niederlegen, Schweiss, ¼ Stunde lang, mit öfterem Zucken in den Gliedern. *(Ng.)*
685 Die innere Hitze ist vermindert; doch fühlen sich Gesicht und Stirn noch sehr warm an, und der Blutdrang nach dem Kopfe währt noch fort. *(Jörg.)*

Erhöhte Wärme der Stirn und Wangen, bei kühlen Händen. (n. 20 M.) *(Jörg.)*

Abwechselnd, bald Frost, bald Hitze, bald Schweiss, Nachmittags. (d. 4. T.) *(Ng.)*

Hitze, Nachmittags; dann Frost; Abends nach dem Niederlegen, Schweiss mit Durst, bis früh; beim Frost öfteres Hitz-Aufwallen und bei der Hitze öfteres Frösteln; auch während des Schweisses sogleich Kälte-Ueberlaufen, sobald sie sich aufdeckte. (d. 11. T.) *(Ng.)*

Vermehrte Wärme im Rumpfe. (n. 20 M.) *(Jörg.)*

690 Gelinde Hitze über den ganzen Körper. (n. ½ St.) *(Jörg.)*

Hitze mit Schweiss, Abends, am ganzen Körper, ohne Durst. (d. 27. T.) *(Ng.)*

Hitze, Nachts; drauf Schweiss und nur wenig Durst. (d. 10. T.) *(Ng.)*

Er schwitzt ungewöhnlich viel. (d. 5. T.) *(Jörg.)*

Vermehrter Schweiss. (d. 1. T.) *(Jörg.)*

695 Schweiss mit Mattigkeit bei jeder Anstrengung und Bewegung. (n. 30 T.) *(Ng.)*

Matter Schweiss mit Aengstlichkeit, Nachmittags. (d. 41. T.) *(Ng.)*

Nachts, beim Erwachen, dünstet sie, ohne Erleichterung der Schmerzen. (n. 20 T.) *(Sr.)*

Starker Schweiss, eine Nacht um die andere, vorzüglich an den Beinen.

Nachts starker Schweiss über und über, vorzüglich an den Beinen.

700 Schweiss die ganze Nacht. (d. 1. T.) *(Jörg.)*

Früh, Schweiss; sie erwacht 3 Uhr Morgens und schwitzt, vorzüglich auf der Brust, bis 6 Uhr; nach dem Aufstehen matt, wie nach einer weiten Fussreise, konnte sie kaum gehen. (n. 30 T.) *(Sr.)*

Schweiss, früh im Bette, der nicht ermattet. (d. 38. T.) *(Ng.)*

Der Puls geht von 65 und 66 Schlägen bis auf 62 herab, wird nach einer halben Stunde aber wieder wie zuvor und bleibt so. *(Jörg.)*

Puls um 3 Schläge vermindert, nur kurze Zeit. (sogleich.) *(Jörg.)*

705 Puls kleiner und weicher. (n. 2 St.) *(Jörg.)*

Sehr schneller Puls, Nachmittags, in der Ruhe, eine Stunde lang. *(T.)*

Nitrum.

Sehr schneller Puls, Nachmittags 4 Uhr, mit Hitze im Kopfe, eine Stunde lang. (d. 28. T.) *(T.)*
Puls voll, hart und schnell, mit einem entzündlichen Zustande, besonders der Unterleibs-Organe. *(Jörg.)*
Puls um einige Schläge beschleunigt, auch Nachmittags. *(Jörg.)*
710 Puls schnell und klein, bei warmen Händen. *(Ng.)*

Petroleum, Oleum petrae. Bergöl, Steinöl.

Dieses an Geruch, Geschmack und arzneilicher Wirkung äusserst kräftige Erzeugniss des Innern der Erde muss zum Arznei-Gebrauche sehr dünnflüssig und hellgelb von Farbe seyn. Bei dieser Dünnflüssigkeit ist es nicht wohl möglich, dass es mit fetten Gewächsölen verfälscht seyn könnte. Um sich aber dennoch hievon gänzlich zu überzeugen, habe ich in dem Buche: **Kennzeichen der Güte und Verfälschung der Arzneien** (Dresden 1787. S. 221.) die Prüfung durch zugemischte starke Schwefelsäure angegeben, welche das Bergöl unberührt lässt und bloss die etwa beigemischten fremden Oele in eine Art Schwefel umwandelt. Doch kann man auch, und zwar auf eine einfachere Weise, nur auf ein Stück weisses Schreibpapier einen Tropfen Bergöl tröpfeln, welches, an die freie Luft oder auf eine recht warme Stelle gelegt, bald verfliegt und das Papier ohne einen durchsichtigen oder durchscheinenden Fleck zurücklässt, wenn kein fettes Oel beigemischt war. Oefterer mag ein Zusatz eines flüchtigen, vegetabilischen, z. B. des Terbenthinöls, zur Verfälschung statt gefunden haben. Um hievor sicher zu seyn, thut man auf jeden Fall wohl, das Bergöl, vor seiner arzneilichen Anwendung, mit doppelt so vielem Weingeiste zu mischen, es etliche Mal umzuschütteln und durch Fliesspapier (was vorher mit Weingeist befeuchtet worden war) wieder zu scheiden. So bleibt das reine Bergöl im Filtrum zurück, (wird in Fläschgen deren Stöpsel und Mündung man mit Siegellack umschmolzen aufbewahret) und der durchgetröpfelte Weingeist enthält dann das flüchtige Pflanzenöl, wenn dergleichen im Bergöle vorhanden war.

Zur ersten Verreibung mit 100 Gran Milchzucker wird, statt eines Grans, ein Tropfen Bergöl genommen.

Petroleum.

Vorzüglich that es Dienste, wo folgende Krankheits-Zustände hervorragten:

Aengstlichkeit; Schreckhaftigkeit; Aufgeregtes Gemüth; Schimpfen: Mangel an Gedächtniss; Gedächtniss- und Gedanken-Schwäche; Befangenheit des Kopfes; Schwindel, wie starkes hin und her Schwanken; Kopfschmerz von Aergerniss; Drückend stechender Kopfschmerz; Klopfen im Hinterkopfe; Ausschlag auf dem Kopfe und im Nacken; Grinder auf dem Haarkopfe; Ausfallen der Haare; Flor vor den Augen; Langsichtigkeit, kann ohne Brille keine feine Schrift lesen; Kurzsichtigkeit; Trockenheit und lästige Trockenheits-Empfindung des innern Ohres; Taubhörigkeit*); Klingen der Ohren; Ohr-Geräusch; Brausen und Sausen vor den Ohren; Gilbe des Gesichtes; Geschwulst der Unterkiefer-Drüsen; Weiss belegte Zunge; Uebler Geruch aus dem Munde; Fauler, lätschiger Geschmack im Munde; Ekel vor warmen, gekochten Speisen; Ess-Gier; Ekel vor Fleisch; Heisshunger; Lautes Aufstossen; Brecherlichkeit; See-Krankheit; Würmerbeseigen; Appetitlosigkeit; Herzgrube dick und schmerzhaft bei Berührung; Wüstheit im Bauche; Leibschneiden; Leisten-Bruch; Knolliger, ungewöhnlicher, harter Stuhl; Oeftere Stühle des Tages; Durchfall; Unwillkührliches Harn-Sickern; Bettpissen (*Hg.*); Verengerung der Harnröhre; Brennen in der Harnröhre; Jücken und Nässen des Hodensackes; Häufige Pollutionen; Schwäche und Nerven-Reiz auf Beischlaf; Abfluss von Prostata-Saft; — Nasen-Trockenheit und lästiges Trockenheits-Gefühl in der Nase; Nasen-Verstopfung; Schnupfen; Heiserkeit; Husten, Abends, nach dem Niederlegen; Trockner Nacht-Husten; Erstickender Nacht-Husten, ohne Auswurf (*Hg.*); Stechen in der Brust-Seite; Herzklopfen; Flechte auf der Brust; Kreuzschmerz, der das Stehen nicht erlaubt; Rückenweh; Flechten im Nacken; Reissen in den Händen; Braune Flecke an der Handwurzel; Rissige Haut der Hände und Finger voll blutiger Schrunden, im Winter; Gichtisch steife Finger-Gelenke; Flechte am Knie; Stiche im Knie; Kalte Füsse; Geschwulst der Füsse; Hühneraugen; Hartnäckige Zeh-Geschwüre, aus Fressblasen entstanden, mit hohen Rändern, feuchtem, rothem, flachem Grunde (*Hg.*); Ziehende Schmerzen an Kopf, Stirn, Schläfen und Backzähnen; Eingeschlafenheit der Glieder; Knacken in den Gelenken und Steifheit derselben; Blut-Wallungen; Ab-

---

*) Vorzüglich nach vorgängiger Anwendung der Salpeter-Säure.

neigung vor freier Luft; Schmerz der Frost-Beulen; Wildfleisch in den Geschwüren; Lebhafte Träume; Früh-Unausgeschlafenheit; Nacht-Hitze; Abend-Wechselfieber, erst Frost, dann Gesichts-Hitze bei kalten Füssen; Nacht-Schweisse.

Riechen an ein Hanfsamen grosses Streukügelchen mit hochpotenzirter Krähenaugen-Tinktur befeuchtet, hat sich als das hülfreichste Antidot des Bergöls erwiesen.

Petroleum.

Traurigkeit und Muthlosigkeit, dabei krankes Gefühl von Herz-Schwäche.
Niedergeschlagenheit. (n. 12 T.)
Niedergeschlagen, früh, still, mit Trübsichtigkeit. (n. 22, 23 T.)
Aengstlichkeit unter dem Geräusche vieler Menschen.
5 Unruhe; er wusste sich nicht zu lassen.
Angegriffen, schreckhaft, weinerlich über Kleinigkeiten.
Grosse Schreckhaftigkeit; heftige Erschütterung von Schreck über Kleinigkeiten.
Grösste Unentschlossenheit.
Willenlosigkeit.
10 Er kann von dem, wovon er spricht, nicht gut los kommen.
Keine Lust zu arbeiten, kein Wohlgefallen an sonst geliebten Gegenständen, daher unerträgliche Langeweile.
Hypochondrisch, beim Gehen im Freien, unaufmerksam, für geistige Unterhaltung oder andre Zerstreuung.
Unzufriedenheit mit Allem.
Verstimmung des Gemüthes; starke Anlage zur Hypochondrie, mit einem fieberhaften Zustande; der 14 Tage anhielt.
15 Sehr reizbar; es wirkt Alles sehr widrig und düster auf ihn; er konnte sich über manches, ihm sonst Geringfügiges, nicht beruhigen und mit dem besten Willen sich nicht erheitern.
Verdriesslich und träge. (n. 16 T.)
Aergert sich über Alles, auch über die geringste Kleinigkeit, und will nicht antworten.
Alle Morgen zu heftigem Aerger geneigt.
Missmüthig, zornig, früh, beim Erwachen.
20 Sehr verdriesslich und zornig; er fährt leicht auf.
Heftig, reizbar, über Kleinigkeiten aufbrausend.

Zänkisch ärgerliche Weinerlichkeit. (n. etl. St.)
Zänkisch und hitzig.
Wüthend boshaft und ärgerlich.
25 Das Kind wird wild und unbändig.
Erst Ausgelassenheit und Ueberspannung mit innerem Beben;
dann Traurigkeit und Muthlosigkeit.
Er ist den ganzen Tag wie nur in halbem Bewusstseyn, wie
nur halb lebendig.
Es fehlt ihm an Kraft zu denken.
Sehr vergesslich und zum Denken unaufgelegt.
30 Eingenommenheit des Kopfes mit Schmerz.
Eingenommenheit des Kopfes, früh, dick, schwer, voll Hitze.
Eingenommenheit des Kopfes, wie in Nebel gehüllt.
Duseligkeit, gleich vom Mittag-Essen an. (n. 9 T.)
Düsterheit im Kopfe und Uebelbehagen. (n. 20 St.)
35 Schwindel, öfters, beim Gehen.
Schwindel und Uebelkeit, vom Bücken.
Schwindel beim Bücken und beim Aufstehn vom Sitze.
Schwindel, wie im Hinterhaupte, als sollte sie vorwärts fallen, vorzüglich beim Aufrichten der Augen.
Schwindel und Uebelkeit, Abends im Bette, vorzüglich, wenn sie mit dem Kopfe tief liegt.
40 Arger Schwindel, der ihn nöthigt, sich vorzubücken, mit Gesichts-Blässe und Uebelkeit, mehr im Stehen, als Sitzen; im Liegen vergehend; dabei langsamer Puls, Aufstossen und Gähnen, Mangel an Appetit und Drücken im Bauche.
Schwindel, beim Aufstehn vom Liegen; im Liegen, Gesichts Hitze.
Schwere des Kopfes, früh, und wie Vollheit und Hitze darin, besonders beim Bücken und Nähen.
Schwere des Hinterhauptes, wie Blei. (d. 2. 3. T.)
Kopfschmerz-Anwandlung, alle Morgen.
45 Kopfschmerz, gleich früh, bis nach dem Frühstücke.
Kopfschmerz, Abends, nach Gehen im Freien.
Kopfschmerz, früh, beim Aufstehen, mehrere Tage.
Kopfschmerz rechter Seite; sie konnte die Augen nicht aufthun, den Kopf nicht aufrecht halten; musste liegen.
Dumpfe Kopfschmerzen von früh an mit Ziehen nach der Stirn bis Abend; zugleich arger Frost bis Mittag.
50 Druck im Kopfe, in den Zähnen und Oberkiefer-Höhlen.
Drücken im Hinterhaupte.

Petroleum.

Drücken in der Stirn, mit einzelnen Stichen über dem Auge. (n. 26 T.)
Drücken und stechendes Drücken im Hinterhaupte, früh.
Heftiger Druck im Kopfe, beim Bücken.
55 Starker Druck auf dem Scheitel, mit Duseligkeit.
Drücken und Pressen im Kopfe. (n. 24 St.)
Pressen am Kopfe, mit einer Art Weichlichkeit. (n. 2 T.)
Spannung im Kopfe.
Spannungs-Gefühl und wie Zerren an der harten Hirnhaut.
60 Spannungs-Gefühl der harten Hirnhaut, täglich, mit Eingenommenheit.
Wie Zusammengepresstheit des Gehirnes.
Zusammenschnürender, ziehender Kopfschmerz.
Zusammenziehender, schnürender Kopfschmerz.
Wie zusammengeschraubt im Kopfe.
65 Klammartiger Kopfschmerz in der linken Schläfe.
Klammartiges, sehr empfindliches Ziehen und Drücken in der linken Schläfe. (n. 4 T.)
Klammartiges, flüchtiges Ziehen in den Schläfen.
Kneipende Kopfschmerzen. (n. 2 T.)
Kneipen im Hinterkopfe.
70 Kneipendes Ziehen nach der linken Schläfe herauf. (n. 11 T.)
Ziehendes Kopfweh; vorher Zieh-Schmerz im rechten Arme.
Ziehender Kopfschmerz in der Stirn, mit Stichen über den Augen.
Ein drückendes Ziehen in der rechten Schläfe, auch im Schlummer fühlbar. (n. etl. St.)
Stechen und zugleich Drücken im Kopfe, mit Uebelkeit.
75 Stechen im linken Hinterhaupte, Nachmittags.
Stich-Schmerz in der Stirn, früh beim Erwachen, der sich bald über den Hintertheil des Kopfes verbreitete.
Stechen und viel Hitze im Kopfe.
Dumpfe, zuckende Stiche auf dem Scheitel, in den Kopf hinein, Abends, und bald darauf ein anhaltender Druck daselbst.
Ungeheure stechende Rucke im Kopfe, beim Bücken und Gehen; sie musste nach einigen Schritten immer wieder still stehen.
80 Klopfende Stiche in der einen Kopfseite über dem Auge.
Pochen im Kopfe.
Klopfen im Hinterkopfe den ganzen Tag.
Pulsiren im Hinterkopfe beim Liegen darauf.

Starkes, pulsirendes Wogen, besonders in der Stirn, als ob der Kopf bersten wollte, bei Bewegung besser.
85 Wie Blutdrang nach dem Kopfe, bei jeder schnellen Bewegung, was ihm einen Stich durch's Gehirn gab.
Bohren im Kopfe.
Widriges Gefühl im Kopfe, als wäre Alles darin lebendig, und drehte und wirbelte darin, mit Arbeits-Scheu.
Beben, Schweben und Brausen im Kopfe und dem Ohre, wie von Blutdrang nach dem Kopfe, doch ohne Hitz-Gefühl.
Der äussere Kopf ist wie taub anzufühlen, wie von Holz. (n. 3 T.)
90 Aeusserlich schmerzt der Kopf auf beiden Seiten beim Befühlen, wie unterschworen.
Schmerz auf der linken Kopf-Seite, wie unterschworen.
Zerschlagenheits-Schmerz der Kopf-Haut.
Zerschlagenheits-Schmerz des Scheitels, wie mürbe.
Einzelne weiche Geschwülste auf dem Haar-Kopfe, die bei Berührung ungeheuer schmerzen.
95 Viel Jücken auf dem Haar-Kopfe. (n. 10 St.)
Jücken auf dem Haarkopfe; nach Kratzen, Schmerz wie wund.
Ausschlags-Blüthen auf dem Kopfe.
Ausfallen der Kopfhaare, drei Tage lang, vorzüglich nach 12 Tagen.
Starkes Ausfallen der Haare.
100 Starker Schweiss am Kopfe, Abends, nach dem Niederlegen.
Gefühl am Kopfe, als umwehe ihn kalter Zugwind.
Augen-Drücken, Abends.
Viel Drücken in den Augen, besonders Abends bei Licht.
Starkes Drücken in den Augen, wie von einem Sandkorne.
105 Schneiden in den Augen, bei Anstrengung zum Lesen.
Stechen und Pucken in den Augenbrauen.
Stiche in den Augen und Thränen derselben.
Stiche vom äussern Augenwinkel nach dem innern zu.
Stechen in den Augen, für sich und wenn er etwas drauf drückt.
110 Klopfender Schmerz im rechten Auge.
Jücken der Augenlider; er muss sie reiben.
Jücken und Trockenheit der untern Augenlider. (n. 12 T.)
Jücken und Stechen in den Augen.
Jücken, Stechen und Brennen im Auge.
115 Beissen in den Augen.
Beissen in den Augen, wie von Rauche.
Beissen und Hitze in den Augen.

Petroleum.

Brennen in den Augen. (n. 5 T.)
Brennen in den Augen und Drücken, und Verdunklung, wenn sie angestrengt sieht.
120 Brennen und Drücken im innern Augenwinkel.
Entzündungs-Geschwulst im innern Augenwinkel, wie eine beginnende Thränen-Fistel, ein Taubenei gross; dabei mehrtägige Trockenheit der rechten Nasenseite.
Ausschlags-Blüthen auf den Augenlidern.
Thränen der Augen, 5 Tage lang. (n. 6 T.)
Thränen der Augen, in freier, nicht kalter Luft.
125 Thränen der Augen, öfters, auch im Zimmer. (n. 16 T.)
Viel Wasser dringt aus beiden Augenwinkeln.
Schwäche der Augen.
Leichte Ermüdung der Augen.
Zuckungen der Augen.
130 Zittern und Fippern der Augenlider.
Fippern des rechten Augenlides.
Blinzeln, und Wimpern mit den Augen.
Augen oft so, als wollten sie sich verdrehen.
Früh kann er die Augenlider nicht öffnen, und sein Gesicht ist trübe und florig.
135 Sehr trübe Augen. (n. 22 T.)
Die Sehkraft ist bleich, die Augen florig. (n. 5, 6 T.)
Grosse Erweiterung der Pupillen, viele Tage lang; das linke Auge kann in der gewöhnlichen, kurzen Entfernung die Buchstaben nicht erkennen; in grösserer Ferne werden sie deutlicher, aber kleiner.
Langsichtiger.
Doppelsehen mit beiden Augen.
140 Oft verdunkelte Augen, und zuweilen Doppelsehen einiger Gegenstände. (n. 14 T.)
Schwarze Flecke vor den Augen, welche das Lesen hindern.
Es schwebt und fippert ihr zuweilen Etwas vor den Augen, doch sieht sie die Gegenstände hell und klar, wenn sie genau drauf sieht.
Fippern vor den Augen, Abends. (n. 10 T.)
Flimmern und Schwittern vor den Augen, die Gegenstände scheinen sich fein zu bewegen.
145 Flimmern und schwarze Figuren vor den Augen. (n. 18 T.)
Feuerfunken vor den Augen.
Schmerzhafte Empfindlichkeit der Augen gegen das Tages-Licht: er muss sie verdeckt halten.

Das Ohr schmerzt äusserlich (vom Dunste.)
Drücken in den Ohren, mit Hitze. (n. 5 T.)
150 Klamm-Schmerz im rechten Ohre. (n. 16 T.)
Klammartiges Ziehen im rechten Ohre. (n. 7 T.)
Schmerzliches Ziehen und Zucken am rechten Ohre. (n. 5 T.)
Höchst schmerzhaftes Ziehen, wie von Verrenkung in den Muskeln vom Zitzfortsatze bis zum Schlüsselbeine, an beiden Hals-Seiten, alle 5 Minuten ein Riss. (n. 11 T.) (*Foisac.*)
Zuckender Schmerz im linken Ohre. (n. 13 T.)
155 Reissen im rechten Ohre.
Schneiden im linken Ohre.
Erst Kitzel und Stechen im Ohre, drauf Steifheit im Kiefer-Gelenke, als wollte dasselbe bei Bewegung knacken und knarren.
Jücken im linken Ohre, und blutiger Eiter-Ausfluss. (n. 48 St.)
Verschwollener Ohrgang.
160 Ausschlags-Blüthe am rechten Ohre, die Abends aufging. (n. 5 T.)
Ausschläge am äussern Ohre, 30 Tage lang.
Röthe, Rohheit, Wundheit und Feuchten hinter den Ohren.
Vermindertes Gehör. (n. 5 T.)
Verlust des Gehöres im rechten Ohre, wohin es aus dem Auge schmerzhaft gezogen war. (n. 38 T.)
165 Beim Aufstossen trat ihm Etwas vors Ohr, dass er nicht gleich hören konnte.
Singen in den Ohren.
Brausen und Schmerz in den Ohren.
Wind-Sausen vor den Ohren, das Gehör mindernd.
Sausen vor dem linken Ohre, Abends, wie Wasser-Rauschen, und zuweilen Knacken darin; 3 Abende. (n. 21 T.)
170 Knacken im Ohre von Zeit zu Zeit. (n. 28 T.)
Glucksen in den Ohren.
An der Nasenwurzel, querüber, von einer Augenbraue zur andern, ein spannender Schmerz, und bei Berührung Geschwür-Schmerz der Stelle.
Jücken an der Nasenspitze.
Brennen auf und neben der Nase. (n. etl. St.)
175 Ein Blüthchen in der Nase.
Ein Eiter-Bläschen an der Nase. (n. 7 T.)
Ein Eiter-Bläschen, unten, inwendig an der Nasen-Scheidewand, mit rothem Hofe.

Eiterbläschen am rechten Nasenflügel, bei Berührung schmerzend.
Geschwürige Nasenlöcher.
180 Schorfe in der Falte des linken Nasenflügels, ohne Schmerz für sich.
Blutiger Schleim wird früh ausgeschnaubt.
Bluten der Nase. (n. etl. St.)
Gesichts-Hitze und Backen-Röthe.
Hitz-Empfindung im Gesichte. (n. 3 T.)
185 Hitze im Gesichte und Kopfe. (n. 6 T.)
Brennende Hitze an der Stirne und im Gesichte, mit Jücken.
Viel Hitze im Gesichte; den ganzen Tag, besonders nach Tische. (n. 4 T.)
Hitze im Gesichte und in den Augen. (sogleich.)
Grosse, anhaltende Blässe des Gesichtes.
190 Jücken im Gesichte, hie und da, (vom Dunste.)
Ausschlags-Blüthen im Gesichte.
Ausschlags-Blüthen um die Augen.
Blüthen im Gesichte, wie kleine Pocken, mit weissen Spitzen.
Lippen-Ausschlag.
195 Ausschlags - Blüthe im Mundwinkel, stechenden Schmerzes.
Schorfige Blüthe über der Oberlippe, stechenden Schmerzes für sich, nicht beim Betasten.
Aufgesprungene Lippen.
Ein Blutschwär an der Unterlippe.
Am Kinn ein Eiter-Bläschen, schmerzend bei Berührung.
200 Ziehen und Spannen am Kiefer, unter dem Ohre.
Leicht Verrenken des rechten Kiefer-Gelenkes, früh, im Bette, unter grossen Schmerzen.
Geschwulst an beiden Unterkiefern, schmerzend beim Bücken und darauf Drücken.
Geschwulst der Unterkiefer-Drüsen.
Zahnschmerz mit dick geschwollnem Backen; sie kann Nachts vor Schmerz nicht liegen, muss im Bette aufsitzen.
205 Schmerz in den Zähnen, wenn freie Luft hinein geht.
Druck-Schmerz in den rechten Backzähnen.
Ziehende Zahnschmerzen.
Zieh-Schmerz in den obern Vorderzähnen, mit Kälte-Gefühl. (n. 10 T.)

Reissen im hohlen Zahne, von Abend bis Mitternacht, bei wund schmerzendem Zahnfleische.
210 Schneidender u. zusammenziehender Schmerz in den Zähnen.

Ein Stich im (hohlen) Vorderzahne.

Stechender Zahnschmerz, wie mit Messern, in beiden Kiefern, Nachts am heftigsten; sie konnte nicht im Bette bleiben.

Stichartige Rucke in den Zähnen, alle Abende bis $11\frac{1}{2}$ Uhr.

Schmerz in den Zähnen, wie unterschworen, mit klopfendem Drücken im rechten Unterkiefer, bis an das Ohr und die hintern Halsmuskeln.

215 Bohrender Zahnschmerz.

Taubheits-Gefühl der Zähne und Schmerz beim Aufbeissen.

Alle untern und theils auch die obern Zähne sind höher und schmerzen wie unterschworen.

Beide Spitzzähne sind wie zu lang, früh.

Die Zähne sind immer mit Unreinigkeit belegt.

220 Das Zahnfleisch schmerzt beim Kauen wie wund.

Das Zahnfleisch zwischen den vordersten untern Zähnen ist wie entzündet, mit stechenden und brennenden Schmerzen.

Geschwulst des Zahnfleisches, mit Stich-Schmerz bei Berührung.

Eine Blase am Zahnfleische.

Ein Eiter-Bläschen am Zahnfleische über dem hohlen Zahne, wie eine Zahnfistel.

225 Ein schwarzes, hohles Bläschen an einem untern Backzahne, empfindlich gegen Wasser und kalte Luft; der Zahn schmerzt schon beim Oeffnen des Mundes.

Im Munde entstehen Geschwüre am innern Backen.

Die Zunge ist mit gilblichen Flecken besetzt.

Weisse Zunge.

Belegte Zunge, alles Abschabens ungeachtet.

230 Belegte Zunge. (n. 4 T.)

Die Zunge und rechte Gaumen-Seite tief nach den Halsmuskeln zu ist so roh empfindlich, dass er Nichts Hartes im Munde bewegen und essen darf; säuerliche und salzige Dinge machen Schründen, als wäre die Zunge wund.

Uebler Mund-Geruch; auch der Speichel roch übel.

Uebler Mund-Geruch, den Andere spüren.

Mund-Gestank, zuweilen wie Knoblauch, zuweilen faulicht.

235 Der Hals ist innerlich wie verschwollen.

Beim Schlucken dringt Etwas des zu Verschluckenden in die Choanen herauf.

Stechendes Halsweh, bloss beim Schlingen.

Stich-Schmerz im Halse, beim Schlingen, als werde diess durch eine Fisch-Gräte verhindert.

Heftiges Kitzeln im Halse, bis ins Ohr, beim Schlucken.

240 Kriebeln im Schlunde und der Nase, wie von Schnupftaback.

Kratzen und Scharren im Halse.

Rauhheit im Schlunde, beim Schlingen.

Rohheits-Gefühl im Schlunde, bis zum Magen. (n. 6 T.)

Wundheits-Schmerz im Halse, und wie verschworen.

245 Geschwulst im Halse, mit Trockenheit im Munde.

Trockenheit im Munde, früh.

Trockenheit im Munde und Halse, früh, so stark, dass sie den Athem versetzt.

Grosse Trockenheit im Halse, die viel Husten macht.

Trockenheit im Halse, mit Aufstossen und Kraftlosigkeit

250 Verschleimt im Halse.

Er muss immer, besonders früh, dicken Schleim ausrachsen.

Stetes Schleim-Rachsen, früh, unter Kopfschmerz.

Starke Verschleimung im Munde und Nase.

Schleimiger Geschmack im Munde, bei weisser Zunge.

255 Sehr pappiger Mund, 20 Tage lang.

Schleimig im Munde und kein Appetit zum Essen und Trinken.

Säuerlich schleimiger Mund-Geschmack.

Saurer Mund-Geschmack.

Bitter saurer Geschmack im Munde, früh.

260 Bitterkeit im Munde, nach dem Frühstücke, mit Kratzen im Halse und Aufstossen.

Lätschigkeit und ein Speichel im Munde, wie von verdorbnem Magen.

Geschmack im Munde, wie von verdorbnem Magen, mit Schwere des Kopfes.

Fauler Geschmack im Munde.

Faulichter Geschmack im Munde, wie von verdorbnem Fleische.

265 Ranziger Geschmack im Schlunde.

Viel Durst, den ganzen Tag.

Viel Durst auf Bier, eine ganze Woche lang.

Kein Appetit, kein Durst.

Heisshunger, öfters, dass ihr ganz übel davon wird und sie auch Nachts davon erwacht.

270 Unersättlichkeit beim Mittag-Essen.
Naschhaftigkeit.
Wenige Speise, besonders **Sauerkohl**, Braunkohl u. s. w. verderbt ihm den Magen, und die Verdauung, vorzüglich bei stürmischer Witterung, so dass er davon Durchfall Tag und Nacht bekömmt.
Die geringste und jede Speise verderbt ihr den Magen; sie kann gar Nichts vertragen.
Das gewohnte Tabakrauchen benebelt. (n. 3 St.)
275 Wenig Wein bei Tische genossen, steigt ihm in den Kopf und macht ihn befangen.
Nach wenigem Essen, wie benebelt, duselig und schwindelig im Kopfe.
Nach dem Essen, Blutdrang nach dem Kopfe.
Nach dem Essen kurze, aufsteigende Hitze an der linken Kopf-Seite, mit anhaltender Backen-Röthe.
Nach dem Essen, Hitz-Gefühl und Schweiss, am meisten am Kopfe.
280 Nach jedem Essen, starkes Zusammenlaufen des Speichels im Munde; sie muss viel spucken.
Nach sehr mässigem Mittag-Essen, Vollheit, mit Druck in der Herzgrube. (n. 3 T.)
Gleich nach dem Essen, früh und Mittags, sehr schmerzhafter, klammartiger Brust-Krampf, welcher den Athem versetzt; Bücken erleichterte dies, doch kehrte die Athemversetzung beim Aufrichten wieder.
Nach dem Abend-Essen, Unbehaglichkeit.
Nach dem Essen, viel Lätschigkeit und Unruhe.
285 Nach dem Essen vergeht die Mattigkeit, die zuvor da war.
Nach dem Frühstücke, Zahnschmerz.
Beim Mittag-Essen, scharf saures Aufstossen.
Saures Aufstossen mit bleicher Sehkraft.
Saures Aufstossen, dass die Zähne stumpf werden.
290 Saures Wasser-Aufschwulken, bis in den Mund, nach dem Frühstücke.
Wiederholtes, heisses, scharf saures Aufstossen und Aufschwulken.
Kratziges Aufstossen, auch nach leichter Mahlzeit. (n. 4 T.)
Aufstossen nach dem Essen, den ganzen Nachmittag.
Aufstossen, ohne Geschmack, den ganzen Tag.
295 Aufstossen, mit Drücken im Bauche.
Aufstossen, früh, wie faules Ei. (n. 24 St.)

Petroleum.

Soodbrennen, gegen Abend, und Aufstossen.
Soodbrennen, früh.
Kratziger Sood.
300 Starkes Schlucksen, Abends, zweimal, und dann viel Niesen. (n. 36 St.)
Starkes Schlucksen, wohl dreimal täglich, mehrere Tage.
Uebelkeit mit Aufstossen. (n. 24 St.)
Uebelkeit, früh, beim Erwachen, bis zum Frühstücke, 1 St. lang.
Uebelkeit, alle Morgen, gleich nach dem Erwachen; sie kann nicht frühstücken.
305 Uebel und wabblicht, den ganzen Tag. (n. 6, 10 T.)
Uebelkeit, den ganzen Tag so stark, dass es ihr manchmal den Athem benimmt, ohne Erbrechen.
Uebelkeit, den ganzen Tag, mit Appetitlosigkeit, säuerlichem Mund-Geschmacke, und weisstrockner Zunge.
Heftige Uebelkeit mit kaltem Schweisse und Stichen in der rechten Bauch Seite.
Uebelkeit, früh, mit Wasser-Zusammenlaufen im Munde.
310 Jählinge Uebelkeit beim Spazieren, mit Wasser-Zusammenlaufen im Munde, schneller Gesichts-Hitze und Schwindel; eine Viertelstunde lang. (n. 14 T.)
Augenblickliche Uebelkeiten, früh, oder Abends, wobei es auch zum Erbrechen hebt.
Weichlichkeits-Gefühl im Magen. (n. 24 St.)
Leerheits-Gefühl im Magen, mit Kopf-Befangenheit.
Grosses Leerheits-Gefühl im Magen, wie nach langem Hunger.
315 Schlaffheit des Magens.
Unerträgliche Schwere im Magen, durch starke Bewegung zu Fusse erleichtert.
Magenschmerz, früh.
Drücken im Magen, nüchtern, was durch Essen vergeht.
Drücken im Magen und Durchfall, Nachmittags, auf vorgängiges Leibweh.
320 Drücken in der Herzgrube, zwei Morgen nach einander, nüchtern und mit Uebelkeit.
Aufgetriebenheit des Magens, Nachmittags.
Magen und Bauch oft schmerzhaft, bald als wenn sie zusammengezogen, bald als wenn sie ausgedehnt würden.
Klemmen in der Herzgrube. (n. 2 T.)

Raffen im Magen, wie von Verkältung, mit Aengstlichkeit, Abends, eine Viertelstunde lang.
325 Raffen im Magen, wie von Verkältung, weckt sie sehr früh.
Arger Schmerz in der Herzgrube, als wolle da etwas abreissen.
Schneiden um den Magen, mit Trieb zum Stuhle. (n. 4 T.)
Stiche in der Herzgrube, Nachmittags.
In der Leber-Gegend, Drücken.
330 Stiche in der Leber-Gegend, bei einiger Anstrengung des Körpers.
Stiche in der rechten Bauch-Seite, mit Uebelkeit.
Im linken Hypochonder, Druck. (n. 12 T.)
Stechen in beiden Hypochondern, ohne Winde-Abgang vergehend.
Bauchweh drückenden Schmerzes.
335 Drücken und Kneipen im Bauche, wie nach Verkältung, weckt ihn um Mitternacht.
Aufgetriebenheit des Bauches, besonders nach Tische, mit Drücken unter der Herzgrube.
Auftreibung des Bauches, zwei Tage lang. (n. 3 T.)
Aufgetriebner Bauch von Blähungen.
Sehr aufgetriebner Unterleib, Abends, bei Schlafen gehen.
340 Sehr aufgetriebner Bauch, von wenigem Trinken. (n. 4 T.)
Aufgetriebner, gespannter Bauch, und Trägheit, Nachmittags, einige Stunden lang.
Schmerzhafte Spannung über den ganzen Bauch, mit Schmerz unten in der linken Bauch-Seite, als wolle da Etwas durchbrechen, oder wie von einer innern Wunde, in Anfällen zu zwei, drei Stunden lang.
Spannung und Krämpfe im Bauche. (n. 3 T.)
Raffen in beiden Bauch-Seiten heran, mit Schwere der Beine und grosser Schläfrigkeit.
345 Greifen und Kneipen über dem Nabel herum, in öfteren Anfällen.
Kneipen im Bauche, mehrere Abende. (n. 48 St.)
Kneipen im Bauche, alle 10 Minuten; sie muss sich jedes Mal zusammen krümmen. (n. 13 T.)
Kneipen und Knurren im Bauche, Abends.
Kneipen im Bauche und Durchfall, den ganzen Tag. (n. 24 St.)
350 Schneiden im Oberbauche, mit Uebelkeit und Laxiren weckt ihn früh, 4 Uhr. (n. 48 St.)

Petroleum.

Schneidender Leibschmerz, Abends, spät; sie musste sich zusammenkrümmen.
Schneiden im Bauche, wie von Verkältung; drauf Durchfall mit Pressen. (n. 36 St.)
Schneiden im Bauche, (sogleich), und nach 72 Stunden wieder, früh, beim Erwachen, und mehrmals am Tage.
Viel Schneiden im Unterleibe, zwei Tage lang, und erst Koth-Abgang, dann blutige Schleim-Stühle mit wenig Koth.
555 Arg schneidendes Leibweh, zwei Tage lang, mit Greifen im Bauche; dann viel Aufstossen, Erbrechen klaren Wassers, Durchfall und Kopfweh. (n. etl. St.)
Schneidendes Bauchweh, ganz früh, dann Durchfall von sehr stinkendem, kampherartigem Geruche, und nach dem Abgange vergeblicher Stuhldrang.
Ziehendes Schneiden im Bauche, mit Aufstossen und Winde-Abgang.
Bauchweh, wie von Verkältung.
Unangenehmes inneres Jücken im Bauche; äusseres Reiben besserte nicht.
560 Eine Art kriebelnder Eingeschlafenheit der Unterbauch-Muskeln, bis zu den Oberschenkeln, im Sitzen; sie musste aufstehen und herumgehen. (n. 21 T.)
Eine Ausschlags-Blüthe am Bauche, brennend bei Berührung.
Im rechten Bauchringe, Drücken. (n. etl. St.)
Stechen im rechten Schoosse, auf nächtliche Pollution.
Klamm - Schmerz in beiden Schössen, wie Druck beim Gehen und Liegen, doch am meisten beim Sitzen.
565 Schmerz im Schoosse, als wolle sich ein Leistenbruch durchdrängen, bei jedem Hustenstosse.
Blähungs-Anhäufung und Bewegungen derselben im Unterleibe. (sogleich.)
Knurren im Bauche, Abends.
Abgang sehr vieler, sehr stinkender Winde, viele Tage.
Sehr stinkende Winde, vor dem flüssigen Stuhle.
570 Abends, Gefühl im Bauche, wie zu Durchfall, ohne Stuhl.
Oefteres Drängen zum Stuhle, mit wenigem durchfälligen Abgange jedes Mal, unter vielem Pressen, als solle noch viel nachkommen. (n. 24 St.)
Neigung zu Durchfall und zwei weiche Stühle. (n. 24 St.)
Durchfall mit Leibschneiden.
Durchfall, nach Magen - Verderbniss, vorzüglich bei stürmischer Witterung.

375 Wässrichter Stuhl, mit Leibweh, 6 Tage lang.
Zweimaliger Durchfall-Stuhl, und darnach ungeheure Ermattung.
Schleim beim Stuhle.
Starker Schleim-Durchfall. (n. etl. St.)
Durchfall vielen blutigen Schleimes. (n. 4 T.)
380 Oeftere Stühle bloss blutigen Schleimes unter grosser Mattigkeit.
Stuhl weich und doch mit Zwang.
Weicher, schwieriger Stuhl, wie von Unthätigkeit der Därme.
Oefteres Drängen zum Stuhle, wo jedesmal wenige durchfällige Ausleerung erfolgt, mit häufigem Pressen, als sollte noch viel kommen.
Der Stuhl wird in der Nachwirkung härter. (n. 28 T.)
385 Stuhl nur mit vieler Anstrengung, als habe der Mastdarm keine Kraft, ihn fortzutreiben.
Kein Stuhl, zwei Tage, doch viel Drang; der Mastdarm schien zu schwach, den Koth fortzutreiben. (n. 4, 5 T.)
Stuhl schwer abgehend, mit Wundheits-Schmerz im After.
Bei schwierigem Stuhle verliert das Kind Blut.
Mit dem Stuhle gehen Askariden ab.
390 Abgang von Madenwürmern.
Nach dem Stuhle, Heisshunger, doch schnelle Sättigung.
Nach dem Stuhle, Blähungs-Auftreibung.
Nach (einem zweiten) guten Stuhle, Wabblichkeit und Schwäche-Gefühl. (n. 24 St.)
Nach dem Stuhle, ganz schwach und düselig, das Gesicht verging ihm, und er musste die Augen schliessen, um sich wieder zu erholen.
395 Drücken am After. (n. 6 T.)
Druck-Schmerz im Mastdarme, zwei Tage vor der Regel; sie musste sich vorwärts biegen; beim gerade Richten des Körpers stach's im Mastdarme und beim Gehen mehrten sich die Stiche.
Jücken am After, bei Schlafengehn.
Brenn-Schmerz in der Gegend des Afters.
Brennen und Stechen im Mastdarme und After. (n. 18 T.)
400 Mastdarm-Fistel.
Schorf am Rande des Afters, kitzelnd schründender Empfindung.
Oefterer Harndrang; der Urin geht in zweitheiligem Strahle ab, mit Brenn-Schmerz, und mit Reissen in der Eichel.

Oefterer Drang zum Harnen; es kömmt aber nur wenig Harn.
Sehr oftes Harnen und sehr wenig auf ein Mal. (n. 4, 7 T.)
405 Häufiges Harnen. (n. 10 T.)
Doppelt öfteres Lassen des Harns und weit mehr, als er getrunken hatte. (n. 24, 25, 26 T.)
Unwillkührliches Harnen.
Harn mit weissem Satze. (n. 9 T.)
Ganz dunkelgelber Harn, mit vielem rothem Satze. (n. 3, 4 T.)
410 Der Urin setzt schnell einen rothen Satz ab, während die Oberfläche mit einem glänzenden Häutchen überzogen ist.
Urin blutroth und trübe.
Dunkelbraune Wolken im Harne, nach einigem Stehen.
Brauner Harn, sehr stinkenden, säuerlichen Geruches.
Stark ammoniakalischer Geruch des Urins.
415 Stinkender Geruch des Harns; er setzt rothen, schleimigen Sand ab, der sich im Geschirre fest anlegt.
Drücken auf die Blase; es drängte ihn Nachmittags wohl zehn Mal zum Harnen, und dauerte jedes Mal lange, ehe etwas Urin kam. (n. 9 T.)
Harn-Brennen.
Beim Harnen, Brennen im Blasen-Halse.
Beim Anfange und zu Ende des Harnens, Schneiden im Blasen-Halse.
420 Nach dem Harnen tröpfelt noch einiger Urin nach.
Heftiges Zusammenziehen in der Gegend der Harnblase, zu beiden Seiten des Schamberges, vorzüglich beim Lassen des Harnes, der während dessen oft still stand.
Brenn-Schmerz in der Harnröhre, gegen Abend.
Zucken in der Harnröhre, wie beim Samen-Ergusse.
Schleim-Ausfluss aus der Harnröhre.
425 In der Ruthe, ein Stich beim Harnen.
In der Eichel, Reissen. (sogleich.)
In Stechen übergehendes Jücken der Eichel.
Ein glatter, rother Fleck auf der Eichel, ohne Empfindung. (n. 12 T.)
Röthlicher Ausschlag auf der Eichel, mit Jücken.
430 Im linken Hoden (Samenstrange?) Klamm-Schmerz, wobei sich der Hodensack zusammenzog.

Jückendes Zerren im rechten Theile des Hodensackes, anhaltend.
Jücken und Nässen des Hodensackes,
Röthe und feuchtende Wundheit an der einen Seite des Hodensacks.
Weniger Neigung zum Beischlafe und weniger Anregung dazu in der Phantasie. (d. erst. Tage.)
435 Mehrere Erektionen, ohne geile Gedanken. (n. 21 T.)
Nächtliche Ruthe Steifheit, ohne geile Phantasie.
Steifheit der Ruthe, jeden Morgen, beim Erwachen. (d. erst. 18 Tage.)
Stellt auf ein paar Monate Erektion und Potenz her.
Heftiger Reiz zur Samen-Entleerung, früh, nach dem Erwachen, im innern der Zeugungs-Organe, ohne Blähungs-Beschwerde. (n. 4 T.)
440 Bei verliebter Tändelei, Abgang des Samens. (n. 11 T.)
Beim Beischlafe, später Samen-Abgang. (n. 21 T.)
Zwei Pollutionen. (d. erste Nacht.)
Pollution und ängstliche Hitze darauf, früh. (n. 48 St.)
Neben den weiblichen Schamtheilen, Wundheit.
445 Jücken in der weiblichen Harnröhre beim Harnen, auf Harndrang.
Weibliche Abneigung vor Beischlafe. (d. ersten 4 Wochen.)
Brennen in den Geburtstheilen mit etwas Blut-Abgang. (n. etl. St.)
Die lange ausgebliebne Regel erscheint etwas. (n. 6 T.)
Regel zu früh. (n. 4 T.)
450 Regel einige Tage zu früh und zu gering. (d. 4. T.)
Regel um einige Tage zu früh. (n. 8 T.)
Regel um 5 Tage zu früh. (n. 2 T.)
Regel um 6 Tage zu früh.
Regel um 10 Tage, bis zum Vollmonde, verspätigt. (n. 24. T.)
455 Das bei der Regel abfliessende Blut macht Jücken an den Geburtstheilen.
Bei der Regel, Hitze in den Fusssohlen und Händen.
Bei der Regel, Singen und Brausen in den Ohren.
Bei der Regel, schmerzliches Reissen im Oberschenkel.
Bei der Regel, Stellen an den Unterschenkeln, die bei Berührung schmerzen.
460 Bei der Regel, matt im Körper und wie zerschlagen.

Petroleum.

Scheide-Fluss, wie Eiweiss.
Weissfluss, täglich in grösserer Menge, mehrere Tage.
(n. etl. St.)

Niesen, täglich und sehr oft.
Viel Niesen, unter Schläfrigkeit, gegen Abend.
465 Niesen und schnupfig im Halse, was zum Husten kitzelt.
Verstopfungs-Gefühl in den hintern Nasen-Oeffnungen.
Stock-Schnupfen und geschwürige Nasenlöcher.
Starker Schnupfen. (n. 13 T.)
Stocken des Schleims in der Nase, er muss ihn mit Gewalt ausschnauben, in kleinen Klümpchen.
470 Heiserkeit, Nachmittags.
Starke Heiserkeit, mehrere Tage.
Husten von Trockenheit im Halse. (n. 10 T.)
Husten von Kratzen im Halse. (n. 19 T.)
Husten mit Kratzen im Halse. (n. 4 T.)
475 Husten tief aus der Brust. (n. 3 T.)
Husten, von jedem Tabakrauchen.
Gegen Abend ein die Brust angreifender Husten, durch Reiz, tief in der Luftröhre.
Nachts, Husten,
Bloss Nachts, nach dem Einschlafen, und dann sehr arger Husten.
480 Trockner Schurr-Husten, der den Athem benimmt; sie kann nicht aufbusten.
Starker Husten und viel Auswurf, 8 Tage lang. (n. 23 T.)
Beim Husten wird ihr brecherlich.
Der Athem ist schwer vorzüglich beim Treppensteigen, beim Anfange des Gehens und starkem Sprechen.
Wenn das Kind einmal fiel, oder sich woran stiess, versetzte es ihm gleich den Athem.
485 Beim Athmen, Schnärcheln in der Luftröhre, Abends, im Bette.
Röcheln in der Luftröhre und trockner Husten, Abends, im Bette, vor dem Einschlafen.
Engbrüstigkeit und Dämpfigkeit, wie von Zusammenschnürung der Luftröhre, mit Kitzel zu trocknem Husten.
Engbrüstigkeit, Abends, einige Stunden lang.
Kurzer Athem. (n. 18 T.)

490 Beklemmung der Brust, Nachts, und unruhiger Schlaf.
Beklemmung der Brust und Schweräthmigkeit, mehr im Sitzen, als beim Gehen.
Die Brust ist sehr empfindlich gegen kalte Luft, und ist sie derselben ausgesetzt gewesen, so wird sie Tages darauf sehr beengt auf der Brust.
Drücken und Engheit auf der Brust, Nachmittags.
Drücken auf dem Brustbeine, früh.
495 Drücken oben auf dem Brustbeine, Nachts, durch Aufstossen vergehend.
Ein zusammenhaltendes Drücken auf der Brust, von vorne.
Drücken und Wühlen in der Brust.
Empfindlich drückend ziehender Schmerz an den linken kurzen Ribben, auf der linken Brust und im rechten Hypochonder.
Stechen in der rechten, dann in der linken Brust-Seite, gleich unter dem Arme.
500 Stechend schneidender Schmerz, vorne, von der rechten Brustseite bis zur linken, wenn er sich, (während der Mahlzeit) mit dem Rumpfe links biegt.
Stechen in der Brust.
Stechen auf der Brust und Zusammenzieh-Schmerz im Kopfe, beim Husten.
Heftige Seiten-Stiche.
Ein heftiger Stich an's Herz, der den Athem benahm.
505 Kälte-Gefühl in der Brust, in der Herz-Gegend.
Herzklopfen zuweilen, auf Augenblicke.
Eine Art Herzklopfen, bis zum Nabel, Abends, im still Sitzen.
An der Brust, unterm Arme, arger Schmerz, mehr Reissen, als Stechen; es hielt die ganze Nacht vom Schlafe ab.
Die Brustwarzen jücken und haben einen mehlichten Ueberzug.
510 Das Steissbein schmerzt beim Sitzen.
Kreuzschmerz, stark, doch kurz, beim Aufstehen vom Sitze. (n. 14 T.)
Schneidender Kreuzschmerz, früh, nach Aufstehen und Abends, vor Schlafengehen, bloss bei Bewegung und Bücken, nicht beim aufrecht Stehen.
Schmerzhafte Rucke im Kreuze, bei manchen Bewegungen.
Verrenkungs-Schmerz im Kreuze, früh, im Bette, auch beim Sitzen.

Petroleum.

515 Grosse Müdigkeit und Steifheit im Kreuze und Steissbeine, Abends.
Schwäche im Kreuze, nach Spazieren. (n. 8 T.)
Rückenschmerz, so arg, dass er sich nicht rühren kann.
Das Rückgrat schmerzt von bequemen Fahren im Wagen, wie Erschütterung.
Drücken auf den Schultern und im Rücken.
520 Drücken, Schwere und Müdigkeit im Rücken, früh. (n. 11 T.)
Schwere im Rücken.
Klamm im Rücken und die Ribben vor, dabei Perl-Schweiss im Gesichte und auf den Armen, drei Viertelstunden lang; drauf starker Schleim-Durchfall. (n. etl. St.)
Starrheit im Rücken.
Steifheit und Ziehen im Rücken.
525 Ziehen im Rücken, durch zurück Beugen vergehend.
Oft ein gähnendes Ziehen im Rumpfe.
Verrenkungs-Schmerz und Beklemmung zwischen Schulterblättern, bis in die Brust vor.
Verrenkungs-Schmerz im Rücken und den Schulterblättern, bis in die Brust, täglich 2, 3 Mal, das Athmen hindernd.
Reissen im Rücken, zwischen den Schulterblättern, dass sie sich nicht rühren kann.
530 Ein schmerzhafter Ruck im Rücken, bei jedem Schlingen, auch bei unvollkommnem Aufstossen; zuweilen auch ohne Schlingen, in der Ruhe; jedes Mal aber nachher den Athem beklemmend.
Schweiss am Rücken und auf der Brust, in der Ruhe, am Tage.
Die Haut der linken Rücken-Seite schmerzt wie wund gerieben.
Im Nacken, drückender Schmerz, durch die kleinste Bewegung verstärkt.
Schmerz im Nacken.
535 Schwere im Nacken.
Sehr schmerzhaftes, beschwerliches Ziehen im Nacken zum Hinterkopfe.
Die rechte Hals-Seite ist wie steif.
Das Achsel-Gelenk schmerzt beim Aufheben des Armes.
Spannen und Ziehen auf der Achsel.
540 Zieh-Schmerz in der linken Schulter, bis zum Ellbogen.
Ein öfteres Zucken in der rechten Schulter. (n. 8 St.)
Verrenkungs-Schmerz im Achsel-Gelenke, beim Aufheben des Armes.

Starker Achselgruben-Schweiss.

Eine Beule in der Achsel-Grube, mehr reissenden, als stechenden Schmerzes, mit Eiterung drohend.

545 Im Arme hie und da, ein schneller, klammartiger Druck.

Muskel-Zuckungen an den Armen.

Früh im Bette streckt sich der Arm, er muss ihn unwillkührlich ausdehnen.

Zieh-Schmerz im rechten Arme, dann im Kopfe.

Stiche, auf und abwärts, im ganzen rechten Arme, über den Ellbogen weg, besonders beim Biegen des Armes, doch auch in der Ruhe.

550 Eingeschlafenheit des linken Armes, mehrere Tage.

Leichtes Einschlafen der Arme und Hände, wenn er sich Nachts darauf legt.

Grosse Schwäche in den Armen.

Ein inneres Zittern im Arme.

Rothlauf-Entzündung der Haut am Arme, mit Brenn-Schmerz.

555 Gelbe Flecke am rechten Arme. (n. 6 T.)

Im Oberarme, arger Klamm, beim Halten einer Kleinigkeit mit der Hand, und durch die geringste Bewegung erneut; der Delta-Muskel wird ganz hart; den Tag drauf schmerzt die Stelle wie zerschlagen.

Scharfes Drücken auf dem rechten Oberarme, wie Zucken anfangend. (n. 16 T.)

Reissen im rechten Oberarme.

Um das Ellbogen-Gelenk, Lähmung, zwei Tage lang.

560 Jücken in der Ellbogen-Beuge, (n. 12 T.)

Auf dem Vorderarme ein Blutschwär, stechenden Schmerzes bei Berührung.

Das Hand-Gelenk schmerzt wie verstaucht.

Zieh-Schmerz in der rechten Hand und dem Zeigefinger. (d. 3. T.)

Stechen in der rechten Hand, bis in die Finger, früh, im Bette. (n. 15 T.)

565 Sie friert beständig an den Händen; sie muss sie verdecken und einwickeln.

Brennen in den Handtellern. (n. 4 T.)

Brennen in den Händen, früh, beim Erwachen. (n. 6 T.)

Erst Hitze der Hände, dann Schweiss der Handteller.

Viel Schweiss der Hände.

570 Haut der Hände, spröde und rauh.
Aufgesprungene, rissige Haut der Hände, voll Schrunden. (n. 13 T.)
Jücken in der Handfläche. (a. 16 T.)
In den Fingern, Ziehen, auf Augenblicke.
Ziehen in den Fingerspitzen.
575 Ein ritzender Schmerz am hintersten rechten Daumen-Gelenke.
Stich-Schmerz im vordersten Gelenke des rechten Zeigefingers, wie von einem Splitter im Knochen; äusserlich jückte es.
Flüchtige Stiche im rechten Daumenballen. (n. 6 T.)
Verrenkungs-Schmerz im hintern Daumen-Gelenke.
Erstarren, Abends, erst nur eines Fingers, dann auch der übrigen, bis durch den ganzen Arm herauf, mit Ohnmachts Anwandlung; durch schnelles hinaus Gehen an die freie Luft gab sich Alles, bis auf anhaltendes Herzklopfen und Schwere im Arme. (n. 19 T.)
580 Jücken auf den Finger-Gelenken.
Rauhe, rissige, aufgesprungene Finger-Spitzen, mit stechenden und schneidenden Schmerzen. (n. 8 T.)
Die Nägel der Finger schmerzen beim Anfassen, wie zerschlagen.
In der Warze am Finger, Picken, Abends, im Bette; beim Befühlen schmerzt sie wie wund.
Brenn-Schmerz in der Warze am Finger, als wollte sie schwären, Abends, im Bette.
585 In der Hüfte, Drücken, beim Sitzen.
Flüchtiger Zieh-Schmerz im linken Hüft-Gelenke. (n. 7 T.)
Verrenkungs-Schmerz in der Hüfte, neben dem Kreuzbeine, bei Bewegung.
Röthe und feuchtende Wundheit, oben innen am Beine. (n. 12 T.)
Kleine, jückende Blüthen im Winkel zwischen dem Hodensacke und Schenkel.
590 Arges Stechen in einer vieljährigen, unschmerzhaften, weichen Beule, oben, am Innern des rechten Ober-Schenkels.
Jücken an einer rothen Flechten-Stelle, oben an der Inseite des Ober-Schenkels.
Die Beine sind schwer.
Kälte-Gefühl im rechten Beine, Nachts.
Schmerz und Steifheit in den Beinen. (n. 5 T.)

595 Zieh-Schmerz im linken Beine.
Unruhe in den Beinen; er muss sie immer hin und her bewegen.
Die Oberschenkel sind beim Gehen steif und schwerfällig.
Schmerz im linken Oberschenkel bei Bewegung; sie konnte davor nicht vom Sitze aufstehen. (n. 8 T.)
Spannendes Drücken, hinten am Oberschenkel, über der Kniekehle.
600 Klamm in den Oberschenkeln, den ganzen Tag.
Flüchtig zuckender Schmerz im linken Oberschenkel. (n. 16 T.)
Eine entzündete, grosse Ausschlags-Blüthe über dem Knie.
Ein grosser Blutschwär am Oberschenkel. (n. 25 T.)
Im Knie, Spannen, beim ersten Schritte nach Sitzen.
605 Krampfiger Schmerz im Knie-Gelenke.
Klamm im linken Knie, beim Gehen.
Strammen und Brennen in den Kniekehlen.
Steifheit der Knie und Unterschenkel.
Steifheit in der Kniekehle und dem Unterschenkel. (n. 9 T.)
610 Steifheit in den Knieen und Fuss-Gelenken.
Zerrender Schmerz mit Kitzel an den Knie-Gelenken.
Reissen im linken Knie, Abends; sie konnte es nicht ausstrecken.
Stiche in den Knieen.
Stechen im rechten Knie-Gelenke, wie von Verrenkung, Abends, beim Gehen und Liegen; nicht im Sitzen.
615 Zerschlagenheits-Schmerz in den Knieen und Schienbeinen.
Schmerz, wie nach Stoss, an der Kniescheibe.
Stetes lähmiges, stichlichtes Eingeschlafenheits-Gefühl von über dem Knie an, bis unten in den Fuss, im Gehen und Sitzen.
Schwäche im rechten Knie, im Gehen, was sich bei weiterem Gehen verliert.
Schmerzhafte Schwäche in den Knieen; früh, gleich nach Aufstehen aus dem Bette.
620 Knacken im Knie, als wenn ein Knorpel überspränge, und Schmerz beim Bewegen desselben.
Ein grosser, rother Fleck am linken Knie, der später drückend schmerzt.
Oft ein kalter Fleck am Knie, von dem aus ein kalter Strom durch das ganze Bein geht.
Die Untesrchenkel und besonders das Fuss-Gelenk, sind wie in ein eisernes Band eingeschnürt.

Petroleum.

Schmerz der Schienbeine, beim Gehen.
625 Klamm in den Waden, Oberschenkeln und Füssen den ganzen Tag.
Starker Klamm in den Unterschenkeln. (sogleich.)
Krampfhaftes Ziehen im rechten Schienbeine.
Zucken des rechten Unterschenkels vom Knie an, schmerzhaft und bloss im Gehen.
Reissen, Stechen und Drücken an einer (ehemals geschwürigen) Stelle des Unterschenkels.
630 Ausschlags-Knoten an beiden Waden, die sehr jücken.
Am Fusse, Druck-Schmerz und Schwäche unter dem äussern Knöchel.
Drücken in der rechten Ferse.
Spannen im Fusse, beim Gehen. (n. 7 T.)
Klamm in der Fusssohle, Nachts. (n. 8, 11 T.)
635 Steifheit des Fusses, und bei Bewegung desselben, Klamm in der Sohle.
Ziehen im Fusse, auf Augenblicke, im Gehen.
Arges Ziehen und Zucken in den Füssen. (n. 9 T.)
Reissen in der Ferse, früh, beim Erwachen.
Knacken im Fuss-Gelenke, bei Bewegung des Fusses.
640 Stiche, wie Splitter, in der Ferse.
Klopfen in den Fusssohlen, am schlimmsten, wenn er zur Ruhe kam.
Geschwulst-Gefühl in den Füssen.
Geschwulst des Fusses, mehrere Tage lang.
Geschwulst und Hitze des vordern Theils der Fusssohle, zwei Abende, nach einander, eine Stunde lang, mit Brennen.
645 Brennendes Jücken am äussern Fussknöchel.
Blasen an der Ferse.
Schweiss der Fusssohlen.
Stark schweissige Füsse. (n. 56 T.)
Die Zehen werden Abends von Klamm einwärts gezogen.
650 Drücken im Ballen des grossen Zehes als wäre er erfroren gewesen oder ein eisernes Band darum.
Reissendes Ziehen im Ballen des rechten grossen Zehes.
Stiche, wie von Nadeln, sich durchkreuzend, in den Zehen.
Verrenkungs-Schmerz in den hintersten Zeh-Gelenken, beim Auftreten.
Ausschlag zwischen den Zehen.
655 In den Hühneraugen, Stiche.

Brennender Schmerz in den Hühneraugen.
Jücken der Haut, mit Frost-Schauder.
Jücken am ganzen Körper, früh, noch im halben Schlafe.
Jückende Stiche über den ganzen Körper, mit grosser Aengstlichkeit, Abends, 7 Uhr.
660 Stiche am Körper, bald hier, bald dort. (d. 2. 3. T.)
Schmerzhafte Empfindlichkeit der Haut des ganzen Körpers; jede Bekleidung schmerzt.
Es ist ihr alles zu hart, beim Sitzen und Liegen.
Süchtige Haut; selbst kleine Verletzungen schwären und greifen um sich.
Im Geschwüre Stechen.
665 Leicht Verkältung; es wird ihr davon wie ohnmächtig.
Von Erkältung, Kopfschmerz, thränende Augen, Entzündung des Halses, Husten und Schnupfen. (n. 2 T.)
Scheu vor der freien Luft.
Abends, beim Spazieren, fiel ihm die Luft sehr auf, er fror. (im July.)
Die freie Luft fällt ihm beim Spazieren auf und ist ihm zuwider.
670 Nach einem kleinen Spaziergange, eine Art Nerven-Schwäche im ganzen Körper.
Beim Spazieren, Brennen über den ganzen Körper.
Bei herannahendem Gewitter, wie Ohnmacht.
Ein kleiner Aerger schadet sehr; der Mund-Geschmack wird bitter, der Appetit ist verloren; ein kleiner Spaziergang greift sie dann an; sie muss mehrmals laxiren; bei Schlafengehn ist das Blut noch sehr in Wallung; dabei Aufstossen und Uebelkeit; unruhiger Schlaf; früh darauf, ein Beben und Zittern durch den ganzen Körper, Durchfall und ein innerer Jammer, dass ihr die Thränen immer in den Augen standen. (n. 9 T.)
Starker Blutlauf, bei geringer Bewegung.
675 Heftige Blutwallung, Abends, und Bitter-Geschmack.
Starker Puls, besonders beim Gehen und Treppen-Steigen. (n. 2, 3 T.)
Starker Puls, im Gehen mit Gesichts-Blässe und erschwerter Sprache. (n. 9 T.)
Nach Fahren; Aussteigen aus dem Wagen und auf und ab Gehen im Freien, jählinge heftige Uebelkeit und solche Schwäche, dass sie zusammensank, mit Reiz zum Stuhle, ganz kaltem Schweiss am Kopfe, Halse und der Brust, bei

Petroleum.

völliger Gesichts-Blässe und blauen Rändern um die Augen; nach dem Stuhle, heftiger Frost, und Abends darauf, etwas Hitze.

Zuckungen, im Mittags- und Nacht-Schlafe.

680 Zucken in den Gliedern, am Tage. (n. 7 T.)

Verrenkungs-Schmerz in Armen, Brust und Rücken, Vormittags, (n. 18 T.)

Steife, ungelenkige Arme und Beine, früh, nach dem Aufstehen.

Bebendes Spannen durch den ganzen Körper, mit Bänglichkeit und Unmuth.

Knarren der Gelenke.

685 Schwäche in den Gelenken. (n. 15 T.)

Zerschlagenheit der Glieder, Abends; er weiss nicht wohin er sie legen soll. (n. 13 T.)

Gicht-Schmerz im Hüft-, Knie- und Fuss-Gelenke, Nachts.

Lähmiges, drückendes Ziehen im linken Schienbeine und Unterarme auf der Streck-Seite. (n. 24 St.)

Ziehender Druck auf den Knochen, hie und da, durch Gehen im Freien nicht gemindert. (n. 3 T.)

690 Zuckendes, scharfes Drücken an diesen und jenen Theilen. (n. 16 T.)

Klammartiges Ziehen und Druck in den Gliedern. (n. 5 T.)

Brennen im Halse, Magen und der rechten Bauch-Seite.

Leichtes Einschlafen der Arme und Beine.

Schwere in den Füssen und dem ganzen Körper.

695 Schwere in allen Gliedern und Trägheit.

Grosse Schwere der Beine; sie schwankte im Gehen.

Unruhe in den Gliedern; er kann auf keiner Stelle bleiben.

Ermüdungs-Schmerz in den Achseln, dem Rückgrate und den Lenden.

Mattigkeit im Körper und Schwere in den Beinen.

700 Allgemeines unleidliches Gefühl, als stehe ihm eine grosse Krankheit bevor, mit zittrigem Wesen und grosser Mattigkeit. (n. 3 T.)

Grosse Mattigkeit, ohne äussere Ursache. (n. 15 T.)

So matt, dass die Glieder vor Müdigkeit schmerzten.

Grosse Mattigkeit, nach einem Spaziergange. (n. 11 T.)

Er wird sehr leicht von der kleinsten Beschäftigung müde.

705 Kraftlosigkeit. (n. 7 T.)

Ohnmachts-Gefühl, früh, nach Ausgehn, im Zimmer angelangt, ward es ihm unwohl, es trat Hitze ins Gesicht und wie

ein Schleier vor die Augen, mit Zusammenpressen in den
Schläfen; er war einer Ohnmacht nahe, als er sich aber
zusammennahm, verging Alles in 3 Minuten.

Jählinge, fast augenblickliche Kraftlosigkeit, bis zur Ohnmacht, mit Blässe des Gesichtes und plötzlicher schnellkommender und vergehender Uebelkeit von einer Viertelstunde Dauer. (n. 4, 5 T.)

Sichtliche Abmagerung, bei gutem Appetite.

Zittern, früh, beim Aufstehen.

710 Unüberwindliche Müdigkeit.

Sehr müde, früh, im Bette, die Glieder wie zerschlagen. (n. 11 T.)

Müdigkeit und Zerschlagenheit der Glieder, vorzüglich Abends im Bette, beim Liegen.

Sehr matt, früh, beim Aufstehen; sie muss sich eine halbe Stunde lang setzen, sich zu erholen.

Abspannung, früh, im ganzen Körper; er konnte nur mit Anstrengung im Zimmer umhergehen und musste sich wieder legen.

715 Arge Schläfrigkeit und Müdigkeit in allen Gliedern.

So schwach, dass sie im Sitzen einschläft.

Tages-Schläfrigkeit. (n. 17 T.)

Abend-Schläfrigkeit, beim still Sitzen mehrere Abende.

Abends im Bette kann er lange Zeit nicht einschlafen und wirft sich die ganze Nacht umher.

720 Er wirft sich die Nacht im Bette umher und schläft nur zu Viertelstunden.

Er liegt in stetem Schlummer.

Schnieben im Schlafe, früh.

Nacht-Schlaf unterbrochen, durch Pollutionen und Harndrang.

Nachts viel Harnen.

725 Alle Nächte wacht er zwei, drei Mal zum Harnen auf und lässt viel Urin.

Nachts, Schwere der Beine und Müdigkeit im Rücken.

Nachts, Wadenklamm.

Nachts, Klamm an der Achill-Senne.

Nachts lässt ihn Kälte der Füsse nicht schlafen.

720 Nachts wird ihr unter dem Deckbette gleich unerträglich heiss; sie muss sich von Zeit zu Zeit entblössen.

Nachts, ängstliche Hitze, (mit Jücken), dass er ausser sich ist vor Verzweiflung und sich nicht zu lassen weiss.

Nachts, erst Schweiss im Rücken, worüber er um 4 Uhr er-

Petroleum. 527

wacht; drauf trockne, innere Hitze mit Unbehagen, worüber er nicht wieder einschlafen kann.
Nachts, schwärmerisches Schlummern.
Nachts, kein Schlaf, bloss Phantasieen über einen und denselben unangenehmen Gegenstand, mit Nachts-Schweiss.
735 Er wähnt, es liege Jemand neben ihm.
Er richtet sich im Bette auf und steigt heraus.
Traumvoller Nacht-Schlaf.
Aergerliche Träume, Nachts.
Verworrene Träume, Nachts und öfters Erwachen.
740 Lebhafte, unerinnerliche Träume. (n. 2 T.)
Unruhiger Schlaf und ängstliche Träume. (n. 10 T.)
Lebhafte, grausige Träume, alle Nächte.
Fürchterliche Träume, alle Nächte, von Räubern.
Fürchterliche Träume, alle Nächte; jeder Traum geht die ganze Nacht fort und früh ist sie matt.
745 Traum von begangner Unzucht und Mordthat, mit grosser Aengstlichkeit; im Nachmittags - Schlafe wiederholt, als morde er dieselbe Person vollends.
Aufschrecken, Nachts, von fürchterlichen Träumen.
Aufschrecken, Abends, im Schlafe, dass die Glieder zitterten.
Sie erschrack im Schlafe, bekam Herzklopfen, Zittern, Erbrechen und einen starken Durchfall-Stuhl.
Abends, noch wachend im Bette, ruckt der ganze Körper zusammen.
750 Kälte, Abends, im Bette, dass sie sich nicht erwärmen kann; drauf Nacht-Schweiss.
Kalte Füsse, alle Abende.
Frostigkeit, Abends, und dann fliegende Hitze im Gesichte.
Schüttelfrost, alle Abende.
Ungeheurer Frost, von früh, bis Mittag, mit dumpfem Kopfschmerz und Ziehen nach der Stirne, den ganzen Tag. (n. 24 St.)
755 Starker Frost, Vormittags, 10 Uhr, mit Kälte der Hände und des Gesichtes, ohne Durst, eine halbe Stunde lang; dann Nachmittags Hitze im Gesichte, besonders in den Augen, mit Durst, eine Stunde lang.
Arger, innerer Schüttelfrost, Abends, 10 Uhr, $\frac{1}{4}$ Stunde lang, mehrere Abende.
Frost durch den ganzen Körper; er muss sich legen. (n. 72 St.)
Frost, alle Nachmittage, 3, 4 Uhr, zwei Stunden lang, mit kalten Händen und Trockenheit im Munde.

Fieber - Kälte, Abends, 6 Uhr, mit blauen Nägeln. (n. 7 T.)
760 Fieber und Frost mit völliger Abspannung und einem schmerzlichen Gefühle im ganzen Körper. (n. 2 T.)
Schüttel - Frost, Abends 7 Uhr, eine Stunde lang, dann Schweiss im Gesichte und am ganzen Körper, ausser an den Beinen, die dabei ganz kalt waren. (n. 6 T.)
Fieber mit vollem Pulse und Brennen in der Haut, doch ohne Schmerz.
Hitze im Kopfe, bei kalten, feuchten Händen.
Hitze, vor Mitternacht, mit Brenn - Schmerz im Munde; nach Mitternacht, Frost. (n. 4 T.)
765 Bei innerer Hitze des Körpers, Hitze und Trockenheit in der Luftröhre; dabei Unbehagen, Gereiztheit, Erschöpfung.
Hitze und Frost zugleich, (fast wie Schüttel - Frost), beides innerlich, Abends, 10 Uhr, mit weinerlicher Laune.
Hitze am ganzen Körper, früh, beim Erwachen.
Hitze, mehrere Abende, von 5 bis 6 Uhr. (n. 9 T.)
Hitz-Gefühl am ganzen Körper, 36 Stunden lang.
770 Fliegende Hitze über den ganzen Körper. (n. 5 T.)
Fliegende Hitze, 6, 8 Mal des Tages, dass sie gleich über und über schwitzte.
Fliegende Hitze im Gesichte, brennendheisse Hände, dürre Zunge und bewegter Athem, alle Abende von 5 bis 6 Uhr.
Er geräth sehr leicht in Schweiss.
Schweiss der Unterschenkel, bis über die Knie, und der Unterarme, besonders an den Hand-Gelenken.
775 Starker Nacht-Schweiss. (n. 6 T.)
Sehr starker Nacht-Schweiss. (n. 24 St.)